Handbuch
der
öffentlichen und privaten Gesundheitspflege

von

George Wilson,
Med. Dr. F. C. S. Aerztlicher Gesundheitsbeamter für den Mid-Warwickershire-Gesundheits-Bezirk.

Mit Autorisation des Verfassers
nach der dritten Auflage und einem Anhange „das öffentliche Sanitätswesen im Deutschen Reich und in den Einzelstaaten desselben",
deutsch herausgegeben

von

Dr. Paul Boerner.

Berlin.
Druck und Verlag von G. Reimer.
1877.

Vorrede des Verfassers zur dritten Auflage.

Die erste Auflage dieses Werkes, welches nicht lange, nachdem die Gesundheitsacte von 1872 zum Gesetz erhoben war, erschien, wurde so freundlich aufgenommen, dass schon nach sechs Monaten eine zweite Auflage nothwendig war und auch diese beinahe in einem Jahre sich vergriffen zeigte. So sehr ich auch bedauere, dass die Vorbereitungen zu der jetzigen Auflage die Herausgabe derselben längere Zeit verzögerten, so liegt der Grund dafür doch grossentheils darin, dass ich den Wunsch hegte, das Werk noch mehr eines dauernden Vertrauens würdig zu machen, und keine Mühe sparte, alle wichtigeren Thatsachen, welche mit dem schnellen Fortschritt der Hygieine verbunden sind, auch im Détail zu bringen.

*

In der Vorrede zur ersten Auflage gab ich meiner Erkenntlichkeit für das Hauptwerk des verstorbenen Dr. Parkes den gebührenden Ausdruck, und es ist mein Wunsch, jetzt noch auszusprechen, was seine Bescheidenheit nur früher nicht erlaubt haben würde: dass er nämlich mich zuerst ermuthigt hat, dies Werk zu schreiben, und dass alle Probebogen ihm sogar auf sein Ersuchen, sobald sie aus der Druckerei gekommen waren, eingehändigt worden sind. Für einen Schriftsteller, der auf dem Gebiete der sanitären Wissenschaft noch wenig Erfahrung besass, war ein Rath wie der seine unschätzbar, und obwohl ich sein Andenken in anderen und beredteren Worten ehren möchte, so kann ich es doch nicht aufrichtiger thun, als wenn ich hiermit ganz einfach meine herzliche Verpflichtung ihm gegenüber anerkenne, die ich niemals vergessen werde.

Unter anderen zahlreichen Werken, welche ich während der Bearbeitung der ersten Auflage zu Rathe zog, möchte ich besonders John Simons Berichte, Dr. Letheby: Ueber Nahrungsmittel, Capitän Douglas: Ueber den Hospitalbau und die Schriften von Dr. Carpenter, Dr. Angus Smith, Dr. Hassall, Rawlinson, Eassie und Professor Rankine hervorheben. Auch andere Schriftsteller finden in dem Werke die ihnen gebührende Berücksichtigung.

Bei der Bearbeitung dieser Ausgabe fühle ich mich ferner einer Reihe von Zeitschriften, wie dem

Sanitary Record, Public Health, Lancet, Britisch Medical journal, Medical Times and gazette, Practitioner etc. verpflichtet, und ganz besonders in Beziehung auf Systematische Vollständigkeit und zuverlässige Erfahrungen aller Art der neuen Serie der Berichte John Simons und des Ortsverwaltungsamtes, dem sechsten Bericht der Flussverunreinigungs-Commission und den neuesten Berichten des Gesundheitsamtes von Massachusetts.

Jedes Kapitel ist sorgfältig durchgesehen und verbessert, manche sind gänzlich neu geschrieben worden. Ein Capitel über Trinkwasseruntersuchungen wurde hinzugefügt, und sage ich Dr. Bond aus Gloucester, der es einer Revision unterwarf, hiermit meinen Dank.

Obwohl ich mir Mühe gegeben habe, so gedrängt als möglich zu sein, so weit ich es thun konnte, ohne der Vollständigkeit des Werkes zu schaden, war die Menge des neuen Materials, welches hinzu- oder eingefügt werden musste, doch so gross, dass das Werk um mehr als hundert Seiten vermehrt worden ist. Möglichst genaue Kenntniss wurde genommen von allen wichtigeren neuerlichen Epidemieen, welche auf die Infection von Milch, Wasser oder auf schlechte Luft zurückgeführt werden konnten, und eine Menge neuerer Erfahrungen über die Wasserversorgung, Drainage und die Behandlung des Schmutzwassers, über die Beziehungen der Hygieine zum Bauwesen, über die

Infection der Hospitäler und über Prophylaxis wurden hinzugefügt. Die Annahme der neuen Gesundheitsacte von 1875 hat es nothwendig gemacht, das Capitel über die Pflichten der ärztlichen Gesundheitsbeamten umzuschreiben und auf Grund mancher neuerer eigener Erfahrungen, sowie der anderer Gesundheitsbeamten habe ich dem wichtigen Gegenstande der Medizinalstastitik eine besondere Abtheilung gewidmet. Anstatt der Auszüge aus den Gesundheitsgesetzen, welche in dem Appendix der beiden vorangegangenen Auflagen erschienen, jetzt aber nicht länger nothwendig sind, habe ich einige offizielle Anweisungen, die mir durch Dr. Buchanan, stellvertretenden ärztlichen Beamten des Ortsverwaltungsamtes, zugekommen sind, wiedergegeben und Anderes beigefügt, was, wie ich hoffe, gleichfalls von Nutzen sein wird.

Obwohl das Werk speziell zum Gebrauche der ärztlichen Gesundheitsbeamten verfasst worden ist, so habe ich es doch so eingerichtet, dass es als ein Lehrbuch der Sanitätswissenschaft für Studirende der Medizin, und als ein Handbuch zu täglichem Gebrauch den Aerzten im Allgemeinen willkommen sein dürfte. Da das Buch ferner eine Reihe praktischer Einzelnheiten giebt und sich dabei von allem rein Technischen freihält, so ist es auch dazu bestimmt, den Gesundheitsbehörden zu dienen, sowie Allen denjenigen, die sich, ohne durch ihren Beruf dazu gezwungen zu sein, für den Fortschritt der Hygieine interessiren.

Ich sage endlich meinen Kritikern für die ermuthigende und freundliche Art und Weise, in der sie sich über mein Buch ausgesprochen haben, zum Schluss meinen wärmsten Dank.

Leamington, December 1876.

G. W.

Vorrede des Herausgebers.

Das Handbuch Wilson's hat sich schon in seinen ersten Auflagen auch bei uns in Deutschland sehr schnell den Ruf erworben, ausserordentlich klar und concis die Grundsätze wiederzugeben, auf denen der Fortschritt der öffentlichen und privaten Gesundheitspflege beruht. Allerdings geht der Verfasser wesentlich von englischen Zuständen und seinen heimathlichen Erfahrungen aus, und man könnte deshalb der Ansicht sein, dass es sich nicht lohne, eine deutsche Bearbeitung zu versuchen. Einerseits indessen sind die englischen Verhältnisse auf dem Gebiete der praktischen Gesundheitspflege vielfach für den Continent noch so massgebender Natur, dass es schon um deswillen gestattet sein wird, von der weiteren Verbreitung eines Werkes wie des Wilson'schen auch in Deutschland mannigfachen Nutzen zu erwarten, — andererseits ist es aber gewiss von Werth, von kundigster Hand ein Bild zu bekommen von dem Stande der öffentlichen und privaten Hygieine in demjenigen Lande, welches ja unzweifelhaft noch immer an der

Spitze der praktischen Ausführung sanitärer Gesetze steht. Ich hoffe daher, dass trotz vielfacher Concurrenz das Wilson'sche Werk Vielen willkommen sein wird, die sich schnell über die einschlagenden Fragen orientiren wollen, und dass es als ein zuverlässiger Rathgeber nicht nur die Aerzte, sondern speciell die Techniker und die Beamten nicht im Stiche lassen wird. Es war eigentlich meine Absicht, in einer Reihe von Anmerkungen manche Differenzen zwischen dem deutschen und dem englischen Standpunkt zu erörtern, ich bin aber bald davon abgekommen, weil dadurch der Umfang des Buches ohne einen entsprechenden Vortheil sehr erheblich hätte vergrössert werden müssen. Dagegen habe ich z. B. mit der Erlaubniss des Kreisphysikus Dr. Böhr seine Methode der Trinkwasseruntersuchung wegen ihrer praktischen Anwendbarkeit ausführlich wiedergegeben.

Statt des Appendix, welchen Herr Wilson seinem Werke beigefügt hatte (siehe seine Vorrede) habe ich versucht, in einem besonderen Anhange das öffentliche Sanitätswesen im deutschen Reich und in den meisten seiner Einzelstaaten zu schildern. Es lag mir daran, besonders den Communalbeamten, in deren Hände, wie ich hoffe, dieses Buch recht häufig gelangen wird, einerseits den Umfang klarzustellen, in welchem sie nach der Lage der jetzigen Gesetzgebung die öffentliche Gesundheitspflege fördern können, andererseits ihnen den Weg zu zeigen, auf dem weitere Fortschritte zu erreichen sind, indem hingewiesen werden kann auf die Gesetzgebungen und Verordnungen einiger Einzelstaaten, die das enthalten, was in vielen anderen allerdings noch immer, und bis jetzt vergeblich, erstrebt wird. Ich hielt es für nothwendig, einige dieser organisatorischen Gesetze, speziell die Hessen-Darmstadts, vollständig zu geben. Ich bin mir wohl bewusst, dass diese Darstellung noch mancherlei Lücken hat, ich glaube indessen, dass sie im Grossen und Ganzen dem hier vorliegenden Bedürfnisse wohl entspricht.

Dem früheren Redacteur des „Neuen Berliner Tageblatt", Herrn F. Meister, sage ich schliesslich noch für seine Betheiligung an der eigentlichen Uebersetzung, die ihm zumeist angehört, meinen verbindlichsten Dank.

Inhaltsverzeichniss.

Capitel I.

Einleitung.

Oeffentliche Gesundheitspflege und vermeidbare Krankheiten.

Oeffentliche Gesundheitspflege nennt man denjenigen Zweig der Gesundheitslehre, der sich mit der physischen Beschaffenheit der Gemeinden (Städte, Dörfer etc.) beschäftigt. Sie untersucht die äusseren Einflüsse, die auf das körperliche Wohl des Volkes wirken, die guten sowohl, als die schlimmen, und will die ersteren vermehren, die letzteren vernichten oder wenigstens vermindern. Sie befasst sich ferner mit der Gesetzgebung, insoweit als durch diese das allgemeine Wohl vor den Fehlern des Einzelnen geschützt wird und bezweckt vor allem die Ausrottung aller vermeidbaren Krankheitsursachen. In weiterem Sinne genommen ist daher die öffentliche Gesundheitspflege auf die Mitwirkung aller Gesellschaftsklassen angewiesen und verlangt von den Lehrern des Volkes, dass sie diesem vernünftige Lebensregeln einprägen, von den Aerzten, dass sie Krankheiten nicht nur heilen, sondern auch verhindern und von den Gesetzgebern endlich, dass sie wirksame Gesetze zur Erhaltung der öffentlichen Gesundheit erlassen.

Aber wenn es auch die specielle Obliegenheit der Aerzte ist, als Wächter der öffentlichen Gesundheit die Ursachen der physischen Degeneration und der Krankheiten zu erforschen und zu zeigen, wie diese Ursachen beschränkt und aufgehoben werden können, so hängt doch das körperliche Wohlbefinden des Volkes hauptsächlich von diesem selbst ab.

Oertliche sanitäre Maassregeln können die Uebelstände, die aus der Uebertretung der Sittengesetze entspringen, nimmer beseitigen, denn die Befolgung dieser ist für die öffentliche Gesundheit und beide sind für die nationale Wohlfahrt unumgänglich nothwendig.

Die Zeiten jedoch, da das Volk durch polizeiliche Vorschriften zur Reinlichkeit und Moralität gezwungen werden konnte, sind vorbei und daher glauben die praktischen Reformatoren der heutigen Zeit nur vermittelst der Erziehung Erfolge auf dem Gebiete der öffentlichen Gesundheitspflege erzielen zu können. Das Volk muss lernen, dass geregelter Lebenswandel, Reinlichkeit und das Vermeiden aller Ausschweifungen die ersten Bedingungen zur Erhaltung der Gesundheit sind, dass bei der Erziehung der Jugend körperliche und geistige Pflege Hand in Hand gehen müssen und dass Moralität nicht sowohl in blinder Befolgung leerer Glaubensregeln, als in der Beobachtung der Gesundheitsvorschriften besteht. Allein dies ist nicht alles. Das Volk muss auch systematisch dazu angehalten werden, an den Erfolgen auf sanitärem Gebiete Interesse zu nehmen und auch mit den socialen und materiellen Ursachen, die dem sanitären Fortschritt entgegen stehen, bekannt gemacht werden. Wenn die Kenntniss dieser Fundamentalbedingungen der

Hygiene nicht bis in die tiefsten Schichten der Bevölkerung dringt, wird man vergebens durch gesetzliche Maassregeln den Gesundheitszustand des Volkes zu heben suchen. Dennoch deuten günstige Anzeichen auf einen Fortschritt in dieser Richtung. Schon sind in vielen Schulen Physiologie und Gesundheitslehre unter die Unterrichtsgegenstände aufgenommen worden, und den kommenden Generationen werden die Vortheile dieser Maassnahmen nicht entgehen; dazu erfreuen sich die Besprechungen sanitärer Fragen in der Presse mehr und mehr der Aufmerksamkeit des Publikums, ein Zeichen, dass die Ueberzeugung von der Wichtigkeit derselben immer mehr Boden gewinnt.

Nachdem wir so die Grenzen unserer Wissenschaft gezogen haben, wollen wir „Oeffentliche Gesundheitspflege und vermeidbare Krankheiten" in folgenden drei Abtheilungen kurz besprechen.

I. Erbliche Einflüsse. II. Ursachen der Entartung und der Krankheiten. III. Vermeidbare Krankheiten.

I. Erbliche Einflüsse.

Obgleich es viele Biologen giebt, die die Darwin'sche Theorie der Pangenese nicht bis in ihre letzten Consequenzen acceptiren, so werden doch wenige unter ihnen den Einfluss der Erblichkeit, der durch jene Theorie eine so vollständige Erklärung findet, gänzlich in Abrede stellen können.

In Hinsicht auf den Menschen als Individuum verstehen wir unter erblichem Einfluss die Summe aller von seinen Voreltern ererbten und ihm selbst angehörigen Eigenthümlichkeiten, aus denen der Mensch zusammengesetzt ist, wobei es gleichgiltig ist, worin diese Eigenthümlichkeiten bei seinen ersten Stammeltern bestanden. In anderen Worten gesagt heisst dies, dass die Accumulation der individuellen Variationen der näheren und nächsten Vorfahren einen viel grösseren Einfluss auf die körperliche und geistige Beschaffenheit des Menschen übt, als die unveränderten Unterscheidungsmerkmale seiner weiter entfernten und ersten Stammeltern, und zwar in so hohem Maasse, dass diese letzteren kaum in Betracht gezogen zu werden verdienen. Ueberzeugend bewiesen wurde diese Folgerung der Darwin'schen Theorie von Galton (Hereditary Genius), der uns in seinem Werke eine klare und scharfe Auffassung des erblichen Einflusses in all den Fällen zeigt, wo individuelle Eigenthümlichkeiten stark hervortretend sich in einer Familie oder Race erhalten haben.

Nach seiner Ansicht treten bei den Nachkommen die charakteristischen Merkmale der nächsten Stammeltern am stärksten hervor und werden um so schwächer, je weiter die folgenden Nachkommen sich von diesen entfernen. Er weist auch darauf hin, dass persönliche Eigenthümlichkeiten, wie sehr sie auch anscheinend von denen der unmittelbar vorangehenden Voreltern abweichen, doch nicht so unabhängig auftreten, wie dies beim ersten Anblick erscheinen möchte, und dass sie in Wirklichkeit nur modificirte „Segregationen“ von dem sind, was ganz oder theilweise in latentem Zustande bereits existirte.

Aber ohne uns in diese Controverse zu weit einzulassen wird es genügen, wenn wir die Ansichten einiger der bedeutendsten Biologen über den Einfluss der Erblichkeit auf Körper und Geist, Gesundheit und

Krankheit hier anführen. Wir können dieselben in folgende Punkte zusammenfassen:

1. Der Einfluss beider Eltern auf die körperliche Beschaffenheit der Kinder zeigt sich in persönlicher Aehnlichkeit, wie in Figur, Gang, Mienenspiel, Haarfarbe etc. Einige der Kinder sind mehr dem Vater, andere mehr der Mutter ähnlich: aber nur wenige Beispiele giebt es, wo die unterscheidenden Merkmale eines der beiden Eltern in den Kindern nicht gefunden werden.

2. Der Einfluss der nächst vorangehenden, also der Grosseltern, auf die körperliche Beschaffenheit der Nachkommen manifestirt sich in denjenigen Aehnlichkeiten, die wir mit dem Namen „Atavismus“ bezeichnen und in folgendem Beispiele anschaulich machen wollen: Ein Mann erbt nicht alle Eigenthümlichkeiten seines Vaters oder seiner Mutter, und von denen die er erbt, sind nur einige bei ihm entwickelt, während andere latent bleiben, sich aber vielleicht bei einem seiner Geschwister entwickelt zeigen. Sein Sohn jedoch erbt zwar dieselben Eigenthümlichkeiten, nur mit dem Unterschiede, dass diejenigen, die im Vater latent waren, bei ihm zu voller Entwickelung gelangen, sodass er seinem Grossvater oder einem der Geschwister seines Vaters viel ähnlicher ist, als seinem Vater oder seiner Mutter selbst (A Physician's problems I, by Dr. Elam).

3. Der erbliche Einfluss einer Race oder eines besonderen Typus zeigt sich in der Stetigkeit der Durchschnittssumme von Eigenthümlichkeiten, die sich, wenn die Lebensumstände ziemlich dieselben sind, von Geschlecht zu Geschlecht vererben und zwar nicht

nur hinsichtlich des Körpers und seiner einzelnen Theile, sondern auch, was die Resultate der Social- und Lebensstatistik betrifft.

4. Abweichungen von diesen constanten Eigenthümlichkeiten oder vom Normaltypus können, wenn sie auch übertragbar sind, doch gewisse Grenzen nicht überschreiten. So bilden zum Beispiel in der Variation der Körpergrösse der Riese und der Zwerg die beiden Extreme. In den Nachkommen dieser Abweichungen ist jedoch stets die Neigung vorhanden, zum Normaltypus zurückznkehren.

5. Da alle Formen von Degeneration oder Krankheit als Abweichungen vom Normaltypus oder als perverse Lebensprocesse bezeichnet werden können, so sind sie auch in ihrer Uebertragbarkeit beschränkt und zeigen dieselbe Tendenz, unter günstigeren Bedingungeu zum Normaltypus zurückzukehren. So vererben sich chronische Krankheiten entweder in ihrer allgemeinen Form oder als morbide Neigung, wie wir dies bei Gicht, Skropheln, Phthisis, Syphilis und Wahnsinn sehen; aber wenn zweckmässige Maassregeln ergriffen werden, so kann die Erbkrankheit ganz und gar aus der Familie entfernt oder die Neigung zu derselben beseitigt werden. Wir dürfen auch nicht vergessen, dass erbliche Krankheiten oder vererbte Neigung zu Krankheiten, wie jede andere Erbeigenthümlichkeit in ein oder zwei Generationen latent bleiben und sich erst in der dritten wieder zeigen können.

6. Geistige und sittliche Eigenschaften sind, falls sie überhaupt abgesondert werden können, demselben Erbfolgegesetz unterworfen, wie alle anderen persön-

lichen Eigenthümlichkeiten, nur mit dem bedeutenden zusätzlichen Unterschied, dass die lasterhaften Gewohnheiten und Neigungen der Eltern bei den Kindern in der Regel in der einen oder andern Form verstärkt auftreten. In seinem bereits früher angeführten Werke hat Galton unwiderleglich dargethan, dass der Mensch seine geistigen Fähigkeiten unter genau denselben Bedingungen und Beschränkungen erbt, wie die gesammte organische Welt ihre Gestalt und physische Beschaffenheit. Ein Gleiches behaupten Herbert Spencer, Morel, Maudsley u. A. von der geistigen „Unfähigkeit", nämlich dass ein Fehlen des moralischen Gefühls ebenso sehr Erbtheil sei, wie Grösse oder Gewicht des Körpers. Bei keiner Klasse von Menschen bewahrheitet diese Doctrin sich mehr, als bei Gewohnheitsverbrechern, deren starke Impulse und schwache Willenskraft, deren Hang zum Laster und Mangel an moralischem Sinn sie zu mehr oder weniger unzurechnungsfähigen Mitgliedern der Gesellschaft machen.

7. Besondere Eigenthümlichkeiten, die beiden Eltern gemeinsam sind, treten, namentlich wenn sie bösartiger Natur sind, bei den Kindern ganz besonders intensiv auf. Aus diesem Grunde müssen Heirathen zwischen Blutsverwandten für durchaus nicht rathsam erklärt werden, da latente Neigungen zu Krankheiten, falls sie zum Erbtheil der Familie gehören, bei den Kindern fast immer zur Entwickelung gelangen.

Nachdem wir also den Einfluss der Erblichkeit auf das physische, geistige und moralische Wesen des Menschen besprochen haben, müssen wir die Frage, in welchen Beziehungen dieser erbliche Einfluss zur öffentlichen Gesundheit steht, folgendermaassen beantworten: Jede Generation hat eine ungeheuere Macht über das Wohlergehen der ihr folgenden Generationen; erworbene Eigenschaften, gute sowohl als schlechte, können zu bleibenden werden, wobei jedoch die guten sich nur langsam entwickeln und schwer zurückgehalten werden, die bösen dagegen sich schnell einpflanzen und nur mit Schwierigkeit ausrotten lassen. Eine, wie immer hervorgerufene, Degeneration kann nicht nur Familien afficiren, sondern auch in immer grösser werdendem Umkreise ganze Gemeinden in Mitleidenschaft ziehen und sogar so weit gehen, dass eine ganze Race vollständig entartet und aus der Reihe der Nationen verschwindet.

II. Ursachen der Entartungen und der Krankheiten.

Diese können socialen oder materiellen Ursprunges sein. Da wir die materiellen Ursachen in den folgenden Capiteln ziemlich ausführlich abhandeln werden, so mag vorläufig die blosse Aufzählung der wichtigsten derselben genügen. Es sind dies: Verdorbene Luft, verdorbenes Wasser, unzureichende oder ungesunde Nahrungsmittel, Feuchtigkeit des Bodens, Mangel an Wärme u. s. w. Die Beseitigung dieser Ursachen ist der Hauptzweck der praktischen Hygiene, soweit dieselbe in legislativen Maassregeln sich äussert. Die socialen Entartungs- und Krankheitsursachen dagegen werden durch staatliche Einmischung nur wenig oder garnicht beschränkt, ihre Beseitigung, soweit dieselbe möglich ist, hängt von den Bemühungen Einzelner ab, die dabei von egoistischen oder philantropischen Beweggründen geleitet werden. Hier vor allem werden daher die Resultate der in Familie und Schule, durch Kanzel und Presse gegebenen Erziehung Probe ablegen müssen.

In England sind die Ursachen der Entartung mannigfacher und verwickelter Art. Trunksucht, unmoralischer Lebenswandel, unvernünftiges Heirathen, Ausschweifungen jeder Art, übermässiges Arbeiten, Müssiggang und deprimirende Leidenschaften mögen als die unheilvollsten derselben genannt werden. Sie alle untergraben die Constitution des Individuums und schädigen das Wohlbefinden der Nachkommen, und jemehr sie vorherrschen, desto schlimmer steht es um den öffentlichen Gesnndheitszustand. Erklärlicherweise ist es schwierig, sie in ihren Wirkungen auf die öffentliche Gesundheit von einander zu trennen und gesondert zu untersuchen, da sie selbst in isolirten Fällen nur selten einzeln zur Wirkung gelangen. Der Trunkenbold z. B., abgesehen davon, dass er meistens auch anderen Lastern huldigt, wohnt nur zu oft in einem Raume, dessen Luft durch Ueberfüllung verdorben ist und dem sowohl Bequemlichkeit wie Reinlichkeit gänzlich mangeln. Dem Einwande, dass ungesundes Wohnen die Folge der Trunksucht ist, kann die Behauptung entgegengestellt werden, dass es umgekehrt auch zuweilen Ursache derselben ist und namentlich oft durch eine zu frühe oder unkluge Heirath hervorgerufen wurde. Dies sind jedoch Speculationen, die wir als irrelevant bei Seite schieben können, da die Hauptursachen, die das körperliche Wohlbefinden des Volkes afficiren, genügend bekannt sind und in Folgendem ausführlicher betrachtet werden sollen:

1. Trunksucht. Dass der gewohnheitsmässige Gebrauch alkoholischer Getränke, selbst wenn er nur selten bis zur Intoxication gesteigert wird, gesundheitsgefährlich ist und schiesslich ausgesprochene Krankheiten hervorruft, ist eine Thatsache, die wohl nur Wenige zu bestreiten versuchen werden. Um was es sich vielmehr handelt, ist, ob nicht der grossen Mehrzahl gesunder Menschen absolute Enthaltsamkeit von geistigen Getränken anzurathen ist. In bejahendem Sinne ist diese Frage von Dr. Carpenter und anderen Autoritäten beantwortet worden und zwar nicht allein aus physiologischen Gründen, sondern weil langjährige Erfahrungen bewiesen haben, dass, wie gross auch die zeitweilige, durch gelegentlichen Alkoholgenuss hervorgerufene Kraftvermehrung ist, anhaltende körperliche oder geistige Anstrengung doch besser ertragen wird ohne solchen Genuss. Die sorgfältigen und erschöpfenden Experimente, die der verstorbene Dr. Parkes angestellt hatte, berechtigen uns zu demselben Schlusse und beweisen beinahe zur Evidenz, dass Alkohol nicht nur kein nothwendiges Nahrungsmittel ist, sondern sogar, dass der Genuss desselben, selbst in kleinen Mengen, in den meisten Fällen durchaus nicht angebracht ist.

Bei unzureichender Nahrung und bei geschwächtem Verdauungsvermögen ist der mässige Gebrauch von Stimulantien unzweifelhaft von wohlthuender Wirkung, aber alsdann können wir dasselbe nicht mehr als diätetisches, sondern nur noch als therapeutisches Mittel betrachten, und als solches bleibt es dem Kreise unserer Untersuchungen fern.

Was jedoch den gewohnheitsmässigen und bis zur

Unmässigkeit gesteigerten Alkoholgenuss betrifft, so steht die Gefährlichkeit seiner Wirkungen ausser Frage. Er unterbricht die regelmässige Verdauung, untergräbt die körperliche Kraft und erschüttert in bedeutendem Maasse das Nervensystem. Das Resultat dieser nervösen Erschöpfung sehen wir an dem Zittern der Hände, den Muskelzuckungen und vor allem an der geschwächten Willenskraft, die in vielen Fällen unfähig ist, der zuletzt auftretenden continuirlichen Gier nach geistigen Getränken Widerstand zu leisten. Ausserdem führt die Störung des Ernährungsprocesses zu fettiger Entartung des Herzens, der Blutgefässe, der Nieren, Leber u. s. w.; auch stellt sich mit der Erkrankung des Körpers ein allmähliches Schwinden der Selbstbeherrschung und eine Verderbtheit des moralischen Gefühles ein, so dass in gar manchen Fällen die Trunksucht zur wirklichen Dipsomanie unddas Unterbringen des Betroffenen in einer Heilanstalt nöthig wird.

Aber mit dem Individuum hören die Folgen der Trunksucht, so ernst sie auch sind, noch nicht auf; denn das Gesetz der Erblichkeit drückt auch den Nachkommenden den Stempel des erkrankten Organismus auf; namentlich sind die Gehirnfunctionen bei ihnen gestört. Entweder erben sie die Gier nach geistigen Getränken, und der diebische Hang, den der Vater entwickelte, um à tout prix Stimulantien zu erlangen, wird im Sohn so intensiv, dass dieser ein geborener Dieb und Vagabund ist; oder der Vater verliert durch die Trunksucht seine geistigen Fähigkeiten und alles moralische Unterscheidungsvermögen und seine Nachkommen sind Idioten oder leiden an irgend einer anderen Art von Geiteskrankheit. Es ist natürlich nicht leicht, genaue statistische Facta zur Bestätigung dieser Angaben zu sammeln, aber zur Veranschaulichung werden die folgenden genügen: von 300 Blödsinnigen im Staate Massachusets, deren Anamnesen Dr. Stowe auf's genaueste untersucht hatte, stammten nicht weniger als 145 von trunksüchtigen Eltern ab. Der Franzose Morel, der wohl als unbestrittene Autorität auf diesem Felde gelten darf, sagt, im Allgemeinen sprechend, Folgendes: „Beständig finde ich die traurigen Opfer der alkoholischen Intoxication ihrer Eltern in den Lieblingsaufenthaltörtern dieser selbst, nämlich in Irrenhäusern, Gefängnissen und Correctionsanstalten. Ebenso beständig nehme ich bei ihnen jene Abweichungen vom Normaltypus wahr, die sich nicht nur in Entwickelungshemmungen und constitutionellen Anomalien, sondern auch in Fehlern intellectueller Art zeigen, die in dem Organismus dieser Unglücklichen tiefe Wurzeln geschlagen haben und das untrüglichste Zeichen des doppelten Keimes physischer und moralischer Uebel sind."

Um nicht länger bei diesem Gegenstand zu verweilen, will ich nur kurz erwähnen, dass meine eigenen Erfahrungen bei Zuchthäuslern mir die unumstössliche Ueberzeugung verschafft haben, dass vier Fünftel derselben mittelbar oder unmittelbar die Opfer der Trunksucht sind: unmittelbar, was die gelegentlichen, und mittelbar, was die Gewohnheitsverbrecher betrifft. Mit anderen Worten gesagt, heisst dies, dass die grosse Mehrzahl der Ersteren durch eigene Trunkenheit auf den Pfad des Verbrechens gerathen ist, während die letzteren, die Gewohnheitsverbrecher, von ihren trunksüchtigen Erzeugern ihre criminellen Neigungen geerbt haben. Zwar ist es, hinsichtlich der Folgen der Trunksucht in dieser zwiefachen Beziehung auf die öffentliche Gesundheit kaum möglich, zu genaueren Resultaten zu gelangen; das steht jedoch fest, dass Krankheiten und Sterblichkeit durch diese Ursache allein ganz bedeutend vermehrt werden.

2. Unsittlichkeit. Wenn auch geschlechtliche Unmässigkeit glücklicherweise in England nicht so vorherrschend ist, dass sie als eine Hauptursache der physischen Entartung und Kränklichkeit angesehen werden muss, so ist es doch lehrreich, zu bemerken, welchen Einfluss sie in früheren Zeiten auf das Schicksal der Nationen gehabt hat. Wahrlich, die Geschichte weist kein warnenderes und zugleich schrecklicheres Beispiel auf, als den Verfall des alten Griechenlands. Woher kam es denn, dass dieses hochbegabte Volk, das intellectuell uns eben so sehr überragte, als wir die Neger Afrika's, verfiel und zuletzt gänzlich verschwand? Galton in seinem bereits früher erwähnten Werke giebt uns folgende Antwort auf diese Frage: Die allgemeine Sittenlosigkeit nahm in allen Schichten der Bevölkerung überhand; heirathen kam aus der Mode und wurde vermieden; viele der ehrgeizigen und talentvollen Frauen wurden öffentliche Phrynen und waren folglich unfruchtbar, und die Mütter der folgenden Generationen waren aus den heterogensten Mischungen hervorgegangen. In einem kleinen, seeumgränzten Lande, in welchem Einwanderung und Auswanderung fortwährend stattfanden, musste daher bei der damals in

Griechenland herrschenden Zügellosigkeit die Reinheit der Race nothwendigerweise verschwinden.

3. Unkluges und unpassendes Heirathen. Diese Ursache der Entartung bezieht sich auf solche Personen, die entweder unfähig sind, eine Familie zu ernähren, oder wegen ihres Alters, ihrer körperlichen Beschaffenheit oder zu naher Verwandtschaft zur Erzeugung kränklicher Nachkommenschaft incliniren. Wir werden alsbald sehen, dass wir hiermit die hauptsächlichsten Gefahren, die unserer nationalen Wohlfahrt drohen, berühren. Erstens muss ein Uebermaass von Heirathen zu einer so rapiden Vermehrung der Bevölkerung führen, dass die zur Erhaltung derselben nothwendigen Mittel unzureichend werden, gerade so wie ein Mann, der kaum genug verdient, um seine eigenen Bedürfnisse zu bestreiten, wenn er heirathet, nur eine verarmte und körperlich heruntergekommene Familie erzeugen wird. Die folgenden statistischen Angaben, die wir einem Vortrage Dr. Acland's entnehmen, werden uns dies deutlich zeigen: Die Bevölkerung Englands wächst jährlich um ungefähr 200,000 Köpfe. Die Einwohnerzahl, die im Jahre 1810 zehn Millionen betrug, beläuft sich heute auf 22 Millionen und wird bei gleicher Zunahme im Jahre 1920 auf über 45 Millionen angewachsen sein. Der Grund und Boden Englands hat, unfruchtbares Land mit eingerechnet, eine Ausdehnnng von 37,325,000 Acres. Also haben wir heute nicht ganz 2 Acres per Kopf der Bevölkerung, und in 50 Jahren wird dies nicht ganz einen Acre ausmachen. In Glasgow gehen heute bereits 94 Menschen auf den Acre, und in Liverpool sogar 103. Wir dürfen daher

behaupten, dass die Folgen der Uebervölkerung unsere nationale Wohlfahrt schon jetzt bedrohen und wenn es auch wahr ist, dass die Auswanderung die überschüssige Bevölkerung zum Theil fortnimmt, so frägt es sich doch, ob es nicht gerade die Kräftigen und Nützlichen sind, die das Land verlassen, während die weniger nützlichen und physisch entarteten Einwohner daheim bleiben.

Zweitens findet dies, wenn wir es so nennen dürfen, rücksichtslose Heirathen am häufigsten bei dem unwissenden und dem Proletariat mehr oder weniger verwandten Theile der Bevölkerung statt. Diese Leute nehmen, wenn sie mehr Kinder erzeugen, als sie zu ernähren im Stande sind, die Gemeindeunterstützung als ihr wohlerworbenes Recht in Anspruch. Und in nicht wenigen Fällen trägt unser Armenunterstützungsystem direct zur Vermehrung des Proletariats bei, denn je mehr Kinder eine solche Familie hat, desto grösser ist die Summe, die sie aus dem Armensäckel bezieht.

Ferner darf die schreckenerregende Sterblichkeit, die unter den Kindern der ärmeren, nicht Almosen empfangenden, arbeitenden Klassen herrscht, nicht ausschliesslich fehlerhaften sanitären Einrichtungen und ungenügender Nahrung zugeschrieben werden. In vielen Fällen führt die absichtliche Nachlässigkeit der Eltern, die der Mühe und Kosten enthoben sein wollen, die ein krankes Kind ihnen verursacht, den vorzeitigen Tod derselben herbei. Der spartanische Gebrauch, schwache und kränkliche Kinder einem sicheren Tode auszusetzen, ist noch immer nicht erloschen, sondern zeigt sich nur unter anderer Form. Das wissen diejenigen Aerzte sehr wohl, die viel Arbeiterpraxis haben.

Eine weitere Krankheits- und Sterblichkeitsursache ist die, namentlich in den unteren Klassen verbreitete, Unsitte, die Kinder so lange als nur irgend möglich zu säugen, damit nicht zu viel Kinder erzeugt werden. Dadurch wird nicht nur die Gesundheit der Mutter, sondern auch die der bereits vorhandenen Kinder dauernd geschädigt.

Wir dürfen uns mithin nicht wundern, wenn, angesichts solcher Uebel, Malthus, v. Kirchmann u. A. eine Reihe Maassregeln vorgeschlagen haben, um die Vermehrung solcher Familien zu verhindern, zu welchem Zwecke sie namentlich spätes Heirathen anriethen. Aber selbst eine solche Maassregel würde, wie der bereits mehrfach citirte Galton zeigt, nur zum Nachtheil der Nation ausschlagen. Denn, angenommen, ein Theil des Volkes unterwürfe sich dieser Vorschrift (ein anderer und sicherlich nicht der bessere und gesündere Theil der Bevölkerung würde ein etwa zu diesem Behufe gegebenes Gesetz durch die Erzeugung unehelicher Kinder nichtig machen) was wäre die Folge? In wenigen Jahrhunderten würde die Zahl der ersteren, die sich Zurückhaltung auferlegten, verschwindend gering sein, gegenüber der der letzteren, und natürlich wäre das Uebel, statt sich zu verringern, nur vermehrt worden.

Wenden wir uns nun zu den unpassenden Heirathen, so steht von vornherein fest, dass zu junge oder zu alte Eheleute entweder überhaupt unfruchtbar sind, oder dass ihre Nachkommen geringere Vitalität besitzen. Quetelet ist aus den sorgfältigsten Vergleichungen einer grossen Anzahl statistischer Tabellen zu folgenden Ergebnissen gelangt:

1. Frühzeitige Ehen sind entweder steril, oder die Kinder, die aus ihnen hervorgehen, erreichen das Durchschnittsalter nicht.

2. Nicht unfruchtbare Ehen erzeugen, unabhängig vom Alter, dieselbe Anzahl Kinder, vorausgesetzt, dass beim Eintritt in die Ehe das Durchschnittsalter des Mannes das 33., das der Frau das 26. Jahr nicht überschritten hat. Darüber hinaus vermindert sich die Anzahl der Kinder.

3. Ehen, in welchen das Alter des Mannes dem der Frau mindestens gleich, oder nicht viel höher als dieses ist, sind, wenn andere Umstände nicht entgegenstehen, gleichfalls sehr fruchtbar.

Hierzu wollen wir noch die Resultate der Untersuchungen Matthews Duncan's fügen, dass nämlich, abgesehen von der Fruchtbarkeit, die Gesundheit der Mutter und folglich auch der Kinder dann am wenigsten von Geburten leidet, wenn die Mutter nicht vor dem 25. oder 26. Jahr geheirathet hat.

Die unglücklichsten Folgen finden wir jedoch bei denjenigen Ehen, wo Krankheitsanlagen zu dem organischen Erbtheil eines oder beider Eltern gehören. Wenn z. B. beide Eltern von schwindsüchtigen Familien stammen, so spricht die Wahrscheinlichkeit dafür, dass alle ihre Kinder derselben Krankheit zum Opfer fallen. Und selbst wenn eines der beiden Eltern einem gesunden Stamm entsprossen ist, so ist dadurch die Gefahr für die Kinder, wenn auch verringert, doch nicht ganz beseitigt. Viele derselben mögen ihr entrinnen, aber nur in Ausnahmefällen alle. Ein gleiches, wie von der Schwindsucht, gilt von Skropheln und überhaupt mehr oder weniger von allen Krankheiten chronischer oder adynamischer Natur. Am augenscheinlichsten sind jedoch die Folgen unpassender Heirathen bei Geisteskrankheiten zu beobachten; nicht weniger als 84 Procent aller Fälle von Geisteskrankheiten sind, nach Dr. Burrows, ererbt.

Was Heirathen unter Blutsverwandten betrifft, so haben wir bereits gezeigt, dass irgend eine latente Neigung zu Krankheiten bei den Kindern um so eher und stärker hervorbricht, da sie höchst wahrscheinlich bei beiden Eltern existirt. Aber, abgesehen von latenten Krankheiten, führt fortgesetztes Untereinanderheirathen überhaupt und eben so sicher zu der Entartung und endlichem Verschwinden der Race, wie die Inzucht bei Thieren. Wir sehen es bei den alt-aristokratischen Familien, die, weil sie nur unter einander Ehen schlossen, erst physisch degenerirten und dann gänzlich erloschen, indem die letzten Nachkommen entweder von Geisteskrankheiten heimgesucht wurden oder unfruchtbar blieben. Die folgenden statistischen Angaben werden sattsam beweisen, welches Erbtheil die Sprösslinge blutsverwandter Ehen erwartet: Der Franzose Devay fand unter den aus 121 derartigen Ehen hervorgegangenen Kindern 22 unfruchtbar, 27 deform und 2 taubstumm. Der Amerikaner Bemiss untersuchte 34 solcher Ehen. Davon waren 7 unfruchtbar. Die 27 fruchtbaren Ehen erzeugten 192 Kinder. Von diesen starben 58 in der ersten Kindheit oder in früher Jugend und von den 134, die das Mannesalter erreichten, waren 46 dem Anschein nach gesund, 32 kränkelten, 23 waren skrophulös, 4 epileptisch, 2 stumm, 2 blind, 4 blödsinnig, 2 missgestaltet, 5 Albinos, 6 hatten fehlerhaftes Augenlicht und 1 litt an Chorea. Ueber die restirenden 9 fehlen die Angaben. — Noch schrecklicher sind die von Dr. Howe gesammelten Notizen. Von 95 Kindern die 17 Ehen zwischen Blutsverwandten das Leben verdankten, waren 44 blödsinnig, 12 skrophulös, 1 taub, 1 Zwerg, und nur 37 erfreuten sich einer passablen Gesundheit. — Dr. Boudin hat berechnet, dass, während von den in Frankreich geschlossenen Ehen nur 2 pCt. auf Blutsverwandte kommen, von den in Frankreich geborenen taubstummen Kindern fast 25 pCt. diesen blutsverwandten Ehen entsprossen sind. (Dr. Elam, A Physician's Problems.)

Diese Beispiele könnten mit Leichtigkeit vervielfacht werden, aber was bisher gesagt worden ist, genügt, um unwiderleglich zu beweisen, einen wie schädlichen Einfluss unkluges und unpassendes Heirathen auf die Gesundheit einer Nation ausüben. Eine Besserung kann jedoch nicht eher erwartet werden, als bis das Volk in allen seinen Klassen von der Wahrheit dieser Ursachen vollständig durchdrungen ist, denn die von einigen Autoren ersehnte staatliche Einmischung würde den Uebelstand nicht beseitigen, sondern im Gegentheil noch vergrössern.

Wenn wir nun die übrigen, zur physischen Degeneration beitragenden Momente ausser Acht lassen und vorläufig im Allgemeinen die Folgen aller, nationaler sowohl als socialer Schäden in's Auge fassen, so müssen wir zugestehen, dass, mag nun die englische Race als solche bereits in der Entartung begriffen sein oder nicht, sie dieser Gefahr mindestens ausgesetzt ist. Das Factum, dass die städtische Bevölkerung beständig an Zahl überhand nimmt über die ländliche, während sie in körperlicher Entwicklung um ein bedeutendes hinter dieser zurückbleibt, macht es höchst wahrscheinlich, dass die Racenentartung wirklich, wenn auch in unmerklichem Maassstabe, Platz greift. Augenblicklich beträgt nach Dr. Beddoe's statistischen Untersuchungen die durchschnittliche Körpergrösse der Engländer aller Klassen 5 Fuss 6 Zoll 6 Linien (barfüssig), leider fehlen uns, um einen entscheidenden Vergleich anstellen zu können, die Angabe über die Durchschnittskörpergrösse von 50 oder 100 Jahren. Aber der Unterschied, der bei den statistischen Ergebnissen in dieser Hinsicht zwischen Stadt und Land sich herausstellt, weist auf den Schluss hin, dass die Entartung in gewissem Grade schon stattgefunden hat, selbst wenn wir den Einfluss einer in jeder Grafschaft ursprünglich ansässigen Race zugestehen. Nehmen wir Cumberland und Westmoreland, ohne die Stadt Carlisle, als die Repräsentanten der ländlichen Bevölkerung, so finden wir, dass hier die Durchnittsgrösse 5′ 8″ 1‴ ist, während in der benachbarten Grafschaft Lancashire, wo die eingeborene Race früher unzweifelhaft von grosser Statur war, die Durchschnittsgrösse eher geringer ist, als die Gesammtenglands. Noch mehr zeigt sich dies in den verkommenen Klassen der Gesellschaft. So ist die Durchschnittsgrösse von 361 im Jahre 1871 im Zuchthause zu Pertsworth aufgenommenen Gefangenen nur 5′ 5″, und die der Geisteskranken in London, Birmingham und Nottingham noch geringer.

Müssen wir also gestehen, dass durch das rapide Wachsthum der Städte in den letzten Jahrzehnten die englische Bevölkerung an Körperkraft und Gesundheit abgenommen hat, so haben wir doch guten Grund zu glauben, dass die Degeneration ihren Höhepunkt bereits erreicht hat und wieder bergab geht. Denn schon lassen sich die wohlthätigen Folgen der sanitären Maassregeln, die namentlich in den grossen Städten seit mehreren Jahren in Angriff genommen worden sind, verspüren; die Zahl der Kranken- und Sterbefälle vermindert sich und selbst ein gesünderer moralischer Ton macht sich in der Masse des Volkes bemerkbar. Es ist den arbeitenden Klassen gelungen ihre Arbeitszeit herabzusetzen und ihren Lohn zu erhöhen. Wir müssen abwarten, ob sie diesen doppelten Gewinnst an Mussezeit und Geld richtig anwenden werden. Die Anzeichen sprechen dafür. Denn die Einlagen in den Sparkassen vermehren sich und Armuth und Verbrechen haben abgenommen.

III. Vermeidbare Krankheiten.

So bruchstückartig das auch gewesen ist, was wir bisher gesagt haben, so wird es doch genügen um zu zeigen, dass es ausser den materiellen Krankheitsursachen, wie verdorbene Luft, ungesundes Wasser, mangelhafte Nahrung u. a. noch eine ganze Reihe socialer, durch keine legislativen Maassregeln auszurottender Uebel giebt, denen ein grosser Theil der vermeidbaren Krankheits- und Todesfälle zugeschrieben werden muss. Was diese betrifft, so kann unsere Hoffnung auf Fortschritt und Besserung, wie bereits erwähnt, nur auf weitverbreiteter und allgemeinster Jugenderziehung basiren. Die Fundamentalprincipien persönlicher und häuslicher Hygiene müssen zum Gemeingut aller Gesellschaftsklassen werden, namentlich aber der mittleren und oberen, damit sie ihren minder günstig situirten Mitmenschen thatkräftige Hülfe leisten. Denn wer wird es läugnen wollen, dass es namentlich in grossen Städten Tausende unglücklicher mit geistigen und leiblichen Erbübeln behafteter Geschöpfe giebt, die derart von Schmutz, verdorbener Luft und Mangel umgeben sind, dass es bitterer Spott wäre, sie zu belehren und ihnen das Evangelium der Reinlichkeit und Gesundheit predigen zu wollen, ehe nicht diese Schranken fortgeräumt sind. Hier vor allem müssen die Gesundheitsbeamten alle Hebel ansetzen und wenn irgendwo, werden hier gesetzliche Maassregeln zur Besserung und Aufklärung am Platze sein.

Selbst wenn wir uns bei der Abschätzung der vermeidlichen Krankheiten auf diejenigen Fälle beschränken, welche durch die gewöhnlichen in Kraft bestehenden Sanitätsgesetze verhindert werden können, müssen wir gestehen, dass in Folge der wahrhaft empörenden Nachlässigkeit, mit welcher die Gesetze meistens gehandhabt werden, der Verlust an Menschenleben ein entsetzenerregend grosser ist. Es steht beinahe fest, sagt der Chef des englischen Gesundheitsamtes, Herr Simon, in seinem Bericht aus dem Jahre 1871, dass die Zahl der in England vorkommenden Todesfälle um ein volles Drittel grösser ist, als sie sein würde, wenn unsere Kenntniss von den Krankheitsursachen zu voller Anwendung käme. Die jährliche Durchschnittssumme solcher, man kann wohl sagen vermeidbarer, Todesfälle beläuft sich in England und Wales auf 120,000, wobei nicht ausser Acht gelassen werden darf, dass die Zahl der ebenso vermeidbaren Krankheitsfälle eine weit bedeutendere ist, da ja nicht jeder von einer solchen Krankheit Befallene stirbt.

Während aber derartige, nicht nothwendige, nur durch unsere Nachlässigkeit hervorgerufene Leiden und Schmerzen unsere Indignation und unser Mitleid erregen, dürfen wir nicht vergessen, wie sehr sie die nationale Wohlfahrt beeinträchtigen. Denn, insofern sie die arbeitenden Klassen befällt, was ja thatsächlich und vorzugsweise der Fall ist, steht Erkrankung in direktem Gegensatze zur Industrie und da sie die am schnellsten sich vermehrende reproductivste Schicht der Bevölkerug trifft, trägt sie auch zur Entartung der Race bei.

Es steht ausserdem fest, dass diese nicht nothwendigen Krankheiten und Todesfälle den hilflosesten Theil des Volkes am meisten heimsuchen, nämlich, die Unwissenden, die Armen, die Untergebenen und die Unmündigen und zwar, weil diese, theilweise aus Mangel an Erkenntniss und theilweise wegen ihrer untergeordneten Stellung, gegen das Elend, dem sie ausgesetzt werden, nicht remonstriren. Daher ist es die Pflicht der Gesetzgebung, vor allem zum Schutze dieses Theiles der Bevölkerung wirksame Maassregeln vorzuschreiben.

Nicht minder beachtenswerth sind die mittelbaren Folgen des eben besprochenen Uebelstandes. Es ist notorisch, dass in den Distrikten unseres Landes, die am stärksten unter dem Banne materieller Krankheitsursachen stehen, Bildung und Sittlichkeit ebenso darniederliegen, wie die Gesundheit.

Jetzt, da unsere Gesetzgebung endlich die Wichtigkeit und Nothwendigeit eines verbesserten Volksunterrichts anerkannt hat, ist es wohl an der Zeit, darauf aufmerksam zu machen, dass ohne sanitäre Reformen die Volksbildung ebenso wenig gehoben werden kann, wie die Sittlichkeit, wenn nicht der physische Zustand des Volkes Verbesserungen erfährt.

Es bleibt abzuwarten, ob das Gesundheitsamt, mit den Mitteln, die die jüngste Gesetzgebung ihm in die Hand gegeben hat, im Stande sein wird, die gerügten Uebelstände zu beseitigen. Das Leben Tausender von Menschen hängt davon ab.

Führen wir ein weiteres Beispiel an. Nach officiellen Veröffentlichungen sterben in 54 grossen Bezirken in England und Wales jährlich 17 Personen von 1000, eine Zahl, die um 5 geringer ist, als die der durchschnittlichen Sterblichkeit des ganzen Landes, um 22 aber geringer, als während der letzten zehn Jahre die Sterblichkeitsziffer in Liverpool. Hiernach ist anzunehmen, dass die gesundheits- und lebensgefährlichen Einflüsse in dem einen Theile des Landes mehr vorherrschen, als in dem anderen, und ein näherer Einblick in die officiellen Sterblichkeitsregister ergiebt noch deutlicher, dass diese so ausserordentlich grosse Zahl von Todesfällen von Krankheiten herrührt, die sonst als vermeidbare bekannt sind und die, wie eingehende Erhebungen gezeigt haben, nicht nur zu beseitigen sind, sondern deren Existenz auch ein lauter Vorwurf für die Gesundheitsgesetzgebung ist. Herr Simon hat die Ursachen derselben in zwei Klassen getheilt: lokale Insalubrität von Luft uud Wasser und achtlose Verschleppung von Ansteckungsstoffen. In Bezug auf diese Krankheitsursachen hat das Gesundheitsgesetz von 1872, und mehr noch das von 1875, den Gesundheitsbehörden die umfassendste Machtvollkommenheit verliehen, um die lokalen Krankheitsheerde aus dem Wege zu räumen und die Verschleppung der Kontagien durch geeignete Vorkehrungen und Strafen zu verhindern, und von der gewissenhaften Durchführung dieser Maassnahmen wird die Aufbesserung der Gesundheitsverhältnisse der englischen Bevölkerung und die Verminderung der Sterblichkeit derselben abhängen.

Capitel II.

Nahrung.

a. Function und Bestandtheile der Nahrung.

Ohne in eine Besprechung der verschiedenen chemisch-physischen Aenderungen einzugehen, die die Nahrungsmittel im lebenden Organismus erfahren, können wir sagen, dass ihr Endzweck die Entwickelung von Wärme und anderen Bewegungskräften ist, aus denen die physiologischen Erscheinungen des thierischen Lebens sich zusammensetzen. Die potentiellen oder Spannkräfte, die in den Nahrungsmitteln vorhanden sind, verwandeln sich in lebendige oder actuelle Kräfte und zeigen sich alsdann in der Form von Wärme, Nerven- und Muskelthätigkeit, mechanischer Bewegung u. s. w. Aber da die Nahrung nicht nur die Materialien liefert, welche für die Entwickelung und Erhaltung des lebenden Körpers nöthig sind, sondern auch die, deren die Auslösung der verschiedenen Bewegungskräfte bedarf, so kann man schon daraus schliessen, dass sie sowohl unorganische, als auch organische Substanzen enthalten muss. Nur die organischen sind oxydirbar oder fähig, Kräfte zu erzeugen, während die nicht oxydirbaren für den Stoffwechsel, der im thierischen Haushalt stattfindet, nothwendig sind.

Die organischen Bestandtheile der Nahrung werden gewöhnlich eingetheilt in stickstoffhaltige oder Eiweisskörper, Fette und Kohlenhydrate, während man bei den unorganischen Wasser und Salze unterscheidet. Beide, die organischen sowohl, wie die unorganischen, sind in allen unseren gewöhnlichen Nahrungsmitteln vorhanden, mögen sie nun dem Thier- oder dem Pflanzenreich entlehnt sein.

1. Functionen der stickstoffhaltigen Körper. Zu ihnen gehören alle Albuminate, wie Fibrin, Syntonin (Muskelfibrin), Casein, Legumin und ähnliche Substanzen (Gelatin). Ihre chemische Zusammensetzung ist eine sehr übereinstimmende, und da sie durch den Verdauungsprocess alle in dieselbe Form übergeführt zu werden scheinen, so können sie, wenn auch nicht in gleichem Maassstabe, einander in der Ernährung ersetzen.

Bis vor verhältnissmässig kurzer Zeit hat man geglaubt, dass die stickstoffhaltigen Körper erst in Gewebe umgewandelt sein müssten, ehe sie ihre actuellen Kräfte zur Entfaltung bringen könnten; in anderen Worten hiess dies, dass die Muskelkraft ganz von der Metamorphose des Muskelgewebes abhängig sei und dass daher das Produkt dieser Metamorphose, der Harnstoff, als ein Maass des Stoffwechsels angesehen werden müsse. Dies war Liebig's Lehre, der auch die meisten anderen Physiologen beistimmten, bis Fick und Wislicenus ihre bei Besteigung des Faulhorn gemachten Experimente und deren Resultate veröffentlichten.

Während diese Experimente bewiesen, dass auch stickstofffreie Nahrung den Körper während schwerer Arbeit auf kurze Zeit erhalten könne, ohne dass dabei die Quantität des Harnstoffes zunehme, zeigten die in der Folge und sorgfältiger ausgeführten Untersuchungen Dr. Parkes's, dass vielleicht sogar eine Verminderung des Harnstoffes stattfindet. Sollten diese Wahrnehmungen von anderen Beobachtern bestätigt werden, so könnten wir nicht umhin, mit Dr. Parkes daraus zu folgern, dass die Muskeln, anstatt in thätigem Zustande sich zu oxydiren und durch den Verlust an Stickstoff abzunehmen, im Gegentheil Stickstoff aufnehmen und an Gewicht wachsen, und dass die Erschöpfung nicht so sehr durch eigenen Verbrauch als durch eine Accumulation von Oxydationsprodukten anderer Nahrungsbestandtheile in den Muskelgeweben herbeigeführt wird. Dr. Parkes unterlässt jedoch nicht, darauf hinzuweisen, dass nach längerer Arbeit doch ein Verlust an Muskelsubstanz eintritt und mit der Steigerung der Thätigkeit auch die Quantität des Stickstoffs gesteigert werden muss. Noch neuere, von Dr. Pavy an dem berühmten Fussgänger Weston vorgenommene Untersuchungen scheinen zu ergeben, dass im Beginn einer längeren Muskelanstrengung die Stickstoffausscheidung beträchtlich zunimmt, und dass dieselbe im späteren Verlauf der Anstrengung, je nach der durch die tägliche Nahrung stattfindenden Stickstoffzufuhr, variirt. — Aus diesen und anderen Experimenten scheint hervorzugehen, dass, obgleich die Hauptfunctionen der stickstoffhaltigen Bestandtheile unserer Nahrung in der Construction und Erhaltung der Gewebe besteht, sie ausserdem noch andere, noch nicht hinreichend erkannte Functionen regulativer und dynamischer Natur ausüben. Unzweifelhaft wird ein gewisser Theil der Albuminate direct im Blute zersetzt, und in soweit tragen sie zur Erhaltung der animalischen Wärme und Entwickelung lebendiger Kräfte bei; aber die Experimente Pettenkofer's und Voit's weisen darauf hin, dass von den die Gewebe bildenden Stickstoffkörpern auch die Oxydation der anderen Nahrungsbestandtheile abhängt, mit anderen Worten, dass keine Kraft erzeugt werden kann, wenn die Stickstoffkörper an dem Process nicht Theil nehmen.

2. Functionen der Fette. Das Factum, dass die Bewohner kalter Gegenden stets stark fetthaltige Nahrung zu sich nehmen, zeigt bereits, dass die Fette in der Erhaltung der thierischen Wärme eine bedeutende Rolle spielen. In der That ist es durch Experimente bewiesen worden, dass die respiratorischen oder Wärme producirenden Kräfte der Fette zwei ein halbmal so gross sind, als die der Kohlenhydrate (Stärke und Zucker). Die Fette nehmen ausserdem einen hervorragenden Antheil an der Umwandlung der Nahrung in Gewebe und tragen zur Entfernung der nicht resorbirbaren und unverdaulichen Substanzen aus dem Körper bei. Die Oxydation der Fette im Blute erzeugt, wie die oben erwähnten Experimente uns lehren, zum grossen Theile diejenigen Kräfte, die

in Fortbewegung und körperlicher Arbeit sich äussern. Ausserdem verleiht das zwischen die Gewebe vertheilte Fett dem Körper die abgerundete Form, dient als schlechter Wärmeleiter zur Zurückhaltung der Wärme und erleichtert das Arbeiten des thierischen Mechanismus, indem es die Friction vermindert.

3. Functionen der Kohlenhydrate. Zu ihnen gehören Cellulose, Stärke und Zucker. Wie die Fette, dienen sie direkt zur Erhaltung der animalischen Wärme und zur Erzeugung lebendiger Kräfte. Die Stärke verwandelt sich grösstentheils in Dextrin und durch eine weitere Oxydation erzeugt sie die durch die Lungen abgegebene Kohlensäure. Wie bereits erwähnt, sind die Wärme producirenden Eigenschaften der Kohlenhydrate bedeutend geringer, als die der Fette; jedoch können sie im Organismus in Fett übergehen und sind ausserdem bei der Verarbeitung stickstoffhaltiger Substanzen stark betheiligt.

4. Functionen des Wassers und der Salze. Das Wasser dient im thierischen Haushalt hauptsächlich dazu, die Nahrung in Lösung zu halten, dieselbe zu den verschiedenen Theilen des Körpers zu befördern, die Excremente zu entfernen, die Gewebe geschmeidig zu machen, durch Verdunstung die Körpertemperatur auf demselben Niveau zu erhalten und die chemischen Processe, die zur Ernährung und zum Stoffwechsel dienen, zu reguliren. Die Salze dagegen sind vornehmlich die Medien, vermittelst welcher die organischen Substanzen zu den verschiedenen Körpertheilen gelangen. Auch sind sie zur Consolidation der Gewebe nöthig und sollen, wie einige behaupten,

die nicht resorbirbaren Colloide in Crystalloide von hohem Diffusionsvermögen verwandeln.

Wozu die sogenannten Genussmittel und Stimulantien dienen, ist bisher noch nicht genau ermittelt worden.

Dass diese vier Arten von Nahrungsbestandtheilen in keinem wohlarrangirten Diäthschema fehlen dürfen, lehrt die Erfahrung und wird durch das Experiment bewiesen.

Ein einzelnes dieser Nahrungsconstituentien ist für sich allein nicht fähig, dass Leben zu erhalten, wenn es auch feststeht, dass eine nur aus Albuminaten, Fetten und Salzen bestehende Nahrung eine Zeitlang zur Erhaltung ausreicht.

Der tägliche Bedarf eines gesunden, erwachsenen, mässig arbeitenden Europäers beträgt folgende Mengen der einzelnen Nahrungsstoffe:

Wasserfrei.	Gramm.	Mengenverhältniss.
Albuminate	130,0	1
Fette	84,0	0,6
Kohlenhydrate	404,0	3
Salze	30,0	0,2
Totalmenge wasserfreier Nahrung	648,0	

Diese Zahlen, die von denen anderer Physiologen nur um ein geringes abweichen, giebt Moleschott an.

b. Nährwerth der Nahrungsmittel.

Da die Ernährung hauptsächlich von der Oxydation des Stickstoffs und Kohlenstoffs abhängt, so hat man die verschiedenen Nahrungsmittel auf ihren Gehalt an Stickstoff und Kohlenstoff untersucht. Da jedoch der wirkliche Werth der Kohlenstoffverbindungen in den Fetten ungefähr zwei und ein halb mal so gross ist, als in den Kohlenhydraten, so versteht es sich von selbst, dass man bei Aufstellung einer Nahrungsequivalenten-Tabelle den Kohlenstoff überall gleichwerthig machen muss. Dies ist in der folgenden, dem Buche Dr. Letheby's (On Food) entnommenen Tabelle geschehen, und zwar ist der Kohlenstoffgehalt der Stärke zu Grunde gelegt worden. Wir müssen hinzufügen, dass die einzelnen Speisen in ungekochtem Zustande und das Fleisch knochenfrei berechnet worden sind.

	Gramm per Pfd. engl. C.	N.
Gespaltene Erbsen . . .	180,0	16,5
Maismehl	201,0	8,0
Gerstenmehl	170,0	4,5
Roggenmehl	180,0	6,0
Weizenmehl (mittl. Qual.)	180,0	8,0
Hafermehl	190,0	9,0
Weissbrod	132,0	6,0
Perlgraupe	177,0	6,0
Reis	182,0	4,5
Kartoffeln	51,0	1,5
Rüben	175,0	0,9
Grünes Gemüse	28,0	0,9
Carroten	34,0	0,9
Möhren	37,0	0,8
Zucker	197,0	—
Syrup	160,0	—
Buttermilch	26,0	3,0

	Gramm per Pfd. engl. C.	N.
Molken	10,0	0,9
Abgerahmte Milch	29,0	2,9
Rohe Milch	40,0	3,0
Quarkkäse	130,0	32,0
Ochsenleber	62,0	13,6
Hammelfleisch	127,0	12,6
Rindfleisch	123,6	12,3
Fettes Schweinefleisch	274,0	7,0
Speck	399,0	6,4
Räucherhering	95,8	14,5
Bratenfett	363,8	—
Rindsfett	314,0	—
Schweineschmalz	321,0	—
Gesalzene Butter	305,7	—
Ungesalzene frische Butter	430,4	—
Cacao	262,0	9,4
Bier	18,0	0,07

Nach dieser Tafel wird man ohne Mühe irgend eine Diätform auf ihren Nährwerth prüfen können.

c. Nahrung und Arbeit.

Wir haben bereits angegeben, dass die potentiellen Kräfte nicht nur den Körper in gesundem Zustande erhalten, sondern dass auch aus ihnen allein die in mechanischer Bewegung und Arbeit sich aufzehrenden actuellen Kräfte hervorgehen. Daraus folgt, dass ein Mensch um so mehr Nahrung zu sich nehmen muss, je mehr Arbeit er verrichtet; und die erste Frage, die sich uns dabei aufdrängt, ist: Welches ist das Minimum von Nahrung, das ein Mann von durchschnittlichem

Alter und Gewicht braucht, um gesund zu bleiben? Aus einer grossen Anzahl von Beobachtungen, welche zu diesem Zwecke von Dr. Playfair u. A. in Gefängnissen und Arbeitshäusern und von dem verstorbenen Dr. Smith in den Fabrikdistrikten Lancashire's während der Baumwollennoth im Jahre 63 angestellt worden sind, scheint nach Dr. Letheby hervorzugehen, dass eine knapp hinreichende Kost täglich ungefähr 259,0 Gr. Kohlenstoff und 12,0 Gr. Stickstoff enthalten muss. In runden und etwas reichlich bemessenen Zahlen hat Dr. E. Smith folgende tägliche Diät für feiernde, nicht arbeitende Menschen vorgeschlagen.

	C.	N.
Erwachsener Mann	280,0	14,0
Erwachsene Frau	270,0	12,0
Im Mittel	275,0	13,0

Wenn man den Durchschnitt aller von bedeutenden Physiologen in dieser Richtung gemachten Untersuchungen nimmt, so braucht ein erwachsener Mann täglich zur Gleichgewichtserhaltung:

	C.	N.
Nicht arbeitend . .	254,0	12,0
Mässig arbeitend . .	379,0	20,0
Angestrengt arbeitend	455,0	26,0

Die allgemeine Richtigkeit dieser Durchschnittszahlen wird durch zahlreiche Versuche bestätigt, die gemacht worden sind, um die Mengen des von erwachsenen Männern bei verschiedener Kost und Arbeit abgesonderten Kohlenstoffs und Stickstoffs zu bestimmen.

Dr. Letheby hat die aus den letztgenannten Versuchen sich ergebenden Zahlen summarisirt und ihr Mittel stimmt mit den obigen Zahlen fast genau überein:

		C.	N.
Nicht arbeitend, bestimmt aus	Nahrung . .	254,4	12,0
	Excrementen	280,0	12,5
	Durchschnittlich	267,2	12,2
Gewöhnlich arbeitend, bestimmt aus	Nahrung . .	379,2	20,5
	Excrementen	313,0	19,7
	Durchschnittlich	346,1	20,1

Die wirklich von schlecht und gut genährten Arbeitern consumirten Mengen stickstoff- und kohlenstoffhaltiger Nahrungsmittel finden sich in den Tabellen auf Seite 35 und 36. —

Als nicht uninteressanter Gegensatz mögen hier einige Details über die Nahrungsverhältnisse in englischen Gefängnissen folgen.

In den Zuchthäusern (hard labour prisons) in welchen die Mehrzahl der Gefangenen im Freien arbeitet, giebt es zwei Diätformen und zwar für leichte Arbeit und für schwere Arbeit. Nach der Aequivalententabelle berechnet, enthalten die den Gefangenen täglich gereichten Speisen

	C.	N.
für leichte Arbeit	310,0	15,0
„ schwere „	352,0	17,0

Unter leichter Arbeit wird diejenige verstanden, die nur wenig Muskelanstrengung erfordert, während schwere Arbeit die verschiedenen Handwerke und Erdarbeiten, Karren u. s. w. umfasst. Aus den bereits angeführten Durchschnittszahlen ergiebt sich, dass die Kost für leichte Arbeit genügend ist, und dies ist auch, mit einzelnen Ausnahmen, thatsächlich der Fall. Die

Wöchentliches Nahrungsquantum mangelhaft genährter, erwachsener Arbeiter, nach Dr. E. Smith.

Arbeiterklasse.	Brod	Kartoffeln	Zucker	Fett	Fleisch	Milch	Käse	Thee	Enthaltend Kohlensäure.	Enthaltend Stickstoff.
	Gramm.	Gr.	Gr.	Gr.	Gr.	Gr.	Gr.	Gr.		
Näherinnen (London)	3720	1200	210	120	480	210	15	39	1,431	59
Seidenweber (Coventry)	4980	990	240	90	150	330	30	9	1,689	69
Seidenweber (London)	4740	1290	240	150	330	120	9	18	3,018	72
Seidenweber (Macclesfield)	4140	780	180	90	90	1230	27	9	1,709	73
Handschuhmacher (Yeovil)	4200	2520	120	210	540	540	30	27	1,788	75
Baumwollenspinner (Lancashire)	4830	660	420	90	150	330	21	21	1,825	80
Hosenweber (Derbyshire)	5700	1929	330	90	330	750	66	15	2,033	82
Schuhmacher (Coventry)	5370	1680	300	150	450	540	99	24	1,943	83
Feldarbeiter (England)	5880	2880	210	150	480	960	165	15	2,542	99
Feldarbeiter (Wales)	6720	5140	210	150	300	2550	294	15	3,022	126
Feldarbeiter (Schottland)	6120	6120	150	120	300	3720	75	21	3,061	146
Feldarbeiter (Ireland)	9780	2760	120	30	120	4050	—	9	2,710	152
Im Mittel	4520	2340	240	120	300	1260	93	18	2,135	93
Durchschnittsquantum pro Tag	780	330	30	15	30	180	12	3	0,306	13

Tägliches Nahrungsquantum für gut ernährte Arbeiter (nach Playfair).

Arbeiterklasse.	Fleisch-erzeug. Nahrung Gramm.	Fett Gramm.	Stärke u. Zucker Gramm.	Kohlenstoff-haltige Substanzen Gramm.	Stickstoff-haltige Substanzen Gramm.	Enthaltend Kohlenstoff Gramm.	Enthaltend Stickstoff Gramm.
Gut ernährte Schneider	138,30	41,10	554,10	649,20	138,38	321	20
Soldaten in Friedenszeiten	126,60	55,50	560,70	661,80	126,60	328	19
Pioniere	152,40	87,30	666,60	881,40	152,40	406	22
Soldaten in Kriegszeiten	162,30	72,30	537,60	704,40	162,30	348	24
Englische Marine	150,00	77,10	431,70	612,00	150,00	302	16
Französische Marine	172,20	39,60	708,00	801,00	172,20	399	25
Schwerarbeitende Weber	159,90	45,90	656,70	762,60	159,90	376	23
Erdarbeiter (in der Krim)	171,90	98,10	396,30	631,80	171,90	313	25
Erdarbeiter (beim Eisenbahnbau) . .	205,40	114,60	794,30	1112,40	205,40	518	30
Grobschmiede	186,00	75,00	705,00	885.00	186,00	429	27
Boxer	294,00	93,00	98,10	321,00	294,00	273	43
Im Mittel	174,30	72,60	558,90	729,30	174,30	365	25
Mittel der unzureichend ernährten Arbeiter	91,20	19,20	635,40	683,40	91,20	305	13

(Selbstverständlich haben diese Zahlen nur einen sehr relativen und bedingten Werth. Der Verfasser des Werkes ist auch offenbar weit davon entfernt, auf sie ein höheres Gewicht zu legen, als sie verdienen. Anscheinend sind in England indessen die neueren Forschungen über die Fragen der Ernährung, besonders die der deutschen Physiologen und speciell der Münchener Schule, noch keineswegs so bekannt, wie sie es verdienen. Wir werden daher im Anhange unter den Anmerkungen noch näher auf dieselben eingehen. Demungeachtet halten wir es für angemessen, die obenstehende Tabelle ohne Veränderungen in der Uebersetzung zu reproduziren.*)

*) Die Anmerkungen des Bearbeiters sind in einem Anhange zusammengestellt.

zu leichter Arbeit angehaltenen Gefangenen sind alle mehr oder weniger invalid oder verkrüppelt und wenn sie auch wohl mehr Nahrung verzehren könnten, als sie wirklich erhalten, so nehmen sie doch, von vereinzelten Fällen abgesehen, an Körpergewicht nicht ab. Dagegen giebt die Kost, die den zu schwerer Arbeit Gezwungenen gewährt wird, kein gleich günstiges Resultat; zwar verlieren die mit verhältnissmässig leichter Arbeit, z. B. Schneidern und ähnlichen Handwerken beschäftigten Gefangenen nur wenig an Körpergewicht; aber die zu schweren Arbeiten, wie Karren, Erdarbeiten etc. verwandten Individuen kommen so beträchtlich herunter, dass sie nach einer gewissen Zeit stets zu leichter Arbeit eingestellt werden müssen, um sich zu erholen. So habe ich zum Beispiel bei ganzen Rotten von Verbrechern, die Lehm abzugraben und fortzukarren hatten, binnen zwei Monaten nach ihrer Aufnahme einen Gewichtsverlust von mehr als 13 Pfd. pro Mann constatirt. — Die Folge davon ist, dass die Insassen der Zuchthäuser fortwährend von schwerer zu leichter Arbeit und, sobald sie sich erholt haben, vice versa, von leichter zu schwerer Arbeit geführt werden, da sie sonst wegen der unzureichenden Kost, die ihnen gereicht wird, zu Grunde gehen würden.

In Militärgefängnissen, sagt Dr. Letheby, erhalten die Gefangenen in ihrer Nahrung die ziemlich bedeutende Quantität von 340,0 Kohlenstoff und 17,0 Stickstoff täglich, und trotzdem erleiden, selbst nach nur kurzer Haft, viele von ihnen Einbusse an Körpergewicht und geben andere Zeichen von Verfall, sodass man genöthigt gewesen ist, bei Individuen, die zu längerer Haft verurtheilt waren, die Diät auf 424,0 Kohlenstoff und 21,0 Stickstoff zu erhöhen. Zwar brauchen die Militärgefangenen — hierbei sehen wir von der Arbeit, die sie verrichten, gänzlich ab — schon um deswegen mehr Nahrung, weil sie grösser und stärker gebaute Menschen sind, als die Mehrzahl der Civilgefangenen. Aber der Naturunterschied in diesen zwei Klassen von Gefangenen kann den Unterschied in der den beiden gewährten Kost nicht vollständig erklären, und ich bin der Ansicht, dass Gefangene, die schwere Arbeit verrichten sollen, mindestens das in Dr. Letheby's Tabelle angegebene Quantum für mässige Arbeit erhalten müssen, wenn sie gesund bleiben sollen, nämlich 379,0 Kohlenstoff und 20,0 Stickstoff.

d. Wie soll der Speisezettel beschaffen sein?

Aus den vielfach angegebenen Zahlentabellen wird es nicht nur nicht schwer fallen, den Nährwerth irgend einer gegebenen Diätform zu berechnen, sondern man wird sich auch eine sichere Meinung darüber bilden können, ob die dargereichte Nahrung zweckentsprechend und genügend ist. Es bleibt nur noch übrig, die wichtigeren Punkte hervorzuheben, auf welche man bei Feststellung einer Diätform stets Bezug nehmen muss.

Abgesehen von der Art der Arbeit, über die wir soeben gesprochen haben, müssen wir stets folgender Umstände gedenken:

1. Geschlecht. Bei Leuten, die unter Dach, nicht im Freien, arbeiten, ist für Frauen 10 pCt. weniger Nahrung zu berechnen, als für Männer.

2. Alter. Bis zum vollendeten neunten Jahre sollen Kinder hauptsächlich mit Milch- und Mehlspeisen genährt werden[1]). Ein zehnjähriger Knabe braucht ungefähr halb so viel, als eine Frau, und ein vierzehnjähriger gerade so viel, wie sie. Junge, noch nicht ausgewachsene Leute, die dieselbe Arbeit verrichten wie erwachsene Männer, verlangen mehr Nahrung als diese letzteren.

3. Wahl der Nahrungsmittel.

α) Proportion der Nahrungsbestandtheile. Diese sollen, nach Moleschott und dem fast genau mit ihm übereinstimmenden Letheby 22 pCt. Stickstoffskörper, 9 pCt. Fette und 69 pCt. Kohlenhydrate betragen. Es ist, wie die Erfahrung lehrt, gleichgiltig, ob die Nahrung gemischt oder rein vegetabilisch ist, wenn nur obiges Verhältniss der Constituentien dasselbe bleibt. So z. B. braucht man Speisen, die eines der Bestandtheile ermangeln, stets mit anderen gemischt, die einen Ueberfluss davon besitzen. Wir essen Butter, Milch oder Käse stets mit Brod zusammen, Speck mit Kalbfleisch, Leber oder Geflügel; geschmolzene Butter oder Oel mit Fischen u. s. w. Solche Combinationen von Nahrungsmitteln sind auch für die Verdauung von grossem Nutzen. Aus später zu erwähnenden Gründen sollten in keiner Diätform frische Gemüse fehlen.

β) Mannigfaltigkeit der Nahrung. Aber selbst wenn man für das richtige Verhältniss der Bestandtheile in einer Diätform gesorgt hat, so es ist doch ausserdem noch nöthig, gewisse, zur selbigen Klasse gehörige Speisen täglich abwechseln zu lassen, um nicht ihrer überdrüssig zu werden. Rindfleisch sollte z. B. mit Hammelfleisch abwechseln; oder derselbe Gegenstand auch auf verschiedene Weise zubereitet werden. In der That ist es nicht zu viel gesagt, wenn ich behaupte, dass die Kochkunst von Wichtigkeit für jede Nation ist, nicht nur, weil sie die Speisen schmackhaft macht, sondern auch, weil sie uns Sparsamkeit im Verbrauch lehrt. In dieser Richtung hauptsächlich sind Getränke, Gewürze u. s. w. von grossem Werth als diätische Hilfsmittel.

γ) Verdaulichkeit. Auch sie hängt zum grossen Theile von der Art der Zubereitung der Speisen ab.

δ) Preis. Viel praktische Auskunft über diesen Punkt gewährt Dr. Smith's Practical Dietary und desselben Verfassers Bericht über die Nahrung der Lancashire Arbeiter in seinem „Fifth Report of the Medical Officer to the Privy Council".

4. Zahl und Inhalt der Mahlzeiten. Die Erfahrung lehrt uns, dass drei Mahlzeiten täglich der Gesundheit am dienlichsten sind. Nach Dr. Smith sollten Kohlenstoff und Stickstoff sich folgendermaassen vertheilen:

	C.	N.
Frühstück	100,0	4,6
Mittagbrod	120,0	6,0
Abendbrod	60,0	2,4
	280,0	13,0

5. Klima. Unter sonst gleichen Verhältnissen sollte in kalten Regionen der Verbrauch von Fetten, in warmen der von Mehl und Stärkespeisen überwiegen. Ein gleiches gilt von den Jahreszeiten.

e. Conservirte Nahrungsmittel.

Von diesen haben wir nur wenige zu nennen.

1. Liebig's Fleischextract. Derselbe ist von besonderem Werthe für Reisende und Kranke. Nach Dr. Parkes ist er sehr kräftigend, indem er das auf grosse Anstrengungen folgende Müdigkeitsgefühl beseitigt. Seine eigentlichen Nähreigenschaften sind geringer, als die der gewöhnlichen Fleischbrühe, jedoch kann ein Patient oft Extract zu sich nehmen, wo er Fleischbrühe noch nicht vertragen würde; überdies hat er den Vorzug der schnellen Zubereitung.

2. Conservirtes Fleisch. Davon wird am meisten das sogenannte australische Fleisch verbraucht. Zwar hat es nicht denselben Nährwerth wie ein gleiches Quantum ordentlich zubereiteten frischen Fleisches, weil der Conservirungsprocess ein übermässiges Kochen nöthig macht; der grosse Unterschied im Preise jedoch wiegt diesen geringfügigen Nachtheil auf, und schon der Sparsamkeit wegen verdient dieses australische Fleisch allgemeiner benutzt zu werden. In Arbeits- und Zufluchtshäusern werden bereits grosse Mengen davon verbraucht. Am besten wird es entweder kalt, oder mit Kartoffeln und Gemüse zu einem „stew“ (Ragout) gemischt, warm genossen; oder es kann auch gehackt und aufgewärmt werden. Dr. William stellte damit in dem Asyl der Grafschaft Sussex Versuche an. Jeder Insasse bekam ebensoviel australisches Fleisch, als seine Ration in rohem Fleische betragen hatte, und dabei ergab sich bei 13 von 20 Leuten nach einem Monat ein geringer Zuwachs an

Körpergewicht, während die übrigen 7 stationär geblieben waren.

3. Conservirtes Gemüse. Wo frisches Gemüse nicht in hinreichender Menge beschafft werden kann, sollte conservirtes (comprimirtes) angewandt werden, um dem Mangel abzuhelfen. Im Frühsommer können z. B. statt frischer Kartoffeln conservirte benutzt werden, aber, da man derselben leicht überdrüssig wird, sollte man sie mit gleichwerthigen Substituten, wie Reis und Kohl, oder Erbsenbrei abwechseln lassen.

4. Conservirte Milch. Nach den neuesten Analysen Wanklyn's besteht die von den drei bedeutendsten Fabriken (Anglo-Swiss, Newnham und English Condensed Milk Company) gelieferte condensirte Milch aus reiner mit etwas Zucker versetzter Kuhmilch. Da ein Theil condensirter Milch das Nährmaterial von 4 Theilen frischer Milch enthält, so muss erstere für den Gebrauch mit drei Theilen Wasser verdünnt werden.

f. Untersuchung der Nahrungsmittel.

Vor allem muss man, was eigentlich kaum nöthig ist, besonders hervorgehoben zu werden, eine gründliche praktische Kenntniss von dem Aussehen der verschiedenen Nahrungsmittel in ihrem reinen und unverfälschten Zustande besitzen, um ungesunde oder verfälschte entdecken zu können.

1. Fleisch. Folgende sind die Erkennungsmermale guten gesunden Fleisches:

α) Der Querschnitt muss ein marmorirtes Aussehen zeigen. Dies rührt von den zwischen den Muskeln lagernden Fettstreifen her und beweist, dass das Thier wohlgenährt war.

β) Die Farbe der Muskeln darf weder zu blass noch zu dunkel sein. Wenn blass und feucht, so weist dies auf ein junges oder erkranktes Thier hin; wenn dunkel oder livid, so ist das Thier wahrscheinlich nicht geschlachtet worden, sondern starb an einer Krankheit und behielt sein Blut im Körper.

γ) Sowohl Muskeln als Fett müssen sich derb anfühlen und dürfen weder feucht noch ausgetrocknet sein; auch darf das Fett keine hämorrhagischen Flecken oder Punkte zeigen.

δ) Die aus dem Fleisch exsudirende Flüssigkeit muss gering an Menge, von röthlicher Farbe sein und deutlich sauer reagiren. Gutes Fleisch, das ein bis zwei Tage alt ist, muss auf des Oberfläche trocken sein. Alkalische oder neutrale Reaction des Fleischsaftes ist ein Zeichen verdorbenen Fleisches.

λ) Die Muskelbündel sollen weder gross noch grob sein, auch darf sich in dem intermuskulären Zellengewebe keine schleimige oder eitrig aussehende Flüssigkeit befinden.

η) Der Geruch guten Fleisches muss schwach und keineswegs unangenehm sein. Ein widerlicher Geruch ist ein Anzeichen von beginnender Fäulniss oder von Krankheit. Wenn ein Stück Fleisch klein gehackt und mit warmem Wasser abgespült wird, so kann man leicht einen etwa vorhandenen schlechten Geruch entdecken. Ein anderes probates Mittel ist, ein ganz sauberes Messer in das Fleisch hineinzustossen und dann an der Klinge zu riechen.

So wie die Beschaffenheit des Fleisches irgend

welchen Argwohn erregt, müssen die Muskelfasern microscopisch untersucht werden. Die kleineren Cysticerken und Trichinen können nur auf diese Weise entdeckt werden*). Gehirn und Leber sollten auf Hydatiten, die Lunge auf multiple Abscesse, die Rippen auf pleuritische Adhäsionen untersucht werden. Bei Verdacht auf Rinderpest müssen Maul, Magen und Eingeweide einer genauen Examination unterworfen werden.

Schlechtes Fleisch ist gewöhnlich nass und schlaff, das Fett sieht schmutzig oder gelatinös aus und der Geruch ist unangenehm oder widerlich. In London ist es Brauch, ausser bereits in Fäulniss übergegangener Waare, auch das Fleisch von allen mit parasitischen Krankheiten behafteten Thieren und das von solchen, die an acuten, febrilen oder Schwundkrankheiten gelitten haben, oder aus natürlichen Ursachen oder durch Zufall gestorben sind, kurzweg zu condemniren.

Ferner wird auch das Fleisch derjenigen Thiere verworfen, die kurz vor oder nach, oder während des Gebärens geschlachtet worden sind, da man annimmt, dass solche Thiere nicht zur Schlachtbank geführt würden, wenn sie nicht vom Tode bedroht wären. Ein Fall dieser Art kam im März 1873 in Lincoln vor die Gerichte. Ein Schäfer hatte ein trächtiges Schaf getödtet, weil es, seiner Aussage zufolge, wegen übermässiger Fettheit nicht im Stande war zu werfen, und das Fleisch alsdann um geringen Preis einem Fleischer überlassen, der es zum Verkauf ausstellte. Es wurde confiscirt, für ungeniessbar erklärt und der Verklagte zu einem Monat Gefängniss oder entsprechender Geldstrafe verurtheilt.

Uebelriechende Wurst, oder Wurst, die einen ekelerregenden, putriden Geschmack hat, sehr sauer reagirt und innen weich ist, ist höchst gefährlich und sollte stets condemnirt werden. Ebenso Fische, die gedunsen oder missfarbig geworden sind und einen widerlichen oder ammoniakalischen Geruch verbreiten.

Wir wollen hier übrigens hinzufügen, dass bei Rationirung von Fleisch 20 pCt. auf die Knochen zugegeben werden müssen. Der beim Kochen entstehende Gewichtsverlust beträgt 20—30 pCt.

2. Weizenmehl. Gutes Weizenmehl (No. 1) darf nur wenig Kleie enthalten, muss weiss oder nur schwach gelblich aussehen, und soll weder sauer noch dumpfig schmecken. Es darf sich weder klümperig noch sandig anfühlen und nicht stockig riechen. Mit etwas Wasser zu einem Teig angerührt muss es cohärent und fadenziehend sein. Seinen Gehalt an Kleber bestimmt man, indem man ein abgewogenes Quantum Mehl erst zu einem ziemlich steifen Teig knetet und alsdann so lange mit Wasser auswäscht, bis dieses rein und klar abläuft. Gebacken oder getrocknet muss der Kleber rein aussehen und wenigstens acht Procent des zur Untersuchung verwandten Mehles wiegen. Mehl von guter Qualität wird stets 10—12 pCt. Kleber ergeben. Schlechtes dagegen liefert einen schmutzig aussehenden Kleber, der wenig Cohäsion besitzt und nicht in Faden ausgezogen werden kann.

Weizenmehl wird zuweilen durch Zumischung von Gerstenmehl, Mais, Reis, Kartoffelstärke und dergleichen verfälscht. Zweifelhaftes Mehl muss daher stets microscopisch untersucht werden. Pilze,

Vibrionen und Mehlwürmer (Acarus Farinae) finden sich in faulendem Mehle.

3. Brod. Die Kruste sollte gut ausgebacken, aber nicht verbrannt sein. Die Krume muss weder flockig noch fest, sondern regelmässig von kleinen Höhlen durchzogen sein. Geschmack und Geruch sollen angenehm und säurefrei sein, und wenn dem Weizenmehl nicht eine bedeutende Menge Kleie beigemischt ist, muss das Brod eine weisse, keine dunkle oder schmutzig graue Farbe haben. 100 Pfd. guten Weizenmehls geben etwa 136 Pfd. gut ausgebackenes Brod. Die Verfälschung zielt hauptsächlich auf Vermehrung des Gewichts, das durch Verhärtung des Klebers und einen grösseren Wassergehalt erzeugt wird. Dies geschieht durch Hinzufügen von Alaun, Kupfersulphat und Reismehl. Man erkennt solches verfälschtes Brod daran, dass es nach längerem Stehen unten nass und teigig wird.

4. Hafermehl ist gewöhnlich grob gemahlen und enthält ziemlich viel Kleie, ist aber frei von Hülsen.

Wenn Hülsen gegenwärtig sind, so ist das Hafermehl wahrscheinlich mit Gersten vermengt. Aus Hafermehl fabricirte Stärke darf nicht missfarbig sein, und das Mehl selbst muss angenehm schmecken. Bei Verdacht auf Verfälschung muss es microscopisch untersucht werden.

5. Milch. Reine Kuhmilch muss in einem langen engen Glasgefäss vollkommen undurchsichtig sein, eine volle weisse Farbe besitzen, keinen Niederschlag zurücklassen und 6—12 pCt. ihres Volumens Rahm ergeben. Da sie häufig mit Wasser verdünnt wird,

so ist das specifische Gewicht das sicherste Mittel, ihre Güte zu bestimmen. Das specifische Gewicht reiner, guter Kuhmilch variirt zwischen 1028—1032. Unter 1026 ist die Milch entweder an und für sich von schlechter Qualität oder mit Wasser verdünnt worden. Die folgende Tabelle Dr. Letheby's lässt annähernd aus dem specifischen Gewicht und dem Procentgehalt an Rahm den Grad der Wasserverfälschung erkennen.

	Spec. Gewicht.	Vol. pCt. d. Rahms.	Spec. Gewicht der abgerahmt. Milch.
Reine Milch	1030	12,0	1032
Mit 10 pCt. Wasser verdünnt	1027	10,5	1029
„ 20 „ „ „	1024	8,5	1026
„ 30 „ „ „	1021	6,0	1023
„ 40 „ „ „	1018	5,0	1019
„ 50 „ „ „	1015	4,5	1016

Stark mit Wasser verdünnter Milch pflegen die Händler bisweilen Syrup, Salz und Curcumawurzel (Turmeric) hinzuzufügen, um Geschmack und Aussehen zu verbessern; ein graduirtes Glasgefäss, um den Rahmgehalt daran abzulesen, und ein Lactometer genügen jedoch, um über die Qualität der Milch ein verlässliches Urtheil abzugeben [3]).

6. Butter. Gute Butter darf weder unangenehm noch ranzig schmecken. Verfälschung durch Wasser oder animalische Fette entdeckt man, sobald man die Butter in einem Reagenzgläschen schmilzt. Wasser, Salz und andere Substanzen sinken alsdann zu Boden, und sobald das Casëin sich abgeschieden hat, muss die Butter in Aether bei 665 Fahrenheit sich auflösen,

während Ochsen- und Hammelfett nur schwer und langsam in Aether löslich sind und einen Bodensatz zurücklassen. Verfälschung durch Kartoffel- oder andere Stärke lässt sich leicht durch Jod nachweisen. Reine Butter muss, wenn geschmolzen, eine klare, ölige Flüssigkeit darstellen, in der nur sehr wenig Wasser oder andere Substanzen enthalten sind.

7. Käse. Die Güte desselben wird durch den Geschmack und die Consistenz bestimmt. Geringere Sorten sind oft weich oder lederartig, dies rührt von ihrem grösseren Wassergehalte her. Stärke, die manchmal zur Vergrösserung des Gewichts hinzugefügt wird, ist leicht durch Jod zu entdecken.

8. Eier. Ein Ei von mittlerer Grösse wiegt ungefähr 60 Gramm. Frische Eier sind mehr in der Mitte, alte mehr an der Spitze transparent. In einer 10 procentigen Salzlösung sinken gute Eier, während schlechte schwimmen.

9. Kartoffeln müssen ziemlich gross sein, keine Erkrankung zeigen, sich hart anfühlen und gekocht weder zu fest noch zu wässerig sein.

10. Thee. Nach Dr. Letheby's Erfahrung ist der Glanz des grünen und schwarzen Thee's meistens künstlichen Ursprungs und besteht bei ersterem aus einer Mischung von Berliner Blau, Curcumawurzel und Porzellanerde, und bei schwarzem meistens aus Graphit. Beide Arten von Verfälschungen werden erkannt, wenn man die Theeblätter mit kaltem Wasser schüttelt, durch Muslin seiet und den Rückstand untersucht. Geringere Sorten sogenannten gemischten Thee's werden viel nach England gebracht und bestehen theils aus bereits gebrauchten Theeblättern, theils aus

Blättern anderer Pflanzen, etwas Eisenfeilspänen und zum geringsten Theil aus gutem Thee. — Echter Thee muss sowohl trocken, als in heissem Wasser infundirt ein gutes Aroma haben und das Infus muss angenehm schmecken. Bei zweifelhaften Sorten müssen die infundirten Blätter ausgebreitet, sorgfältig untersucht und etwaige pulverige Rückstände unter das Microscop gebracht werden.

Unter andern der Verfälschung noch ausgesetzten Nahrungsmitteln mögen noch Cacao, Mostrich, Pfeffer, Zuckerwaaren, Bier, Wein und Spirituosen hervorgehoben werden; ohne uns aber an dieser Stelle weiter hierüber auszulassen, halten wir es für nothwendig, dass jeder einzelne Verfälschungsfall einem officiellen Chemiker vorgelegt werde, nach dessen Gutachten dann auf Grund des „Nahrungsmittel- und Apothekerwaaren-Verkaufs-Act vom Jahre 1875“ vorgegangen werden kann.

11. Kaffee wird meistens mit Cichorie verfälscht. Man entdeckt dies entweder durch eine microscopische Untersuchung, oder indem man eine Probe der zu untersuchenden Waare in Wasser streut. Der Kaffee schwimmt, während Cichorie zu Boden sinkt. Auch kann man eine Verfälschung mit Cichorie annehmen, wenn man in einem Packet Kaffee diesen zusammengebacken, in Klumpen findet.

g. Die Wirkungen ungenügender oder ungesunder Nahrung auf die öffentliche Gesundheit.

Die geringeren Wirkungen ungenügender Nahrung sind meistens so innig mit denen anderer Krankheitsursachen verbunden, dass es unmöglich ist, sie auch nur annähernd in ihrem eigenen Einfluss auf die öffentliche Gesundheit abzuwägen. Sehr zutreffend sagt Herr Simon: „Lange bevor die Unzulänglichkeit der Berechnung Gegenstand (amtlich) hygiener Untersuchung geworden ist, lange bevor der Physiologe daran denkt, das Quantum Kohlenstoff und Stickstoff zu berechnen, das zwischen Tod und Verhungern steht, hat der Haushalt jeglichen materiellen Comfort eingebüsst. Kleidung und Feuerung sind schon früher knapp geworden, als die Nahrung; gegen die Rauhheit des Wetters hat man schon lange genügenden Schutzes entbehrt; die Wohnräume sind zu einem solchen Maasse beschränkt geworden, dass sie Krankheiten entweder hervorgerufen oder bereits bestehende vermehrt haben; Möbel und Küchengeräth sind fast ganz verschwunden, Reinlichkeit wurde ist schwierig oder zu theuer und wenn man sich dennoch bemüht, dieselbe einigermaassen aufrecht zu erhalten, so geschieht dies nur auf Kosten der Sättigung. Die Leute sind in das billigste Viertel gezogen, d. h. dahin, wo am wenigsten sanitäre Aufsicht geübt wird, wo am wenigsten gefegt und der Strassenunrath am seltensten beseitigt wird, wo die Wasserzufuhr am mangelhaftesten und, in Städten, Luft und Licht am kärglichsten bemessen sind. Dies sind die gesundheitlichen Gefahren, denen die Armuth, die schon genug am Nahrungsmangel leidet, ausserdem fast stets ausgesetzt ist.“ — Und diese Schilderung, so dunkel sie ist, passt auf Tausende von Menschen, die hart um ihre nackte Existenz kämpfen, ohne je die öffentliche Unterstützung in Anspruch zu nehmen. Wenn wir diejenigen Individuen hinzufügen, die der Armenkasse zur Last fallen und die Arbeitshäuser füllen, dann können wir uns erst ein Bild von den Leiden und Krankheiten machen, die der Mangel an Nahrung nach sich zieht.

Die Symptome wankender Gesundheit, soweit unzulängliche Ernährung die Schuld trägt, sind ungefähr folgende: Allmäliche Abmagerung, die bis zu vollständiger Emaciation führt. Schwacher Puls, gelbliche Gesichtsfarbe. Anstrengung verursacht Herzklopfen, Schwindel und vorübergehende Blindheit, bis endlich der davon Betroffene einer oder der anderen adynamischen Krankheit zum Opfer fällt. Kein besseres Beispiel wüssten wir für diesen Symptomencomplex anzuführen, als den Bericht über den Gesundheitszustand des Millbank Gefängnisses im Jahre 1823. Die in dieser Anstalt verwahrten Gefangenen hatten bis dahin 930—990 Gramm trockener Nahrung täglich erhalten, als man plötzlich beschloss, diese Ration auf 630 Gramm herabzusetzen und Fleisch fast ganz aus dem Speisezettel zu streichen. Bisher war das Gefängniss für gesund gehalten worden, aber binnen zwei Monaten nach Einführung der neuen Diätform fingen die Insassen desselben zu kränkeln an; die ersten Symptome waren Bleichwerden, Abmagerung und allgemeine Körperschwäche. Später wurden viele von Diarrhoe, Dysenterie und Skorbut befallen und Convulsionen, Delirien und apoplectische Anfälle zeigten sich häufig. Ungefähr 52 pCt. der Sträflinge waren mehr oder minder auf diese Weise afficirt. Was aber beweist, dass die Verminderung der Kost die hauptsächliche, wenn nicht die einzige Ursache der Epidemie war, ist der Umstand, dass die in der Küche beschäftigten Gefangenen, die eine tägliche Extraration von 240 Gramm Brod pro Mann erhielten, insgesammt gesund blieben, und der weitere Umstand, dass die Epidemie nicht eher aufhörte, als bis die Diät wieder erhöht wurde. Aehnliche Beobachtungen sind während des letzten amerikanischen Krieges an den in Fort Sumter eingesperrten Kriegsgefangenen gemacht worden. Die Ration der 30,000 Insassen dieses Gefängnisses bestand aus $1\frac{1}{4}$ Pfund (engl.) Mehl und $\frac{1}{3}$ Pfund Speck pro Tag, und oft wurde diese Ration noch verkürzt. In Folge dieser und anderer in dem Fort herrschenden hygienischen Mängel starben in einem Zeitraum von weniger denn sieben Monaten 10,000 Foederirte. Die vorherrschendsten Krankheiten waren Diarrhoe, Dysenterie, Skorbut und Hospitalbrand. Die schreckenerregende Sterblichkeit, die während des Krimkrieges die englischen Regimenter decimirte, war erwiesenermaassen ebenfalls eine Folge ungenügender Ernährung. Für die vermehrte Anstrengung und die Kälte, denen die Soldaten ausgesetzt waren, wurde keine Erhöhung der Rationen bewilligt und das Resultat davon war, dass nach wenigen Monaten die Todesfälle von Diarrhoe, Dysenterie, Skorbut und Fieber auf 39 pCt., und in einigen Fällen sogar 73 pCt. stiegen.

Was die Civilbevölkerung anlangt, so ist die Geschichte des Rückfalltyphus (relapsing fever) fast ausschliesslich die Geschichte der durch Nahrungsmangel verursachten Krankheiten; es genügt, wenn wir auf die Hungersnothen des gegenwärtigen Jahrhunderts, besonders die der Jahre 1817 und 1847, hinweisen. Ausserdem ist der Causalnexus zwischen Skorbut und mangelhafter oder fehlerhaft zusammengesetzter Nahrung jetzt so klar erwiesen, dass man ihn unbedenklich in den Satz zusammenfassen kann: Mangel an vegetabilischer Nahrung erzeugt Skorbut und der Genuss von Vegetabilien heilt ihn.

2. Ungesunde Nahrung. Es existirt noch so viel Meinungsverschiedenheit betreffs der durch den Genuss ungesunden Fleisches hervorgerufenen Wirkungen, dass Dr. Letheby folgendes bemerkt: „Die Frage, ob das Fleisch erkrankter Thiere gegessen werden darf oder nicht, ist noch so wenig entschieden, dass ich oft nicht weiss, welches Urtheil ich abgeben soll, und dass es wohl an der Zeit wäre, sie auf experimentellem Wege zu lösen. Denn, wie die Sachen jetzt stehen, condemniren wir ein Mal grosse Mengen Fleisches, die unbedenklich verzehrt werden könnten und vermindern dadurch den Fleischvorrath, und ein anderes Mal lassen wir der Gesundheit unzuträgliches Fleisch ungehindert auf den Markt kommen."

Es besteht kein Zweifel darüber, dass die Immunität vor Erkrankung, deren sich sehr viele Leute erfreuen, die verdorbenes Fleisch essen, hauptsächlich den antiseptischen Eigenschaften des vollständigen Kochens zugeschrieben werden muss; aber es sind doch auch viele Fälle beobachtet worden, wo der Genuss fast durch und durch putriden Fleisches nicht die geringsten üblen Folgen nach sich gezogen hat. So erzählt uns Sir Robert Christison, dass es ganze Stämme von Wilden gäbe, die ohne Nachtheil ranziges Oel, verfaultes Fett und stinkende Fleischabfälle ässen; und in Europa bringt der Feinschmecker Wildpret nicht eher auf die Tafel, als bis es in Putrefaction überzugehen begonnen hat. Trotz alledem steht es durch unzählige Erfahrungen fest, dass der Genuss verdorbenen Fleisches sehr oft gefährliche Erkrankungen nach sich zieht, und es ist nicht unwahrscheinlich, dass ein grosser Theil von Krankheiten dunkeln Ursprungs auf diese Ursache zurückzuführen ist. Ueberdies ist es, wie Dr. Parkes sehr zutreffend bemerkt, eine richtige logische Folgerung, dass, da jede Krankheit die Zusammensetzung des animalischen Fleisches afficirt und jede Art von Putrefaction den Nährwerth des Fleisches verändert, es für die Gesundheit von höchster Wichtigkeit ist, stets nur das gesündeste Fleisch zu geniessen.

Bei ungesundem Fleische unterscheiden wir:

1. Putrides Fleisch. Im Allgemeinen kann man sagen, dass es eher nutzlos, als gerade zu schädlich ist; jedoch sind viele Fälle verzeichnet, wo der Genuss desselben schwere Erkrankung hervorgerufen hat. Die hauptsächlichsten Symptome dabei sind: Erbrechen, Diarrhoe und subacutes Fieber von typhösem Character. Besonders gefährlich ist putride Wurst. Zufolge officiellen Ausweises sind während der letzten fünfzig Jahre in Würtemberg allein 400 Fälle von Vergiftungen durch Wurstgift beobachtet worden, von denen 140 tödtlich verliefen.

2. Fleisch kranker Thiere. Auch hierüber gehen die Meinungen weit auseinander. Wie Dr. Letheby angiebt, sind im Jahre 1863 enorme Quantitäten Fleisch von Thieren, die an der Rinderpest gestorben waren, und ganz kürzlich erst von solchen, die der Lungenseuche erlegen waren, auf den Londoner Markt gekommen, ohne bemerkenswerthe schlimme Folgen zu verursachen. Auch ist es eine wohlbekannte Thatsache, dass die schottischen Schafhirten mit Vorliebe

und ohne die geringste Schädigung ihrer Gesundheit „Braxy“-Fleisch (eine Krankheit bei Schafen, die von Entzündung und Diarrhoe begleitet ist) geniessen, und Decroix meint, die gesammte Bevölkerung von Paris hätte während der letzten Belagerung erkranken müssen, wenn der Genuss ungesunden Fleisches irgend wie besonders gefährlich wäre.

Angesichts solcher sich widersprechender Beobachtungen ist es in der That von höchster Wichtigkeit, die Frage, ob das Fleisch aller an Krankheiten gestorbenen Thiere condemnirt werden soll, endgültig zu entscheiden. Thatsächlich ist ein Fünftel allen Fleisches, das Jahr ein Jahr aus auf den Londoner Markt gebracht wird, von krankhafter Beschaffenheit (Prof. Gamgee) und es ist wohl möglich, dass, wenn es unter seinem wahren Namen verkauft und geeignete Vorsichtsmaassregeln beim Kochen getroffen würden, die üblen Folgen. die der Genuss desselben zuweilen mit sich bringt, verhindert werden könnten. Natürlich würde solches Fleisch, als von geringerer Qualität, billiger sein, und viele Leute, die animalische Nahrung nöthig haben, die jetzigen Preise aber nicht zu erschwingen vermögen, würden sich Fleisch verschaffen können. Gegenwärtig jedoch verkauft es der Fleischer fälschlich für gesundes und der Gesundheitsbeamte kann nicht umhin, dasselbe zu condemniren.

In den zahlreichen Erkrankungsfällen, die dem Genuss erkrankten Fleisches zugeschrieben worden sind, stimmten die Symptome mit den durch putrides Fleisch hervorgerufenen überein. Von diesen verschiedene Symptome weisen haupsächlich auf die Entwickelung parasitischer Krankheiten hin. So erzeugt der Cysticercus cellulosae des Schweines im Menschen die Taenia solium, und der des Rindviehs die Taenia medio-canellata. Die Trichinose, die während der letzten Jahre in Deutschland und auch in anderen Ländern so häufig beobachtet worden ist, verdanken wir der Trichina spiralis des Schweines, und der Ecchinoccus rührt vom Fleische von Schafen und Rindern her, die wiederum durch die Taenia des Hundes erkrankt waren. Alle diese Parasiten scheinen jedoch getödtet und somit unschädlich gemacht zu werden durch ein gründliches Kochen des Fleisches.

3) In heissen Klimaten und in warmem Wetter vermag das Fleisch gewisser Fischarten ebenfalls bedenkliche Symptome zu erregen; so ist nach dem Genuss von Hummern, Krabben und Muscheln verschiedentlich ein acutes Nesselfieber, verbunden mit Geschwulst der Zunge, des Schlundes und der Augenlider beobachtet worden, während gastrische Irritationen der Verdauungsorgane, zuweilen sogar von choleraähnlicher Heftigkeit, die häufige Folge des Genusses putriden Fischfleisches jeder Art sind. Die unter dem spanischen Namen „Siguatera" bekannte Krankheit gehört unter diese Rubrik, man begegnet derselben häufig an Bord von Schiffen, deren Mannschaft in tropischen Gewässern Fische fing und verzehrte, um einige Abwechselung in die einförmige Schiffskost zu bringen.

3. Was ungesunde vegetabilische Nahrungsmittel betrifft, so müssten alle schimmelich gewordenen Vegetabilien für gesundheitsgefährlich erklärt werden. Auf dem europäischen Continent hat, wie allgemein bekannt, das Secale cornutum bedeu-

tende Epidemien erzeugt, und in England war der Genuss von Mehl, dem die Saamen des Lolium temulentum (Taumellolch, Tollkorn) beigemischt waren, öfters von bedenklichen Krankheitssymptomen begleitet.

Im Anschluss an diesen Gegenstand müssen wir der zeitweilig beobachteten Verbreitung specifischer Krankheiten durch die Milch gedenken.

Die Milch von Thieren, die mit der Maul- und Klauenseuche behaftet sind, ist allerdings häufig ohne alle üblen Folgen genossen worden, hat hinwiederum aber auch aphthöse Geschwüre in Mund und Gaumen, verbunden mit Geschwulst der Zunge und stinkendem Athem hervorgebracht. Dr. Thorne berichtet über den Ausbruch einer derartigen Krankheit, (vergl. Twelfth Report of the Medical Officer of Privy Council), und auch ich selbst habe einige scharf ausgeprägte Fälle dieser Art beobachtet. Allerdings treten dieselben nicht so häufig auf, als man eigentlich erwarten müsste, trotzdem aber kann nicht energisch genug verlangt werden, dass alle derartige Milch, oder besser alle Milch, die von nicht vollständig gesunden Kühen kommt, als ungeeignet zur menschlichen Nahrung ohne Ausnahme condemnirt werde. In den westlichen Staaten Nordamerikas ist es häufig vorgekommen, dass die Milch von Kühen, die „das Zittern“ haben, (hervorgerufen, wie man glaubt, durch eine Untermischung des Futters mit Rhus toxicodendron) bei Kindern heftige gastrische Zufälle verursachte, begleitet von grosser Schwäche und Sinken der Körperwärme (vergl. Medical Times and Gazette, 1868). Auch in unserem Lande haben die Gegner der Rieselfelder der Befürchtung Ausdruck gegeben, dass die Milch der Kühe, die auf Rieselfeldern grasten, ungesund und die daraus gewonnene Butter putrid sein müsse. Jedoch, soviel ich weiss, ist noch kein derartiger authentischer Krankheitsfall bekannt geworden, während im Gegentheil jeden Augenblick nachgewiesen werden kann, dass täglich grosse Quantitäten von Milch in und um Leamington verkauft werden, die von Kühen herrührt, welche den ganzen Sommer über auf Rieselfeldern weiden, und dass jede Analyse dieser Milch die unbestreitbare Vortrefflichkeit derselben ergeben hat. Auch ist die daraus erzielte Butter von dem Stadtchemiker Swete wiederholt geprüft worden, ohne dass bisher die geringste Neigung derselben zu putrider Verschlechterung entdeckt werden konnte.

Die grosse Gefährlichkeit der Milch als Krankheitsverbreiterin aber besteht in ihrer grossen Absorptionsfähigkeit und in den rapiden fermentiven und zymotischen Veränderungen, denen sie unterworfen ist, wenn sie durch faulende Stoffe verunreinigt oder mit Krankheitskeimen geschwängert ist. Vor einigen Jahren hat Herr Lawson Tait bewiesen, und das Experiment ist seitdem von Anderen wiederholt worden, das Milch, welche den Dämpfen von Karbolsäure ausgesetzt wurde, sehr bald stark nach letzterer schmeckte; in gleicher Weise wird Milch, welche an engen, verschlossenen und schlecht ventilirten Orten aufbewahrt und allerlei verdorbenen Gerüchen zugänglich ist, in kurzer Zeit übelschmeckend und unverwendbar. Sehr wahrscheinlich entstehen auf solche Weise auch Pilze wie Oidium lactis, wie Fuchs, Mosler und Hessling sie beschrieben haben, und bekannt ist, dass derartig inficirte Milch sehr oft gastrische Irritationen und heftige Brechanfälle verursachte. Und wer wollte daran zweifeln, dass die im Sommer und Herbst so verderblich auftretenden Durchfälle der Kinder ebenfalls der Milch zuzuschreiben sind, die entweder in der angegebenen Art die Krankheitsursachen aufgenommen hat, oder aber dieselben in den selten oder nie gehörig gereinigten Saugflaschen findet? Der Milchkonsum führt soviel unsichtbare Gefahren mit sich, dass es zur stricten Regel gemacht werden müsste, in warmem Wetter und in Distrikten, in denen die Maul- und Klauenseuche grassirt, niemals unabgekochte Milch irgendwie zu verwenden. Milch sollte unter keinen Umständen in unreinlichen Küchen oder Speiseschränken, auch nicht in Blei- oder Zinkgefässen aufbewahrt werden; in den Letzteren absorbirt sie sehr bald die Metallsalze und wird giftig.

Was die Verbreitung von Epidemien durch Milch anlangt, so liegen Beweise dafür in überwältigender Fülle vor, namentlich für die Fortpflanzung von Scharlachfieber und Abdominaltyphus durch dieses Medium. So berichtet Prof. Bell über eine in St. Andrews ausgebrochene Scharlachepidemie und weist nach, dass sie entweder von einem Milchmanne, dessen Frau und Kinder am Scharlach darnieder gelegen hatten, ihren Ursprung nahm, oder, und dies ist viel wahrscheinlicher, dass Hauttheilchen der erkrankten Personen direkt in die Milch gefallen sind und so das Contagium weiterverbreitet haben (Lancet 1870). Von einer auf ähnliche Weise verursachten Epidemie berichtet Dr. Taylor aus Penrith und erzählt zugleich einen Fall, in welchem er den in mehreren Familien plötzlich auftretenden Abdominaltyphus von dem Genuss verunreinigter Milch herleiten zu müssen glaubt (Brit. Med. Journal 1870). Im „Lancet" desselben Jahrganges beschreibt Dr. Ballard eine Typhusepidemie in Islington, die er auf das zum Ausspülen der Milchkannen benutzte Wasser zurückführt. Dieses Wasser war von einem Brunnen entnommen, der mit zwei Rohren in Verbindung stand, von denen das eine mit dem Abtritt communicirte. Ob die Milch selbst mit diesem Wasser verfälscht worden war, konnte nicht festgestellt werden, aber es war zur Evidenz bewiesen, dass die Krankheit nur auf obige Weise verbreitet worden war.

Diese Epidemien waren die ersten der Art, die man eingehend untersuchte, seither liegen noch über viele andere Berichte vor, z. B. über die Epidemie zu Armley, einem Dorfe in der Nähe von Leeds, über welche Dr. Robinson und Dr. Ballard 1872 Erhebungen anstellten; ferner über die Epidemie zu East Molesey, bei Birmingham (Dr. Ballard 1873); die zu Parkhead, einem Vorort von Glasgow (Dr. Russel 1873), und die bekannte Epidemie zu Marylebone, London, deren Ursache zuerst von Dr. Murchison und Anderen eruirt, dann aber ganz genau von Mr. Netten Radcliffe, dem Mr. Power zur Seite stand, festgestellt wurde. In diesem Falle trat die Krankheit innerhalb weniger Wochen in 123 Familien auf, von denen 106 ihre Milch von einer neuen Milchgesellschaft bezogen, und Mr. Radcliffe bewies mit „einer Wahrscheinlichkeit, die für praktische Zwecke zur Evidenz wurde,

1) dass der Ausbruch des Abdominaltyphus, welcher den Gegenstand der Untersuchung bildete, durch

Milch veranlasst wurde, welche mit Abdominaltyphus-Materie inficirt war;

2) dass diese Materie von einem bestimmten Bauernhofe kam;

3) dass das Wasser, welches in der Milcherei dieses Hofes verwendet wurde, unmittelbar vor dem Ausbruche und während der Zeitdauer der Epidemie die Ausleerungen eines an Abdominaltyphus darniederliegenden Patienten erhalten hatte.“ (Vergl. Mr. Simon's Reports, Neue Serie, No. II.)

Endlich ist noch die kürzlich ausgebrochene Epidemie zu Eagley bei Bolton zu erwähnen. Im Anfang dieses Jahres wurden 200 Personen in und um Eagley innerhalb weniger Wochen vom Typhus befallen. Es wurde konstatirt, dass die sowohl in Eagley als auch in Little Bolton Erkrankten ihre Milch von einem einer Frau Kershaw gehörigen Milchhofe entnahmen, dass man diese Milch stets „getauft“ hatte, und dass das hierzu verwendete Wasser mit Fäcalstoffen verunreinigt war. Ob diese Fäcalstoffe nun auch das specifische Typhusgift enthielten, ist bis heute noch nicht aufgeklärt worden, obgleich man ergründete, dass eine der Personen, deren Excremente in den Bach gelangten, der das Wasser hergab, an Diarrhoe gelitten hatte. — (Sanitary Record, 1876.)

Noch mehr dergleichen bedeutende Epidemien könnten hier angeführt werden, die vorstehend erwähnten aber genügen, um die Milch als einen ärgeren Krankheitsleiter darzustellen, als man bisher allgemein angenommen. Ich meinestheils glaube, dass viel unaufgeklärt gebliebene Typhusfälle und ein grosser Theil der herbstlichen Diarrhoe-Erkrankungen, von denen die ländlichen Distrikte heimgesucht werden, verunreinigter Milch zuzuschreiben sind. In meiner eigenen Praxis sind mir Typhusfälle vorgekommen, in welchen es klar auf der Hand lag, dass das Wasser aus den Aborten in den Brunnenkessel gedrungen war, dass die Milchkannen daher mit inficirtem Wasser gespült wurden, wenn auch nicht behauptet werden kann, dass man die Milch mit diesem Wasser getauft hatte, welcher Gedanke aber sicherlich auch nicht allzu fern liegt. Wir brauchen wohl kaum noch hervorzuheben, dass, nach all dem Angeführten, die zwingendsten Gründe zu einer speciellen, gesundheitspolizeilichen Ueberwachung der Milchereien und zur Einführung der Concessionspflicht für diesen Geschäftsbetrieb vorhanden sind.[4])

Capitel III.

Die Luft, ihre Verunreinigungen und deren Einwirkungen auf die öffentliche Gesundheit.

1. Die Bestandtheile der Luft.

Nach zahlreichen Analysen des Dr. Angus Smith besteht reine Luft aus 20,99 Procent (räumlich) Sauerstoff, 0,033 Procent Kohlensäure, sodann aus Stickstoff, Wasserdämpfen und Ammoniak. Mit Ausnahme der Kohlensäure und der Wasserdämpfe ist das relative Verhältniss der übrigen Bestandtheile auf der ganzen Erdoberfläche ziemlich dasselbe. In England schwankt der Sauerstoffgehalt der Luft zwischen 20,999 Procent an der schottischen Küste, und 20,910 Procent in Manchester, in Nebel und Frost, während die Kohlensäure von 0,03 bis 0,05 Procent variirt. Die folgenden durchschnittlichen Zahlenergebnisse aus Dr. Angus Smith's Werk über „Luft und Regen" zeigen die hervorragenderen Veränderungen der Procentsätze der Kohlensäure in freier Luft.

	Durchschnittl. Procentsatz der Kohlensäure:
Verschiedene Gegenden Schottlands, in verschiedenen Breitengraden	0,0336
Stadt Perth und Umgegend	0,04136
Dichtere Stadttheile Glasgow's	0,0539
Freiere Stadttheile Glasgow's	0,0461
Umgegend von Manchester	0,369
Strassen in Manchester	0,403
Offene Plätze in London	0,301
Strassen in London	0,341
Genfer See (Saussure's Analysis) . . .	0,439

Es scheint ebenfalls, dass die Luft über den höchsten Gebirgen mehr Kohlensäure, weniger Sauerstoff und weniger organische Stoffe enthält, als die Luft über den Ebenen, und dass die Quantität des Sauerstoffes auch in der Luft der Städte stets wesentlich verringert gefunden wird.

Der Bestand an Wasserdämpfen differirt bedeutend und wird hauptsächlich durch die Temperatur beeinflusst. Die Luft vermag nur ein ganz bestimmtes, von der Temperaturhöhe abhängiges Quantum davon aufzunehmen, ist dies Maass erreicht, dann ist die Luft mit Wasser „gesättigt". Im Allgemeinen enthält die Luft 50 bis 75 Procent des zu dieser Sättigung erforderlichen Quantums, der Durchschnittsinhalt stellt sich auf 1,46 für 100 Theile. Entspricht der Wassergehalt nicht diesen Zahlen, dann finden wir die Luft entweder unangenehm trocken oder feucht.

Ammoniak, welches als kohlensaure, salzsaure oder schwefelsaure Verbindung vorkommt, ist nur in sehr kleinen Theilen vorhanden und übersteigt nie einen Theil in einer Million Lufttheilen.

Zu den normalen Bestandtheilen der Luft mag auch noch Ozon gerechnet werden, und die Spektral-Analyse hat ergeben, dass auch noch Kalisalze überall in grösserer oder kleinerer Fülle vorhanden sind.

2. Verunreinigungen der Luft und ihr Einfluss auf die öffentliche Gesundheit.

Vorbemerkungen. Die Verunreinigungen der Luft kann man im Allgemeinen in zwei Abtheilungen, in die durch darin suspendirte Körperchen und in die durch Gase verursachten theilen. Die Anwesenheit der in der Luft suspendirten Körperchen ist Jedermann durch die glänzenden Partikelchen, die man in den Sonnenstrahlen wahrnimmt, bekannt, und die berühmten Experimente des Professor Tyndall mit dem elektrischen Licht haben deutlicher als alles andere die beinahe absolute Allgemeinheit der Verbreitung derselben gezeigt. Partikelchen von allen chemischen Bestandtheilen des Bodens, wie Kieselsäure und kieselsaure Salze, Kalk-Carbonate und Phosphate, Eisensalze etc. werden von der Luft emporgetragen und hierhin und dorthin geweht. In der Luft bewohnter Orte findet man Kohlentheilchen, Haare, Fasern von Wolle, Baumwolle und anderen Geweben, Stärkezellen etc. in grosser Fülle. Die Pflanzenwelt stellt ihr Kontingent von Samen, Sporen, Keimen und Pollen sowohl als von Theilen von in Verwesung übergegangenen Vegetabilien. Desgleichen liefert das Thierreich Keime von Vibrionen, Bacterien und Monaden, sowie Partikelchen verwesender und verwester Gewebe, wie Epithelium und Eiterzellen.

Die zahlreichen Gase, die in die Atmosphäre entströmen und dieselbe verunreinigen finden eine geeignetere Erwähnung in den weiter unten folgenden Auslassungen über die schädlichen Einflüsse verschiedener Handwerke und Beschäftigungen und über die Uebervölkerung.

Aber auch noch andere organische Dünste, die den in der Zersetzung begriffenen vegetabilischen und animalischen Produkten entsteigen, und die zum Beispiel in der Luft über den Marschgegenden und über Senkgruben enthalten sind, verdienen eine ganz specielle Beachtung. Die genaue chemische Zusammensetzung dieser Dünste ist noch immer ein Geheimniss. Ebenso dunkel ist noch das Wesen jener organischen Substanzen, welche die eigentlichen Gifte der ansteckenden Krankheiten bilden. Ob dieselben aus ganz unsichtbar kleinen Fäulnisspartikelchen oder aus mikroskopischen, lebenden Keimen bestehen, ob dieselben durch Eiterzellen und Epithelium von den Kranken auf die Gesunden übertragen, oder aber mit den Wasserdämpfen in der Athmosphäre kondensirt und so ausgesäet werden, das sind Fragen, die noch immer einer befriedigenden Antwort harren. Gewiss ist, dass zu einem sehr grossen Theil die Atmosphäre die Trägerin und Verbreiterin der Ansteckungsstoffe genannt werden muss, und hieraus erhellt die Wichtigkeit der Maassregeln zur Verhinderung der Luftverunreinigung. Allerdings haben auch eine Reihe der sich in der Natur von selbst vollziehenden Prozesse lediglich diesen Zweck. Schädliche Gase werden zerstreut, verdünnte aufgelöst; animalische Dünste werden von den Pflanzen absorbirt; die suspendirten Körperchen schlägt entweder der Regen nieder oder sie sinken durch ihr eigenes Gewicht, und viele organische Substanzen oxydiren und werden dadurch unschädlich. Wären diese Reinigungsprocesse nicht in fortwährender Thätigkeit, so würden unsere gesundheitspolizeilichen Maassnahmen sicherlich vergebens sein, denn thatsächlich sind dieselben auch nur soweit von Erfolg begleitet, als sie sich den Präventiv- und Heilmitteln der Natur möglichst auschliessen.

1. Verunreinigung der Luft durch Respiration.

Die durch den Athmungsprocess ausgeschiedenen verbrauchten Bestandtheile sind Kohlensäure, Wasserdampf und gewisse undefinirbare organische Substanzen.

Nach Dr. Carpenter, der die Resultate der Beobachtungen verschiedener Physiologen summirt, athmet ein erwachsener Mensch stündlich 10 Gramm Kohlensäure aus. Diese Quantität nimmt bei beiden Geschlechtern bis ungefähr zum dreissigsten Jahr zu, nach zurückgelegtem achten Jahre aber ist die Ausathmung bei männlichen Personen grösser, als bei weiblichen. Dr. Parkes setzt die Durchschnittsquantität der von einem erwachsenen Menschen in vierundzwanzig Stunden ausgeathmeten Kohlensäure auf 16 Kubikfuss fest, mithin für die Stunde auf etwas mehr als 0,6 Kubikfuss.

Die Quantität der Wasserdämpfe, die von Haut und Lungen ausgeschieden werden, variirt je nach der hygrometrischen Beschaffenheit der Atmosphäre. Man hat sie auf 750 bis 120 Gramm in 24 Stunden geschätzt, und im Durchschnitt bedarf sie stündlich 210 Kubikfuss Luft, um in der Dampfform bleiben zu können.

Die ausgeschiedene organische Substanz hat noch niemals genau bestimmt werden können. Sie hat einen sehr fötiden Geruch und oxydirt nur langsam. Man hält sie für molecular, sie vertheilt sich im Zimmer gleichsam wie Tabacksrauch, und wie der Tabacksgeruch ist auch der ihre selbst durch längere Lüftung nur schwer zu vertreiben. Schwefelsäure wird durch diese Substanz dunkler gefärbt, und eine Lösung von hypermangansaurem Kali farblos gemacht. Reinem Wasser zugesetzt, macht sie dasselbe höchst widerlich. Sie ist aller Wahrscheinlichkeit nach stickstoffhaltig und möglicherweise auch in einer Verbindung mit Wasser, da feuchte Substanzen sie bereitwilligst absorbiren. Nach Lemaire, Trautmann und Anderen enthält sie kleine, zellenförmige Körperchen, welche „Fäulnisszellen" genannt werden und mit jenen sogenannten „bacteriformen Puncten", welche Dr. Macdonald in faulem Wasser nachgewiesen hat, eine grosse Aehnlichkeit haben sollen. In Krankenzimmern sind dieser Substanz Eiterzellen und andere Krankheitsausscheidungen beigemischt. Auf Gips, den man

5*

der Wandbekleidung eines Hospitalzimmers in Paris entnommen, hat man nicht weniger als 46 Procent solcher organischen Substanz gefunden.

Da das Ammoniak, oder specieller, Albuminoid, als ein Index der organischen Unreinigkeiten der in verschiedenen Gegenden untersuchten Luftarten gelten kann, so geben wir der folgenden belehrenden Zusammenstellung des Dr. Angus Smith hier einen Platz:

Ort, woher die Luft.	Zahl der Experimente.	Freies Ammoniak. Gran pr. Million Kbkfss.	Albuminoides Ammoniak. Gran pr. Million Kbkfss.	Gesammtsumme des Ammoniak. Gran pr. Million Kbkfss.
Innellan, am Ufer des Clyde-Flusses . . .	1	22,845	60,228	83,073
London	18	26,780	65,947	92,727
Glasgow	4	34,169	133,264	167,433
Ein Schlafzimmer . . .	3	44,305	104,118	148,423
Ein Misthaufen . . .	3	146,911	181,524	328,435

Mit anderen Worten: Der Betrag organischer Bestandtheile in einer durch Athmung verdorbenen Luft vergrössert sich mit der Zunahme der Kohlensäure. Nach Dr. Parkes wird es dem Geruchsinn deutlich wahrnehmbar, wenn in einem bewohnten Zimmer das Quantum der Kohlensäure bis auf 0,7 pro 1000 Kubikfuss Luft gestiegen ist, eine Behauptung, welcher sich viele andere Autoritäten angeschlossen haben.

Die Veränderungen, denen hiernach die Luft in einem bewohnten Raume durch Athmung und Ausdünstung unterliegt, sind also die folgenden: der Sauerstoff vermindert sich bedeutend, die Kohlensäure und die Wasserdämpfe gewinnen an Volumen, es entwickeln sich Ammoniak und organische Substanz und die suspendirten Körperchen vermehren sich durch Formen niederen Zellenlebens und Epithelium-Schüppchen.

Die Wirkungen grosser Quantitäten ausgeathmeter Kohlensäure in sonst reiner Luft haben bisher noch nicht mit hinreichender Genauigkeit festgestellt werden können. Dr. Angus Smith hat gefunden, dass 30 Theile auf 1000 Kubikfuss Luft grosse Mattigkeit der Blutcirkulation, Langsamkeit der Herzbewegungen und beschleunigte Respiration bewirkten, er empfand aber in einer Sodawasserfabrik, wo der Betrag an Kohlensäure 2 auf 1000 Theile war, keinerlei Unbehaglichkeit. Andererseits haben Pettenkofer und Voit auch ohne Unbequemlichkeit 10 auf 1000 Theile ertragen. In ausgeathmeter Luft hingegen werden viele Personen von Kopfweh und Schwindel befallen, wenn der Kohlensäuregehalt derselben 1,5 auf 1000 Theile übersteigt; wahrscheinlich aber ist dies auch eben so sehr dem Vorhandensein organischer Effluvien und der Verringerung des Sauerstoffquantums, als der Zunahme der Kohlensäure zuzuschreiben. Man darf aber nicht vergessen, dass auch nur ein kleines Zuviel an Kohlensäure die Gesundheit beeinträchtigt, insofern, als dadurch die gehörige Ausathmung dieses Gases selbst gestört und eine nachtheilige Anhäufung desselben im Blute verursacht wird. Ebenso wird hierdurch die Quantität des absorbirten Sauerstoffs geringer und es entstehen Hemmungen in jenen Oxydationsprocessen, welche für die vollständige Ausstossung der verbrauchten Stoffe aus dem Körper unentbehrlich sind. Während aber die Kohlensäure in der ausgeathmeten

Luft stets zunimmt, findet, wie schon erwähnt, eine merkliche Abnahme des Sauerstoffs in derselben Statt. Dr. Angus Smith fand in der Umgebung von Manchester in freier Luft 20,96 Procent Sauerstoff; in einem Versammlungszimmer 20,89; im Parterre eines Theaters 20,74; im Gerichtssaale von Queens Bench 20,65, und in einem Bergwerksschacht 20,1400. Wenn man auch nicht immer in einer schlechten Atmosphäre Unbehagen und Unwohlsein empfindet, so folgt daraus keineswegs, dass dieselbe nicht schädlich gewesen ist. Die Wirkungen derselben können sich nach und nach und unmerklich, deswegen aber nicht weniger nachtheilig äussern, und man hat heute die Gewissheit erlangt, dass dieselben zu den vornehmsten und am weitesten verbreiteten derjenigen Ursachen gehören, die den menschlichen Organismus krankheitsempfänglich machen.

Plötzliche schädliche Wirkungen, hervorgebracht durch überfüllte Räume und Mangel an frischer Luft, sind jedem Arzte bekannt. Von den 146 Gefangenen in dem berüchtigten „Schwarzen Loch zu Calcutta" starben in einer Nacht 123, und es muss sehr bezeichnend genannt werden, dass viele der Ueberlebenden später noch am „Faulfieber" zu Grunde gingen. Auch in unserem Lande fehlt es nicht an ähnlichen Beispielen. Im Jahre 1848 hatte man während eines Sturmes an Bord des irischen Dampfers „Londonderry" 150 Passagiere im Zwischendeck eingeschlossen und die Decksluken dicht gemacht. Noch vor Tagesanbruch waren 70 davon gestorben. Ohne Zweifel muss in diesen beiden Fällen als direkte Todesursache Asphyxie genannt werden, die Thatsache aber, dass eine grosse Zahl derer, die man noch lebend aus dem Schwarzen Loch zu Calcuta herausschleppte, dem Faulfieber zum Opfer fielen, beweist, dass die fötiden Ausathmungen, denen dieselben ausgesetzt gewesen, auch in hohem Grade zur Tödtung der unmittelbaren Opfer beigetragen habe. Alle Physiologen stimmen darin überein, dass das Wiedereinathmen der durch Haut und Lungen abgesonderten Excremente im Verhältniss zur eingeathmeten Quantität und der Zeitdauer des schädlichen Einflusses, eine Art Fäulniss des Blutes hervorbringt. Die Geschichte der „Schwarzen Assisen“ im sechzehnten, siebzehnten und achtzehnten Jahrhundert liefert hierfür viele und schreckliche Beispiele. Typhus oder Gefängnissfieber entstand de novo häufig und allein aus mangelhafter Ventilation und Ueberfüllung der Verliesse, und oft verbreitete sich die Seuche von ihrer Brutstätte, dem Gefängnissgebäude, aus über die benachbarte Bevölkerung. John Howard schreibt hierüber: „Meine Leser werden sich von der Bösartigkeit der Gefängnissluft einen Begriff machen können, wenn ich anführe, dass während meiner ersten Reisen meine Kleidung einen so üblen Geruch verbreitete, dass ich niemals in einem verschlossenen Postwagen fahren konnte, sondern reiten musste. Die Blätter meines Taschenbuches waren so imprägnirt, dass ich dieselben vor jedesmaligem Gebrauch erst eine oder zwei Stunden der Hitze eines Feuers aussetzen musste.“ Noch im Jahre 1815 wies Harty nach, dass sich in den Gefängnissen von Dublin stets Typhus entwickelte, wenn sich dieselben, vor der in bestimmten Zeiträumen stattfindenden Einschiffung der Verbrecher nach den Strafkolonien, zu überfüllen begannen. Sogar noch in allerneuster Zeit berichtete Dr. Buchanan an den Gesundheitsbeamten des Privy Council in Betreff einer 1870 zu Merthyr-Tydfil ausgebrochenen Epidemie, dass dieselbe ein typhöses Fieber sei, entstanden in den übervölkerten und schlecht ventilirten Häusern der ärmeren Klassen.

Hier haben wir einige der greifbaren, direkteren Wirkungen mangelhafter Ventilation und Uebervölkerung; andere, ebenso ernste, aber weniger wahrnehmbare, dürfen nicht übersehen werden. Alle sogenannten zymotischen Krankheiten z. B. sind von mehr specieller Schädlichkeit, sie verbreiten sich in ausserordentlich bösartiger Weise in dicht bevölkerten und schlecht ventilirten Distrikten, und in solchen „Fiebernestern“ erreichen Epidemien, die unter gewissen septischen Verhältnissen der Atmosphäre auftreten, die höchste Sterblichkeit und die grösste Erkrankungsziffer.

Von anderen durch ausgeathmete Luft hervorgebrachten Krankheiten gebührt ohne Zweifel der Phthisis pulmonalis eine hervorragende Stelle. Eine grosse Menge von Beweismaterial hierfür ist aus den verschiedensten Quellen zusammengebracht worden, und die Thatsache ist so allgemein anerkannt, dass hier wenige Beispiele genügen werden. In dem berühmten Report der militärischen Gesundheits-Commission (Army Sanitary Commission) von 1858 wurde es zweifellos festgestellt, dass die ausserordentliche Sterblichkeit an Schwindsucht unter den Soldaten, besonders in bestimmten Regimentern, auf Ueberfüllung und schlechte Ventilation der Kasernements zurückzuführen sei. Vor jener Untersuchung kam in den Kasernen der Foot Guards auf den Mann nur ein Raum von 331 Kubikfuss und die Schwindsuchtssterblichkeit belief sich auf 13,8 pro Mille. Bei den Horse Guards dagegen, wo der Mann über 572 Kubikfuss Raum verfügte, überstieg die Schwindsuchtssterblichkeit nicht 7,3 pro Mille. Auf allen Stationen zeigte sich diese Krankheit, und auch in den gesundesten Klimaten hatten die Soldaten die schlechte Kasernenluft gemein mit ihren Kameraden daheim. In Folge dieser grossen Sterblichkeit empfahl die Commission eine Vergrösserung des den Soldaten zugetheilten Kubikraumes und eine bessere Lüftung desselben, und das Resultat war, dass von der Stunde dieser Verbesserungen an sich die Schwindsuchtsfälle überall wesentlich vermindert haben. Aehnliches Beweismaterial liefert die Statistik der Marine, und, in Bezug auf die bürgerliche Bevölkerung, der Report der Gesundheits-Commission für die Städte (Health of Towns Commission) von 1844. Es ist thatsächlich konstatirt worden, dass nicht nur Schwindsucht, sondern auch andere Lungenkrankheiten, wie Pneumonie und Bronchitis, in grossem Maasse unter gleichen Bedingungen entstehen, und dasselbe kann von Skrophulosis und anderen adynamischen Krankheiten ebenfalls gesagt werden.

Wird die Luft durch die Ausathmungen Kranker verunreinigt, wie in Hospitalen, so entsteht die Gefahr, dass sich Gangrän und Erysipelas, besonders in den chirurgischen Abtheilungen, verbreiten. Auch wird dadurch in vielen Fällen die Genesung aufgehalten und die Sterblichkeit vergrössert. Eiterzellen und Fäulnisspartikelchen lösen sich von eitrigen Ausscheidungen ab und werden, sobald sie sich an passenden Stellen niederlassen, die Ursache neuer Krankheiten, indem sie auf diese Wiese als regelrechtes Contagium wirken. Das Umsichgreifen purulenter Ophthalmie unter gewissen Bedingungen, sowie die Verbreitung von Lungenkrankheiten in schlecht ventilirten Schiffen, bei welchen das Uebel von einer Person auf die anderen überzugehen scheint, kann nur nach dieser Theorie erklärt werden. (Parkes.)

2. Verunreinigung der Luft durch Kloaken- und Senkgruben-Effluvien.

Unter den Gasen, welche sich aus in Zersetzung begriffenen Fäcalmassen bilden, mögen Kohlensäure, Stickstoff, Schwefelwasserstoff, Sumpfgas und schwefelsaures Ammoniak hervorgehoben werden. Dr. Letheby fand, dass sich aus Kloakenwasser, welches von der Luft abgeschlossen war und 8 Gramm organische Substanzen per Gallon enthielt, 1,2 Kubikzoll Gas in der Stunde entwickelte, und dies während einer Zeit von 9 Wochen. Indessen muss die Gasentwickelung unter gewöhnlichen Umständen, je nach der Verdünnung des Kloakenwassers, der Schnelligkeit des Abflusses, der Temperatur, der Ventilation der Kloaken, sehr verschieden sein. Bei Vergleichung der Analysen verschiedener Chemiker ergiebt sich eine Verminderung von Sauerstoff und eine grosse Vermehrung von Kohlensäure, während Schwefelwasserstoff und schwefelsaures Ammoniak, wenn überhaupt vorhanden, nur in kleinen Quantitäten vorkommen. Der eigenthümlich fötide Geruch des Kloakengases ist deswegen der Anwesenheit von organischer Materie zuzuschreiben, deren genaue chemische Zusammensetzung bis jetzt jedoch noch nicht festgestellt werden konnte. Dr. Odling hält dieselbe für kohlensaures Ammoniak. Sie reagirt alkalisch und entfärbt Lösungen von hypermangansaurem Kali sehr schnell. Nach Dr. Cunningham enthält dieselbe deutlich Bakterien und andere Formen niederen Zellenlebens. Sie befördert, wie andere organische Effluvien, das Wachsthum von Schwämmen, inficirt Milch und verdirbt Fleisch.

Ob die Wirkung der Kloakenluft auf die Gesundheit der Leute, welche in den Kloaken zu arbeiten haben, eine sehr schädliche ist, ist noch nicht festgestellt. In der That schienen die Forschungen der Herren Dr. Guy und Parent du Chatelet im ersten Augenblick zu beweisen, dass gerade diese Arbeiterklasse ganz besonders gegen Krankheiten geschützt sei, die durch Kloakeneffluvien entstehen; Dr. Murchison hat in den Statistiken der Genannten jedoch verschiedentliche Irrthümer nachgewiesen, welche ihre Schlüsse als sehr anfechtbar erscheinen lassen. So z. B. machte Dr. Guy seine Forschungen, noch ehe Adominaltyphus und typhöses Fieber vollständig als besondere Krankheiten erkannt waren, und Parent du Chatelet's Aufstellungen waren nicht nur zu geringfügig für zuverlässige Schlussfolgerungen, sondern auch die Kloakenarbeiter, die er untersuchte, befanden sich der Mehrzahl nach erst ganz kurze Zeit in jener Beschäftigung. Nach Dr. Murchison's Erfahrungen ist Typhus unter diesen Leuten keineswegs ein seltenes Vorkommniss, und Dr. Peacock äussert sich in derselben Weise. Wie dem auch immer sei, festzustehen scheint, dass Leute, die den Kloakengasen fortwährend ausgesetzt sind, von der Gefährlichkeit derselben weniger zu leiden haben. Ein merkwürdiges Beispiel von der anscheinenden Immunität dieser Arbeiter und von den verheerenden Wirkungen jener Gase auf Solche, die denselben nur zufällig ausgesetzt wurden, bietet ein Vorfall zu Clapham im Herbste 1829: Von 22 Knaben derselben Schule wurden 20 innerhalb dreier Stunden von heftigem Erbrechen, Durchfall, Ohnmacht und Fieber befallen. Ein Knabe war zwei Tage vorher unter ähnlichen Symptomen gestorben, desgleichen bald darauf ein zweiter. Man fürchtete allgemein eine Vergiftung, eine sorgfältige Untersuchung aber ergab, dass die Ursache dieser Erkrankungen lediglich in der Offenlegung eines Kloakenrohrs hinter dem Hause zu suchen sei. Das Rohr war viele Jahre verstopft gewesen und nun zwei Tage vor dem ersten Erkrankungsfall geöffnet worden. Die Effluvien dieses Ausflusses waren höchst offensiv, und die Knaben hatten den Arbeitern bei ihrem Werke zugesehen. Von den Letzteren wurde kein einziger von den Symptomen befallen, die bei den Kindern so heftig auftraten. (Murchison.)

Während noch viele andere Beispiele von den bösartigen Einflüssen der Kloaken- und Senkgrubenluft, in Bezug auf Uebelkeit, Erbrechen, Durchfall und Kopfschmerz, vorliegen, erfordert jedoch die Entwickelung und Verbreitung des Typhus unser Hauptinteresse. Ohne uns hier in eine Discussion darüber einzulasssen, ob derselbe nur specifisch ist oder aber de novo entstehen kann, scheint es uns ganz ausser Frage zu sein, dass die faule Luft aus Senkgruben, Kloaken und Abflussröhren das Medium wird, durch welches die Krankheit sich häufig verbreitet, wenn nicht gar entwickelt. Die Kloakenluft, geschwängert mit Krankheitsfermenten oder Contagien, findet leicht ihren Weg in die Häuser, und, ihrer grossen Dehnbarkeit wegen, besonders in kaltem Wetter. Wenngleich den Sinnen vielleicht auch nicht wahrnehmbar, sind ihre giftigen Wirkungen deswegen nicht geringer, und dies oft in Häusern, die voll von allen Comforts sind, die der Reichthum im Gefolge haben kann. Es scheint sogar, dass die oberen und mittleren Klassen der Städtebewohner den Angriffen des Typhus mehr ausgesetzt sind als die ärmeren Schichten, und zwar aus dem Grunde, weil die Häuser der ersteren allgemeiner mit dem Kloaken-(Canalisations-)System in Verbindung stehen und, durch Lage oder Bauart, höher sind, so dass die leichten Kloakengase naturgemäss sich in den Röhrenleitungen solcher Häuser sammeln nnd auf diese Art, bei schlechtem Verschluss und mangelhafter Ventilation der Röhren etc. in die inneren Räume entweichen. So geschieht es, dass die Canalisation, dieses aus sanitären Gründen so sehr empfohlene System, welches so viele Krankheiten verhindern soll und auch verhindert, auch zur Verbreitung derselben eine willige Hand bietet. Alles dieses aber könnte vermieden werden, wenn die Kloaken und ihre Rohrleitungen stets gehörig gespült und ventilirt wären.

Noch zwei andere, mit der Verbreitung des Typhus zusammenhängende Punkte verdienen unsere Beachtung:

1. Es scheint sicher zu sein, dass die Krankheit erworben werden kann durch Einathmung der Effluvien der Ausleerungen der Kranken, ehe dieselben entfernt werden.

2. Wirft man diese Stuhlausleerungen in einen gemeinschaftlichen Abort, so kann man fast mit Sicherheit annehmen, dass sich die Krankheit auch anderen Besuchern dieses Abortes mittheilt; es ist daher nothwendig, alle solche Excremente sofort zu desinficiren. (Weiteres hierüber in Capitel XIV.)

Unter anderen ernstlichen Konsequenzen von Fäcalentleerungen sind hier noch die gelegentliche Verbreitung der Cholera und der herbstlichen Durchfälle zu erwähuen. Der Ausbruch der Cholera im Arbeitshause zu London im Juli 1866, erfolgte, nach Mr. Radcliffe, (Ninth Report of Medical Officer of the Privy Council) aller Wahrscheinlichkeit nach in Folge einer plötzlichen Ausströmung von Kloakenluft aus einem Rohre, welches Cholera-Excremente enthielt. Herbstliche Diarrhoen grassiren in warmer und trockener Witterung und besonders in schlecht canalisirten Distrikten. Dr. Murchison sagt hierüber, dass als Vorläufer beschränkter herbstlicher Typhusepidemien oft heftige Durchfälle auftreten, welche ihren Höhepunkt viel eher erreichen, als der Typhus. Nach schweren Regengüssen sind die Kloaken gut gespült worden und die Durchfälle lassen nach. Auch sind in Landdistrikten vereinzelte Ausbrüche von Diphterie, zurückzuführen auf Senkgruben-Effluvien, durchaus nicht ungewöhlich. In diesen Fällen findet man fast immer im Hause ein schlecht ventilirtes Watercloset, ferner eiu niemals ventilirtes Abflussrohr, und ausserdem laufen die Excremente in eine bedeckte Senkgrube, die nur sehr selten gereinigt wird. Die Folge davon ist, dass die sich in der Grube entwickelnden Gase keinen anderen Ausweg als durch das Watercloset in das Haus haben, und so entstehen Diphtherie, Geschwüre im Halse und andere üble Zufälle.

Zufolge der Berichte Sir Henry's de la Beche und Dr. Lyon Playfair's, im zweiten Report der Gesundheits-Commission für Städte, existiren gewichtige Gründe für die Annahme, dass die Emanationen von Flüssen, welche durch Fäcalstoffe verunreinigt sind, der Gesundheit der an den Ufern derselben wohnenden Menschheit nachtheilig werden können. Es wurde konstatirt, dass viele der Anwohner bleich aussahen und an schlechter Verdauung litten, und dass Fieberanfälle bei denselben mit besonderer Heftigkeit auftraten. An anderen Orten wiederum sind solche Erscheinungen nicht beobachtet worden.

Der auf den Aeckern ausgebreitete Inhalt der Kloakencanäle, das Rieselwasser, ist ebenfalls zeitweilig derGrund ernstlicher Krankheiten geworden. So hat Dr. Clouston über einen Ausbruch von Dysenterie unter den Patienten im Cumberland und Westmoreland-Asyl berichtet, den er den Effluvien des Rieselwassers zuschrieb, welches 300 Schritte weit vom Asyl entfernt auf das Land geleitet wurde. Nach diesem Ausbruch leitete man das Rieselwasser in ein fliessendes Gewässer, und das Asyl blieb nunmehr zwei Jahre lang von der Krankheit verschont. Nach Ablauf dieser Zeit jedoch brachte man das Rieselwasser wieder auf jenes Land, und wieder trat die Dysenterie auf, obgleich alle Maassregeln getroffen waren, die Kloakenstoffe zu desinficiren. Hierbei ist zu bemerken, dass der Untergrund des Bodens aus fettem Lehm bestand, und dass dadurch ohne Zweifel das genügende Einsickern des Rieselwassers in denselben verhindert wurde.[5])

3. Effluvien von faulenden animalischen Substanzen.

Hierher gehören auch die Effluvien von verwesenden Cadavern, die Kirchhofsluft und die Effluvien von Dungfabriken, Talgschmelzen und Knochenbrennereien.

Bezüglich aller dieser Punkte sind die Meinungen sehr verschieden. Die vorwiegende Meinung geht jedoch dahin, dass die Wirkung aller solcher Effluvien auf die Gesundheit der denselben ausgesetzten Bevölkerung mehr oder weniger schädlich ist, und in diesem Sinnne erwähnen wir die folgenden, dem Gesagten entsprechenden, Beispiele:

1. Die von den verwesenden Cadavern der auf Schlachtfeldern liegenden Pferde ausströmenden Effluvien haben oft Diarrhoe und Dysenterie unter den Soldaten hervorgebracht. Im französischen Lager von Sebastopol waren diese Wirkungen so bedenklich, dass die Verbreitung des Typhus denselben zugeschrieben wurde. — (Parkes.)

2) Nach den Erhebungen in dem „Report on Extramural Sepulture“ von 1850, sollen die Ausdünstungen dicht angefüllter Kirchhöfe thatsächlich Krankheiten hervorrufen, sicherlich aber die Krankheits- und Todesfälle in der unmittelbaren Nachbarschaft vermehren.

3. Obgleich die Gesundheit der Arbeiter in den Dung- und ähnlichen Fabriken keineswegs durch ihre Beschäftigung beeinträchtigt erscheint, so können dennoch die verderblichen Einflüsse dieser Stätten und der denselben entsteigenden Effluvien auf andere Per-

sonen aus Folgendem klar ersehen werden: Im Jahre 1847 wurden viele der Insassen des Christ Church-Arbeitshauses zu Spitalfields von heftigen typhösen Durchfällen ergriffen. So oft die Fabrik in der Nähe in Thätigkeit war, und namentlich wenn der Wind aus jener Richtung blies, erfolgte ein Ausbruch von Diarrhoe im Arbeitshaus. Im Dezember des nächsten Jahres, als die Cholera in der Nachbarschaft herrschte, wurden an einem Morgen sechzig Kinder von heftiger Diarrhoe befallen. In Folge dieses Ausbruchs wurde der Eigenthümer der Fabrik zur Einstellung des Betriebes veranlasst, und nunmehr gesundeten die Kinder sehr bald. Fünf Monate später begann die Fabrik wieder zu arbeiten, und wieder fand ein ähnlicher Ausbruch unter den Insassen des Theiles des Gebäudes statt, der der Fabrik zugekehrt lag. Man stellte die Arbeit wieder ein, und die Durchfälle hörten auf. — (Carpenter.)

Die aus Talgschmelzen und Knochenbrennereien herrührenden Effluvien, obgleich oft sehr widerwärtig und eine grosse Belästigung in bewohnten Distrikten, scheinen noch keine nachgewiesenen Schädlichkeiten hervorgerufen zu haben. Die Dämpfe derselben oxydiren nur sehr langsam und können daher auf sehr weite Entfernungen wahrgenommen werden. — (Parkes.)

4. Gase und Dämpfe von Alkali-Fabriken, Chemischen Fabriken und Ziegeleien.

1. Die hauptsächliche Gasart, welche sich in Alkali-Fabriken entwickelt, ist Salzsäure. Dieselbe wirkt sehr zerstörend auf jede Vegetation, wird das Gas aber mit gehöriger Sorgfalt condensirt, so liegt

kein Grund vor, wonach eine derartige Fabrikation der Gesundheit der Umwohnenden nachtheilig werden könnte.

2. Die schädlichen Gase aus chemischen Fabriken, besonders aus solchen, in welchen Gas-Wasser zur Produktion von Ammoniaksalzen und anderen chemischen Verbindungen verwendet wird, bestehen hauptsächlich in Schwefelwasserstoff, schwefelsauerem Ammoniak und in Spuren anderer Ammoniak-Verbindungen. Die Arbeiter in diesen Fabriken erfreuen sich augenscheinlich einer guten Gesundheit, wenn jedoch die schädlichen Dämpfe nicht gehörig absorbirt werden, indem man sie auffängt und durch eine Esse leitet, so kann es keinem Zweifel unterliegen, dass dieselben, wenn auch nicht gerade in hohem Maasse, die Gesundheit der benachbarten Anwohner zu schädigen im Stande sind.

3. Der eigenthümliche, durchdringende Geruch von Ziegeleien kann schon auf mehrere hundert Schritte wahrgenommen werden; aber obgleich einige Fälle vorgekommen sind, in welchen eine Belästigung der Nachbarschaft dadurch nachgewiesen wurde, so hat doch nicht festgestellt werden können, dass die Gesundheit der Nachbarschaft afficirt wurde.

5. Marschluft.

Dieselbe enthält im Allgemeinen eine Ueberfülle an Kohlensäure, Wasserdämpfen, Schwefelwasserstoff, Sumpfgas und organischen Effluvien. Ausserdem ist sie mit dem Staube untergegangener Vegetabilien, Infusorien und Insekten erfüllt.

Die charakteristischen Wirkungen der Miasmen

der Marschluft sind intermittirende und remittirende Fieber. Auch weniger ernstliche Uebel, wie Diarrhoe, Dysenterie und verschiedene andere gastrische Störungen, hat man dem Einflusse derselben zugeschrieben; und auch wenn kein äusseres Krankheitszeichen entdeckt werden kann, zeigen die Bewohner solcher Distrikte oft ein blasses und schwächliches Ansehen. Das Ueberwässern von Wiesen, das Trockenlegen von Seeen, das Graben von Canälen etc. sind alles Arbeiten, welche Marschkrankheiten im Gefolge hatten, wahrscheinlich verursacht durch die Einflüsse der verwesenden vegetabilischen Stoffe. Aus demselben Grunde begünstigt ein lange anhaltendes, trockenes Wetter, gefolgt von Regengüssen, die Entwickelung der Miasmen. In unserem Lande sind Marschkrankheiten glücklicherweise selten geworden, obgleich die vermehrten Krankheitsfälle in niedrigen, schlecht drainirten Gegenden haupsächlich wohl dem Marschcharakter der atmosphärischen Unreinigkeiten zuzuschreiben sind.

6. Luftverunreinigungen bei gewissen Handwerken und Beschäftigungen.

Die gefahrbringenden Verunreinigungen, welche hierher gehören, bestehen vornehmlich aus mineralischen und organischen Substanzen, wie z. B. die Kohlenstaubtheilchen in der Luft der Kohlengruben; Stahl- und Steinpartikelchen beim Schleifen; Arsenikdämpfe beim Kupferschmelzen; Zinkdämpfe beim Gelbgiessen; Perlmutterstaub bei der Knopffabrikation; organischer Staub in Schoddy- und Flachsmühlen etc. Alles das hierher Gehörende ist aber so umfassend, dass nur wenige Beispiele der durch diese Unreinigkeiten vermehrten Krankheitsfälle, sowie der dadurch vergrösserten Sterblichkeit, aufgeführt werden können.

Das gewohnheitsmässige Einathmen des Kohlenstaubes in den Kohlengruben erzeugt die sogenannte „schwarze Lunge“ (black-lung); die Lungen-Zellen werden nach und nach so angefüllt, dass die Lunge ein eigenthümlich schwärzliches Aussehen erhält. Emphysem und chronische Bronchitis werden unter den Kohlenarbeitern sehr häufig angetroffen, und man hat festgestellt, dass die Krankheitssumme unter diesen Arbeitern, zwischen dem 20. und 60. Lebensjahre derselben, sich auf 95 Wochen pro Kopf beläuft, also auf 67 Procent mehr, als die übliche Durchschnittsziffer beträgt. — (Wynter.) Ohne Zweifel muss die Krankheit, welcher die Grubenarbeiter ausgesetzt sind, zum grossen Theil den giftigen Wirkungen des Einathmens der Russtheile der Lichter und Lampen zugeschrieben werden; denn in den Gruben, welche, wie die Durham- und die Northumberland-Grube, gut ventilirt sind, finden sich diese Lungenaffectionen weit weniger häufig.

Von allen ungesunden Beschäftigungen ist die der Stahlschleifer die gefährlichste. Man unterscheidet drei Arten des Schleifens: die trockene, die nasse und die halb nasse, halb trockene; die stärkere oder geringere Anwendung des Wassers bestimmt den Grad der Schädlichkeit. Gabeln, Nadeln, Scheerenrücken etc. werden auf dem trockenen Steine geschliffen, und die hiermit beschäftigten Arbeiter und Knaben leiden am meisten. Dr. Hall in Sheffield hat umfassende Erhebungen hierüber angestellt, aus welchen Dr. Wynter folgende Einzelheiten, betreffend die durchschnittliche Lebensdauer solcher Stahlarbeiter, zusammenfasst: „Trockenschleifer von Gabeln, 29 Jahre; Schleifer von Rasirmessern, 31 Jahre; von Scheeren, Wollscheeren und Schrotmessern, 32 Jahre.“ Da jetzt jedoch allgemeiner als früher Ventilatoren zur Verwendung kommen und auch mehr Wasser als sonst beim Schleifen gebraucht wird, so darf man hoffen, dass die durchschnittliche Lebensdauer der Schleifer in Sheffield sich verlängern wird.

Beim Töpferhandwerk haben die Flachpresser und Scheurer ebenfalls so sehr von dem feinen Staube zu leiden, dass dieselben, nach Dr. Greenhow, fast alle asthmatisch werden.

Perlmutterknopfmacher, sowie die Flachs- und Schoddyarbeiter, sind alle mehr oder weniger Bronchialleiden unterworfen und viele laboriren sogar an Lungenkrankheiten. Auch Baumwollenweber sind in hohem Grade einem schädlichen Staube ausgesetzt, und neuerdings von Seiten Dr. Buchanan's in Todmorden angestellte Untersuchungen ergaben, dass ein grosser Procentsatz dieser Arbeiter an Lungenübeln, Verdauungsstörungen und permanenter Epistaxis erkrankte.

Gelbgiesser sind, ausser von Asthma und Bronchitis, auch noch von dem sogenannten „Gelbgiesserfieber“ bedroht; die charakteristischen Symptome dieser Specialkrankheit sind folgende: Schütteln, nervöse Depressionen, Fiebererscheinungen und starker Schweiss.

Mehlmüller, Schornsteinfeger und Schnupftabackfabrikanten sind asthmatischen Störungen ausgesetzt.

Bleiarbeiter leiden an Muskellähmungen und Bleikolik, Zündholzfabrikanten an Necrosis des Unterkiefers, verursacht von Phosphordämpfen; Quecksilberarbeiter sind der Mercurialkrankheit ausgesetzt.

Im dritten Report des Gesundheitsbeamten des Privy Council veröffentlicht Dr. Greenhow den folgenden Bericht über seine Untersuchungen der ausserordentlichen Sterblichkeit in Folge von Lungenkrankheiten:

„Diese Untersuchungen haben ergeben, dass die grosse Mehrzahl der Lungenkrankheiten an die verschiedensten Umstände geknüpft ist, von denen einige sicherlich als Ursachen dieser Krankheiten anzusehen sind. Bei anderen wiederum konnte deren schädlicher Einfluss auf die Lungen nicht nachgewiesen werden, obgleich gewichtige Gründe zu einer solchen Annahme vorhanden sind. Einer dritten Klasse dieser Umstände ist von Seiten mehrerer Autoritäten eine grosse Bedeutung beigelegt worden, und man könnte derselben einen Einfluss bei der Entstehung der Krankheiten wohl zuschreiben. Als Resultate der Untersuchungen können daher folgende Umstände als feststehend betrachtet werden:

A. Umstände, welche laut Untersuchung als direkte Ursachen von Lungenkrankheiten gelten müssen.

B. Umstände, die so häufig als Begleiter dieser Krankheiten angetroffen werden, dass man sie mindestens als indirekte Ursachen derselben ansehen muss.

C. Umstände, welche ohne Zweifel bei der Entstehung der Krankheiten betheiligt sind, denen aber eine solche Betheiligung noch nicht nachzuweisen ist.

A. 1) Einathmen von Luft, die durch Staub von Metallen, Steinen, Thon oder von gewissen animalischen und vegetabilischen Produkten, durch Russ und Fasertheilchen von Baumwolle, Wolle und Flachs verunreinigt ist.

2) Einathmen von Luft, welche Kohlensäure und andere zur Respiration nicht geeignete Gase, Dämpfe von Schiesspulver-Explosionen, von Holzkohlen und anderem Brennmaterial enthält.

3) Einathmen von trockener, überhitzter Luft, wie man sie in Töpfereien etc. antrifft.

B. 1) Permanentes Arbeiten in heisser und sehr feuchter Luft (Flachsspinnereien, Töpfereien).

2) Arbeiten in schlecht ventilirten, überhitzten Fabrikräumen (Textilfabriken, Lagerräume).

3) Arbeiten in wechselnder Temperatur, (Fabrikräume und Werkstätten verschiedenster Art).

4) Gebückte oder anderweit gezwungene Haltung bei der Arbeit (Weber, Spitzenklöppler, Feilenhauer etc.).

5) Permanentes Arbeiten in schlecht gelüfteten und überfüllten Räumen (Strohflechtereien und Spitzenfabriken zu Berkhamstead, Towcester und Newport Pagnell, Webereien zu Hinckley und Leicester etc.).

6) Täglich wiederholte, stundenlange, sitzende Beschäftigung (Handschuhmacher, Schneider, Porzellanmaler etc.).

7) Das Leben in Wohnungen mit schlecht ventilirten Schlafzimmern und so grosser Raumbeschränkung, dass die Gesundheit geschädigt werden muss (Berkheamstead und Saffron Walden).

C. 1) Rauhes Klima, kalter, feuchter Boden, häufige Nebel.

2) Heirathen unter Blutsverwandten.

3) Habitueller, übermässiger Genuss alkoholischer Stimulantien.

4) Unzureichende animalische Nahrung."

Obgleich verschiedene Anführungen dieser Liste mit dem vorliegenden Gegenstande nicht unmittelbar in Berührung kommen, so haben wir dieselben in extenso gegeben, um zu zeigen, wie häufig mehrere Krankheitsursachen cooperiren, um dieselben pathologischen Resultate zu erzielen, und wie schwer es ist, den bestimmten Antheil einer jeden dieser Ursachen an dem gemeinschaftlichen Erfolge zu definiren. Abgesehen aber von den ungesunden Einflüssen der verschiedenen Beschäftigungen, ergiebt sich eine grosse Thatsache aus Dr. Greenhow's Untersuchungen, nämlich die Gefahr einer mangelhaften Ventilation, die überall, in Haus, Werkstatt und Fabrikraum, zu Tage tritt. Die Sterblichkeit in Folge von Lungenkrankheiten, unter den männlichen sowohl wie den weiblichen Arbeitern, erwies sich als drei bis sechsmal so gross als in den übrigen Distrikten Englands; und in einer überwiegenden Zahl von Fällen zeigte sich ein solcher Mangel an Ventilation, sowohl in Wohnräumen wie in Werkstätten, dass dieser Grund allein schon genügte, um tuberkulose und skrophulose Krankheiten zu erzeugen.

Der Gesundheitsbeamte des Privy Council bemerkt zu diesen Untersuchungen: — „Man muss im Auge behalten, dass die schlecht ventilirte Werkstatt des Handwerkers oft zugleich die schlecht ventilirte Wohnung desselben ist, oder aber die Wohnung, die er nach der Arbeit aufsucht, ist ebenso schlecht ventilirt wie seine Werkstatt; dass einen grossen Theil des Jahres hindurch die Werkstatt künstlich erleuchtet ist, in vielen Fällen täglich mehrere Stunden durch Gas, und dass in manchen Fällen auch noch andere Verbrennungsprodukte die Atmosphäre verunreinigen; dass ferner viele Fabriken im Winter ihre Räume in einer Weise heizen, die die Luft verdirbt und zum Athmen fast untauglich macht; dass endlich in vielen Industriezweigen eine gute Ventilation allein nur im Stande ist, die schädlichen Einflüsse der Beschäftigung zu beseitigen, z. B. drückende Temperatur und Staub."

Es ergiebt sich also, dass in all diesen Fällen Krankheit und Tod sehr verringert werden könnten, wenn es gelänge, überall eine gute Ventilation einzuführen und sodann Vorkehrungen zu treffen, welche die Arbeiter gegen die Einathmung des feinen Staubes und der giftigen Dämpfe schützen. Thatsächlich aber sind diese Arbeiter die ersten, die sich gegen alle Neuerungen sträuben, die ihre alten Gewohnheiten unterbrechen; nicht wenige sogar waren der Meinung, dass eine derartige günstigere Gestaltung ihrer voraussichtlichen Lebensdauer einen solchen Andrang zu ihrer Beschäftigung hervorrufen müsse, dass ihre Existenz dadurch gefährdet würde. Unter gewissen Kreisen der Arbeiterwelt kann solche Kurzsichtigkeit allerdings nicht auffallen. Die Krankheiten beginnen so unmerklich und schreiten so langsam fort, der Tod liegt den Augen der Betreffenden so fern, dass sanitäre Vorschriften nicht beachtet und die schädlichen Einflüsse ruhig ertragen werden. Ohne Zweifel sind diese weitverbreiteten Uebel in letzter Zeit durch die Vorschriften der „Factory and Workshop's Acts" sehr verringert worden, aber noch in seinem Report für 1875 klagt Herr Redgrave, einer der beiden Oberinspectoren, darüber, dass die Arbeiter noch immer kein Verständniss für richtige Ventilation und einen Widerwillen gegen deu Gebrauch von Respiratoren zeigen, sogar wenn sie wissen, dass hierdurch vielen Erkrankungen vorgebeugt wird.

In Deutschland hat Dr. Hirt dieses Gebiet sehr sorgfältig erforscht, und allen denen, die sich über die schädlichen Beschäftigungen und die aus denselben resultirenden Krankheiten eingehender informiren wollen, sei das treffliche Werk des Genannten, „Die Krankheiten der Arbeiter", angelegentlichst empfohlen.

Capitel IV.

Ventilation und Heizung.

Diese beiden Gegenstände zerfallen in folgende Abtheilungen:

I. Die erforderliche Quantität frischer Luft. II. Der nothwendige cubische Raum. III. Natürliche Ventilation. IV. Künstliche Ventilation und Heizung.

I. Frische Luft, und wieviel von derselben erforderlich ist.

Da die Luft in einem bewohnten Raume, selbst unter den günstigsten Umständen, nicht so rein erhalten werden kann wie die äussere Luft, so ist es die Aufgabe der Ventilation, die durch den Athmungsprocess erzeugten Verunreinigungen soweit zu verringern, dass die fortgesetzte Wiedereinathmung derselben die Gesundheit nicht mehr beeinträchtigen kann. Dies kann nur durch eine fortwährende Zuführung von frischer Luft bewirkt werden, und es ist einleuchtend, dass die Quantität derselben wesentlich von dem Grade der Luftverunreinigung in dem betreffenden Raume abhängt. Das Erste, was hiernach festgestellt werden muss, ist ein Maximum der Luftverunreinigung, welches mit der vollkommensten Gesundheit noch vollständig in Einklang zu bringen ist. Es ist bereits gezeigt worden, dass das Quantum Kohlensäure in der durch Ausathmung verschlechterten Luft ein ziemlich zuverlässiger Maasstab für die anderen Unreinigkeiten ist; es lässt sich die Frage somit folgendermaassen formuliren: Welches Quantum von Kohlensäure soll als Maasstab für eine erlaubte Maximalverunreinigung gelten? Dr. Parkes hat nach zahlreichen Experimenten und ausgedehnten Untersuchungen seine Meinung dahin abgegeben, dass, wenn 0,4 Theile Kohlensäure als durchschnittliches Quantum in 1000 Theilen Luft angenommen werden, jener Maasstab 0,6 pro Mille nicht übersteigen soll; denn wenn diese Grenze überschritten ist, erscheinen in der Regel die organischen Unreinigkeiten bereits den Sinnen wahrnehmbar. Bei 0,8, 0,9 oder 1 pro Mille, riecht die Luft muffig und dumpf, und darüber hinaus wird sie faul und widerwärtig. — (Practical Hygiene.)

Vielleicht ist keine Klasse von Gebäuden geeigneter zur praktischen Lösung dieses Problems als die

Gefängnisse, und nicht ohne Nutzen dürfte es sein, wenn ich kurz die Resultate einiger Experimente mittheile, welche ich vor einiger Zeit zum Theil selbst leitete und welche Dr. Parkes' Ansichten wesentlich bekräftigen. — In einem unserer englischen Gefängnisse wird die Hälfte der Insassen unter besonderem Verschluss gehalten, ausgenommen die Zeit der Exercitien, die andere Hälfte ist nur während der Nacht und während der Mahlzeiten auf ihre Zellen beschränkt. Die Raum- und Ventilationsverhältnisse in dem von der ersten Hälfte bewohnten Theil des Gefängnisses waren derart, dass das Durchschnittsquantum von Kohlensänre, nach einer Reihe von zu verschiedenen Stunden gemachten Beobachtungen, sich auf 0,720 pro Mille stellte; in dem anderen Theile des Gefängnisses, der räumlich viel kleiner war, zeigte sich ein Kohlensäuregehalt von 1,044 pro Mille. Die Beobachtungen fanden in gleicher Anzahl und zu gleichen Stunden während der Nacht statt, so dass die Vergleichungen so genau wie möglich waren. Eine gewissenhafte Untersuchung jener beiden Klassen von Gefangenen ergab, dass die erstere gut genährt und gesund erschien, die letztere dagegen weniger kräftig und bleich aussah. Nach eingehendster Erwägung kam man zu dem Schlusse, dass diese körperliche Verschiedenheit nur in der Verschiedenheit der Quantums der Unreinigkeiten in der ausgeathmeten Luft beider Gefängnisstheile ihren Grund haben konnte.

Ich habe noch vielfach anderweitige Gelegenheiten gefunden, diesen Gegenstand zu untersuchen, und kann im Allgemeinen sagen, dass, wenn der Kohlensäuregehalt den Satz von 0,8 pro Mille nicht übersteigt, in die

Augen fallende Nachtheile für die Gesundheit nicht entdeckt werden können; erreicht das Quantum aber die Höhe von 1 pro Mille, so bringt die Wirkung desselben ein bleiches, dyspeptisches Aussehen, und in vielen Fällen ein allgemeines mal-aise des Morgens hervor, verbunden mit leicht belegter Zunge, widerwärtigem Geschmack im Munde und Kopfschmerz.

Auch die Beobachtungen und Experimente so bedeutender Autoritäten wie Professor Pettenkofer in München, Dr. Angus Smith und Dr. de Chaumont zeigen, wie wünschenswerth die Adoption des Dr. Parkes'schen Normalmaasses, in Bezug auf die Maximalunreinigkeit der Luft, wäre. „Wir alle", sagt Dr. Smith, „suchen eine Athmosphäre, die 1 Procent Kohlensäure enthält, zu vermeiden; der gebildete, civilisirte Mensch weiss, dass eine solche nicht nur widerwärtig, sondern auch ungesund ist. Wenn Leute von guter Ventilation reden, so meinen sie, ohne dies zu wissen, eine Luft mit weniger als 0,7 Procent Kohlensäuregehalt. Wir dürfen keineswegs annehmen, dass, wenn die Wirkung eine geringe ist, auch die Quantität Kohlensäure nur eine kleine sein kann, viel richtiger ist vielmehr die Ansicht, dass geringe Variationen in der Summe derselben Folgen von hoher Bedeutung nach sich ziehen können." — (Luft und Regen.)

Gesetzt also, dass 0,6 pro Mille Kohlensäure als die erwähnte Maximalgrenze gelten soll, so fragt es sich zunächst, wieviel frische Luft muss pro Stunde und Kopf zugeführt werden, damit die ausgeathmete Luft nicht mehr Unreinigkeiten entwickelt, als nach dieser Maximalgrenze zulässig sind? Im vorhergehenden Capitel ist bereits angeführt worden, dass ein erwachsener Mann durchschnittlich 0,6 Kubikfuss Kohlensäure in der Stunde ausathmet, rechnet man hierzu das Normalquantum der Kohlensäure, welches sich ohnedies in der atmosphärischen Luft befindet, mit 0,4 pro Mille, so ergiebt sich die Nothwendigkeit einer Zufuhr von 3000 Kubikfuss frischer Luft pro Kopf und Stunde. Nimmt man aber einen weniger günstigen Normalsatz an, so kann das Quantum der frischen Luft auch geringer sein. Gesetzt, derselbe sei 0,7 pro Mille Kohlensäure, so wären 3000 Kubikfuss frischer Luft nöthig, und so fort: bei 0,8 pro Mille 1500, und bei 0,9 sogar nur 1200 Kubikfuss pro Kopf und Stunde. Ausserdem ist festgestellt, dass Frauen und Kinder einer geringeren Zufuhr bedürfen, als Männer, da dieselben die Luft nicht so schnell verderben.

Die Ergebnisse praktischer Untersuchungen stimmen mit denen der mathematischen Berechnungen so genau überein, dass einige Beispiele hiervon an dieser Stelle angeführt zu werden verdienen. Die folgenden sind den Beobachtungen Dr. de Chaumont's im Lager zu Aldershot entnommen (Ed. Med. Journal 1867): — In einem mit 18 Mann gefüllten Raume zeigte sich, bei einer Zufuhr von 1200 Kubikfuss frischer Luft pro Kopf und Stunde, 0,855 pro Mille Kohlensäure; in einem anderen mit 13 Mann, bei einer Zufuhr von 1700 Kubikfuss, 0,759 pro Mille; in einem dritten, mit einer Belegung von 22 Mann und mit einer Zufuhr von ungefähr 765 Kubikfuss, 1,2 pro Mille. Alle diese Beobachtungen wurden in derselben Stunde, 5 Uhr Morgens, und in Barackenräumen angestellt, die nach dem im Jahre 1861 von der Baracken-Commission vorgeschlagenen Plane ventilirt waren, nach welchem wenigstens 1200 Kubikfuss frischer Luft auf Kopf und Stunde gerechnet werden sollen.

Aber noch andere Umstände machen einen Zufluss von frischer Luft erforderlich, um die Maximalgrenze der Verunreinigung nicht überschreiten zu lassen. Ueberall, wo eine Beleuchtung der Räumlichkeiten nothwendig ist und sich daher Verbrennungsprodukte in der Luft befinden, ist eine bedeutende Erneuerung der Luft erforderlich, um dieselbe stets verwendbar zu erhalten. So hat man gefunden, dass 1 Kubikfuss Steinkohlengas in seiner Verbrennung den Sauerstoff von 8 Kubikfuss Luft zerstört und ungefähr 2 Kubikfuss Kohlensäure erzeugt, andere Unreinigkeiten noch ungerechnet. Und da ein gewöhnlicher Gasbrenner ungefähr 3 Kubikfuss Gas in der Stunde consumirt, so wird man zugeben müssen, dass es dringend geboten ist, durch eigene Canäle die durch die Verbrennung entstandenen Unreinigkeiten fortzuleiten.

Auch ist es unzweifelhaft, dass Kranke eines grösseren Quantums frischer Luft bedürfen, als Gesunde, denn es steht fest, dass selbst bei einer Zufuhr von 3500 bis 3700 Kubikfuss pro Patient und Stunde, die Krankensäle zuweilen noch nicht ganz frei von unangenehmen Gerüchen sind. Es giebt keine besseren Beweise für den Werth reiner Luft, als die herrlichen Resultate, die sowohl gelegentlich chirurgischer Fälle in Kriegszeiten, als auch bei grossen Epidemien dadurch erzielt worden sind, dass man die Patienten soviel als möglich der freien, äusseren Luft aussetzte.

II. Raumverhältnisse.

Dieselben sollten überall so beschaffen sein, dass eine Luftzufuhr von 3000 Kubikfuss pro Kopf und Stunde möglich ist, ohne wahrnehmbaren Zug zu verursachen. Ist der auf den Kopf zu rechnende Raum nur gering, so muss die Lufterneuerung häufiger sein als andernfalls. Beträgt der Raum 100 Kubikfuss, so ist es nöthig, die Luft dreissig Mal in der Stunde zu erneuern, damit der durch den angeführten Maximalsatz bezeichnete normale Zustand derselben erhalten bleibt; in einem Raum von 1000 Kubikfuss braucht die Lufterneuerung nur drei Mal einzutreten. Wie gross muss also das Minimum kubischen Raumes sein, in welchem sich dieser Luftwechsel noch vollziehen lässt, ohne wahrnehmbaren Zug zu erregen? Professor Pettenkofer hat diese Frage auf dem Wege des Experiments erledigt und gefunden, dass durch künstliche Ventilation und mit Hülfe der besten mechanischen Mittel, die Luft eines Zimmer von 424 Kubikfuss sechs Mal in der Stunde erneuert werden kann, ohne dass dadurch Zug entsteht. Es kann dadurch ohne Zweifel ein Raum von der angegebenen Grösse, vielleicht auch noch etwas kleiner, genügend ventilirt werden, vorausgesetzt, dass ausreichende künstliche Mittel vorhanden sind und die Luft erwärmt ist; auf natürlichem Wege ist diese Ventilation unmöglich. In unserem Lande können wir einen häufigeren Luftwechsel als drei oder vier Mal in der Stunde ohne Unbequemlichkeit nicht ertragen, und auch hierzu gehörte noch ein Raum von mindestens 750 bis 1000 Kubikfuss. Denn thatsächlich liegt die Schwierigkeit, kleine Räume zu ventiliren, weniger in der erzeugten Luftströmung, als in der Lage der Oeffnungen, die nothwendigerweise den betreffenden Personen so nahe sind, dass der durch sie hereindringende Zug unangenehm und schädlich wird. Wir können dies häufig in Gefängnissen beobachten. In den Zuchthäusern, in welchen die Gefangenen nur während der Ruhestunden in den Zellen eingeschlossen sind, übersteigt der kubische Raum der letzteren selten 200 Fuss. Die Folge davon ist, dass bei kaltem und unbeständigem Wetter die Zugluft so unerträglich wird, dass viele Gefangene die Ventilationsöffnungen so gut sie können verstopfen, und dadurch natürlich die Luftcirkulation bedeutend beeinträchtigen. So weit meine Erfahrungen reichen, ist es schwierig, sogar mit Hülfe eines wohldurchdachten Ventilationsplanes, die pro Kopf und Stunde erforderliche frische Luft herbeizuschaffen, ohne wahrnehmbaren Zug zu verursachen, wenn der Raum geringer ist als 600 Kubikfuss. Auch habe ich mich davon überzeugt, dass, bei ganz denselben künstlichen Vorkehrungen, die Luft in kleinen, bewohnten Räumen viel unreiner wird, als in grossen. So betrug z. B., um auf die im vorigen Capitel erwähnten Experimente zurückzukommen, der Zellenraum in der einen Hälfte des Gefängnisses 210 Kubikfuss, in der anderen aber 614. Alle Zellen hatten dieselben Vorrichtungen, um die verdorbene Luft in ein Abzugsrohr zu leiten, in welchem vermittelst eines stets brennenden Feuers ein unaufhörlicher Zug stattfand. Ueberdies waren in den kleineren Zellen mehr Ventilationsöffnungen angebracht, als in den grossen, und dennoch wurde in den ersteren 1,044 pro Mille Kohlensäure constatirt, in den letzteren dagegen nur 0,720.

Es ist ganz unmöglich, in einem kleinen Raum eine gleichmässige Diffusion der Luft zu erzielen, wenn ein grosses Quantum frischer Luft hereingeführt wird, es bildet sich vielmehr zwischen dem Ein- und Auslass eine directe Strömung, und ein grosser Theil passirt durch, ohne nutzbar gemacht worden zu sein. Und ferner ist es evident, dass sich Unreinigkeiten schneller in kleinen als in grösseren Räumen ansammeln, wenn eine Hemmung der Ventilation eintritt, und dies allein spricht schon zu Gunsten der Adoption grösseren kubischen Raumes als Grundbedingung. Dr. de Chaumont bemerkt hierzu: „Denken wir uns zwei bewohnte Räume, einen von 500, den anderen von 1000 Kubikfuss, und so ventilirt, dass der Kohlensäuregehalt derselben 0,06 Procent beträgt. Wird aus irgend einem Grunde die Ventilation unterbrochen, so entsteht folgendes Verhältniss:

1000 Kubikfuss Luftverunreinigug:			500 Kubikfuss Luftverunreinigung:		
Nach einer Stunde	0,12	Procent	Nach einer Stunde	0,18	Procent
„ zwei Stunden	0,18	„	„ zwei Stunden	0,30	„
„ drei „	0,24	„	„ drei „	0,42	„
„ vier „	0,30	„	„ vier „	0,54	„
„ sechs „	0,42	„	„ sechs „	0,78	„
„ sieben „	0,48	„	„ sieben „	0,90	„

Bei gewöhnlichen, nicht künstlichen Ventilationsmitteln stimmen Parkes und de Chaumont darin überein, dass der kubische Raum für eine gesunde erwachsene Person mindestens 1000 Fuss betragen sollte. Allerdings übersteigt dies bedeutend das jetzt allgemein gebräuchliche Maass. In den überfüllten Wohnungen der ärmeren Klassen findet man selten mehr als 200 bis 250 Fuss, und klar genug zeigen sich die verderblichen Folgen hiervon in der vermehrten Sterblichkeit. In den grossstädtischen Miethshäusern kommen auf den Kopf nicht mehr als 240 Kubikfuss, in den „registered lodginghouses“ zu Dublin 300. Andererseits hat die Baracken-Commission einen Minimalraum von 600 Fuss für die Soldaten empfohlen, und zu gleicher Zeit bestand sie darauf, dass die Luft mindestens zweimal stündlich erneuert würde. „Die einzig richtige Art und Weise“, sagte die Commission, „ist die, in Voraussicht unerwarteter Eventualitäten, nicht zu enge Normen aufzustellen; die Frage ist hier nicht, ob 600 Kubikfuss pro Mann zuviel, sondern ob 600 Kubikfuss pro Mann ausreichend sind für alle Zwecke der Ventilation, für Wärme und Wohlbefinden.“ Experimente, die seitdem gemacht wurden, speciell die des Dr. de Chaumont, beweisen unwiderleglich, dass sogar dieser verhältnissmässig grosse Raum für die erwähnten Zwecke nicht genügt; grössere Zugeständnisse aber konnten vorläufig nicht gemacht werden, ohne das Land in enorme Ausgaben zu stürzen. Führen wir noch eine Bemerkung der Commission an: „Man hat behauptet, dass die Frage des kubischen Raumes einfach eine Frage der Ventilation sei; sie ist mehr als das, es handelt sich dabei um die Möglichkeit der Ventilation überhaupt. Je mehr Betten und sonstige Gegenstände sich in einem Raume von beschränktem kubischen Gehalte befinden, desto mehr Hindernisse stellen sich der Ventilation entgegen; je weniger Betten, desto leichter die Lüftung des Raumes. Es sind dann weniger Winkel und Ecken vorhanden, weniger Oberflächen, die die Bewegung der Luft unterbrechen, und mithin weniger Stagnation. Wir haben sowohl in Baracken, wie in Hospitälern, Räume besucht, in denen man es, bei offenen Thüren und Fenstern, vor üblen Gerüchen fast nicht aushalten konnte."

Weiteres über den kubischen Raum in Hospitälern enthält das Capitel über Hospitäler.

Wenn wir das Gesagte zusammenfassen, so lassen sich folgende Normen als maassgebend für die Bedingungen einer perfekten Gesundheit aufstellen:

1. Das Maximum der Luftverunreinigung durch die Athmung darf nicht mehr als 0,6 pro Mille Kohlensäuregehalt aufweisen.

2. Um dieses Verhältniss unter gewöhnlichen Umständen festzuhalten muss eine stündliche Zufuhr von 3000 Kubikfuss reiner Luft pro Kopf stattfinden.

3. Zu diesem Zweck muss in Gebäuden, welche fortwährend bewohnt sind, auf den Kopf ein kubischer Raum von mindestens 1000 Fuss kommen, und eine gewöhnliche, nicht künstliche Ventilation desselben möglich sein.

Man mag hier den Einwand erheben, dass diese Aufstellungen zu hoch gegriffen sind, und dass man in der Wirklichkeit solche Verhältnisse im Allgemeinen nicht findet; man darf aber nicht vergessen, dass dieselben, wie de Chaumont so treffend hervorhebt, auf einem festen Fundamente von Thatsachen basiren, und dass, wenn es vielleicht auch unmöglich sein wird, in allen Fällen die verderblichen Wirkungen darzuthun, die aus der Vernachlässigung dieser Grundbedingungen entstanden sind, hieraus keineswegs folgt, dass solche verderbliche Wirkungen überhaupt nicht vorkamen. In einem Lande wie dem unserigen, dessen Klima so veränderlich ist, muss der kubische Raum ein wichtiges Element eines jeden Ventilationsplanes genannt werden. Derselbe sollte stets so gross sein, dass die nöthige Luftzufuhr ohne wahrnehmbaren Zug vor sich gehen kann, dabei aber nicht übergross, um in kaltem Wetter eine hinreichende und gleichmässige Wärme in demselben bewahren zu können. Wo sich künstliche Ventilation vorfindet und wo die frische Luft vor ihrer Einführung erwärmt werden kann, mögen 400 Kubikfuss Raum genügen, dann aber müssen die Ventilationsvorrichtungen brauchbarer sein, als dies gewöhnlich der Fall ist. Auch in Betreff gesunder Erwachsener, wie Soldaten und Gefangene, mag von der allgemeinen Norm beträchtlich abgewichen werden, wenn man dafür sorgt, dass die Luftzufuhr ungehindert und ununterbrochen geschehen kann. Unglücklicherweise ist Raumfrage zugleich eine Geldfrage, und so kommt es, dass durch Sparsamkeitsrücksichten die Bestimmungen des Raumminimums derart gefasst wurden, dass ernstliche Nachtheile und Uebelstände die Folgen derselben sind.

Es ist hier am Platze, der zahlreichen Experimente und der gewichtigen Meinungen des Dr. Angus Smith zu gedenken, umsomehr, als derselbe theilweise anderer Ansicht ist. Erstlich ergaben seine Experimente nur 0,4 Kubikfuss Kohlensäure auf die Stunde, wodurch das benöthigte Quantum frischer Luft auf 2000 Kubikfuss stündlich reducirt wurde; zweitens behauptet Dr. Smith, dass eine gleichmässige Diffussion der in einem Raume enthaltenen Luft nur als Ausnahme, nicht als Regel vorkommen kann, und dass sie thatsächlich überhaupt nicht existirt. Was nun den ersten Punkt anlangt, so rührt die Abweichung seiner Ansichten von denen anderer Physiologen daher, dass bei seinen Untersuchungen, wie er selbst zugesteht, nicht von Erwachsenen die Rede ist; in Betreff des zweiten Punktes aber existiren ganz bedeutende Meinungsverschiedenheiten. Wird unter einer gleichmässigen Diffusion die genaue Uebereinstimmung der chemischen Zusammensetzung der Luft in allen Theilen des Raumes verstanden, dann muss Dr. Smith's Ansicht als correct bezeichnet werden; denn so lange frische Luft ein- und schlechte Luft ausströmt, wird man nicht nur in der unmittelbaren Nähe der Ein- und Auslässe eine Verschiedenheit der Luftzusammensetzung finden, sondern auch in anderen Theilen des Raumes, wo dieselbe durch die, wenn auch noch so unmerkliche, Luftströmung verursacht wird. In kleinen bewohnten Räumen, wie Gefängnisszellen, die mit ausreichenden künstlichen Ventilationsvorrichtungen versehen sind, muss das Quantum frischer Luft, welches die Kohlensäure auf dem Satze von 0,6 pro Mille zu halten bestimmt ist, natürlich viel geringer sein, als in einem grossen Raum, weil wegen der constanten Luftströmung von Einlass zu Auslass eine gleichmässige Diffusion unmöglich ist. In einem grossen Raum ist das Verhältniss ein anderes, wenn auch der auf den Kopf entfallende kubische Raum nicht grösser ist, als der einer Gefängnisszelle. Die hereinziehende Luft und die durch die Ungleichheit der Temperatur bedingten Strömungen sind in diesem Falle zahlreicher und verursachen eine innigere Mischung der Luft, während die durch die Athmung abgegebenen Unreinigkeiten grössere Neigung haben, sich den Gesetzen gasiger Diffusion zu fügen. Für alle praktischen

Zwecke mag daher die Diffusion der Luft in einem von mehreren Personen bewohnten Zimmer als genügend angesehen werden, und aus diesem Grund gilt dann auch hier die aufgestellte Norm einer Luftzufuhr von 3000 Kubikfuss pro Kopf und Stunde. Es scheint in der That, als ob die Controverse über diesen Punkt zwischen Dr. Smith einerseits und Dr. Parkes und Dr. de Chaumont andererseits auf ein Missverständniss zurückzuführen sei; jede der beiden Parteien hat die Ventilationserfordernisse für ein einzelnes Individuum im Auge, allein unter verschiedenen Umständen — Dr. Smith geht von der Annahme aus, dass sich nur ein Individuum in Raume befindet, und seine beiden Gegner setzen die Anwesenheit mehrerer voraus[6]).

III. Natürliche Ventilation.

Die natürliche Ventilation wird durch Hülfe von Naturkräften bewirkt, als da sind: gasige Diffusion und Luftbewegungen, verursacht durch Ungleichheiten der Temperatur.

1. Diffusion. Die gasige Diffusion, von welcher die gleichmässige Constitution der Atmosphäre selbst abhängt, ist anerkanntermaassen nur eine unzulängliche Ventilationskraft. Sie bewirkt hauptsächlich, wie schon gesagt wurde, eine annähernd gleichmässige Vertheilung der gasigen Respirations- und Verbrennungsprodukte in der in einem Raume eingeschlossenen Luft, trägt aber nur in geringer Weise zur Entfernung dieser Unreinigkeiten ans dem Raume bei und kommt, in Betreff der Beseitigung organischer Unreinigkeiten, gänzlich ausser Betracht.

2. **Luftbewegungen, verursacht durch Ungleichheiten der Temperatur.** Da die gewöhnliche Luft, gleich andern Gasen, den Gesetzen der gasigen Expansion unterworfen ist, so wird dieselbe von der Wärme ausgedehnt, von der Kälte zusammengezogen. Warme Luft ist leichter als kalte, und aus diesem Grunde findet durch jede Oeffnung ein fortwährender Wechsel statt, sobald die äussere Temperatur von der inneren verschieden ist. Wird die innere Luft erwärmt, so dehnt sie sich aus, ein Theil derselben entweicht und nun dringt die kältere äussere Luft herein, um das Gleichgewicht wieder herzustellen. In dieser Weise kann man einen constanten Zuzug frischer Luft herstellen, wenn man zwei gegenüberliegende Fenster öffnet, und es ist dies das wirksamste Mittel, unreine Luft aus einem Raume schnell zu entfernen. Allerdings wird dasselbe nicht immer von befriedigendem Erfolge sein, denn ist die äussere Luft ganz bewegungslos, so findet wenig oder gar kein Durchzug statt, bei zu heftigem Winde aber wird der Durchzug wegen seiner Gewalt unerträglich. Eine kalte Luftströmung, die sich mit der Schnelligkeit von fünf oder sechs Fuss in der Secunde fortbewegt, ist schon nicht mehr zu ertragen. Trotz dieser Schattenseiten aber ist eine solche Querventilation immer zu empfehlen wo dieselbe anwendbar ist, besonders in grossen Räumen, wie in Hospitalsälen.

Die emportreibende Kraft des Windes verursacht aufsteigende Strömungen durch Schornsteine und Luftkanäle. Das in denselben durch den Wind entstehende Vacuum wird unaufhörlich von der von unten nachdrängenden Luft aufgefüllt. Die mechanischen Vorrichtungen, die man zur Erleichterung dieser natürlichen Ventilation angewendet hat, sind so verschiedenartig und zahlreich, dass wir nur die hauptsächlichsten derselben hier kurz erwähnen können. Um sich die Neigung des Windes, überall ein- und durchzudringen, zu nutze zu machen, sollte man die gegenüberliegenden Fenster so einrichten, dass dieselben sowohl an ihrem unteren wie an ihrem oberen Ende theilweis geöffnet werden können. Zur Vermeidung wahrnehmbarer Zugluft hat man hierbei folgende Vorrichtungen empfohlen:

1. Die obere Luftklappe soll sich von oben nach unten und zwar nach innen öffnen, damit die eindringende Luft gegen die Zimmerdecke geleitet werden kann.

2. An Stelle einer der oberen Scheiben kann eine Glasjalousie angebracht werden.

3. Besonders zu empfehlen sind doppelte Scheiben; die äussere mit einer Oeffnung an dem unteren Rande, die innere mit einer solchen an dem oberen Rande. Auf diese Weise wird die eindringende Luft zu einem Emporsteigen zwischen den Scheiben veranlasst.

4. Pott empfiehlt die stellenweise Anbringung durchbrochener Scheiben.

5. Boyle bringt eine Einrichtung in Vorschlag, nach welcher ein Theil einer Scheibe durch Federkraft sich freiwillig öffnet und schliesst.

Andere Ein- und Auslässe sind durch Verwendung durchbrochener Mauersteine (Luftziegel) in der Nähe der Decke herzustellen. Einer der besten Einlässe ist das Sheringham-Ventil, welches vermittelst eines

Gewichtes bewegt wird. Es öffnet sich nach innen und oben, so dass der eindringende Luftstrom, welcher erst einen durchbrochenen Mauerstein resp. ein Gitter zu passiren hat, gegen die Decke geleitet wird.

Zuweilen ist eine Querventilation auch ohne gegenüberliegende Fenster in ausreichender Weise zu bewerkstelligen und zwar durch transversale Ventilationsbehälter oder Röhren, welche dicht unter der Decke in regelmässigen Entfernungen von einander angebracht sind. Diese Behälter oder Röhren reichen von Wand zu Wand und stehen durch Luftziegel mit der äusseren Luft in Verbindung. Sie bestehen aus durchlöchertem Zinkblech; in der Mitte derselben befindet sich eine Scheidewand, welche den Wind daran hindert, gerade durch zu blasen. Je nach der Windrichtung, ist abwechselnd die eine oder die andere Hälfte der Röhre ein Einlass für frische Luft, die sich durch die Perforationen der Röhrenwände sanft und gleichmässig im Zimmer verbreitet, während durch die andere Hälfte die verunreinigte Luft zu entweichen gezwungen wird.

Diese Ventilationsart ist besonders vortheilhaft für grosse Krankenhausräumlichkeiten, auf deren einer Seite ein Corridor die Fenster ausschliesst. Auch inneren Räumen kann in dieser Weise frische Luft zugeführt werden.

Ein anderer, im vergangenen Jahr viel belobter, Plan ist der eines Herrn Tobin aus Leeds. Ihm zufolge wird vermittelst vertikaler, in den Wänden befindlicher Röhren frische Luft in die Räume geleitet. Die Röhren müssen lang genug sein, um jeden wahrnehmbaren Zug zu vereiteln. Diese Ventilation eignet sich u. a. für Schulzimmer, die nur an einer Seite mit Fenstern versehen sind. Auch Shillito und Shorland in Manchester beschäftigen sich mit dieser Art der Ventilirung.

Der Auftrieb des Windes wird am besten dadurch verwerthet, dass man Schornsteine und Luftkanäle mit Kappen versieht, die sich nach dem Winde drehen und deren oberer Rand etwas übersteht, um dem Eindringen des Regens zu wehren. Eine vortheilhafte Form für solche Kappen ist eine cylindrische, ungefähr wie ein französisches Käppi gestaltete, vorn geöffnet und oben mit einer Windfahne versehen, so dass die Oeffnung stets dem Winde abgewendet ist. Dergleichen Kappen müssen aber vollständig im Gleichgewicht befestigt werden, damit ihre Drehung nicht beeinträchtigt werden kann.

Zuweilen verwendet man Jalousieen an Stelle der Kappen, dieselben müssen dann aber speciell so construirt sein, dass sie nicht Regen oder abwärts strebende Luft einlassen. Herr Ritchie hat diesen Uebelständen dadurch abzuhelfen gesucht, dass er einen beweglichen, mit einer Windfahne versehenen Cylinder innerhalb der Jalousie anbrachte, der die Luft durch eine dem Winde abgekehrte Oeffnung entweichen lässt.

Bei mehreren Methoden der natürlichen Ventilation hat man sowohl die Neigung des Windes zum Durchzug als auch die zum Auftrieb dienstbar gemacht. So setzte man vor fünfzig Jahren, nach Sylvester's Plan, stets eine grosse, mit Windfahne versehene Kappe auf den Luftzufuhr-Canal, der in Gestalt eines Schornsteins in beliebiger Entfernung von dem zu ventilirenden Gebäude aufgestellt war, und dessen Höhe von den Umständen abhing. Auf diese Weise wurde die Luft so zu sagen in die Kappe hinein und durch den Luftkanal in einen unterhalb des Gebäudes befindlichen Raum geblasen, in welchem sie auch, wenn erforderlich, erwärmt werden konnte. Sodann stieg sie in Röhren zu den verschiedenen Theilen des Gebäudes empor, um endlich aus anderen Luftwegen, die über das Dach emporragten und ebenfalls mit Kappen und Windfahnen versehen waren, wieder zu entweichen.

Durch eine passende Anwendung solcher Schachte und Kappen können durch dieses natürliche Ventilationssystem in Schiffen sowohl, wie in Gebäuden, wo andere Methoden nicht anzubringen sind, vorzügliche Resultate erzielt werden. So ventilirte Dr. Arnott nach diesem Plan sehr erfolgreich die Armenschule in Field Lane. Sowohl die Einlass- wie die Auslassröhren waren mit Kappen versehen, die einen dem Winde zu-, die anderen ihm abgewendet. Auch waren die letzteren höher geführt als die ersteren, um ihre Extractionskraft zu vermehren.

Ein für grosse Räume gut verwendbares Ventilationssystem ist das von Mr. Pott erfundene. Mr. Robson, Architekt der Londoner Schulbehörde, hat dasselbe sehr gerühmt. Es besteht aus einem hohlen, metallenen Karniess, der oben rings um das Zimmer herläuft und seiner ganzen Länge nach in zwei getrennte Canäle getheilt ist. Die Luft dringt durch Oeffnungen in der Wand in den unteren Canal und gelangt durch zahlreiche Perforationen desselben unmerkbar in das Zimmer. Der obere Canal steht entweder mit dem Schornstein oder mit einem Luftschachte in Verbindung und empfängt die unreine Luft ebenfalls durch Perforationen. Da frische Luft kälter ist und demzufolge durch ihre Schwere unter die warme herabsinkt, so kann kein Zweifel über die Correktheit des Systems obwalten. Mr. Robson empfiehlt es seiner leichten Anbringbarkeit wegen bei Gebäuden, die ursprünglich nicht auf Ventilation berechnet waren, ebenso wegen seiner Billigkeit, seines guten Aussehens und seiner Selbstthätigkeit.

Ein andere, in Schulen gut verwendbare, Methode ist die von H. Varley. Eine durchlöcherte Zinkröhre, die mit der äusseren Luft in Verbindung steht, läuft in dem Winkel zwischen Wand und Decke um drei Seiten des Zimmers, während auf der vierten Seite eine andere durchlöcherte Röhre mit dem Schornsteine, der als Extraktionsschacht operirt, zusammenhängt.

Der von M'Kinnel vorgeschlagene Plan gehört zwar zur selben Kategorie, ist aber weniger allgemein verwendbar, weil er nur für einstöckige Gebäude oder oberste Etagen passt. Zwei hohle Cylinder befinden sich einer in dem andern; der transverse Inhalt des äusseren gleicht dem sectionalen Inhalt des inneren. Die Elevation der inneren, als Auslass dienenden Röhre ist um ein geringes höher als die der äusseren. Die frische Luft dringt zwischen den Röhren ein und wird mittelst einer den unteren Rand der inneren Röhre umgebenden horizontalen Flansche in die Höhe und gegen die Decke getrieben. Beide Röhren sollten sich immer in der Mitte der Zimmerdecke oder des Daches befinden.

Für die Ventilation von Werkstätten und dergleichen redet Dr. Stallard einem Plan das Wort, der ausser seiner Neuheit auch noch einige besondere Verdienste haben dürfte. Seinem Vorschlage gemäss sollte die Decke einer jeden Werkstatt von Zinkblech oder geöltem Papier sein, durchbohrt von zahlreichen kleinen Löchern. Ueber dieser durchbohrten Decke, zwischen derselben und dem Dache, resp. dem nächsten Zimmerboden, sollte sioh eine Art von Luftkammer befinden, die nach allen Seiten der Atmosphäre offen ist. Dieser Plan, bei welchem man ganz wie sonst noch mittelst der Fenster ventiliren und auch wie gewöhnlich heizen könnte, würde so weit als möglich dem Leben in freier Luft nahe kommen, und ist schon deshalb zu empfehlen.

IV. Künstliche Ventilation und Heizung.

Wir können diese beiden Gegenstände mit Vortheil zu gleicher Zeit besprechen.

Die künstliche Ventilation wird entweder durch Propulsion — Hindurchtreiben der Luft durch einen Raum —, oder durch Extraktion (Aspiration) — Herausziehen der Luft aus einem Raume — bewirkt. Man nennt diese beiden Methoden auch noch das Plenumnnd Vacuum- System der Ventilation.

Obgleich es auf den ersten Anblick nicht schwierig erscheinen mag, einen Raum ohne Rücksicht auf die Temperatur zu ventiliren, oder ihn ohne eine genügende Zufuhr frischer Luft zu heizen, so ist es doch ein ziemlich schwieriges Problem, die Aufgaben der Ventilation und der Heizung unter allen Umständen auf ausreichende und zufriedenstellende Weise zu erfüllen. Diese Schwierigkeit wurzelt zum grossen Theil in der Thatsache, dass die zur Ventilation angewendeten Mittel ein gewisses Quantum der zu Heizzwecken erzeugten Wärme mit sich fortnehmen.

In England wird die künstliche Ventilation und Heizung gewöhnlich durch die Kamine ausgeführt. Die Hitze wird sowohl von dem hellglühenden Feuer ausgestrahlt, wie auch von Theilen des Kamins reflektirt, während die Ventilation durch das constante Entweichen heisser Luft durch den Schornstein hergestellt wird. Sogar ohne Feuer dient der Schornstein als ein vorzüglicher Luftreiniger.

Wenn im Kamin oder im Ofen das Feuer brennt, Thüren und Fenster aber geschlossen sind, so strömt die frische Luft durch jede Ritze und Spalte herein, vorausgesetzt, dass keine speciellen Luftlöcher vorhanden sind. Hieraus folgt, dass je dichter Fenster und Thüren schliessen, desto grösser auch die Hindernisse sind, die dem Zutritt frischer Luft entgegenstehen. Ist diese gänzlich abgesperrt, so sucht das Feuer sich selbst Nahrung, indem es einen doppelten Luftstrom im Schornstein bewirkt, und dann dringt der herniederfahrende Luftstrom auch in's Zimmer und bringt Wolken von Rauch mit sich. Im Allgemeinen jedoch schliessen Thüren und Fenster nicht so dicht, dass nicht noch eine zur Unterhaltung des Feuers hinreichende Quantität frischer Luft hereindringen könnte, und diese Luftzufuhr geschieht ungefähr in folgender Weise:

Der grössere Theil der frischen Luft dringt unter der Thür herein und strömt dicht über dem Fussboden entlang dem Feuer zu. Ehe die Luft aber bis dahin gelangt, ist sie in einem gewissen Grade von der ausströmenden Hitze erwärmt worden, und während nun ein Theil derselben durch den Schornstein entflieht, erhebt sich der andere bis zur Decke und zieht sich unter dieser entlang bis zur entgegengesetzten Seite des Zimmers. Inzwischen aber wird diese Luft wieder abgekühlt, sie sinkt nieder und wird mit einem frischen unter der Thür hereindringenden Strome wieder zum Feuer gezogen. Da die auf diese Weise hereinkommende Luft gewöhnlich kalt ist, so folgt, dass das Zimmer unzureichend und ungleichmässig erwärmt und schlecht ventilirt wird. An dem anderen, dem Kamin oder Ofen gegenüberliegenden Ende des Zimmers ist die Temperatur niedrig, und der kalte Luftstrom auf dem Fussboden wird an den Füssen unangenehm bemerkbar. Auch die Diffusion im Zimmer ist nicht hinreichend, so dass, trotzdem ein genügendes Quantum frischer Luft zuströmen mag, sich im Mittelpunkt und in den obereu Theilen des Raumes Unreinigkeiten in Masse anhäufen.

Auch die Lage der Kamine ist von bedeutender Wichtigkeit. Die meisten Bautechniker verlegen dieselben an äussere Wände, wodurch ein grosses Quantum von Hitze verloren geht. Würde man die Feuerungsplätze möglichst im Mittelpunkt des Hauses anbringen, so hätte man mehr Vortheil von der erzeugten Wärme und erreichte auch eine grössere Gleichmässigkeit der Temperatur.

Bei gewöhnlichen Kaminen fliegen $^7/_8$ der erzeugten Hitze zum Schornstein hinaus und mit derselben zugleich ein Luftquantum von 6000 bis 20,000 Kubikfuss stündlich. Während also ein einziger Schornstein

ein von sechs und mehr Personen bewohntes Zimmer hinreichend ventilirt, ist es aber auch unleugbar, dass der grösste Theil des Brennmaterials als Wärmeerzeuger weggeworfen ist. Aus diesem Grunde ist der Construction der Kamine eine besondere Sorgfalt zuzuwenden, nicht nur um das Brennmaterial möglichst zu sparen, sondern auch um durch eine entsprechende mechanische Vorrichtung eine gleichmässige Temperatur zu erreichen und die Luft zu erwärmen, ehe sie in's Zimmer dringt.

Von den auf Grund dieser Erwägungen construirten Heizvorrichtungen ist der ofenartige Kamin des Capitain Douglas Galton die beste. (Siehe Fig. 1, 2, 3 und 4).

Hinter diesem Kamin befindet sich ein Luftkasten, in welchem die frische Luft erwärmt wird, ehe sie in's Zimmer gelangt. Befindet sich der Kamin in einer äusseren Mauer, so kann der Einlass für die frische Luft unmittelbar hinter demselben angebracht werden, befindet er sich aber in einer inneren Mauer, so muss ein Luftgang angelegt werden, der unter dem Fussboden entlang führt und vermittelst durchbrochener Steine oder eines Gitters mit der äusseren Luft in Verbindung steht. Hinter dem Kamin wird durch angebrachte Eisenplatten eine möglichst grosse erwärmende Oberfläche erzielt. Diese Heizfaktoren werden vervollständigt durch das eiserne Rauchrohr, welches durch den Luftkasten geht und in den Schornstein führt. Die auf diese Weise erhitzte frische Luft strömt durch eine vergitterte Oeffnung zwischen Kamin und Decke, oder auch durch zwei solcher Oeffnungen, zu jeder Seite des Kamingesimses, in's Zimmer. Der Feuerplatz selbst ist so eingerichtet, dass das grösstmögliche

Fig. 1.

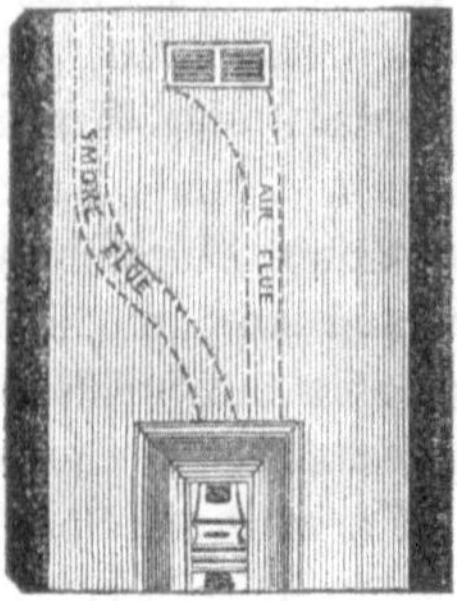

Kamin mit Luftgang (Air Flue) und Rauchrohr (Smoke Flue).

Fig. 2.

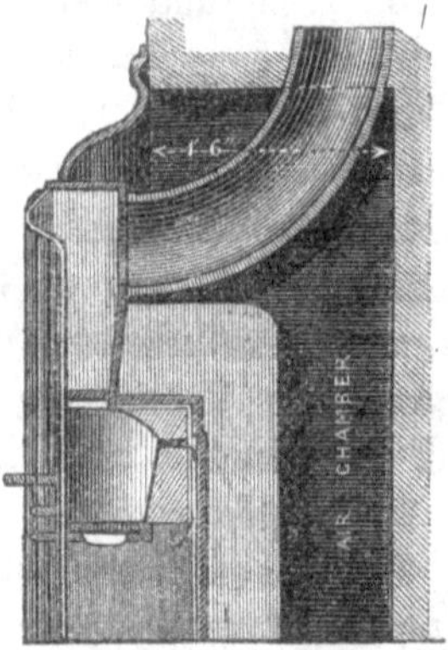

Durchschnitt des Kamins mit Luftkasten (Air Chamber).

Fig. 3.

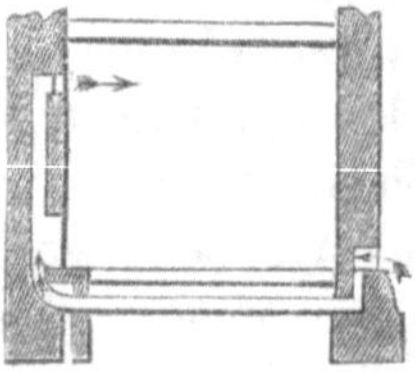

Durchschnitt eines mit dem Luftgang versehenen Zimmers.

Fig. 4.

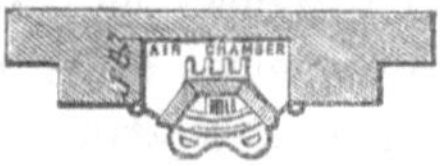

Grundriss des Kamins und des Luftkastens.

Galton's Kaminofen.

Hitzevolumen zurückgestrahlt und auch die thunlichste Rauchverbrennung erzielt wird. Diese Kaminöfen sind in verschiedenen Mustern und Grössen zu haben, um je nach vorhandenen Kaminöffnungen verwendet werden zu können. Sie machen denselben anheimelnden Eindruck wie die alten Kamine, bringen dieselbe Wärme hervor und bedürfen nur den dritten Theil des Brennmaterials; ausserdem aber bewirken sie eine gleichmässigere Temperatur und verbannen die unangenehme kalte Zugluft. Bei Boyle's Ventilationskaminen, welche vielleicht ornamentaler aussehen, strömt die erwärmte Luft durch eine lange, transverse, über dem Kamin befindliche Oeffnung in das Zimmer. Nach demselben Princip hat man Küchenöfen und Oefen, die in der Mitte von Sälen und Hallen aufzustellen sind, construirt. Der Rauchgang der letzteren führt unter dem Fussboden entlang, und zwar innerhalb des Luftzufuhrcanals, und bewirkt auf diese Weise die Erneuerung der frischen Luft. Die Terracotta-Oefen im Herbert-Hospital sind von dieser Beschaffenheit.

Ein sehr billiger und verbesserter Kaminofen für Landhäuser ist von einem Mr. Penfold in London hergestellt worden. Er besteht aus feuerfestem Thon und hat, wie Galton's Ofen, eine Luftkammer, aus welcher die erwärmte Luft in andere Zimmer geleitet werden kann. Diese Methode, andere Zimmer mit heisser Luft zu versehen, wurde zuerst von Cardinal Polignac, 1713, eingeführt.

Auch der „Volksofen“ (the people's stove) auf welchen Mr. Lewis ein Patent erhielt, wird sehr gelobt. Er ist billig, ökonomisch, raucht und dunstet nicht und eignet sich trefflich zu Kochzwecken. Oefen, die den Rauch verzehren, sind ebenfalls in den verschiedensten Formen erfunden worden.

Von den zahlreichen, auf Ersparniss berechneten Oefen, sind nachstehend nur einige von denen aufgeführt, welche sich mehr oder weniger als gute Ventilatoren bewährt haben.

1. Der Goldsworthy-Gurney Ofen. Derselbe besteht aus einem eisernen Cylinder, von welchem nicht zu schmale vertikale Eisenblechplatten strahlen-

förmig abstehen. Das Ganze ruht auf einer wassergefüllten Pfanne, damit die durch die Verdampfung latent gewordene Wärme durch die feuchten Luftströmungen, die nach allen Richtungen von dem Ofen ausgehen, in die entferntesten Theile des Raumes gelangen. Die frische Luft dringt durch einen Canal herein, der sich unter dem Ofen öffnet und wird durch die warmen Eisenplatten, die den Ofen umgeben, erwärmt. Dadurch, dass das Wasser in der Pfanne fortwährend verdampft, kann die Luft im Raume nie verbrennen oder zu trocken werden.

2. Musgrave's Ofen. Aehnlich wie Gurney's Ofen von Flanschen umgeben, ist derselbe jedoch in seiner inneren Construction complicirter. Der Behälter für die Feuerung ist mit Ziegeln ausgefüttert und so gross, dass er ein auf 24 Stunden reichendes Quantum aufnehmen kann. Da das Feuer unten entzündet und das Brennmaterial durch eine oben am Ofen befindliche Thür zugeführt wird, so kann der Ofen jahrelang fortwährend in Brand erhalten werden. Ehe der Rauch und andere Verbrennungsprodukte durch das Rauchrohr entweichen, haben dieselben zwei Kammern im Ofen zu passiren, so dass fast die gesammte Hitze an denselben abgegeben wird. Die frische Luft wird durch einen besonderen Canal zugeführt.

3. Pierce's Pyro-pneumatischer Kaminofen. In demselben brennt das Feuer auf einem offenen, von Feuerziegeln umgebenen Rost, welche letzteren ihre Hitze der von unten heraufströmenden frischen Luft mittheilen.

4. George's Calorigen-Ofen kann sowohl für einen Rost als auch zur Gasfeuerung eingerichtet wer-

den. Der Ofen selbst ist aus dünnem Walzeisen gefertigt und enthält viele Windungen einer schmiedeeisernen Röhre, die über und unter dem Ofen offen ist. Die frische Luft wird auf ihrem Wege durch die Röhrenwindungen erwärmt und theilt sich dann dem Zimmer mit. Im Zusammenhange mit dem Gasofen ist ein ausserhalb der Mauer befindlicher Cylinder, von welchem zwei horizontale Röhren in das Innere des Ofens führen. Dieser Cylinder ist oben geöffnet und bewirkt die Zufuhr der zur Gasverbrennung nöthigen Luft, welche mittelst der durch die oberste Horizontalröhre abgeleiteten und aus derselben Oeffnung entweichenden Verbrennungsproducte erwärmt wird. Auf diese Weise wird jeder Wärmeverschwendung vorgebeugt und kommt die Zimmerluft mit der Feuerung des Ofen gar nicht in Berührung. Bei Anwendung des offenen Rostes muss allerdings die Zimmerluft das Feuer ernähren. Nach Eassie, C. E., reichen 14 Pfund Kohlen in diesem Ofen hin um einen Raum von 15 Quadratfuss Bodenfläche 16 Stunden lang zu heizen. Der Calorigen-Ofen ist mithin ohne Zweifel sehr ökonomisch, und, da derselbe genügende Wärme mit guter Ventilation verbindet, sehr zu empfehlen.

Ein grosser Uebelstand vieler der gewöhnlicheren Oefen ist der, dass die überhitzten Oberflächen derselben die Luft in höchst ungesunder Weise austrocknen, sogar wenn durch einen separaten Canal eine Zufuhr frischer Luft erfolgt. Die meisten dieser Oefen aber werden aufgestellt, ohne dass für eine gleichzeitige Luftzufuhr gesorgt wird, und so wird die Luft nicht nur trocken und verbrannt, sondern auch sehr dumpf und unangenehm. Dieses Uebel wird einigermaassen gehoben, indem man Gefässe mit Wasser auf den Ofen stellt, oder, nach Dr. Bond, denselben mit einer Silica-Lösung bestreicht; besser aber ist es, und auf die Länge der Zeit auch ökonomischer, von vornherein einen guten Ventilationsofen setzen zu lassen.

Bei allen solchen Ventilationsöfen ist es nöthig, dass die Luftzufuhrcanäle von allen Brutstätten fauler und schlechter Luft, wie Abflussrohre, Closets, Ställe etc., fern gehalten werden, auch müssen die Ein- und Auslässe derselben stets durch Gitter oder dergleichen verschlossen sein. Die Grösse des Ofens, sowie die des Luftcanals, muss sich natürlich nach der des zu erwärmenden und zu ventilirenden Raumes richten. [7])

Wo ein gewöhnlicher offener Kamin vorhanden ist, kann die Ventilation eines Zimmers sehr verbessert werden, indem man unter der Decke eine Oeffnung in den Schornstein herstellt, welche, um das Hervordringen von Rauch zu verhüten, in der von Dr. Arnott empfohlenen Weise verschlossen werden kann. Der Luftzug kann dadurch vermittelt werden, dass man mehrere durchbrochene Ziegel in die äussere Mauer, ebenfalls nahe der Decke, einsetzt, natürlich in gehöriger Entfernung vom Kamin. Der Fehler, welcher in den meisten Häusern obwaltet, ist der, dass für einen Luftabzug, gewöhnlich der Schornstein, nicht aber für einen Lufteinlass gesorgt wird, während doch das wesentliche Princip der Ventilation auf diesen beiden Oeffnungen basirt.

An Stelle eines direkt in den Schornstein führenden Auslasses sollte man sich lieber eines neben dem Schornstein emporführenden Rohres bedienen, zu welchem dann eine ebenfalls unter der Decke befindliche Oeffnung führen muss. Die Hitze im Schornstein erwärmt dieses Rohr und so wird in letzterem ein fortwährender, aufsteigender Luftstrom hergestellt. Allerdings ist eine solche Vorrichtung nur beim ursprünglichen Bau des Hauses anzubringen und kann später als einfache Verbesserung nicht mehr angelegt werden.

Einige Architekten sind der Ansicht, dass in einem Musterhause alle Räumlichkeiten vermittelst warmer Luft vom Flur und von der Treppe aus geheitzt werden müssten. Nach Ritchie's Plan wird die Luft bis zu 70° Fahr. erwärmt und dann durch lange Oeffnungen über den Thüren in die Räume geleitet. Nachdem sie sich in dem betreffenden Raum verbreitet hat, entweicht sie durch den Schornstein oder durch Luftcanäle, die von der Zimmerdecke bis zum Dache führen. Einen ähnlichen Plan veröffentlichten vor einiger Zeit Dr. Drysdale und Dr. Hayward in Liverpool. Die frische Luft, im Erdgeschoss durch Heisswasserröhren erwärmt, tritt in einen Centralraum, der die Treppe enthält, von wo aus sie durch passende, mit Ventilation versehene Oeffnungen in die Zimmer gelangt. Hier leiten sie die Auslässe in der Decke in eine für die verbrauchte, schlechte Luft bestimmte Kammer unter dem Dache. Aus dieser Kammer führt wiederum ein Luftschacht hinunter zum Küchenfeuer, welches letztere somit als Extraktor fungirt.

In Bezug auf diese und andere complicirte Ventilationsmethoden für Häuser muss hervorgehoben werden, dass keines der empfohlenen Systeme von dem gelegentlichen Oeffnen der Fenster, behufs gründlicher Lüftung, entbindet. Es ist ohne Zweifel sehr angenehm, wenn die Luft im Hausflur erwärmt und von dort aus in die Räume geleitet werden kann; aber sogar im Winter sollten täglich, wenigstens des Morgens, die Fenster geöffnet werden, während im Sommer die ganze Ventilation durch die Fenster bewirkt werden muss, wobei die Hausthür vortrefflich als Extraktor fungiren kann.

Grosse und compakte Gebäude, wie Hospitäler, Asyle und Gefängnisse können sehr wirksam durch Wasser- und Luftheizungsanlagen erwärmt werden. Die frische Luft, die durch an geeigneten Orten angebrachte Oeffnungen einströmt, wird über die Röhren geleitet und dadurch erwärmt, während andere heisse Röhren die verbrauchte Luft ableiten.

Eine weitere, durch Extraktion bewirkte Ventilationsvorrichtung, welche besonders in Gefängnissen zur Anwendnng kommt, besteht in einem grossen Schacht zur Abführung der schlechten Luft, der unten durch ein fortwährend brennendes Feuer erhitzt wird, und in welchen zahlreiche, aus allen Theilen des Gefängnisses kommende Abzugsröhren ausmünden. Die Anlage dieses Systems muss eine sehr sorgfältige sein, damit nicht noch andere Luftströmungen in den Hauptschacht gelangen.

Durch Verbindung dieser beiden Methoden — Erhitzung der frischen Luft bei ihrem Eintritt und Entfernung der verbrauchten Luft durch einen Hauptschacht — können die grössten Gebäude genügend erwärmt und ventilirt werden. Man kann auch, wo dies nöthig ist, die Heisswasserröhren durch flache, mit Wasser gefüllte Becken leiten, um die Luft hinreichend feucht zu erhalten.

Beinahe alle grossen Bergwerke sind nach diesem Extraktionsprincip ventilirt. Eine Feuerungsvorrichtung auf dem Grunde des Fahrschachtes zieht die frische Luft durch einen anderen Schacht herab, dann wird dieselbe vermittelst eines Systems von Thüren und Klappen durch alle Stollen getrieben. In gut ventilirten Bergwerken können pro Kopf und Stunde 2000 Kubikfuss Luft auf diese Weise herbeigeschafft werden, und in Minen, welche Kohlenwasserstoff erzeugen, sogar 6000.

An Bord von Kriegsschiffen und Dampfern dient ein eiserner Mantel um den Fuss des Schornsteins und den oberen Theil der Kessel als Extraktionsschacht. Wenn das Feuer der Maschine in Brand ist, ist der diesen Schaft emporströmende Luftzug so stark, dass durch alle Luken des Schiffes die Luft einströmt, und selbst der unterste Raum vollständig ventilirt wird.

In Theatern und anderen, ähnlichen Gebäuden sollte man stets die Kronleuchter dazu verwenden, die schlechte Luft abzuziehen. Nach den Erfahrungen des General Morin ist ein Kubikfuss Gas hinreichend 1000 Kubikfuss Luft zu extrahiren. Ausser dem grossen Nutzen, den die direkte Entfernung der Verbrennungsprodukte verurscacht, verdient auch die Unterstützung der Ventilation durch die Gasflammen unsere besondere Aufmerksamkeit, denn, da ein gewöhnlicher Brenner beinahe 3 Kubikfuss Gas stündlich verzehrt, so kann die Extraktionskraft der Flamme zur Ableitung von 3000 Kubikfuss schlechter Luft während derselben Zeit verwendet werden. Die Technik hat, bei der Fabrikation der verschiedenen Brenerarten, stellenweise auch die Verwendung des Gaslichts zu Ventilationszwecken schon in Betracht gezogen. Wo es weniger auf Aeusserlichkeiten ankommt, wie in Werkstätten etc., genügt es, über der Gasflamme eine Blechröhre mit trichterförmiger Mündung anzubringen, und durch dieselbe die schlechte, erhitzte Luft entweder nach aussen oder in den Schornstein zu leiten. In der That kann auf diese Weise durch Gasflammen leicht eine gute Ventilation hergestellt werden, deren Wirkungen auf die Gesundheit der Betreffenden so in die Augen fallen, dass es sehr zu verwundern ist, diese Kraft bis jetzt so wenig dienstbar gemacht zu sehen.

Die Luftextraktion durch eine Dampfvorrichtung durch die „Fächer-" oder „Schraubenmethode" ist heute beinahe gänzlich in Wegfall gekommen. Der sogenannte „Archimedische Schraubenventilator" wurde allerdings noch kürzlich für enge Luftschachte empfohlen, auch hat man denselben in Fabriken angebracht, wo er vermittelst Menschen- oder Dampfkraft in Bewegung gesetzt werden kann. In Bergwerken hat man durch Anwendung des „Fächers" eine Luftextraktion von 45,000 Kubikfuss in dsr Minute erzielt.

Das auf „Propulsion" beruhende Ventilationssystem wurde zuerst von Dr. Désaguliers im Jahre 1734 eingeführt. Es wird vermittelst eines in einen Kasten eingeschlossenen Fächers in's Werk gesetzt und kann durch Dampf-, Wasser-, Pferde- oder Menschenkraft betrieben werden. Die Luft dringt durch eine Oeffnung in den Kasten und wird durch den revolvirenden Fächer in einen Luftfang getrieben, der durch Canäle mit den verschiedenen Theilen des Gebäudes in Verbindung steht. In Frankreich und

Amerika werden mehrere der grossen Hospitäler durch solche Fächer ventilirt; die Luft wird in einen im Kellergeschoss liegenden Raum getrieben, wo sie erwärmt wird, ehe sie in die Säle gelangt. Dies ist das sogenannte „Van Hecke-System“. In England mag die St. George's Hall, Liverpool, als ein Beispiel des in grossem Maassstabe angewendeten Propulsionsverfahrens angeführt werden. Die Luft dringt aus dem untersten Geschoss empor und passirt einen dünnen, dichten, von einer Fontaine aufgeworfenen Wasserregen, um gleichsam gewaschen zu werden. Bei kaltem Wetter wird sie sodann durch geeignete Vorrichtungen erwärmt, nöthigenfalls auch durch Dampf angefeuchtet und dann durch verschiedene Canäle in die Räume propellirt. Im Sommer wird die Luft in den Luftfängen durch Wasser abgekühlt.

Noch verschiedene andere Propulsionsmethoden, wie das von Dr. Hales vorgeschlagene Blasebalgsystem, oder die durch hydraulischen Druck in Bewegung gesetzte Gasometerpumpe des Dr. Arnott, sind versucht worden, haben sich aber nicht bewährt.

Was nun den relativen Werth dieser beiden Ventilationssysteme (Extraktion — Aspiration — und Propulsion) anbetrifft, so muss man sich, in Bezug auf Kostenpunkt, Wirksamkeit und Dauerhaftigkeit, entschieden zu Gunsten des ersteren aussprechen. In allen beiden spielt die natürliche Ventilation die Hauptrolle, es mag nun hierbei die Construction der Gebäude in Betracht kommen oder nicht, und aus diesem Grunde sollte man derselben in jeder Weise zu Hülfe kommen, ohne dabei natürlich ihre Schattenseiten zur Geltung kommen zu lassen. Es kann gar kein Zweifel darüber obwalten, dass die natürlche Ventilation für Wohnhäuser, Arbeitshäuser, Asyle, Kasernen und Hospitäler, mit Hülfe der Extraktionskraft der behufs Heizung und Erleuchtung erzeugten Hitze, dass allerbeste System genannt werden muss. Andrerseits aber müssen Gefängnisse, Theater und ähnliche Gebäude durch mechanische Vorrichtungen ventilirt werden, die ebenfalls die Extraktion zum Zweck haben.

Allgemeine Erwägungen. In Bezng auf die Lage der Ein- und Auslässe scheinen einige Meinungsverschiedenheiten obzuwalten. Theoretisch betrachtet, sollten sich die Lufteinlässe in der Nähe des Fussbodens, in Auslässe unter der Zimmerdecke befinden, die Temperaturfrage aber lässt die praktische Ausführung dieser Regel nicht zu. Wenn die frische Luft vor ihrem Eintritt nicht erwärmt wird, müssen die Einlässe 9 bis 10 Fuss über dem Fussboden, also mehr in der Nähe der Decke, angebracht werden und so eingerichtet sein, dass die kalte Luft gegen die Decke strömt und dann sanft herniedersinkt in das Zimmer. Die Oeffnungen müssen von aussen-unten nach innen-oben gehen, um das Eindringen des Regens zu verhindern, und ferner die äussere Luft nur durch Gitter oder durchbrochene Ziegel einlassen, um die Heftigkeit der Strömung zu brechen. Sind vertikale Röhren vorhanden, wie die von Tobin oder Shillito, so brauchen sich die Einlässe nur ungefähr 6 Fuss über dem Fussboden zu befinden. Auch sollten Schiebethüren, Ventile und rotirende Scheiben angebracht sein, um die Oeffnungen bei schlechtem Wetter theilweis oder gänzlich verschliessen zu können. Ist die eindringende Luft hingegen erwärmt, so dürfen, was im Allgemeinen auch der Fall ist, die Einlässe in der Nähe des Fussbodens befindlich sein. Immer aber ist es wesentlich, dass man dieselben gleichmässig im Zimmer vertheilt und dass die baulichen Verhältnisse derartig sind, um eine beliebige Reinigung der Einlässe vornehmen zu können, da sich stets Staub und Schmutz in denselben ansammeln.

Wie schon bemerkt, werden die Auslässe am Besten in oder dicht unter der Decke angebracht, nicht nur weil die durch die Athmung verdorbene Luft, vermöge ihrer geringeren Dichtigkeit, nach oben strebt, sondern weil Experimente bewiesen haben, dass bei gleicher Grösse des Auslasses und gleicher Extraktionskraft, durch eine hochgelegene Oeffnung ein grösseres Luftquantum entweicht als durch eine nahe am Fussboden befindliche.

Auch sollten Ein- und Auslässe nicht dicht bei einander liegen, weil sonst die einströmende Luft wieder extrahirt wird, ehe sie sich im Raume verbreiten konnte.

Die Auslassrohre, oder die Lnftschachte zur Entfernung der schlechten Luft, sollen inwendig so glatt als möglich sein, um den Luftstrom nicht zu hemmen, ausserdem aber auch luftdichte Wandungen haben. Ich selbst habe häufig durch Experimente festgestellt, dass die äussere Luft in solche Schachte eindringt, wenn sich dieselben in Aussenmauern befinden und nur mit Gips gefüttert sind. Oft ist dieser Luftzudrang so stark, dass das Ausströmen oben ein sehr rapides ist, während unten das Einströmen kaum wahrgenommen werden kann. Ebenso habe ich gefunden, dass, wenn ein starker Wind gegen die Aussenmauern weht, in denen solche Luftschachte emporgeführt sind, thatsächlich aus beiden Oeffnungen der Schachte zu gleicher Zeit Luft ausströmt. Pettenkofer's Experimente zeigen uns, wie leicht sich dergleichen Erscheinungen zutragen können, da sogar bei ganz gewöhnlichen athmosphärischen Verhältnissen ein ganz bedeutender Austausch von Gasen durch gemauerte und geputzte Wände stattfindet, und auch Kranke machen oft die Wahrnehmung, dass, bei heftigem Winde draussen, ein sehr bemerkbarer Luftzug durch die Wand dringt. (?) Aus diesem Grunde sollten alle dergleichen Luftschachte so luftdicht als möglich, und zwar entweder aus Metall- oder aus glasirten Thonröhren angefertigt sein; man erreicht hierdurch nicht nur diesen ersteren Zweck, sondern vermeidet auch jene Friction, die in den rauh ausgegipsten gemauerten Schachten ein so grosses Hinderniss in der Ausströmung verursacht. Ferner geht aus dem Angeführten auch hervor, dass man soviel als möglich vermeiden soll, die Luftschachte in Aussenmauern anzulegen, denn in kaltem Wetter kühlt sich die auszuführende Luft beim Emporsteigen ab, und wenn die extraktive Gewalt keine sehr grosse ist, tritt das durch den Hitzeverlust vergrösserte Gewicht der Luftsäule derselben sehr hindernd entgegen. Wo keine künstliche Extraktion stattfindet kommt es daher sehr häufig vor, dass auf diese Weise Auslässe zu Einlässen und Einlässe zu Auslässen werden.

Noch ein anderer wichtiger Punkt muss hier in Erwägung gezogen werden, nämlich die Grösse dieser Ein- nnd Auslässe. Da die atmosphärischen Verhältnisse einer fortwährenden Veränderung unterliegen, so ist es begreiflicherweise unmöglich, hierüber eine Norm aufzustellen, die allen Anforderungen genügen kann. Die einzige Alternative ist hier also, ein Maass anzunehmen, welches annähernd der Mehrzahl von Vorkommnissen zu entsprechen im Stande ist, und welches sich, den Umständen angemessen, vergrössern und verkleinern lässt. Dr. Parkes normirt dieses Maass auf 24 Quadratzoll für Einlass und Kopf, für den Auslass desgleichen, als am besten den gewöhnlichen Bedürfnissen entsprechend. Der Theorie nach sollte die Grösse der Auslassöffnungen von der Höhe der Luftschachte abhängen, und in diesem Sinne hat die Baracken-Commission empfohlen, dass in dreistöckigen Gebäuden die Grösse der Oeffnungen wie folgt bemessen werden soll: 1 Quadratzoll für jede 50 Kubikfuss in den oberen Räumen, 1 Quadratzoll für jede 55 Kubikfuss Raum in den mittleren Räumen und 1 Quadratzoll für jede 60 Kubikfuss Raum in den Zimmern zu ebener Erde. In der praktischen Ausführung aber braucht man so feine Unterschiede nicht zu machen, denn die in langen Schachten stattfindende Friction vermindert beträchtlich die Extraktionskraft derselben, und so zeigt sich in den längeren Schachten eine grössere Dichtigkeit der Luftsäule wie in den kürzeren. In Gefängnissen, wo der auf den Kopf entfallende cubische Raum verhältnissmässig gering ist, sollte die Grösse der Auslassöffnung mindestens 20 Quadratzoll pro Kopf betragen. In Kasernen, Hospitälern etc., sollten die einzelnen Einlässe nicht grösser sein als 1 Quadratfuss, da sonst die eindringende Luft sich schlecht vertheilt.

Präcisere Details über die Ventilation der Hospitäler werden in dem Kapitel über die Letzteren gegeben werden.

Capitel V.

Untersuchung der Luft und der Ventilation.

Eine genaue Untersuchung der Zulänglichkeit einer Ventilationsanlage umfasst folgende Momente:

1. Raumverhältnisse, Grösse und Lage der Ein- und der Auslässe, Luftvertheilung und Quantum der zugeführten frischen Luft.
2. Untersuchung der vorhandenen Luft durch die Sinnesorgane.
3. Untersuchung der vorhandenen Luft auf chemischem Wege.
4. Mikroskopische Untersuchung der suspendirten Körperchen.
5. Untersuchung der vorhandenen Luft in Bezug auf Temperatur, Feuchtigkeit etc.

1. Untersuchung der Ventilationsverhältnisse.

Bei der Messung des cubischen Raumes dürfen Correctionen für Möbel, Betten und anderen Ungleichheiten der Raum-Contouren nicht vergessen werden. So müssen z. B. massive Mauervorsprünge in Abzug gebracht, dagegen die cubischen Verhältnisse von Nischen etc. hinzugerechnet werden. Der Raum, den ein Bett ausfüllt, mag auf 10 Kubikfuss, der, den der Körper eines Menschen einnimmt, auf 3 Kubikfuss berechnet werden.

Nachdem der auf jeden Kopf entfallende Kubik-Raum festgestellt worden, müssen zunächst die Lage und Grösse der Einlässe und Auslässe in Erwägung kommen. Durchbrochene Ziegel und Gitter können in Bezug auf die Summe ihres offenen Raumes leicht oberflächlich abgeschätzt werden. Die Einlässe müssen untersucht werden, um etwaige Ansammlungen von Staub etc. aus denselben zu entfernen, die Auslässe aber, um die Hindernisse zu beseitigen, die den freien Abzug der verdorbenen Luft erschweren könnten. Sind offene Kamine vorhanden, so muss die Weite des Rauchganges ebenfalls festgestellt werden. Das Vorhandensein unangenehmer Zugluft, die relativen Stellungen der Thüren und Fenster und deren Hülfe bei der Ventilation sind auch Momente, die der Beobachtung nicht entgehen dürfen. Ist das Ventilationssystem ein künstliches, so muss es in allen seinen Theilen untersucht werden, und hierbei werden sich die Baupläne des Gebäudes, wenn solche beschafft werden können, stets von grossem Nutzen erweisen.

Die Richtungen der in einem Zimmer befindlichen Luftströmungen können mit Hülfe des Rauchs von glimmendem Plüsch, durch feine Seidenfäserchen, Federdaunen, kleine mit Wasserstoff gefüllte Ballons etc., leicht erkannt werden. Oft verwendet man auch die Flamme einer Kerze zu diesem Behufe, dieses Mittel ist jedoch unzuverlässig, indem ganz schwache Strömungen die Flamme nicht zu bewegen vermögen; will man aber erkennen ob durch irgend eine Spalte oder Oeffnung Luft eindringt oder entweicht, dann leistet eine Kerzenflamme gute Dienste. Wir haben schon erwähnt, dass zu Einlässen bestimmte Oeffnungen häufig als Auslässe fungiren, und umgekehrt, und dass auch die Bewegung der Luft in denselben unbeständig, intermittirend und entgegengesetzt sein kann, durch dieselbe Oeffnung bald einströmend, bald entweichend.

Alle diese Punkte sowohl, wie auch solche, die sich aus baulichen Sonderverhältnissen ergeben, müssen genau untersucht und dann die Ergebnisse der Beobachtungen notirt werden. Soll die Ventilation ganz unabhängig von offenen Fenstern und Thüren ausgeführt werden, so sind letztere während der Untersuchungen zu schliessen.

Zur Feststellung der Schnelligkeit der durch die verschiedenen Oeffnungen stattfindenden Luftbewegungen bedient man sich im Allgemeinen eines sogenannten Anemometers. Dieses Instrument gleicht einer kleinen Windmühle. Die durch den Luftzug in Umdrehung versetzten kleinen Flügel treiben einige Zahnrädchen, durch welche wiederum ein Zeiger auf einem Zifferblatt bewegt wird.

Auf solche Weise kann man die Schnelligkeit der Luftströmung von diesem Apparat, wie ungefähr die Quantität des verbrauchten Gases von einem Gasometer, ablesen. Ein eben so schönes wie minutiöses Instrument dieser Art ist von einem Herrn Casella, in Hatton Garden, construirt worden, dasselbe bestimmt die Schnelligkeit der Luftbewegung in Fuss, hundert Fuss, tausend Fuss etc. bis in die Millionen. Durch eine besondere Vorrichtung kann diese Maschine jederzeit angehalten werden. Ehe man dieselbe verwenden will, muss der Index der Fusszahl auf Null gerückt und die relative Position der anderen Scalen je nach der Nothwendigkeit notirt werden. In dem Augenblick, in dem man das Instrument in die Luftströmung bringt, wird die Zeit festgestellt und die hemmende Vorrichtung entfernt. Nach Verlauf einer Minute vielleicht oder mehr, je nachdem man die Beobachtung ausdehnen will, wird wiederum die Zeit festgestellt und zu gleicher Zeit der Apparat angehalten. Dann liest man die Schnelligkeit des Luftstromes von dem Zifferblatt ab, multiplicirt diese Zahl mit dem Durchschnittsmaasse der betreffenden Oeffnung und vermag nun leicht das in der gegebenen Zeit eingeströmte Luftquantum in Kubikfusse anzugeben. Bringt man das Instrument in eine Röhre oder in einen Schacht, so darf dasselbe nicht im Mittelpunkt derselben angebracht werden, weil die Schnelligkeit der Luftbewegung in der Mitte bedeutender ist, als an den Seiten der Röhre. Ist der Schacht gross und geräumig, dann muss die Luftströmung an verschiedenen Stellen desselben gemessen werden. Dasselbe sollte geschehen, wenn man wahrnimmt, dass die Strömung eine unregelmässige ist, die Durchschnittszahl der Gesammtergebnisse bezeichnet dann die approximative Schnelligkeit der Luftbewegung. Ist bei Messungen innerhalb von Röhren der Durchschnitt derselben nur ein klein wenig weiter als der Spielraum der Flügel, dann sind die Resultate unzuverlässig; finden solche Messungen am Eingang der Röhren statt, z. B. vor einem durchbrochenen Ziegel oder einem Luftgitter, so ist die von dem Anemometer indicirte Geschwindigkeit bedeutend geringer als die in dem Röhrenlauf wirklich vorhandene. In solchen Fällen placirt man am Besten das Instrument in die Oeffnung eines Kastens, der die Mündung des Rohrs vollständig bedeckt; auf diese Weise muss die ganze im Rohre befindliche Luft die Oeffnung des Kastens passiren.

Die Menge der durch den Schornstein oder aus anderen Auslässen entweichenden Luft ist ein viel zuverlässigerer Maassstab für das Quantum der Luftzufuhr, als die Menge der durch die verschiedenen Lufteinlässe hereinströmenden Luft. Wie schon gesagt, dringt die äussere Luft durch jede Ritze und Spalte herein, und vermag sogar, in nicht geringem Maasse, ihren Weg durch die Mauerwände selbst zu finden. Hieraus erhellt der oft sehr grosse Unterschied zwischen dem durch die Einlässe hereingelangenden und dem durch die Auslässe entweichenden Luftquantum. In einem Krankenraum mit fünfzehn Betten, einer Thür, acht Fenstern und vier Luftöffnungen fand ich, dass während durch diese Oeffnungen nur 880 Kubikfuss pro Bett und Stunde hereinströmt, nicht weniger als 3150 durch die beiden Schornsteine und die drei Extraktionsschachte des Raumes hinausgeführt wurden. Während der Experimente waren Thür und Fenster verschlossen und in den beiden Kaminen brannten helle Feuer. Daraus ergab sich, dass der grosse Ueberschuss von 2270 Kubikfuss Luft pro Bett und Stunde durch die Ritzen in den Fensterrähmen und rings um die verschlossene Thür seinen Einlass finden musste. Und sehr wahrscheinlich wurde auch durch die Extraktionskraft der Schornsteine und Luftschachte ein grosses Quantum direkt durch die Mauern hereingezogen, welche aus Ziegeln aufgeführt und nicht geputzt, sondern nur getüncht waren.

Will man eine Untersuchung der ausgeathmeten Luft vornehmen, so muss man hierzu den Zeitpunkt wählen, an dem die Ventilationsverhältnisse am besten zur Wirkung gelangen und am genauesten geprüft werden können. Nehmen wir zum Beispiel einen Krankensaal im Hospital, so ist es nöthig, dass die Betten alle belegt, dass Thüren und Fenster geschlossen sind — wenn die Ventilationsanlage derartig ist, dass auf diese keine Rücksicht genommen zu werden braucht — und dass man eine Stunde in der Nacht wählt, in der voraussichtlich die Accumulation der Unreinigkeiten ihren Höhepunkt erreicht hat. Es dürften hierzu die Stunden zwischen Mitternacht und 5 Uhr Morgens sich am Besten eignen. Um nun die Untersuchung so genau und eingehend als möglich anzustellen, muss man einige Zeit vorher aussen ein Hygroskop anbringen, und auch mehrere solche innerhalb des Krankensaales vertheilen. So wird man in den Stand gesetzt, die äussere Temperatur mit der inneren zu vergleichen und ihr relatives hygroskopisches Verhalten zu bestimmen. Beobachtet man dazu noch den Barometer und notirt auch die gegenwärtigen Witterungsverhältnisse, so erhält man alle jene meteorologischen Data, welche man gewöhnlich für einen vollständigen und erschöpfenden Bericht als unerlässlich erachtet.

II. Untersuchung der eingeschlossenen Luft durch die Sinne.

Bei einiger Uebung ergiebt diese Untersuchungsmethode ziemlich verlässliche Resultate; allerdings ist es nöthig, dass man, ehe man in den Raum tritt, dessen Luft zu untersuchen ist, sich eine kurze Zeit in der freien Luft aufgehalten hat, da sonst der Geruchsinn in gewissem Grade abgestumpft ist und das Stadium der Verdorbenheit der Luft nicht mehr feststellen kann. In der grossen Mehrzahl der Untersuchungsfälle kann die wahrnehmbare Verunreinigung der Luft durch folgende Bezeichnungen mit hinreichender Genauigkeit ausgedrückt werden: „Nicht dick“ (dumpf), „ziemlich dick“, „dick“, „sehr dick“, „faulig“, „sehr faulig und widerwärtig“. Die folgende Auswahl aus Dr. de Chaumont's Experimenten zeigt, wie eng die Sinnesempfindungen mit den verschiedenen Graden der Unreinigkeit, wie sie die Procentsätze des Kohlensäuregehaltes anzeigen, übereinstimmen:

Bei 0,1408 pCt.	Ausserordentlich dick und unangenehm.	Bei 0,0843 pCt.	Nicht sehr faulig.
„ 0,1090 „	Ausserordentlich dick.	„ 0,0804 „	Dick.
„ 0,0962 „	Sehr dick.	„ 0,0658 „	Nicht sehr dick.
„ 0,0921 „	Dick.	„ 0,0568 „	Nicht dick.

III. Chemische Untersuchung.

1. Kohlensäure. Bei der chemischen Untersuchung ausgeathmeter Luft ist die Bestimmung des Kohlensäurebetrages in 1000 Theilen Luft die Hauptsache. Die am meisten hierbei gebräuchliche Methode ist die Pettenkofer's, da dieselbe zugleich genau

und leicht anwendbar ist. Bei der Analyse, welche volumetrisch ist, werden französische Maasse und Gewichte gebraucht. Folgende Apparate nebst Lösungen sind ebenfalls nothwendig.

a) Einige Glasgefässe, deren jedes 4000 bis 6000 Kubikcentimeter fasst und mit einer Gummikappe versehen ist.

b) Eine Mohr'sche Burette in Kubikcentimeter getheilt, mit durchbrochenem Kork und gross genug um 50 bis 100 Kubikcentimeter zu fassen.

c) Ein schmales Glasmaas, so eingetheilt, dass es genau 30 und 60 Kubikcentimeter misst.

d) Ein Blasebalg oder eine Blasebalg-Pumpe.

e) Besonders präparirtes Papier-Curcuma (Curcuma Pulver wird in Alkohol gekocht, Filtrirpapier in diese Flüssigkeit getaucht und sodann gewaschen und getrocknet).

f) Reines Kalkwasser (Dr. Angus Smith und Pettenkofer empfehlen Baryt-Wasser, meiner Beschreibung aber liegt die von Parkes und de Chaumont angenommene Methode zu Grunde, an der ich auch bei meinen eigenen Analysen festgehalten habe).

g) Eine Lösung von krystallisirter Kleesäure, 2,25 Gramm auf den Liter destillirten Wassers.

Der Inhalt der Glasgefässe muss mit Hülfe eines in Kubikcentimeter eingetheilten Litermaasses genau festgestellt werden, und es empfiehlt sich, denselben in Kubikcentimetern ausserhalb anzugeben. Diese Gefässe müssen vollständig rein und trocken sein, ehe sie in Gebrauch genommen werden.

Die Analyse hängt von dem relativen Grade der

Alkalicität des Kalkwassers ab, sowohl vor wie nach der Absorption der Kohlensäure des zu untersuchenden Luftquantums. Ein Kubikcentimeter der Lösung Kleesäure neutralisirt genau ein Milligramm (0,001 Gramm) Kalk; hiernach ist der Kalkgehalt eines gegebenen Quantums Kalkwasser sehr leicht zu bestimmen, indem man so lange und soviel von jener Lösung zusetzt bis die Neutralisation perfekt ist. Das für die Neutralisation erforderliche Quantum Kleesäure drückt die Alkalicität des Kalkwassers aus. Hat man nun dieselbe sowohl vor als auch nach der Absorption der Kohlensäure des in dem Glasgefäss enthaltenen Luftquantums erfahren, so ergiebt dieser Unterschied in Milligrammen den Betrag des Kalks, der sich mit der Kohlensäure verbunden hat, das Quantum der Letzteren aber erhält man durchBerechnung des atomischen Gewichtes.

Wie weit die Neutralisation stattgefunden hat ergiebt das Curcuma-Papier. Die Probirlösung der Kleesäure wird in ein bestimmtes Quantum des Kalkwassers gegossen und die Mischung mit einem Glasstäbchen fortwährend umgerührt. Ab und zu bringt man vermittelst des Stäbchens einen Tropfen auf das Curcuma-Papier, wodurch man genau wahrnehmen kann, wann die Neutralisation perfekt ist. Wenn das Kalkwasser ganz rein ist, sieht der damit hervorgerufene Fleck intensiv dunkelbraun aus, fügt man Kleesäure hinzu, so wird der Fleck bei jeder neuen Anfeuchtung heller, bis er in seiner Mitte gar keine Farbe mehr zeigt und nur sein Rand noch in zarter brauner Färbung erscheint. Jetzt muss die Betupfung sorgfältig fortgesetzt werden, und wenn auch der farbige Ring noch verschwindet, dann ist die Neutralisation erreicht.

Bei einer einzelnen Analyse ist es rathsam, zwei Gefässe zu verwenden, weil sonst eine Wiederholung des Experimentes, sollte eine solche nöthig werden, nicht in's Werk gesetzt werden kann. Unter gewöhnlichen Umständen jedoch können so viele Analysen vorgenommen werden, als Gefässe mit den an verschiedenen Orten des Raumes oder des Gebäudes gesammelten Luftproben vorhanden sind. Diese zu untersuchende Luft wird mit einem Blasebalg in das Gefäss gebracht, kann auch durch eine passende Röhrenvorrichtung aus beliebigen Orten des Gebäudes herbeigeschafft werden. Sind die betreffenden Räume nur klein, wie z. B. Gefängnisszellen, deren Ventilation man nicht gern durch Oeffnen der Thür unterbricht, so kann man auch die Luft in die Gefässe pumpen, indem man die Röhren mit vorhandenen Oeffnungen, wie das Beobachtungsloch in der Thür, in Verbindung bringt; natürlich muss Letzteres ganz luftdicht geschehen.

Anstatt eines Blasebalges kann auch eine Blasebalg-Pumpe gebraucht werden, nur muss in allen Fällen das Mundstück bis auf den Boden des Gefässes reichen. Dr. Angus Smith zieht die Pumpe vor, dieselbe vermag die Luft aus dem Gefässe vollständig heraus zu saugen, so dass die zu untersuchende Luft nachdringt. Pettenkofer und de Chaumont andererseits pumpen die Luft in das Gefäss; beide Methoden sind zweckentsprechend, wenn man dafür sorgt, dass die Luft, die in das Gefäss gelangt, wirklich die zu untersuchende ist.

Hat man das Gefäss mit Luft angefüllt, so werden 60 Kubikcentimeter Kalkwasser hineingebracht und darauf die Oeffnung mit einer fest anliegenden Gummikappe geschlossen. Ist die Luft durch Röhren von einem entfernteren Orte herbeigezogen worden, so hat dies möglichst schnell geschehen müssen, um ein Entweichen der Luft durch Diffusion zu verhindern; zu diesem Zweck muss das abgemessene Kalkwasser gleich bei der Hand sein, um sofort eingegossen werden zu können, wenn das Mundstück der Röhren zurückgezogen wird. Dann wird das Gefäss gut umgeschüttelt, damit die Luft in demselben von dem Kalkwasser gehörig ausgewaschen wird, und darauf für eine Zeit von nicht weniger als sechs und nicht mehr als vierundzwanzig Stunden bei Seite gestellt. Damit man 30 Kubikcentimeter zur Analyse herausnehmen kann, müssen 60 hineingethan werden. Von dem Kalkwasser bleibt soviel an den Wänden des Gefässes sitzen, dass man das ganze eingegossene Quantum nicht wieder herausschütten kann, bei einer Wiederholung der Analyse mus daher ein frisches Gefäss genommen werden.

Zum Beginn der Analyse giesst man 30 Kubikcentimeter des verwendeten Kalkwassers in eine Schale, um seine Causticität in der angegebenen Weise durch die Probirlösung festzustellen. Dann entnimmt man dem Glasgefäss ebenfalls 30 Kubikcentimeter und stellt die Causticität auch dieser fest. Die Alkalicität des Kalkwassers variirt zwischen 34 und 41, je nach seiner Stärke; mit anderen Worten, man braucht 34 bis 41 Kubikcentimeter der Kleesäurelösung zur Neutralisation derselben, während die Alkalicität des

Wassers in dem Gefäss sich im Verhältniss zu dem Quantum der Kohlensäure in der eingeschlossenen Luft verringert. Man erlangt dieses Quantum, in dem man, wie schon gesagt, das Gewicht in das Maass umwandelt, hierbei findet man den Faktor 0,39521. Die Grösse des Gefässes ist bekannt, auf das in demselben befindliche Kalkwasser wird ein Raumabzug von 60 Kubikcentimeter gerechnet, und so ist die die Frage nach dem Quantum der Kohlensäure durch eine einfache Proportion zu lösen. Z. B.: Die Alkalicität von 30 Kubikcentimeter Kalkwasser ist 39,5, und die Alkalicität des in dem Gefäss enthaltenen Kalkwassers 33,5; die inhaltliche Grösse des Gefässes ist 5060 Kubikcentimeter; um nun das pro Mille-Verhältniss der Kohlensäure zu finden haben wir folgendes Problem:

$$(5060\text{-}60) : 1000 :: [(39{,}5 - 33{,}5) \times 2 \times 0{,}39521] : X$$

somit ist der Gehalt der Kohlensäure

$$X = \frac{6 \times 0{,}79042}{5} = 0{,}948$$

pro Mille.

Die Rechnung kann in folgender Weise noch vereinfacht werden: Man multiplicirt die Differenz zwischen der Alkalicität des Kalkwassers, je vor und nach der Einfüllung in das Gefäss gemessen, mit 790, dividirt das Ergebniss durch die Zahl der in dem Gefäss räumlich enthaltenen Kubikcentimeter, minus 60. Das Resultat zeigt das pro Mille-Verhältniss der Kohlensäure.

Allerdings hat hier noch eine Correction in Bezug auf die Temperatur stattzufinden, je nachdem dieselbe über oder unter der Norm von 62° Fahr. ist. Der Coëfficient der Luftausdehnung auf jeden Grad Fahrenheit ist 0,0020361, die Correction kann demnach mit hinreichender Genauigkeit wie folgt ausgeführt werden: Man addire auf je 5° über 62° immer 1 Procent zu dem wie oben ausgerechneten Kohlensäure-Quantum, von je 5° unter 62° aber ziehe man denselben Procentsatz ab.

Liegt der Ort der Beobachtung bedeutend über dem Meeresspiegel, so muss auch noch eine Correction wegen des Unterschiedes des Luftdruckes vorgenommen werden. Nimmt man als Norm des barometrischen Druckes 30 an, so lautet die Formel für diese Correction folgendermaassen:
30: (Barometer-Höhe):: Rauminhalt des Glasgefässes: Z.
Das durch Z ausgedrückte Resultat wird substituirt für das thatsächliche Fassungsvermögen des Gefässes in der Berechnung der Kohlensäure.

Unter den verschiedenartigen populären Proben, mittelst welcher man den Kohlensäuregehalt der durch Athmung verunreinigten Luft findet, verdient die folgende, von Dr. A. Smith vorgeschlagene, besondere Beachtung, weil sie weder schwierige Manipulationen noch weitläufige Messungen und Berechnungen erfordert. Die Methode basirt auf der Thatsache, dass die in einer gegebenen Luftquantität enthaltene Kohlensäure in einem gegebenen Quantum Kalkwasser keinen Niederschlag hervorbringt, wenn die Kohlensäure nicht im Uebermaass vorhanden ist. Die folgende Tabelle, aus Dr. A. Smith's Werk über „Luft und Regen", zeigt diese Methode in übersichtlicher Weise:

Kohlensäure in der Luft Procent.	Volumen der Luft Kbctm.	Grösse des Flascheninhalts. Kbctm.	Grösse des Flascheninhalts. Gramm.
0,03	571	584	618,90
0,04	428	443	468,00
0,05	342	356	377,40
0,06	285	299	317,10
0,07	245	259	273,90
0,08	214	228	244,50
0,09	190	204	216.30
0,10	171	185	196,20
0,11	156	170	180,00
0,12	143	157	165,90
0,13	132	146	154,50
0,14	123	137	144,60
0,15	114	128	135,90
0,20	86	100	105,60
0,25	69	83	87,60
0,30	57	71	75,30

Bemerkungen: Die Luft ist 0° C. und 760 Millim's Bar. 15 Gramm Kalkwasser enthalten 0,0195 Gramm Kalk.

Columnen 1 und 2 geben den in dem Luftquantum enthaltenen Kohlensäurebetrag an, der in 15 Gramm Kalkwasser keinen Niederschlag bewirkt; Col. 3 ergiebt dasselbe wic Col. 2, mit dem Zusatz von 14,16 Kubikcentimetern oder 15 Gramm, um die entsprechende Grösse der Flasche anzugeben; Col. 4 giebt den Flascheninhalt in Gramm an. Man sieht, dass 15 Gramm Kalkwasser in Flaschen von verschiedener Grösse ziemlich genau den Kohlensäuregehalt der miteingeschlossenen Luft anzeigen, indem sich beim Schütteln der Flasche kein Niederschlag bildet. Verwendet man also eine Flasche von 315 Gramm und es bildet sich kein Niederschlag, so folgt daraus, dass die enthaltene Kohlensäure 0,06 Procent nicht übersteigt; verwendet man eine Flasche von 240 Gramm und erhält ebenfalls keinen Niederschlag, so ist nicht mehr als 0,08 Kohlensäure vorhanden, und so fort. Dr. Smith sagt, dass man das Kalkwasser stets in so annähernd gleicher Stärke bereiten kann, dass der Unterschied nicht berücksichtigt zu werden braucht. Gebrannter Kalk wird mit Wasser gelöscht und durch Schütteln aufgelöst. Dann lässt man die Flasche stehen bis das Wasser sich geklärt hat. Es ist besser wenn die Flaschen weite Mündungen haben, damit man sie leicht reinigen und trocknen kann. Man bringt dann die zu untersuchende Luft hinein, indem man mit einem Glas- oder Kautschuckröhrchen die in der Flasche enthaltene Luft heraussaugt, wobei man sich aber hüten muss, nicht hinein zu hauchen.

Eine praktische und von Jedermann zu veranstaltende Verwendung dieser Methode schlägt Dr. Smith in folgender Regel vor: „Lasst uns unsere Zimmerluft in solchem Zustande erhalten, dass dieselbe keinen Niederschlag giebt, wenn man sie in einer 315 Grammflasche mit 15 Gramm klaren Kalkwassers durchschüttelt.

2. Verunreinigungen organischer Natur. Um eine annähernde Schätzung der organischen Unreinigkeiten der Luft zu erlangen, wasche man dieselbe mit einer sehr verdünnten Lösung von hypermangansaurem Kali. Das Ergebniss wird ausgedrückt durch die Anzahl der Kubikfuss Luft, welche erforderlich ist, 0,001 Gramm der bekannten Lösung von hypermangansaurem Kali zu entfärben. Die von Dr.

A. Smith eingeschlagene Methode weicht etwas hiervon ab. Er nimmt etwa 30 Kbctm. reinen Wassers und setzt ein kleines Quantum der Lösung von hypermangansaurem Kali zu. Diese Flüssigkeit wird mit der in der Flasche enthaltenen Luft durchgeschüttelt; dann wird diese Luft mittelst einer Blasebalg-Pumpe entfernt, frische hineingeführt und in dieser Weise fortgefahren, bis die Farbe der Lösung gänzlich, oder aber soweit verschwunden ist, dass der Rest probirt und die Differenz abgeschätzt werden kann. Der wirkliche Betrag des fortgenommenen Sauerstoffs kann dann ausgerechnet und das Resultat schliesslich in Gramm pro Million Kubikfuss Luft angegeben werden.

3. Ammoniak. Noch schwieriger ist die Bestimmung des Ammoniakgehaltes der Luft. Das zum Waschen der Luft zu brauchende Wasser muss vollständig rein sein und sollte deswegen vor seiner Destillirung mit Soda oder Potasche gekocht werden. Dann füllt man 30 bis 50 Kbkctm. davon in eine ungefähr 2000 Kbkctm. fassende Flasche und wäscht nun soviel Flaschen voll von der zu untersuchenden Luft, bis das Wasser hinreichend mit Unreinigkeiten gesättigt ist. Man untersucht dasselbe nachher ganz in der von den Herren Wanklyn, Chapman und Smith für das Aufsuchen organischer Verunreinigungen im Wasser vorgeschlagenen Weise, und notirt das Resultat in Gramm pro Million Kubikfuss Luft.

In Betreff weiterer Information über die Untersuchungs-Methoden, und zur Kenntnissnahme einer Reihe anderer trefflicher Experimente, verweisen wir auf Dr. Angus Smith's bereits mehrfach erwähntes Werk.

IV. Mikroskopische Untersuchung.

Die in der Luft suspendirten Körperchen (Stäubchen) können gesammelt werden, wenn man die Luft mittelst eines Aspirators durch destillirtes Wasser zieht, ferner durch Auswaschen derselben in destillirtem Wasser und schliesslich durch ein Instrument, welches Aeroscop genannt wird. Bei Anwendung der ersten beiden Methoden werden die schwebenden Körperchen einfach zurückgehalten, um später zur Untersuchung auf eine Glasplatte gebracht zu werden. Das von Pouchet erfundene Aeroscop besteht aus einer schornsteinähnlichen Röhre, die in eine feine Spitze ausläuft, unter welcher eine mit Glycerin angefeuchtete Glasplatte befindlich ist. Glas sowohl wie Röhre sind in einen luftdichten Behälter eingeschlossen, der durch andere Röhren mit einem Aspirator in Verbindung steht; öffnet man den Hahn des letzteren, so dass das Wasser ablaufen kann, so strömt die Luft in die Röhre hinein und drängt sich gegen die mit Glycerin befeuchtete Glasplatte, auf welcher die schwebenden Körperchen dann zurückgehalten werden.

V. Untersuchung der Temperatur und der Feuchtigkeit.

1. Temperatur. Die verschiedenen mit der Temperatur der eingeschlossenen Luft in Verbindung stehenden Momente, wie Gleichförmigkeit und Hinlänglichkeit derselben, sind durch eine angemessene Vertheilung von Thermometern im Raume und durch Vergleichung der inneren mit der äusseren Temperatur leicht festzustellen.

Die Wirksamkeit der Heizungsanlagen wird am

besten bei kaltem Wetter und des Nachts erprobt. Sind offene Kamine vorhanden, so muss die Temperatur in den entfernteren Theilen des Raumes gemessen werden, wird dagegen mit von aussen hereinströmender heisser Luft geheizt, so geschehe die Messung noch am Einlass.

2. Feuchtigkeit. Der Gehalt an Wasserdämpfen oder die Hygrometricität der Luft wird durch Hygrometer, wie sie Daniell und Regnault erfanden, oder durch Thermometer mit trockener und befeuchteter Kugel bestimmt. Die letzteren sind die passendsten und zuverlässigsten, sie müssen aber einige Stunden vor Beginn der Beobachtungen vertheilt werden. Die nasse Kugel wird mit Mousseline bedeckt, darüber mit einer kleinen Strähne Baumwolle umwickelt, die in ein kleines mit destillirtem oder Regenwasser gefülltes Gefäss hineinhängt. Die Baumwolle muss in Aether gekocht oder in einer Lösung von kohlensaurem Natron eingeweicht sein, um alles Fett aus ihr zu entfernen, damit das Wasser ungehindert in derselben emporsteigen kann.

Die Temperatur der angefeuchteten Kugel ist stets niedriger als die der trockenen, es sei denn, dass die Luft mit Feuchtigkeit gesättigt ist, und der Gradunterschied zwischen beiden differirt je nach dem Quantum der vorhandenen Wasserdämpfe. Man drückt dies gewöhnlich relativ aus. Angenommen z. B. dass 100 der Punkt vollständiger Sättigung sei, so kann man jeden Grad der Trockenheit als einen Procentsatz hiervon ausdrücken, und diesen leicht mit Hülfe der folgenden Tabelle auffinden (Parkes' Manual of Practical Hygiene). Man bedient sich dieser Tabelle, indem man zuerst die Zahl für die Temperatur der trockenen Kugel und dann die für die Differenz zwischen dieser und der nassen aufsucht, sodann geht man die entsprechenden Columnen horizontal resp. vertikal entlang, und notirt die am Kreuzungspunkte gefundene Zahl, welche die relative Feuchtigkeit anzeigt.

Auf dieselbe Weise sollte auch zugleich die relative Feuchtigkeit der äusseren Luft bestimmt werden, um beide Ergebnisse vergleichen zu können.

In einem gut ventilirten und geheizten Raume sollte die Feuchtigkeit zwischen 73 und 75 pCt. betragen, die Temperatur nicht unter 60° Fahr.[8]) heruntergehen, und die Kohlensäure sollte, wie schon früher gesagt, 0.6 pro Mille nicht übersteigen.

Bei der Untersuchung der Luft überfüllter Wohnungen in den Häusern der ärmeren Klassen, reichen die Wahrnehmungen der Sinneswerkzeuge schon allein hin, den Grad der Verunreinigung zu ermessen, in allen Fällen aber müssen der auf den Kopf entfallende cubische Raum und die Ventilationsmittel sorgfältig festgestellt werden, weil sonst alle eventuellen Verbesserungen auf blindes Glück, möglichen Falls auch geradezu zweckwidrig in's Werk gesetzt würden.

Tabelle der durch die Differenz zwischen der trockenen und der angefeuchteten Kugel sich ergebenden relativen Feuchtigkeit.

Temperatur der trockenen Kugel.	Unterschied zwischen der trockenen u. der angefeuchteten Kugel.															
	0	1	2	3	4	5	6	7	8	9	10	11	12	13	14	15
	Relative Feuchtigkeit, Sättigung = 100.															
90	100	95	90	85	81	77	73	69	65	62	59	56	53	50	47	44
89	100	95	90	85	81	77	73	69	65	61	58	55	52	49	46	43
88	100	95	90	85	81	77	73	69	65	61	58	55	52	49	46	43
87	100	95	90	85	81	77	73	69	65	61	58	55	52	49	46	43
86	100	95	90	85	80	76	72	68	64	61	58	55	52	49	46	43
85	100	95	90	85	80	76	72	68	64	61	58	55	52	49	46	43
84	100	95	90	85	80	76	72	68	64	60	57	54	51	48	45	43
83	100	95	90	85	80	76	72	68	64	60	57	54	51	48	45	42
82	100	95	90	85	80	76	72	68	64	60	57	54	51	48	45	42
81	100	95	90	85	80	76	72	68	64	60	56	53	50	47	44	41
80	100	95	90	85	80	75	71	67	63	59	56	53	50	47	44	41
79	100	95	90	85	80	75	71	67	63	59	56	53	50	47	44	41
78	100	94	89	84	79	75	71	67	63	59	56	53	50	47	44	41
77	100	94	89	84	79	75	71	67	63	59	56	53	50	47	44	41
76	100	94	89	84	79	75	71	67	63	59	55	52	49	46	43	40
75	100	94	89	84	79	74	70	66	62	58	55	52	49	46	43	40
74	100	94	89	84	79	74	70	66	62	58	55	52	48	45	43	40
73	100	94	89	84	79	74	70	66	62	58	54	51	48	45	42	40
72	100	94	89	84	79	74	69	65	61	57	54	51	48	45	42	39
71	100	94	88	83	78	73	69	65	61	57	53	50	47	44	41	38
70	100	94	88	83	78	73	69	65	61	57	53	50	47	44	41	38
69	100	94	88	83	78	73	68	64	60	56	53	50	47	44	41	38
68	100	94	88	83	78	73	68	64	60	56	52	49	46	43	40	37
67	100	94	88	83	78	73	68	64	60	56	52	49	46	43	40	37
66	100	94	88	83	78	73	68	64	60	56	52	48	45	42	40	37
65	100	94	88	83	78	73	68	63	59	55	51	48	45	42	39	36
64	100	94	88	82	77	72	67	63	59	55	51	48	45	42	39	36
63	100	94	88	82	77	72	67	63	59	55	51	47	44	41	38	35
62	100	94	88	82	77	72	67	62	58	55	50	47	44	41	38	35
61	100	94	88	82	77	72	67	62	58	54	50	47	44	41	38	35
60	100	94	88	82	76	71	66	62	58	54	50	46	43	40	37	34
59	100	94	88	82	76	71	66	61	57	53	49	46	43	40	37	34
58	100	93	87	81	76	71	66	61	57	53	49	46	43	40	37	34
57	100	93	87	81	75	70	65	61	57	53	49	45	42	39	36	33
56	100	93	87	81	75	70	65	60	56	52	48	44	41	38	35	32
55	100	93	87	81	75	70	65	60	56	52	48	44	41	38	35	32
54	100	93	86	80	74	69	64	59	55	51	47	43	40	37	34	31
53	100	93	86	80	74	69	64	59	55	51	47	43	39	36	33	30
52	100	93	86	80	74	69	64	59	54	50	46	42	39	36	33	30
51	100	93	86	80	74	68	63	58	54	50	46	42	38	35	32	29
50	100	93	86	80	74	68	63	58	53	49	45	41	37	34	31	29
49	100	93	86	79	73	67	62	57	53	49	45	41	37	34	31	28
48	100	93	86	79	73	67	62	57	52	48	44	40	36	33	30	
47	100	93	86	79	73	67	61	56	51	47	43	39	36	33	30	
46	100	93	86	79	73	67	61	56	51	47	43	39	35	32	29	
45	100	92	85	78	72	66	60	55	50	46	42	38	34	31	28	
44	100	92	84	78	71	65	59	54	49	45	41	37	34	31	28	
43	100	92	84	78	71	65	59	54	49	45	41	37	34	31	28	
42	100	92	84	78	71	64	59	54	49	44	40	36	34	30	27	
41	100	92	84	77	70	64	58	53	48	43	39	35	31	28		
40	100	92	84	77	69	63	57	51	46	42	38	34	31			
39	100	92	84	77	59	63	57	52	47	42	38	34				
38	100	91	83	75	68	62	56	50	45	41	37					
37	100	91	83	75	68	61	55	49	44	39						
36	100	91	82	74	66	59	53	47	42							
35	100	90	80	72												
34	100	89	79	72												
33	100	89	78	70												
32	100	87	75													

Capitel VI.

Wasser.

I. Ursprung.

Alles frische Wasser auf der Erdoberfläche ist ein Erzeugniss der Condensation der in der athmospärischen Luft enthaltenen Wasserdämpfe. Die Niederschläge gelangen in Form von Regen oder Schnee auf die Erde und ein Theil derselben läuft ab und in das Meer, ein anderer Theil sickert in den Erdboden, findet seinen Weg durch verschiedene, mehr oder weniger poröse Strata, durch Risse und Spalten in Felsschichten, um endlich wieder in Quellen und Brunnen auf der Oberfläche zu erscheinen; noch ein anderer Theil verdunstet wieder gleich am Orte seines Niederfalles; der Rest wird bei der chemischen Zusammensetzung der Minerale absorbirt oder findet seine Verwendung sowohl in dem Wachsthums- als auch in dem Verwesungsprocess vegetabilischen und animalischen Lebens.

Das auf der Erdoberfläche bleibende Regenwasser sammelt sich in Strömen und Seeen, je nach der Beschaffenheit der Bodenformation, während das unterirdische Wasser entweder unmerklich oder aber in Quellen zur Oberfläche dringt und sich entweder mit dem in den Seeen angesammelten Wasser vereinigt oder sich den Flüssen auf ihrem Wege zum Meere anschliesst.

Der unmittelbare Ursprung unseres Verbrauchswassers ist also das Regenwasser, dann das Wasser der Quellen, Brunnen, Flüsse und Seeen.

1. Regenwasser. Das Regenwasser ist in hohem Grade kohlensäurehaltig und, wenn noch unverdorben durch die Unreinigkeiten des Bodens oder der atmosphärischen Luft, gesund und von angenehmem Geschmack. Häufig aber enthält dasselbe, nach der Analyse der Commission zur Untersuchung des Flusswassers, grosse Quantitäten organischer Stoffe, und in England ist es in der Regel viel unreiner als das Wasser aus tiefen Brunnen und Quellen. Man kann sich hierüber nicht wundern, wenn man bedenkt, dass die Atmosphäre eines so dicht bevölkerten Landes, wie Grossbritannien, eine ungeheuere Menge von excrementitiellem Staube und ebensolchen Effluvien, von Rauchpartikeln und den Produkten animalischer und und vegetabilischer Verwesung aufzunehmen hat. Aus diesem Grunde wird es bei uns auch selten zu anderen als Waschzwecken aufgefangen; in Venedig aber und an anderen Orten des Continents sammelt man dasselbe in unterirdischen Reservoiren, und es wird die einzige Quelle des Wasserbedarfes der Einwohner. Gewöhnlich fängt man das Regenwasser auf den Dächern der Häuser, oder auch auf wohlgepflasterten und cementirten Plätzen. In hügeligen Distrikten sammelt man dasselbe, indem man einen Damm quer durch ein enges Thal oder durch eine Schlucht zieht, in flachen Gegenden gräbt man eine Anzahl kleiner Gräben die zu Cisternen führen.

In speciellen Fällen kann man das Gesammtquantum des bei einem Regen niedergefallenen Wassers leicht bestimmen, wenn man sowohl den jährlichen durchschnittlichen Regenfall in dem Distrikte als auch die Ausdehnung des vom Regen betroffenen Landstriches kennt. In derselben Weise ergiebt der transverse Durchschnitt eines Gebäudes den einen Faktor und der mittlere jährliche Regenfall den anderen, wenn man das Dach des Gebäudes als die vom Regen betroffene Fläche annimmt. Es ist berechnet worden, dass das Quantum Regenwasser, welches man von den Dächern einer beliebigen Stadt in England sammeln könnte, täglich kaum 2 Gallons auf jeden Einwohner ergeben würde, vorausgesetzt dass der durchschnittliche Regenfall 20 Zoll beträgt, und die Oberfläche der Dächer auf jeden Kopf 60 Quadratfuss entfallen lässt.

Verbindet man auf einer Landkarte die Quellen sämmtlicher Neben- und Seitenflüsse eines Stromes durch Linien, so bezeichnen diese letzteren die Grenzen gewisser Komplexe, die man die Sammelbecken der betreffenden Ströme nennt, d. h. die Becken, welche die Regengüsse aufnehmen, durch die das Wasser der Flüsse erzeugt wird. Ist der Boden compakt, so dass der grösste Theil des Regenfalles sofort abläuft, so führen die erwähnten Grenzlinien gewöhnlich auf den höchsten Stellen des Landes entlang, sind dagegen die Bodenformationen porös, so hängt die Richtung derselben von der Gestaltung der unter derselben liegenden, compakteren Substrata ab.

Das in den Boden eindringende Quantum der Regengüsse variirt im Verhältniss zu der Dichtigkeit und Configuration des Bodens, und hängt auch von den die Verdunstung beeinflussenden Verhältnissen ab. In Sand oder Kiesboden sinken 90 bis 96 Procent des Regenwassers hinein, in kreidigen Distrikten versickern 42, in kalksteinigen 20 Procent; dagegen ist in Distrikten fetten Lehmbodens der einsickernde Procentsatz ein sehr geringer. Dr. Dalton fand bei seinen Experimenten auf dem rothen Sandstein von Manchester, dass 25 Procent des Regenfalles bis zu einer Tiefe von 3 Fuss eindrangen, während Mr. Prestwich die Infiltration in die hauptsächlich Wasser einziehenden Strata in der Umgegend von London auf 48 bis 60 Procent angab.

Unter sonst gleichen Bedingungen ist in wellenförmig-hügeligen Distrikten die Infiltration eine bei Weitem geringere, als auf flachen Ebenen. Ausserdem ist es unzweifelhaft, dass dieselbe ganz beträchtlich von der Jahreszeit beeinflusst wird. Herr Dickinson fand durch angemessene Experimente auf dem Kieslager, welches sich über der Kreide in den Thälern um Watfort hinzieht, in den ersten drei Monaten im Jahre eine Infiltration von 70 Procent; in den Sommermonaten sickerten nur 2 Procent ein, während im November und December beinahe das ganze Quantum des Regenfalles in die Erde zog.

2. Wasser aus Brunnen, Quellen, Flüssen und Seeen. Die Beschaffenheit und Zusammensetzung des aus diesen Fundorten entnommenen Wassers hängen von der Art des Bodens und der geologischen Strata ab, welche es passiren musste, oder auch von dem Charakter der betreffenden Betten, Becken etc. Schon auf seinem Wege durch die niedere Atmosphäre hat das Regenwasser Kohlensäure aufgenommen, es absorbirt aber noch bei weitem mehr von diesem Gase, wenn es in den Erdboden eingedrungen ist. Der Betrag der Kohlensäure, welcher

in den Poren vieler fetter Bodenarten enthalten ist, stellt sich, nach Boussingault, 250 Mal höher, als der in der atmosphärischen Luft. Mit Hülfe der Eigenschaften der Kohlensäure löst und zersetzt das Regenwasser verschiedene chemische Verbindungen die ihm auf seiner unterirdischen Tour in den Weg kommen, und nimmt häufig soviel davou in sich auf, dass es zu dem gewöhnlichen Gebrauche nicht mehr verwendbar ist, wie z. B. die Mineralwässer.

1. Das Wasser aus flachen Brunnen und Wassergruben enthält, obgleich es oft ziemlich rein erscheint, häufig bedeutende Beimischungen von organischen Stoffen. So z. B. enthält das Wasser in moorigem, reich mit Vegetabilien durchsetztem Boden zuweilen bis gegen zwei Gramm vegetabilische Stoffe pro Gallon, wodurch dasselbe eine bräunliche Färbung erhält; das Wasser in Marschgegenden weist zwischen 1 und 6 Gramm organischer Stoffe pro Gallon auf. Der Salzgehalt richtet sich nach dem geologischen Charakter des Bodens, in welchem der Brunnen sich befindet, wird an bewohnten Orten aber oft durch excrementitielle Verunreinigungen verdeckt. Flache Brunnen sind solche, die nicht über 50 Fuss tief sind, selten aber mehr als die Hälfte dieser Tiefe erreichen. Das Wasser aus Wassergruben, die sich auf cultivirtem Lande befinden, ist immer mehr oder weniger durch Dungstoffe verunreinigt und sollte vor jedem Gebrauch erst filtrirt werden.

2. Quellwasser und Wasser aus tiefen Brunnen zeigt sich ebenfalls, je nach der Beschaffenheit des Bodens, verschieden. So sind die alluvialen Wasser mehr oder weniger unrein, sie enthalten grosse Quantitäten von

Salzen (1—8 Gramm pro Gallon) und oft auch organische Stoffe. Das Wasser aus Kreidelagern hingegegen ist klar und gesund und enthält, neben einem grossen Quantum Kohlensäure, auch ganz bedeutende Procente verschiedener Salze und kohlensauren Kalk. Ebenso gesund und angenehm von Geschmack, aber weniger zum Kochen geeignet ist das Wasser aus den Lagern von Kalk und Magnesia-Kalk. Es enthält mehr Kalk und schwefelsaure Magnesia als das Kreidewasser und wird in Folge dessen nicht so weich beim Kochen. Wasser aus den Granit-, Basalt-, Thonschiefer- und metamorphischen Formationen sind gewöhnlich sehr rein und enthalten nur in sehr geringem Maasse feste Bestandtheile, hauptsächlich kohlensaures und salzsaures Natron und ein wenig Kalk und Magnesia. Auch das Wasser von Sandstein- und Oolitlagern ist sehr rein. Sein Salzgehalt ist nur ein geringerer, er besteht hauptsächlich in Kalk sowie schwefelsaurem und kohlensaurer Magnesia und etwas Eisen. Sehr verschieden in Beschaffenheit und Zusammenhang sind die Wasser, die ihren Ursprung in weichem Sandstein, losem Sand und Kies und Liasthon haben; einige, wie die Farnham-Wässer, sind rein, andere wiederum enthalten viel mineralische und organische Stoffe.

3. Flusswasser ist in den meisten Fällen weicher als Quell- oder Brunnenwasser. Es enthält weniger Mineralsalze, ist aber oft in hohem Grade mit organischen Stoffen geschwängert, in Folge der vegetabilischen Zersetzungsprodukte und der animalischen Excremente, die hineingelangen. Jedoch beschleunigt seine fortwährende Bewegung die Oxydation dieser

organischen Unreinigeiten, ein Läuterungsprocess, welchem die Wasserpflanzen sehr zu Hülfe kommen.

4. Das Wasser der Seeen und Teiche, besonders in Gebirgsregionen der älteren Felsformationen, ist im Allgemeinen sehr weich und enthält wenig mineralische Stoffe; da es aber wesentlich stagnirendes Wasser ist, und da alle Seeen gewissermaassen das Spülwasser ihrer Umgegend aufnehmen, so ist das Quantum organischer, stickstoffhaltiger Beimischungen zuweilen sehr beträchtlich. Filtrirt man das Wasser aber durch Sand, so bleiben die vegetabilischen Zersetzungsstoffe grösstentheils zurück.

Was nun die Beschaffenheit trinkbaren Wassers mit Hinsicht auf die Fundorte derselben betrifft, so sagt die „Rivers Pollution Commission" in ihrem sechsten Bericht:

I. In Bezug auf seine Verwendbarkeit zum Trinken und Kochen:

Gesund	1. Quellwasser	Sehr wohlschmeckend.	
	2. Wasser aus tiefen Brunnen		
	3. Wasser aus hochgelegenen Gruben	Ziemlich wohlschmeckend.	
Verdächtig	4. Gesammeltes Regenwasser		
	5. Wasser aus auf Ackerland gelegenen Gruben		Trinkbar.
Gefährlich	6. Wasser aus Flüssen, in welche Kanalisationswasser gelangt.		
	7. Wasser aus flachen Brunnen.		

II. In Bezug auf seine Weichheit:

1. Regenwasser.
2. Wasser aus hochgelegenen Gruben.

3. Wasser aus auf Ackerland gelegenen Gruben.
4. Verunreinigtes Flusswasser.
5. Quellwasser.
6. Wasser aus tiefen Brunnen.
7. Wasser aus flachen Brunnen.

III. In Bezug auf den Einfluss geologischer Formationen, soweit sie das Wasser hell und klar, farblos, wohlschmeckend und gesund machen, werden die folgenden wasserhaltigen Strata als die wirksamsten genannt:

1. Kreide.
2. Oolit.
3. Greensand.
4. Hastingssand.
5. Neuer rother und conglomerirter Sandstein.

II. Die zur Erhaltung der Gesundheit und für andere Zwecke ausreichende Quantität.

Ein gesunder, erwachsener Mensch braucht täglich von 2100 bis 3000 Gramm Wasser für die Processe seiner Ernährung, und zwar gelangt ein Drittel davon in den verschiedenen Speisen, und das Uebrige in der Gestalt von Getränken in den Körper. Der zum Kochen nöthige Bedarf ist von einem halben bis zu einem ganzen Gallon (zwei bis vier Liter) pro Kopf und Tag geschätzt worden, während das für Reinlichkeitszwecke zu verwendende Quantum von den Gewohnheiten des Individuums abhängig ist.

Dr. Parkes setzt die folgenden Quantitäten als für einen erwachsenen Menschen der Mittelklassen erforderlich fest:

	Gallons täglich.
Für den Kochgebrauch . . .	0,75
Für Getränke.	0,33
Für körperliche Reinigung . .	5,00
Für Reinigung der Wohnung und Geräthe	3,00
Für Reinigung der Wäsche . .	3,00
	12,08 = 48,32 Liter.

Dem Soldaten steht ein tägliches Wasserquantum von 15 Gallons = 60 Liter täglich zu, für die Frauen und Kinder in einem Regiment wird nichts vergütet. In den ärmeren Stadttheilen Londons fand Dr. Letheby einen Wasserverbrauch von 5 Gallons pro Kopf und Tag, und in den Muster-Logirhäusern einen solchen von 7 Gallons. Auf dem Lande, in den Hütten der Armen, wo das Wasser nicht reichlich vorhanden ist, übersteigt in vielen Fällen der Wasserverbrauch nicht einmal 3 Gallons, natürlich sind die betreffenden Individuen dann nicht reinlich. Ein ordentliches Bad erfordert täglich 40—60 Gallons, ein Douche-Bad nur 3—4 Gallons. Wo Waterclosets im Gebrauch sind, muss ein Mehrverbrauch von 4—6 Gallons täglich gerechnet werden. Latrinen bedürfen weniger.

Professor Rankine hat den Wasserbedarf in Fabrikstädten folgendermaassen pro Kopf und Tag festgestellt: 40 Liter für den häuslichen Gebrauch, 40 Liter für municipale, und weitere 40 Liter für gewerbliche Zwecke; so gross dieses Quantum auch scheinen mag, so dient dasselbe dennoch in vielen Städten als Norm. Glasgow z. B. rechnet 140 Liter auf den Kopf, Paris 124 nnd Liverpool 120. Die verschiedenen Londoner Wasserleitungs-Gesellschaften liefern ebenfalls pro Kopf der Bevölkerung 84 bis 136 Liter, während die Fabrikstädte in Lancashire und Yorkshire von 64 bis 84 Liter pro Kopf zugeführt erhalten. Rawlinson's Minimalannahme für Fabrikstädte sind 80 Liter, und wenn man mit einiger Sorgfalt jede unnöthige Verschwendung vermeidet, ist dieses Quantum vollständig hinreichend.

Dr. Parkes stellt mit Berücksichtigung aller Zwecke folgende Sätze auf:

	Liter pro Kopf der Bevölkerung.
Häuslicher Bedarf	48
Allgemeiner Badebedarf	16
Waterclosets	24
Nicht zu vermeidende Verschwendung	12
Vollständiger Wohnungsbedarf in Summa	100
Städtischer Bedarf	20
Bedarf für gewerbliche Zwecke . .	20
Mithin im Ganzen	140

Dies ist ohne Frage eine etwas zu liberale Schätzung, besonders was das Wasser für den häuslichen Bedarf nnd für die Waterclosets anbetrifft, dieselbe basirt jedoch auf dem Princip, dass eine freigebige Vertheilung des Wassers nicht nur zur Aufrechterhaltung gehöriger Reinlichkeit sondern auch zum wirksamen Betriebe der Kloakenspülung absolut nöthig ist. Zweifelsohne aber findet auch in einigen Städten eine Wasserverschwendung statt, die zuweilen mindestens ein ganzes Drittel der Zufuhr erreicht; muss nun das Wasser durch Pumpwerke herbeigeschafft, oder aber das Kanalisationswasser durch Pumpen entfernt oder aber chemisch behandelt werden, so werden dadurch die pro Kopf und Tag berechneten Beträge sehr bedeutend vergrössert. Ein Theil dieser Verschwendung muss auf undichte, unterirdische Röhrenleitungen veranschlagt werden, der grösste Theil fällt aber den mangelhaften Einrichtungen innerhalb der Häuser zur Last, und dem leichtsinnigen Offenlassen der Wasserhähne in Küchen und Waterclosets. Letztere sollten stets mit Reservoirs versehen sein, die solche Verschwendung verhüten.

Der tägliche Wasserbedarf in Krankenhäusern kann auf 120 Liter pro Kopf angenommen werden. In Gefängnissen und Arbeitshäusern variirt derselbe je nach den Badevorrichtungen und dem Vorhandensein von Waterclosets. In dem Zuchthause zu Portsmouth, wo sowohl Waterclosets als auch Latrinen mit Spülung im Gebrauch sind, und wo jedem Gefangenen wöchentlich ein Bad gestattet ist, beläuft sich der Wasserverbrauch auf 44 Liter pro Kopf und Tag.

III. Wasserversorgung.

Unter dieser Ueberschrift sollen Brunnen und Bohrungen, das Sammeln und die Aufbewahrung des Wassers und Wasserwerke im Allgemeinen zur Besprechung gelangen.

1. Brunnen und Bohrungen. In kleineren städtischen und ländlichen Distrikten entnimmt die Bevölkerung ihren Wasserbedarf aus flachen Brunnen, dieselben mögen sich nun als Pumpen, Ziehbrunnen oder Schöpfbrunnen charakterisiren. Bei längerem Gebrauch wird das umliegende Erdreich aber sehr bald derartig mit Unreinigkeiten gesättigt, dass es

beinahe unmöglich ist, dass Wasser rein zu erhalten. An dichtbewohnten Orten sind solche Brunnen stets sehr verdächtig, und der Gebrauch derselben sollte soviel als möglich beschränkt werden. Andererseits geben tiefe Brunnen zu solchen Bedenken keine Veranlassung, da dieselben im Allgemeinen durch eine undurchlässige Bodenschicht hindurchgeführt sind, welche die Infiltration von der Erdoberfläche verhindert und zugleich das Emporsickern des Wassers aus der unteren porösen Schicht unmöglich macht. Die Qualität solchen Wassers hängt, wie schon erwähnt wurde, von der Beschaffenheit der geologischen Formation des Distriktes ab. Es ergiebt sich ferner, dass man, nach einem bekannten physikalischen Gesetz, nur durch das undurchlässige Stratum hindurch, und in das darunter befindliche wasserhaltige hineinzubohren braucht, um das Wasser bis zur Oberfläche, oder doch bis dicht unter dieselbe, emporsteigen zu lassen, so dass es daselbst in einem gewöhnlichen Brunnen gesammelt werden kann. Wird in gewissen niedrigen Distrikten eine Bohrung unterhalb der Infiltrationslinie und bis hinunter in das wasserhaltige Stratum vorgenommen, so steigt das Wasser bis zur Oberfläche empor und fliesst über. Solche überfliessenden, oder artesische Brunnen, fand man früher im Thale der Themse in grosser Anzahl, und noch heute trifft man sie in den flachen Gegenden von Essex und an der Küste von Lincolnshire. Gewöhnliche Bohrungen unterscheiden sich von artesischen Brunnen dadurch, dass sie nicht durch ein undurchlässiges Stratum gehen, ehe sie die Wasserader erreichen. Man findet sie häufig in den Distrikten der Kreide und des rothen Sandsteins, wo man durch sie die Wasserproduktion der Brunnen zu vermehren sucht. Thatsächlich aber liefert eine Bohrung beinahe ebensoviel Wasser als deren mehrere. So fand Stephenson im Bootle-Brunnen zu Liverpool, dass ein Bohrloch von den vorhandenen 16, die übrigen 15, von denen einige 600 Fuss tief waren, hatte man verstopft, pro Tag 3,684,768 Liter Wasser gab, und dass dieses Quantum, wenn alle 16 in Funktion waren, nur um 451,168 Liter täglich überschritten wurde.

Heutzutage ist man davon abgekommen den Wasserbedarf grosser Städte aus tiefen Brunnen zu nehmen, weil die Produktionsfähigkeit derselben den Bedürfnissen der sich so rapide vermehrenden Bevölkerung nicht entspricht, die Zahl der Brunnen aber innerhalb eines bestimmten Distriktes nicht über eine feststehende Grenze hinaus vermehrt werden kann, da jeder einzelne ein Landstück von beträchtlichem Umfange aussaugt. Für grosse, isolirte Gebäude aber, wie Irrenhäuser, Arbeitshäuser und Gefängnisse, sind dieselben sehr gut anwendbar; bei der Auswahl eines Platzes für ein derartiges Gebäude sind die Möglichkeit der Erlangung einer genügenden Wasserzufuhr und der Kostenpunkt derselben, Gegenstände der allerersten Erwägung.

Im Allgemeinen hängt die Erlangung eines genügenden Wasserquantums von der Beschaffenheit der unteren Strata und von dem Niveau des betreffenden Ortes ab. Brunnen, die in Sand oder Kies gegraben sind, mögen unter gewöhnlichen Umständen Wasser in genügender Fülle geben, es ist aber sehr die Frage, ob sie dies in trockenen Zeiten auch können, wenn sie nicht ganz bedeutend unter dem Niveau der umliegenden Gegend angelegt sind, und dasselbe gilt auch von den flachen Brunnen in Kreidedistrikten. Tiefe Brunnen oder Bohrungen in dem neuen rothen Sandstein, in den Oolit- oder Kreideformationen, geben gewöhnlich reichlich und gleichmässig Wasser, weil diese durchlässigen Gesteine so mit Wasser gesättigt sind, dass man dieselben ungeheure, unterirdische Reservoirs nennen kann. Die tiefsten artesischen Brunnen der Welt sind die zu Grenelle und Kissingen, ersterer ist 1800, letzterer 1878 Fuss tief.

In dem bereits erwähnten Bericht betont die Rivers Pollution Commission ganz besonders, dass man für den häuslichen Gebrauch stets dem Wasser aus Quellen und tiefen Brunnen, sogar auch dem der hochgelegenen Wassergruben den Vorzug geben sollte, nicht nur wegen der grösseren chemischen Reinheit, sondern auch wegen der physikalischen Eigenschaften desselben, die es ganz besonders schätzbar für den häuslichen Gebrauch erscheinen lassen. Dieses Wasser ist fast immer klar, farblos, durchsichtig und hell, und seine Temperatur im Sommer kühl und erfrischend, während dieselbe im Winter nie auf den Gefrierpunkt herabsinkt. Für die Rewohner eines Ortes ist solches Wasser von unschätzbarem Werthe, und diejenigen, in deren Händen die Pflege der öffentlichen Gesundheit liegt, sollten keine Opfer scheuen, dies Wasser rein und unverdorben zu erhalten.

Folgende Städte erhalten ihren Wasserbedarf aus tiefen Brunnen nämlich Canterbury, Cambridge, Bury St. Edmunds und Deal aus der Kreideformation des Bodens, Birkenhead, Coventry, Nottingham und Southport aus den Lagern des neuen, rothen Sandsteins, und Bedford und Scarborough aus der Oolitformation.

Für eine zeitweilige und geringe Wasserproduktion hat sich der amerikanische Röhrenbrunnen (Norton's Patent) sehr brauchbar erwiesen. Eine enge eiserne Röhre, die unten zugespitzt und verschiedentlich durchlöchert ist, wird in den Erdboden getrieben und sodann oben mit einem einfachen oder doppelten Pumpenmechanismus versehen. Das Wasser dringt durch die Oeffnung in die Röhre und muss, bei sandigem Boden, in der ersten Zeit filtrirt werden, um es von den Bodenbestandtheilen zu reinigen, die von der Pumpe mit aufgesaugt werden. Später bildet sich um das Ende der Röhre, nach Entfernung des Sandes, ein kleiner natürlicher Brunnenkessel, und man erhält nunmehr reines und klares Wasser. Dieser Röhrenbrunnen eignet sich besonders für Landdistrikte, und gewährt den ferneren Vortheil, dass durch ihn die obere Bodenschicht rein gehalten wird. Will man erfahren, wieviel Wasser ein flacher Brunnen zu liefern im Stande ist, so muss man denselben auspumpen, und dann die Zeit notiren, die er zu neuer Füllung braucht. Die Wasserproduktion kleiner Quellen ermisst man leicht, indem man von dem Wasser ein Gefäss von gewisser Grösse volllaufen lässt und dabei die Zeit dieser Procedur berechnet.

2. Wasserwerke. Grosse Wasserwerke erhalten ihren Zufluss ausser von tiefen Brunnen, auch aus Seeen, Flüssen und Wasserbassins. Erhält eine Stadt ihren Wasserbedarf aus einem hinreichend hoch-

gelegenen See, so empfängt dass Wasser in den Röhrenleitungen schon durch seinen eigenen Fall den nöthigen Druck. Kommt der Bedarf aus einem kleinen Flusse, so ist die Anlage besonderer Sammelbecken nöthig; ist der wasserliefernde Fluss aber von ausreichender Grösse, so kann man ihm den nöthigen Bedarf jederzeit auch ohne Sammelbecken entnehmen. In letzterem Falle beschränken sich die sogenannten Werke auf einen Damm, der einen Theil des Flusses immer in möglichst gleichmässiger Tiefe erhält, einige teichartige Anlagen, in denen das Wasser sich setzt, einen Filtrirapparat und Dampfpumpen.

Will man die Ergiebigkeit eines kleinen Flusses feststellen, so pflegt man denselben durch ein Wehr aufzustauen, und dann das Wasser entweder durch eine Schleuse oder über eine Schwelle von gewisser Länge ablaufen zu lassen. Die Ergiebigkeit eines mittelgrossen Stromes vermag man annähernd zu schätzen, indem man an einer gleichmässigen Stelle seines Bettes verschiedene Messungen seiner Breite und Tiefe vornimmt und so das Durchschnittsvolumen seines Inhaltes erlangt. Dann misst mau die Schnelligkeit seiner Bewegung auf der Oberfläche dadurch, dass man notirt, wie lange ein hineingeworfener leichter Gegenstand braucht, um eine gewisse Strecke schwimmend zurückzulegen; vier Fünftel der Schnelligkeit an der Oberfläche sind ungefähr gleich der wirklichen Gesammtschnelligkeit, und hiernach ist die Ergiebigkeit in Kubikfuss oder Litern leicht zu berechnen.

Empfängt eine Stadt ihre Wasserzufuhr aus kleinen Wasserläufen oder aus Bassins, so müssen die

Regenfälle und ihre Beisteuer zu dem Wasserquantum sorgfältig mit in die Berechnung gezogen werden. Wir haben schon gezeigt, dass die Bodenverhältnisse bei dem thatsächlichen Ergebniss der Regenfälle eine sehr grosse Rolle spielen, halten für es aber geboten, folgende, vom Professor Rankine aufgestellte Beispiele noch ausserdem hier anzuführen:

Boden.	Thatsächlich vorhandenes Regenwasserquantum dividirt durch den Gesammtregenfall.
Steile Oberfläche von Granit, Gneis und Schiefer	beinahe 1
Hügeliger Wiesen- und Moorboden .	von 0,8 bis 0,6
Flaches, bebautes Land	von 0,5 bis 0,4
Kreide	0.

In den verschiedenen Landstrichen Englands variirt der Regenfall zwischen 22 und 140 Zoll, der geringste nachgewiesene betrug 15 Zoll. Derselbe ist in Gebirgsgegenden bedeutender als im flachen Lande, und auf der dem Winde abgekehrten Seite eines Gebirgszuges wieder bedeutender als auf der vom Winde getroffenen. In Bezug auf die Wasserzufuhr sind die Menge jährlicher Regenfälle und die Dauer der trockenen Witterung die wichtigsten Momente.

Bei der Auswahl des Bodens zum Zwecke der Wassererlangung hat man zu bedenken, dass das Wasser um so reiner ist, je unmittelbarer dasselbe von dem Regenfall herrührt, und dass Fruchtbarkeit des Bodens mit Güte des Wassers nicht vereinbar sind. Wasser aus einem mit Vegetabilienresten durchsetzten Boden wird stets einen grossen Betrag vegetabilischer Stoffe enthalten, wie das aus wohlbebautem und cultivirtem Lande gewonnene mit animalischen Stoffen geschwängert sein wird. Das beste Wasser ist daher in dem brach liegenden Moorboden primärer geologischer Formationen oder aber im Sandstein zu finden.

Als Canäle des Sammelterrains gelten entweder die natürlichen Wasserläufe des Distriktes, oder aber man verwendet hierzu Gräben, Leitungsröhren etc. Gegen die offenen Gräben lässt sich manches einwenden, weil sich in denselben vegetabilische Stoffe sammeln, ausserdem ist das Gefälle derselben meist so unbedeutend, dass ein grosser Wasserverlust durch Verdunstung entsteht. Die Lage, Ausdehnung und Grösse der zum Reservoir führenden Röhren ist von der Bodengestaltung des Landstriches abhängig. Das Reservoir selbst ist gewöhnlich eine natürliche Bodensenkung, die aber hoch genug liegen muss, um einen Fall zu verursachen, damit keine künstlichen Druckvorrichtungen nöthig werden. In England sollten dergleichen Reservoire stets so gross sein, dass sie einen auf vier bis sechs Monate reichenden Vorrath fassen können; auch handelt man weise, wenn man dazu recht tiefe und steile Bodensenkungen wählt, damit das Wasser einen möglichst geringen Raum der Bodenfläche bedeckt.

Von der Stärke und Festigkeit der Uferwandungen hängt sehr viel ab. Man macht dieselben wasserdicht durch einen Kernbau von festem Lehm, schützt die innere Seite gegen die Wasserspülung durch Steindossirungen und die äussere gegen die Einwirkungen der Witterung durch eine Rasendecke. Der Kernbau von Lehm erreicht im Allgemeinen den zehnten Theil der gesammten Uferhöhe, und diese wiederum variirt zwischen 3 und 10 Fuss über der höchsten Wasserstandslinie. Oben auf der Uferwandung sind der ganzen Länge nach Bruchsteine aufgeschichtet. Jeglicher Baum- oder Strauchwuchs auf derselben muss sorgfältig unterdrückt werden, überhaupt ist bei der Construktion der Wandungen die grösste Achtsamkeit zu verwenden, damit dieselben nicht durch Ratten und andere Thiere unterwühlt werden können.

Jedes auf diese Weise eingeschlossene Reservoir ist mit einem Wehr versehen, über welches sich das herbeigeleitete Wasser in das Becken ergiesst.

Zur Entfernung des Bodensatzes, der sich auf dem Grunde des Reservoirs ansammelt, dient ein Reinigungsrohr, welches, neben einem Abflussrohr, von dem niedrigsten Punkte des Reservoirbodens aus in den natürlichen Wasserlauf ausserhalb des Uferwalles führt. Beide Rohre gehen durch eine gewölbte, gemauerte Oeffnung in der Uferwandung. Das Abflussrohr (Aquädukt) biegt sich im Reservoir nach oben und ist mit einer Anzahl von Löchern versehen, die gegen das Eindringen von Steinen, Holzstückchen und anderen Körpern, welche die Thätigkeit der Ventile hindern würden, geschützt sind. Die Schleusen, welche zum Betriebe beider Rohre nothwendig sind, werden von einem Schleusenthurm aus bedient.

Der Aquädukt führt das Wasser den Zweig- und Nebenrohren zu. Derselbe kann sowohl verdeckt als offen sein, oder, je nach den Umständen, zum Theil bedeckt und zum Theil offen. Ist er verdeckt, so besteht er im Allgemeinen aus an einander gefügten gusseisernen Röhren und befindet sich 2 bis 3 Fuss unter der Erdoberfläche, um dem Winterfrost nicht zugänglich zu sein. An Stellen, wo diese Röhrenleitung sich mit dem Niveau des Bodens senkt, sind Schleusen-Auslässe in derselben angebracht, um Sand, Steine und andere Sedimente aus den Röhren entfernen zu können. Auf den Höhepunkten dagegen befinden sich Ventile, aus denen die Luft entweichen kann. Ist der Aquädukt theilweis offen und theilweis geschlossen, oder aber kann derselbe bei vermindertem Wasserbedarf den ganzen Druck nicht aushalten, so bringt man entweder ein geeignetes Schleusen- oder Wehr-System oder aber ein zweites Reservoir an, um das über den Bedarf vorhandene Wasser abzuleiten.

Die Röhren, welche sich von dem Aquädukt abzweigen und verästeln, um das Wasser den Wohnungen zuzuführen, bestehen gleichfalls aus Gusseisen und sind mit einem Ueberzug von Pech oder Dr. Angus Smith's Firniss versehen, um sie vor dem Verrosten zu schützen.[9]) An geeigneten Stellen sind ebenfalls Auslasshähne und Ventile angebracht, an den sogenannten „todten Enden" der Hauptleitungen aber Reinigungsauslässe, um die noch vorhandenen Sedimente herausschaffen zu können. In breiten oder sehr frequentirten Strassen sind besondere Seitenröhren am Hauptrohre angebracht, damit die Hausröhren möglichst wenig in die Strasse hinausreichen und leicht zugänglich sind, ohne den Strassenverkehr zu hindern. Die Hausleitungen bestehen im Allgemeinen aus bleiernen Röhren, denn obgleich dieselben leicht von einigen Wasserarten angegriffen werden, so tritt dies Bedenken doch vor ihrer ausserordentlich bequemen Verwendung, da man sie nach Belieben biegen kann, in den Hintergrund. Am meisten werden Bleiröhren von Wasser angegriffen, welches viel Sauerstoff und viel organische Bestandtheile enthält; Wasser, in welchem sich viel Kohlensäure, kohlensaurer und phosphorsaurer Kalk befindet, beeinflussen das Blei am wenigsten. Mithin ist das Wasser aus flachen Brunnen in dieser Hinsicht ganz besonders gefährlich, und wenn man auf den Gebrauch desselben angewiesen ist, sollte man die Benutzung von Bleiröhren überall vermeiden. Man hat die verschiedensten Versuche angestellt, das Blei vor der Zersetzung zu schützen, alle aber zeigten sich unzulänglich, selbst das Anstreichen mit Erdpech und Steinkohlentheer; macht die Eigenschaft des Wassers die Verwendung von Bleiröhren bedenklich, so greife man zu gusseisernen oder aber zu den von den Herren Walker, Parker & Co. verfertigten Compositionsröhren, welche innen aus reinem Zinn, aussen aus Blei bestehen; die Vereinigung der beiden Metalle ist hier eine so innige, dass selbst der stärkste Druck nicht im Stande ist, sie zu zerstören.

Da der grösste stündliche Wasserbedarf ungefähr das doppelte des gewöhnlichen stündlichen Durchschnittsquantums beträgt, so müssten die eine Stadt mit Wasser versehenden Hauptröhren auch das Doppelte des als gewöhnlich angenommenen Wasserquantums zu fassen und zu leiten fähig sein. Die Kosten derartig eingerichteter Röhren aber sind so bedeutend, dass man häufig lieber noch besondere Reservoirs in den Orten anlegt, von denen bestimmte Distrikte versorgt werden. Um allen Eventualitäten zu begegnen, giebt man denselben eine solche Ausdehnung, dass sie mindestens den Bedarf eines Tages fassen können, dabei müssen sie so hoch angelegt sein, dass der Druck des von ihnen ausgehenden Wassers überall ausreicht. Dergleichen Reservoirs sollten stets eingedeckt und ventilirt sein, damit das Wasser weder von Frost oder Hitze beeinflusst, noch durch Luftunreinigkeiten verdorben werden kann.

Die eben beschriebenen Wasserleitungen werden entweder nach dem intermittirenden oder nach dem constanten System betrieben. Das intermittirende System erfordert Sammelbehälter in den einzelnen Häusern und ist mit so vielen Nachtheilen verknüpft, dass man, wo dies möglich ist, stets das constante System einführen sollte. Die Verwendung solcher Sammelbehälter ist, wegen der leichten Verunreinigung des Wassers in denselben, keine sehr empfehlenswerthe, denn nicht allein wirken die Unreinigkeiten der Luft nachtheilig auf das Wasser ein, sondern es können auch Kloakengase vermittelst des Abflussrohres in den Sammelbehälter gelangen. Ueberdies sind solche Cisternen in ärmeren Distrikten sehr primitiver Natur, schlecht gelegen und werden nur sehr selten inspicirt resp. gereinigt. Um diesem Uebelstande vorzubeugen hat man vorgeschlagen, immer mehrere Häuser zugleich aus einem grösseren, gemeinschaftlichen Behälter zu versorgen, welcher unter der unmittelbaren Aufsicht der Beamten der Wasserwerke steht, täglich gefüllt wird und das Wasser vermittelst enger Röhren den einzelnen Haushaltungen zuführt. Gegen das intermittirende System wird ferner geltend gemacht, dass sich in den abwechselnd trockenen und nassen Röhren leicht Schmutz, Staub und die Effluvien von Kloaken und Abflussrohren ansammeln können. Andrerseits wird gegen das constante System eingewendet, dass eine grosse Wassermenge verloren geht, wenn die Röhren schlecht gefügt sind, und dass ferner, bei nicht hinreichender Wasserzufuhr, auch ein Wassermangel sich einstellen kann. Aus diesem Grunde muss die Grösse der Röhren sorgfältig für das zu leitende Wasserquantum berechnet sein und dem vorhandenen Druck genau entsprechen; die Wasserhähne in den Haushaltungen müssen gut schliessen (am besten eignen sich die nach dem Schraubenprincip construirten); und innerhalb der Stadt muss sich eine hinreichende Anzahl von Reservoirs befinden, damit ein Extrabedarf in einem Distrikt das Wasserquantum in den andern nicht vermindert. Sind die Röhren gut gefügt und steht dass Ganze unter strenger und gewissenhafter Aufsicht und Verwaltung, so erfordert das constante System eine geringere Wasserzufuhr, als ein unbeaufsichtigtes intermittirendes System, so dass also auch vom ökonomischen Standpunkte aus das erstere vorgezogen werden muss.

Um eine unnöthige Wasserverschwendung zu unterdrücken, hat man Wassermesser an den Hausleitungsrohren angebracht und dem Hauswirth den Wasserverbrauch berechnet; dieses Verfahren kann aber nicht gutgeheissen werden, da dasselbe den Wirth zu einer zu grossen Oeconomie veranlasst. Gute Wassermesser geben den stündlichen Wasserverbrauch genau an, fast bis auf den Liter; enthält das Wasser aber viele verunreinigende Stoffe oder ist dasselbe schlecht filtrirt, so verstopfen sie sich sehr bald und werden in ihren Angaben vollständig unzuverlässig.

Der kleine, für den Verbrauch in Waterclosets angebrachte Behälter, dessen schon Erwähnung gethan ist, sollte mindestens 8 Liter fassen. Die kleinsten solcher Behälter fassen jetzt aber nur 3 Liter, ein Quantum, welches zur Spülung der Pfanne und des Abzugrohrs nicht annähernd ausreicht.

Noch ein aus Sparsamkeitsrücksichten empfohlener Modus des constanten Systems ist die in jedem Hause vorzunehmende Anlage einer Cisterne, die gross genug ist, um ein für vierundzwanzig Stunden hinreichendes Wasserquantum aufzunehmen; die von ihr ausgehende Leitungsröhre soll dann so construirt sein, dass sie genau dieses Quantum, und nicht mehr, abgiebt. Eine jede solche Cisterne würde sich während des Tages nach und nach entleeren und dann über Nacht wieder gefüllt werden. Da dieser Modus aber die bei dem intermittirenden Systeme erwähnten Nachtheile nicht auschlösse und auch bei einem Extrabedarf nicht genügen würde, so verdient derselbe weiter keine Berücksichtigung.

Alle Cisternen müssen so angelegt sein, dass dieselben leicht zu reinigen sind. Das beste Material zur Anfertigung derselben sind Schieferplatten, in Cement gesetzt, oder galvanisirtes Eisen. Bleierne Cisternen sind zu verwerfen, wenn sie nicht sorgfältig ausgepicht oder mit einem anderen Ueberzuge versehen sind. Jede Cisterne muss verdeckt und gegen die Einwirkungen der Witterung und Temperatur geschützt sein. Der Einlass an derselben muss durch eine Schwimmvorrichtung so eingerichtet sein, dass er sich selbst verschliesst, sobald die Cisterne gefüllt ist; ist die Wasserzufuhr eine constante, so sollte das überlaufende Wasser sich in so nachdrücklicher Weise bemerkbar machen, dass eine schleunige Rektificirung gar nicht umgangen werden kann. Das Abflussrohr für das überfliessende Wasser darf nie direkt in eine Senkgrube, Drainröhre oder dergleichen führen, sondern muss sich noch über der Erde öffnen und zwar über einem ventilirten, vergitterten Schachte. Verwendete man hierauf immer die nöthige Aufmerksamkeit, so könnten niemals Kloakengase durch das Abflussrohr in die Cisterne dringen.

Ausser den Vorrichtungen für die Versorgung der Haushaltungen befinden sich an städtischen Wasserleitungen auch solche, vermittelst welcher die Rinnsteine gespült und die Strassen gesprengt werden.

Bei der Legung von Wasserleitungsröhren im Erdboden ist die Berücksichtigung eines möglichst weiten Abstandes derselben von Kanalisations-, Drain- oder Gasröhren von höchster Wichtigkeit. Ob nun das constante oder das intermittirende System in Gebrauch ist, stets ist die Gefahr eminent, dass die Wasserleitungsröhren Gase oder Flüssigkeiten aufsaugen, natürlich aber am grössten bei einem intermittirenden System. Leider hat sich in vielen Städten diese Art der Wasserverunreinigung noch kein Verständniss verschafft, ja, man hat derselben sogar in manchen Orten, wie in Croydon, dadurch noch Vorschub geleistet, dass man Kanalisationsröhren direkt aus den Hauptröhren der Wasserleitungen mit Spülwasser versehen liess. (John Simon's Report, New Series, No. VII.)

IV. Reinigung des Wassers.

In grossem Maassstabe wird der Reinigungsprozess des Wassers durch Filtration bewirkt, und zwar indem man das Wasser vor seiner Ableitung in grossen Filtrirbecken sammelt. Solch ein Filtrirbecken ist ein weites, mehrere Fuss tiefes Reservoir, auf dessen geflastertem Boden eine Anzahl Drainröhren sich befinden, die in einen im Mittelpunkt des Reservoirs angebrachten Abzug ausmünden. Ueber diesen Drainröhren ist eine drei Fuss dicke Lage Kies aufgeschichtet, und auf dieser wieder eine zwei Fuss dicke Lage Sand. Die Kiesschicht ist unten grob und wird, je weiter nach oben, desto feiner; dasselbe ist bei der Sandschicht der Fall. Auf dieses Sandbett wird nun langsam und gleichmässig das Wasser geleitet, so dass es nie höher als zwei Fuss darübersteht, oft auch nur einen Fuss. Der vertikale Fall des Wassers durch den Sand sollte nie die Schnelligkeit von 6 Zoll in der Stunde übersteigen, auch sollte der Quadratfuss Sandbett nicht mehr als etwa 950 Liter filtrirtes Wasser in 24 Stunden ergeben; viele Wasserleitungsgesellschaften filtriren allerdings mit wesentlich höherer Schnelligkeit. Grosse Wasserwerke haben stets mehrere Filtrirbecken, um immer einige reinigen zu können, während andere in Thätigkeit sind. Von Zeit zu Zeit muss das Sediment, welches sich auf dem Sande absetzt, entfernt und mit demselben zugleich jedes Mal ungefähr ein halber Zoll Sand von der Oberfläche abgenommen werden. Ist das Sandlager soweit reducirt, dass die Filtration anscheinend nicht mehr vollständig genug geschehen kann, so muss eine neue Aufschüttung erfolgen. Eine in dieser Weise bewirkte Filtration reinigt das Wasser sowohl von den darin suspendirten unreinen Stoffen als auch von einem gewissen Quantum aufgelöster mineralischer Substanzen, ob aber auch die aufgelösten organischen Stoffe in namhaftem Betrage entfernt oder oxydirt werden, ist eine Frage, die noch nicht beantwortet werden kann.

Filter für den Hausgebrauch können entweder an dem Auslassrohr der Cisterne angebracht oder aber auch mit der Hand gefüllt werden. Es sind verschiedene Arten filtrirender Medien im Gebrauch, wie animalische und vegetabilische Kohle, eine Mischung von Silikaten und Kohle, Schwämme, Wolle u. s. w. Nach Dr. Parkes sollen die besten Filter entweder aus animalischer Kohle oder aus kohlensaurem Eisen bestehen. Dieselben entfernen fast alle suspendirten Stoffe und wenigstens 40 pCt. aufgelöster unreiner Stoffe organischer Natur zugleich aber auch eine bedeutende Menge der im Wasser vorhandenen Salze, wie kohlensauren Kalk und chlorsaures Kali. In der That beweisen die Experimente Dr. Wanklyn's mit dem kieselsauren Kohlenfilter, dass selbst Flusswasser, in welchem sich eine bedeutende Quantität des freien und des aus den Eiweissstoffen hervorgehenden Ammoniaks befindet, durch wiederholtes Filtriren so rein hergestellt werden kann, wie Wasser aus einer tiefen Quelle.

Gehörig gewaschene animalische Kohle gilt heute für das beste Mittel zur Filtration, nur muss dieselbe häufig erneuert werden. Sie wirkt nicht nur mechanisch sondern auch chemisch auf die Verunreinigungen des Wassers ein, die organischer Natur sind, und Dr. Frankland ist so von dem Werthe derselben als

Filtrations-Mittel überzeugt, dass er sie sogar, trotz der daraus entstehenden Kosten, zur Verwendung im grossen Maassstabe empfiehlt, wie zur Reinigung des Wasserbedarfs für Städte. Professor Bischof in Glasgow hat entdeckt, dass schwammiges Eisen bedeutende reinigende Eigenschaften besitzt, eine Erfahrung, welche durch die Experimente Seitens der Commission für Verunreinigungen der Flüsse volle Bestätigung gefunden hat.

Unter den wegen ihrer Wirksamkeit besonders empfohlenen Filtern mögen hervorgehoben werden: der Cisternen-Filter der Wasserreinigungs-Compagnie in London; Libscombe's selbstreinigender Kohlenfilter; der „Patent Carbon Block Filter", fabricirt von Atkins & Co., London; und der „Cistern Carbon Filter" des Herrn Finch. Alle die genannten Filter enthalten animalische Kohle als Filtrations-Medium und sind bei jeder Hauscisterne anzubringen. Der von der Silicated Carbon Company angewendete Filterblock besteht aus 75pCt. Kohle, 22pCt. Kieselsäure und etwas Eisenoxyd und Alaun. Derselbe ist dergestalt in einem Gefässe befestigt, dass er dasselbe in zwei Räume theilt, deren einer das unfiltrirte, der andere das filtrirte Wasser enthält. Dieser Apparat erfüllt seinen Zweck vorzüglich und kann, mit einiger Sorgfalt behandelt, lange im Gebrauch bleiben. Das Filtermaterial des „Magnetic Carbide Filter" erlangt man, wenn man den Haematit mit Sägespähnen ausbrennt. Das einzige Bedenken bei demselben ist, dass es zuweilen dem Wasser einen leichten Eisengeschmack mittheilt. Noch ein guter Filter ist der von Bischof empfohlene, aus schwammigem Eisen bestehende. Der „Patent Moulded Carbon Filter" ist ein eleganter Artikel für ein Büffet oder dergl. Er besteht aus zwei Glasgefässen, das obere enthält den Filterblock und das untere kann zugleich als Wasserkaraffe dienen. Zapffilter, auf mehr oder weniger hohen Druck berechnet, können direkt an die Leitungsröhren angeschraubt werden. Sie enthalten Kohle oder kieselsaure Kohle und scheinen sich recht gut zu bewähren.

Vor Kurzem hat ein Major Crease von der Marine-Artillerie einen Filter eingeführt, der wegen seiner Einfachheit und Verwendbarkeit besondere Aufmerksamkeit verdient. Er ist gegenwärtig in der Marine viel im Gebrauch, und auch speciell für grosse Gebäude, wie Asyle und Arbeitshäuser, sehr passend. Der Wasserbehälter ist aus Eisen angefertigt, von innen cementirt, der ganze Apparat kann leicht auseinander genommen und gereinigt werden, und die Gefüge sind durch Hüllen und Bänder von Guttapercha wasserdicht gemacht. Dr. Bond in Gloucester hat neuerdings ebenfalls einen sehr brauchbaren und billigen Filter erfunden, den er den „Schwimmenden Syphon-Filter" nennt. Er besteht aus einem hohlen Metallgefäss, welches in ein beliebiges anderes wassergefülltes Gefäss gesetzt werden kann und auf diese Weise stündlich ein angemessenes Quantum Wasser filtrirt. Das Material ist animalische Kohle. Seine Thätigkeit ist intermittirend und befördert daher den Oxydationsprocess; er ist leicht zu reguliren und zu reinigen, und da vorhandene suspendirte Unreinigkeiten nicht in den Filter gelangen, sondern in dem Wassergefäss zu Boden sinken können, so kann sich derselbe auch nicht verstopfen. Taschen-Syphon-Filter sind aus einem hohlen Kohlenblock gefertigt, eine Röhre führt in diese Höhlung hinein und leitet das Wasser durch die Kohle.

Da sich fast alle Arten von Filtern mit der Zeit verstopfen, so müssen dieselben ab und zu auseinander genommen und gereinigt werden; wo dies nicht ohne Schwierigkeit geschehen kann, lasse man zuerst eine Lösung von hypermangansaurem Kali mit einigen Tropfen concentrirter Schwefelsäure und dann ein Dutzend Liter destillirten Wassers hindurchsickern, letzteres gemischt mit etwas Salzsäure. Die Kohle reinigt man, indem man sie einige Zeit der Sonne und der Luft aussetzt oder aber in einem Feuer ausbrennt.

Die Wasserreinigung ohne Filter und im Grossen wird bei uns nur nach Dr. Clark's System ausgeführt. Man setzt einem Wasser, welches durch Kohlensäure gelösten kohlensauren Kalk enthält, ein gewisses Quantum Kalkwasser zu. Das Quellwasser der Kreidegegenden ist stets mehr oder weniger „hart" und enthält häufig soviel aufgelösten kohlensauren Kalk, dass es zum Waschen gar nicht zu verwenden ist. Wenn solches Wasser durch Clark's System „weich" gemacht worden ist, bringt man es in ein Reservoir, wo es mit einem angemessenen Quantum Kalkwasser vermischt wird und sich dann klären muss; der ganze darin enthaltene Kalk schlägt sich als kohlensaurer Kalk nieder. Auf diese Weise erhält man ein vollständig klares und gesundes Wasser, welches sich trefflich für den häuslichen Gebrauch eignet. Man kann den kohlensauren Kalk auch durch

Kochen entfernen, in welchem Falle er sich als eine Kruste an die Innenseite der Töpfe und Kessel ansetzt.

In den östlichen Ländern sind lange Zeit Alaun-Salze zum Wasserklären verwendet worden und dieselben haben sich in der Beseitigung suspendirter animalischer oder mineralischer Stoffe sehr wirksam gezeigt. Aufgelöste organische Stoffe behandelt man am besten mit hypermangansaurem Kali. Dasselbe beseitigt schnell jeden widerwärtigen Geruch eines in Fässern eingeschlossenen Wassers und oxydirt wenigstens einen Theil der vorhandenen organischen Unreinigkeiten; da aber Albumin nur wenig davon angegriffen wird, wenn nicht zugleich Hitze angewendet werden kann, so kann man sich auf dasselbe als Reinigungsmittel für durch animalische Unreinigkeiten verdorbenes Wasser nicht besonders verlassen. Verdächtiges Wasser sollte stets vor seiner Verwendung abgekocht werden.

Unter anderen Wasserreinigern mögen hier noch angeführt werden: die Destillation, die Lüftung strahlenförmig zertheilten Wassers, Eintauchen von Kohle oder Eisendrath, Wasserpflanzen und Fische. Eine nicht zu grosse Menge von Wasserpflanzen in Sammelbecken und Reservoirs übte einen entschieden reinigenden Einfluss auf das Wasser aus, und die Ausrottung von Fischen hatte eine ungeheure Vermehrung kleiner Crustaceen zur Folge, von denen dieselben sich genährt hatten, und die nun das Wasser widerwärtig und unrein machten. Das Uebel wurde gehoben, sobald man neue Fische in das Reservoir brachte. (Rankine.)

V. Die Ursachen der Verunreinigung des Wassers.

Obgleich in dem bereits Gesagten auch die verschiedenen Arten der Verunreiniguug des Trinkwassers besprochen worden sind, so müssen wir, der Wichtigkeit der Sache wegen, eingehender noch ein Mal darauf zurückkommen, und zwar zunächst mit Bezug auf den Wasserbedarf in kleineren Ortschaften und Landbezirken.

Schätzt man die Städtebevölkerung Gross-Britanniens auf ungefähr 15 Millionen, so entnehmen, nach einem Berichte der „Rivers Pollution Commission“, die übrigen 12 Millionen der Landbevölkerung ihr Wasser fast ausschliesslich aus flachen Brunnen, und diese sind, nach allen Erfahrungen, beinahe immer entsetzlich verunreinigt durch Kloakenstoffe und animalische Abgänge höchst ekelhaften Ursprungs. Denn leider ist es, in Dörfern sowohl wie in vielen kleinen Städten, ein alter Gebrauch, alle Abgänge, wie Schmutzwasser, Jauche und Excremente, auf den Hof zu schaffen, aber auch den Bedarf an frischem Wasser von eben demselben Hofe zu holen. Auf diesem kleinen Hofe, oder Stückchen Land oder Gartenfleckchen, befinden sich in dem porösen Erdboden zwei Gruben; in eine derselben, gewöhnlich die flachere, giesst und schüttet man alle Abgänge des Hauses (zuweilen sind's auch zwei Häuser); aus der anderen, die bis unter die Wasserlinie des porösen Stratums gegraben ist, pumpt man das Wasser für den Hausgebrauch und zum Trinken. Häufig sind diese beiden Gruben kaum zwölf Fuss von einander entfernt, oft liegen sie noch viel näher zusammen. Der Inhalt der Mist- oder

Senkgrube durchsickert nach und nach das umliegende Erdreich und gelangt so auch in das Brunnenwasser. Wird dieses ausgepumpt, so ersetzt es sich sogleich wieder aus der ekelhaften Feuchtigkeit der nächsten Erdmassen, und es ist daher nicht zu verwundern, dass solche Brunnen selbst im Sommer nie austrocknen. Unglücklicherweise haben excrementitielle Flüssigkeiten, wenn sie erst einige Fuss Erdboden durchsickerten, keinen Einfluss mehr auf den Geschmack des Wassers, und so wird diese verunreinigte Flüssigkeit Jahr für Jahr consumirt und genossen, ohne dass an ihre Gefährlichkeit gedacht wird, bis die Missgrube, und durch dieselbe der Brunnen, eines Tages inficirte Stoffe aufnehmen und nun eine ausbrechende Epidemie die Aufmerksamkeit auf das inficirte Trinkwasser lenkt. Wir haben in der That diese Art des Trinkwassers erst grösstentheils in Folge schwerer Typhusausbrüche unter den Leuten, die sich desselben bedienten, kennen gelernt. (Sechster Report der genannten Commission.)

Wenn man auch nicht behaupten kann, dass diese Beschreibung durchgehends auf jedes ländliche Anwesen passt, so darf doch kein Zweifel darüber obwalten, dass das Trinkwasser einer grossen Menge von Dörfern, Gehöften und Bauernhäusern genau so ekelhaften Ursprungs ist. Senkgruben, Mistpfützen und Drainröhren, die sich in der Nachbarschaft von Brunnen befinden, sind immer die Brutstätten vielen Unheils, ganz ebenso Misthaufen und tiefe, mit den Abtritten zusammenhängende, Müllgruben. Alle solche Ansammlungen flüssigen oder festen Unrathes müssen stets als gefährliche Gesundheitsfeinde angesehen werden, und man sollte Alles aufbieten, um einen Uebergang dieser Stoffe in das Brunnenwasser zu verhüten. Die Einführung eines trockenen Systems der Dungbewahrung, sowie des Tonnen- oder Kastengebrauches für den gemeinschaftlichen Abtritt und die Mistpfütze, verbunden mit grösserer Reinlichkeit im Allgemeinen, würden in grossem Maasse die Gefahren der Brunnenverunreinigung in Landdistrikten beseitigen; an dichtbevölkerten Orten aber wird der Erdboden so mit Schmutz aller Art durchsetzt, dass flache Brunnen immer gefährlich bleiben. Alle Brunnenkessel sollten bis zu einer Tiefe von acht bis zehn Fuss mit Lehm ausgeschlagen sein, um die Unreinigkeiten der Erdoberfläche abzuhalten; an Stelle der offenen Schöpf- und Ziehbrunnen, die so sehr leicht zu verunreinigen sind, sollten Pumpbrunnen, oder aber, wo der Erdboden dies gestattet, Norton's Röhrenbrunnen treten. Flache, in der Nähe von Kirchhöfen belegene Brunnen sind ebenfalls oft inficirt gefunden worden.

Aber auch wenn keine Drainröhre und keine Mistpfütze in der Nachbarschaft ist, tritt häufig eine Verderbniss des Brunnenwassers ein und zwar, weil der Kessel niemals gereinigt wird; nach meiner Ansicht ist ein periodisches Reinigen der Brunnen so unumgänglich nothwendig, dass sogar in jedem verschlossenen Brunnenkessel eine Klappe oder Thür angebracht sein müsste, welche dem zu gewissen Zeiten die Reinigung bewerkstelligenden Manne das Ein- und Auskriechen gestattet. In Städten und grossen Dörfern, in denen eine öffentliche Wasserversorgung stattfindet, sollte die Zuschüttung der flachen Brunnen zwangsweise veranlasst werden; das Erdreich ist daselbst von einer solchen Anzahl von Drainröhren nach jeder Richtung hin durchzogen, dass man die Verdorbenheit des Wassers jener Brunnen entweder schon mit Sicherheit annehmen, oder aber eine Verunreinigung desselben in nächster Zeit bestimmt erwarten kann.

Was die öffentliche Wasserversorgung anbetrifft, so kann das Wasser entweder schon an seinem Ursprunge, oder während seiner Leitung, oder aber in seinen Sammelbecken verunreinigt worden sein. Alles Wasser, welches, wie es bei einem Theile der Londoner Wasserversorgung der Fall ist, aus einem Flusse entnommen wird, der in seinem oberen Laufe das Kanalisationswasser von Städten aufgenommen hat, muss sorgfältig filtrirt werden, ist aber selbst dann noch als verdächtig zu betrachten. Andererseits können tiefe Brunnen oder Quellen durch das Eindringen von Unreinigkeiten von der Oberfläche her verdorben werden, oder infolge des Zutritts unsauberen Wassers durch Risse in dem Felsboden. Aber vielleicht die häufigsten und tückischsten Ursachen der Verunreinigung, denen öffentliche Wasserwerke ausgesetzt sind, sind die, welche in Verbindung mit der Ansammlung und Leitung des Wassers stehen. Es ist bereits darauf hingewiesen worden, dass bei dem intermittirenden System die Hauptröhren sich mit Luft füllen müssen, wenn das Wasser abgesperrt wird; haben diese Röhren nun aber schadhafte Stellen, was sehr oft der Fall ist, so können dieselben ebenso gut flüssige wie luftförmige Unreinigkeiten in sich aufnehmen. Wenn überdies Waterclosets direkt aus den

Hauptröhren vermittelst einfacher Hähne oder Stopfer versorgt werden, so ist stets die Gefahr vorhanden, dass jene Röhren auch flüssige Excremente in sich saugen, so oft die Pfanne gefüllt oder das Abzugsrohr verstopft ist. Folgendes Experiment zeigt, wie leicht eine derartige Verunreinigung geschehen kann. — In dem bereits erwähnten Bericht über Croydon theilt Dr. Buchanan mit, dass er einen gewöhnlichen Haus-Wasserhahn mit einer Pfanne in Verbindung brachte, die mit einer Lösung gebrannten Zuckers gefüllt war, deren Quantum hinreichte, viele Tausend Liter zu färben, und dass während der gewöhnlichen nächtlichen Unterbrechung der Wasserzufuhr diese Flüssigkeit vollständig aufgesaugt wurde. Ausgenommen bei einer einzigen benachbarten Röhre, hörte und sah ma von dieser Verunreinigung nie wieder etwas. Ebenso erwähnt der Genannte eines Falles, in welchem blutiges Wasser aus dem Hauptwasserhahn eines neben einer Schlächterei gelegenen Hauses kam. — Ferner sind mit dem intermittirenden System alle die Gefahren verknüpft, welche aus der Aufbewahrung von Wasser in Cisternen, Tonnen, Eimern etc. erwachsen. Wird aus einer und derselben Cisterne sowohl der Wirthschafts- als auch der Closetbedarf gedeckt, so haben Kloakengase zur Oberfläche des Wassers Zutritt, dasselbe ist auch der Fall, wenn das Abflussrohr der Cisterne direkt in eine Kloake oder Drainröhre geleitet ist. Und auch abgesehen von dem Risiko einer Bleivergiftung durch bleierne Cisternen, kann das Cisternenwasser auch dadurch leicht verdorben werden, dass ein solcher Behälter selten oder nie gereinigt wird.

Doch auch bei dem nicht intermittirendem System sind jene Gefahren nicht ausgeschlossen, welche, bisher von den meisten Ingenieuren unbeachtet, durch Aufsaugung Seitens schadhafter Röhren entstehen, besonders wenn dieselben in der Nähe von Kanalisations- und Drainröhren liegen. Die physikalischen Bedingungen, unter welchen solche Aufsaugungen stattfinden, sind ebenfalls zum Theil von Dr. Buchanan fest gestellt worden; ich gebe den Resultaten dieser Untersuchungen hier eine Stelle, um auch eventl. Experimente von anderer Seite dadurch anzuregen. Ein Anhang zu dem Croydon-Report enthält hierüber Folgendes:

„Meine Beobachtungen ergaben:

1. Eine bedeutende seitliche Einströmung (Aufsaugung) findet statt, wenn das Wasserrohr abwärts führt und unterhalb der schadhaften Stelle nicht verschlossen ist.

2. Ist die Strömung des Wassers in einem abwärtsführenden Rohre nur gering, so verhindert auch eine mässige Verstopfung der Röhre unterhalb der schadhaften Stelle das Einströmen nicht.

3. In horizontalen Röhren gleichmässigen Kalibers findet, wenn die Strömung des Wassers bedeutend, oder die Röhre unterhalb der schadhaften Stelle noch lang, oder aber wenn dieselbe auch nur ein wenig aufwärts führt, keine Aufsaugung statt.

4. Ein vorübergehendes Aufhören des mit einem Fliessen a tergo oder eine augenblickliche Verringerung der Verstopfung vorn gestattet einen vorübergehenden Zutritt durch die Oeffnung.

5. Eine Einströmung durch eine seitliche Oeffnung findet verhältnissmässig viel leichter statt, wenn diese

Oeffnung sich an einem verengten, zusammengeschnürten Theil der Röhre befindet."

Auch darf nicht ausser Acht gelassen werden, dass durch den Rost, der sich in den Hauptröhren ansetzt, wenn dieselben nicht genügend davor geschützt sind, das Wasser eine Trübung erleidet; dass ferner der zum Dichtmachen der Zusammenfügungen verwendete Werg dem Wasser auf lange Zeit seinen Geschmack mittheilen kann, besonders wenn die Leitung eine sehr lange ist, und dass endlich bleierne Röhren sehr gefährlich werden können wenn das Wasser weich ist.

Die allgemeinen Wirkungen des Genusses von unreinem Wasser, und die epidemischen Krankheitserscheinungen in Folge derselben, werden im Capitel VIII eingehender besprochen.

Capitel VII.

Analyse des Wassers.

I. Beschaffung des zu untersuchenden Wassers.

Will man Wasser zu analytischen Zwecken, besonders zur Vornahme einer quantitativen Analyse verwenden, so verfahre man in folgender Weise: — Eine gewöhnliche Flasche mit Glaspfropfen genügt für die Aufbewahrung des Wassers. Dieselbe wird zunächst mit starker Schwefelsäure gereinigt, darauf so lange mit klarem Wasser ausgespült, bis das verwendete Wasser nicht mehr sauer reagirt, und schliesslich noch mit einem Quantum von dem zu untersuchenden Wasser nachgespült. Dann füllt man die Flasche bis zum Halse, pfropft sie, bindet über den Pfropfen ein Stück reinen Calico, Waschleder oder Guttapercha, und versiegelt mit Lack. Wenn das Wasser organische Bestandtheile enthält, so muss dasselbe spätestens achtundvierzig Stunden nach seiner Entnahme aus dem Fundorte untersucht werden.

Soll Wasser aus Teichen oder Seeen entnommen werden, so muss man die Flasche möglichst weit vom Ufer eintauchen und dabei ihre Oeffnung so tief hinabdrücken, dass kein Schaum etc. mit hineingeräth; auch darf der Schlamm des Grundes dabei nicht aufgerührt werden. Nimmt man Wasser aus einem städtischen Wasserwerk, so sollte man dasselbe direkt aus dem Hauptrohr oder aus den öffentlichen Springbrunnen oder dergl. schöpfen. Ist man aber auf das Wasser einer Hausleitung beschränkt, so lasse man dasselbe erst gut ablaufen, ehe man es auffängt. Flusswasser schöpft man am besten aus der Mitte des Stromes, möglichst entfernt von den Ausmündungen der Kanalisationsröhren und anderen Ausflüssen, muss aber hierbei auch die kurz vorher gefallenen Regengüsse resp. die herrschende Trockenheit in Betracht ziehen. Untersucht man Wasser aus einer Quelle, so ist es gerathen, dasselbe in eine vorher schnell hergestellte kleine Vertiefung zu leiten, damit sich alle Sedimente zu Boden setzen. Brunnenwasser muss natürlich direkt dem Brunnen selbst entnommen werden.

Die verschiedenen Untersuchungsmethoden erheischen auch verschiedene Quantitäten Wasser; für Mr. Wanklyn's Methode reicht ein Winchester Quart vollständig hin, andere Analytiker brauchen zu einer Untersuchung drei bis vier Liter. Ist ein Winchester Quart nicht zu beschaffen, so erfüllt auch eine Weinflasche denselben Zweck, nur muss dieselbe ganz sauber und auch der Kork neu und rein und gut passend sein.

Gesundheitsbeamte würden sicherlich gern damit einverstanden sein und es sehr opportun finden, wenn der betreffende Gesundheitsinspector des Distriktes auch einen verschliessbaren Korb mit mehreren, klaren, glasgepfropften Flaschen in seinem Gewahrsam hätte. Der Korb müsste mit zwei Schlüsseln zu verschliessen sein, deren einer sich im Besitz des Gesundheitsbeamten (Medical Officer of Health), der andere aber in den Händen des Inspektors (Sanitary Inspector) befindet. Vor Aushändigung der Flaschen müsste jede mit einem Zettel versehen werden, auf welchem Datum, Fundort des Wassers, Grund der Untersuchung etc. anzugeben ist. Zu gewöhnlichen Analysen reichen halbe Literflaschen vollkommen aus, wenn nicht, so kann man den Inhalt von zweien derselben verwenden.

II. Physicalische Untersuchung.

Man giesst einen Theil des Wassers, nachdem man die Flasche gut geschüttelt hat, in einen anderen, ziemlich grossen Glasbehälter. Dann hält man letzteren so vor eine dunkelfarbige Fläche, dass entweder von oben oder von der Seite ein helles Licht in das Wasser fällt, und wird nun die suspendirten Verunreinigungen leicht erkennen können, wobei man dieselben aber vorsichtig von den Luftbläschen im Wasser unterscheiden muss.

Färbung und Trübung werden am besten festgestellt, wenn man das Wasser in ein hohes Gefäss von farblosem Glase schüttet und letzteres dann auf eine Porzellanplatte oder auf einen Bogen weisses Papier stellt. Daneben stellt man ein ähnliches, mit destillirtem Wasser gefülltes Glas, um den Vergleich vornehmen zu können. Man blickt in beide Gefässe von oben hinein und notirt die Beobachtungen. Sind organische Stoffe vorhanden, so zeigt das Wasser gewöhnlich eine gelbe, grüne oder blaue Schattirung, dieselben Erscheinungen aber können auch durch mineralische Substanzen hervorgerufen werden. Lehm, Torf und andere unschädliche Verunreinigungen geben dem Wasser eine bräunliche Färbung. Ist diese Färbung bedeutend, oder zeigt das Wasser eine sehr dunkle Färbung, so muss dasselbe für nicht zulässig zum häuslichen Gebrauch erklärt werden, selbst wenn es durch Filtration vollständig gesund und geniessbar gemacht werden könnte.

Um den Geruch des Wassers festzustellen, giesse man dasselbe in eine Flasche mit weitem Halse, so dass dieselbe zu einem Drittel gefüllt wird, und dann schüttele man das Wasser gut durch. Giebt dasselbe einen unangenehmen Geruch von sich, so ist es zum Genusse nicht geeignet. Bemerkt man keinen Geruch, so erwärmt man die Flasche und schüttelt sie noch einmal; zeigt sich noch kein Geruch, so setzt man dem warmem Wasser ein wenig Aetzkali zu. Entsteht jetzt ein unangenehmer Geruch, so kann man mit ziemlicher Gewissheit annehmen, dass das Wasser eine grosse Menge organischer Verunreinigungen enthält. Bewirkt das Aetzkali zugleich einen Niederschlag im Wasser, so ist dies ein Zeichen von der Härte desselben.

Schlecht schmeckendes Wasser sollte unter keiner Bedingung getrunken werden. Viele Wässer jedoch, die in hohem Grade mit aufgelösten unreinen Stoffen animalischer Natur imprägnirt sind, erscheinen noch immer ganz wohlschmeckend.

Alles in Allem ist die physikalische Untersuchung des Wassers negativer Natur, und obgleich dieselbe manche nützliche Information zu gewähren im Stande ist, so kann man sich dennoch, in Bezug auf die Erlangung richtiger Erkenntniss guten oder schlechten Wassers, auf sie nur in sehr beschränktem Umfange verlassen.

III. Mikroskopische Untersuchung.

Um ein Sediment zu erlangen, muss man das Wasser 12—24 Stunden stehen lassen. Sandpartikelchen erkennt man an ihrer eckigen Form und an ihrer Unempfindlichkeit gegen Säuren. Kreidepartikelchen sind formlos und in Säuren leicht löslich. Todte vegetabilische Stoffe, wie Holzfasern und Blättertheilchen, sowie lebende vegetabilische Substanzen, bestehend aus Conferventheilchen, können auch in Wasser gefunden werden, welches zum Genuss vollständig geeignet ist, ebenso auch Diatomaceen, Infusorien und Entomostraceen. Daher ist die mikroskopische Untersuchung nur insofern für praktische Zwecke von Werth, als sie die suspendirten Stoffe ihrem Charakter nach erkennen lässt; über das Vorhandensein in Lösung befindlicher unreiner Stoffe organischer Natur giebt sie keine direkte Auskunft. Dass sie aber der Forschung ein weites und interessantes Gebiet erschliesst, darüber kann wohl kein Zweifel obwalten; die Schriften von Dr. Burdon Sanderson, Dr. Cohn und Dr. Macdonald in Netley sind in dieser Beziehung von hohem Werthe.

IV. Chemische Untersuchung.

Dieselbe ist entweder eine qualitative oder quantitative. Für gewöhnliche Zwecke, wie sie z. B. dem Gesundheitsbeamten bei der Ausübung seiner Funktionen in ländlichen Distrikten oft vorkommen, ist eine umsichtige qualitative Untersuchung meistentheils durchaus hinreichend, um die Brauchbarkeit oder Unbrauchbarkeit eines Wassers danach bestimmen zu können. In allen Fällen aber, in welchen qualitative Prüfungen ein Wasser zweifelhaft oder verdächtig erscheinen lassen, und in solchen, die voraussichtlich ein autoritatives Einschreiten nothwendig machen werden, darf man eine mehr oder weniger vollständige quantitative Untersuchung nicht umgehen. Ebenso muss die letztere bei der Prüfung des öffentlichen Wasserbedarfes ausgeführt werden, besonders auch vor der Anlage neuer Wasserwerke.

Der Hauptgegenstand aber, den der Sanitarier im Auge haben muss, ist die Feststellung etwaiger gefährlicher Verunreinigungen eines gegebenen Wassers durch organische Stoffe, und eine solche ist, wie ich bereits erwähnt habe, in den meisten Fällen durch eine qualitative Untersuchung zu erzielen. Hat man die verschiedenen Ergebnisse der vorstehend beschriebenen physikalischen Untersuchung notirt und dafür gesorgt, dass der gesammte zur Analysis erforderliche

Apparat ganz sauber und zur Hand ist, so kann in folgender Weise zur qualitativen Untersuchung einer oder mehrerer Wasserproben geschritten werden:

1. Qualitative Untersuchung.

a) Ammoniak. Man füllt ein gewöhnliches Reagensgläschen, welches ungefähr 30 Gramm zu fassen vermag, ziemlich bis oben an mit dem zu prüfenden Wasser und setzt dann 3 bis 4 Gran von dem Nessler'schen Reagens zu. Zeigt sich hierauf eine gelbe oder braune Färbung oder ein bräunlicher Niederschlag, so enthält das Wasser Amoniak-Salze. Dies ist in der Regel als ein sehr verdächtiger Umstand zu betrachten, und, besonders wenn die Färbung intensiv ist, schon allein hinreichend, das Wasser als zum Trinkgebrauch ungeeignet zu verurtheilen. Ein milchiger oder quarkähnlicher Niederschlag ist ein Zeichen von der Härte des Wassers. Ist der Niederschlag bedeutend, so verhindert derselbe zum Theil die Erkennung der zur Prüfung nöthigen Farbe; in diesem Falle thut man gut, eine frische Probe Wasser in ein anderes Gläschen zu füllen, einige Tropfen von einer starken Aetzkalilösung hinzuzufügen und dann, nachdem der hiernach entstehende Niederschlag sich gesetzt hat, das Nessler'sche Reagens zuzusetzen.

b) Nitrite. Man füllt ein mittelgrosses Reagensgläschen ungefähr zu drei Vierteln mit dem zu untersuchenden Wasser an, setzt 5 Gran reiner Schwefelsäure, 5 Gran einer Jodkalilösung (5 Gran auf 30 Gramm distill. Wasser) und schliesslich ein kleines Quantum frischer Stärkelösung zu. Letztere wird leicht hergestellt, indem man etwas Stärke in destillirtem Wasser kocht. Eine blaue Färbung zeigt das Vorhandensein salpetrigsaurer Salze an, und ist die Färbung nur eine einigermassen tiefe, so sollte das Wasser nicht zum Trinken verwendet werden. Da Jodkali zuweilen jodsaures Salz enthält, so ist es immer rathsam, noch ein vergleichendes Experiment entweder mit destillirtem, oder aber mit solchem Wasser anzustellen, von dem man weiss, das es frei von salpetrigsauren Salzen ist. Anstatt der Schwefelsäure kann man auch Essigsäure verwenden, ebenso diese Säure mit den Jodkali- und Stärkelösungen zusammenmischen, ehe man sie dem Wasser zusetzt.

c) Nitrate. Die beste Methode, Wasser auf salpetersaure Salze zu untersuchen, ist die Horsley'sche, die Dr. Bond in folgender Modifikation vorschlägt: — Man thut 30 Gran reiner Schwefelsäure in ein ganz kleines Reagensgläschen, fügt 10 Gran des zu prüfenden Wassers hinzu und lässt dann noch sorgfältig 1 Tropfen Pyrogallus-Säure hineinfallen (10 Gran auf 30 Gramm destill. Wassers mit 2 Tropfen Schwefelsäure angesäuert). Entwickelt sich jetzt ein blassrother oder auch ein blauer Streif, der zuerst in dunkle Amethyst-Farbe und dann in Braun übergeht, so ist ein salpetersaures Salz vorhanden. Schüttelt man das Glas, so verschwindet die Färbung zum grössten Theil, kehrt aber nach und nach wieder und wird, wenn die Mischung einige Stunden gestanden hat, permanent.

Das Auffinden von Nitraten in Wasser aus einem tiefen Brunnen ist kein Beweis für eine Verunreinigung desselben durch Kanalisations- oder Kloakenstoffe, da es in Kreideformationen leicht aus den Schichten, die das Wasser zu passiren hat, hineingelangen kann; anders ist es mit flachen Brunnen oder Erdgruben, denn hier muss man die Gegenwart desselben stets als einen verdächtigen Umstand ansehen.

d) Chloride. Der Chlorgehalt des Wassers ist durch eine einfache volumetrische Methode, die weiter unten beschrieben wird, so schnell bestimmbar, dass diejenigen, die sich im Besitz einer Probelösung von salpetersaurem Silber befinden, diese Methode stets einschlagen sollten; andernfalls ist folgendes Verfahren zu empfehlen: — Man vermischt ein kleines Quantum des Wassers in einem Reagensgläschen mit einigen Tropfen verdünnter Salpetersäure und giesst hierzu eine tüchtige Menge von aufgelöstem salpetersaurem Silber. Vier Gran auf 4 Liter Chlornatrium verursachen eine Trübung, 10 Gran einen leichten und 20 Gran einen bedeutenden Niederschlag, der in Ammoniak löslich ist. Ein gutes Wasser sollte nur eine leichte, dunstige Trübung zeigen. Ergiebt sich ein deutlicher Niederschlag, so zeigt dies entweder an, dass das Wasser seinen Ursprung in einer reichlich mit Salz geschwängerten Formation hat, wie z. B. im neuen, rothen Sandstein, oder dass es von der Nähe der Seeküste und daher brackig (salzig), oder aber durch Kanalisationsstoffe verdorben ist. In den ersten beiden Fällen sind bedeutende Quantitäten fester mineralischer Bestandtheile vorhanden, in weichem Wasser würde daher ein Uebermass von Chloriden eine Verunreinigung des Wassers durch Kanalisationsstoffe anzeigen. Andererseits aber darf man nicht ausser Acht lassen, dass jeglicher Mangel an Chloriden in einem Wasser zu der Annahme berechtigt, dass dasselbe frei von Kloaken-Verunreinigung ist.

e) Blei und Eisen. Man kocht 90—120 Gramm des mit etwas Schwefelsäure versetzten Wassers und fügt dann Schwefelwasserstoff-Wasser hinzu. Erzeugt sich nun eine braune oder schwärzliche Färbung, so kann man annehmen, dass Blei vorhanden ist. Entsteht keinerlei Färbung, so setzt man noch etwas Kali oder Ammoniak zu; zeigt sich hiernach ein schwärzlicher Niederschlag, so ist die Gegenwart von Eisen fast unzweifelhaft. Ein geringer Eisenbestand im Wasser kann nicht schädlich genannt werden, hat man aber Blei, und wenn auch in noch so geringem Maasse, entdeckt, dann muss das Wasser als zum Gebrauch nicht zulässig bezeichnet werden.

f) Organische Stoffe. Wenngleich die Probe mit hypermangansaurem Kali innerhalb der letzten Jahre bei vielen Analytikern wegen ihrer mangelhaften Genauigkeit in Misskredit gekommen ist, so bin ich doch trotzdem noch der Meinung, dass man sich derselben bei der qualitativen Untersuchung des Wassers flacher Brunnen, und namentlich da, wo in der Regel keine Eisensalze gefunden werden, mit vielem Vortheil bedienen kann. Eine recht gute Art ihrer Anwendung ist die folgende: — Man giesst ein hohes, farbloses Glasgefäss beinahe bis zum Rande voll von dem zu prüfenden Wasser und setzt dann soviel einer Lösung von hypermangansaurem Kali zu (2 Gran auf 120 Gramm destill. Wassers), bis sich bei dem Umrühren mit einem Glasstäbchen eine deutliche rothe Färbung zeigt. Dann füllt man ein zweites, gleichartiges Glas mit destillirtem Wasser und setzt dasselbe Quantum der genannten Lösung zu. Hierauf bringt man beide Gefässe auf eine Porzellanplatte oder einen Bogen weissen Papiers und beobachtet nun die Veränderungen, die sich jetzt schneller oder langsamer vollziehen müssen. Die Entfärbung zeigt stets an, dass in dem Wasser oxydirbare, organische Stoffe, Eisen, salpetrigsaure Salze oder Schwefelwasserstoff enthalten sind. Letzteren findet man selten, auch ist derselbe schon durch den Geruch wahrzunehmen, während Eisen und salpetrigsaure Salze auch auf die schon vorher angegebenen Arten zu entdecken sind. Ist keiner dieser drei Stoffe vorhanden, so zeigt eine schnell vor sich gehende Entfärbung, dass die organischen Stoffe animalischen Ursprunges sind, während eine langsame Veränderung die Anwesenheit vegetabilischer Stoffe verräth. Mit Hülfe dieser, allerdings immerhin beschränkten, Resultate, denen eine allgemeine Kenntniss der geologischen Eigenthümlichkeiten der Brunnenwässer eines Distriktes zur Seite stehen muss, dürfte man in vielen Fällen ein hinreichendes Urtheil sich bilden können; negative Ergebnisse dieser Probe aber sind nicht immer zuverlässig.

Durch passende Anwendung einiger oder aller dieser Methoden wird der Gesundheitsbeamte in verhältnissmässig kurzer Zeit eine Reihe verschiedener Wasserarten untersuchen können; um aber die Prüfungen systematisch vorzunehmen, sollte er die Reagensgläser ordnungsgemäss zusammenbringen und nach den enthaltenen Wasserarten numeriren. Vorausgesetzt, dass diese sämmtlich flachen Brunnen entnommen sind, werden die folgenden Erscheinungen ihn in den Stand setzen, zu entscheiden, ob das Wasser zum Gebrauch geeignet ist oder nicht, oder ob dasselbe wegen zweifelhafter Beschaffenheit noch der quantitativen Analysis zu unterziehen ist: —

Setzt ein Wasser viele Sedimente ab und zeigt es, abgeschöpft oder filtrirt, wenig oder gar keine Spuren von Ammoniak, salpetrigsauren Salzen oder Chloriden, so ist es verwendbar, der Brunnenkessel aber muss gereinigt werden; entstammt es einem Röhrenbrunnen, so muss es filtrirt werden. Ist das Sediment flockig und schmutzig, so ist das Wasser auf andere Weise verunreinigt worden und der Brunnenkessel muss geöffnet, untersucht und gereinigt und die Ursache der Verunreinigung entfernt werden. In Städten und anderen Ortschaften, in denen sich eine öffentliche Wasserleitung befindet, welche auch der Umgebung leicht erreichtbar ist, ist ein solcher Brunnen ohne Zögern ausser Betrieb zu setzen; dies muss auch geschehen, wenn das den Brunnen umgebende Erdreich so mit unreinen Stoffen gesättigt ist, dass jede Verbesserung des Wassers absolut unmöglich erscheint. Ist nun aber das Wasser leidlich klar, oder auch ganz klar, was erfährt man dann durch die qualitative Untersuchung? Zeigt sich nach der Anwendung des Nessler'schen Reagens eine deutliche Färbung, aber nur wenig Niederschlag, und kein sicheres Anzeichen der Gegenwart von salpetrigsauren oder salpetersauren Salzen und Chloriden, so folgt daraus, dass das Wasser weich und brauchbar ist und dass das Ammoniak in demselben entweder dem Regenwasser oder vegetabilischen Ursachen entstammt. Sind Ammoniak, salpetrigsaure Salze und Chloride in grossen Mengen da, so ist das Wasser verunreinigt und zu verwerfen.

Ein Wasser, welches viel Chloride enthält und nach Anwendung des Nessler'schen Reagens einen starken, flockigen Niederschlag giebt, sich dabei aber nur wenig färbt und keine Anwesenheit von salpetrigsauren und salpetersauren Salzen und organischen Stoffen verräth, ist hartes Wasser, sonst aber brauchbar. Sollte ein Wasser salpetrigsaure Salze und Spuren auch von salpetersauren Salzen enthalten, aber weder Ammoniak noch Chloride zeigen, so mag es ebenfalls als verwendbar bezeichnet werden. Sind sowohl salpetersaure Salze wie Chloride in grossen Mengen nachgewiesen, so ist das Wasser sehr verdächtig und muss noch einer sorgsamen Prüfung unterworfen werden, selbst wenn Nessler's Reagens keine deutliche Färbung hervorgerufen hat.

Ein verunreinigter Brunnen sollte, wenn keine öffentliche Wasserleitung in der Nähe ist, stets geöffnet und untersucht werden. Die Verunreinigung mag ihren Grund entweder in verabsäumter Reinigung, oder in einem Zufluss von Schmutzwasser aus einer schadhaften Drainröhre, aus einer Mistgrube oder von einem Bauernhofe haben; die Art derselben bestimmt auch die Schritte, die zur Abhülfe gethan werden müssen, und man wird bald erkennen, ob eine Reinigung des Brunnens, oder ob die Beseitigung des schädlichen Zuflusses hinreicht, oder ob der Brunnen ausser Betrieb gesetzt werden muss, und an passender Stelle ein neuer zu graben ist. Hieraus geht hervor, dass eine eingehende Kenntniss in Bezug auf die Lage und die Umgebung eines verunreinigten Brunnens von sehr wesentlicher Bedeutung bei der Erwägung des einzuschlagenden Verfahrens ist; was aber das Wasser an und für sich betrifft, so hat der Gesundheitsbeamte lediglich in dem Sinne Bericht zu erstatten, ob dasselbe verunreinigt und für den Gebrauch geeignet ist oder nicht. Sollten seine Vorschläge, nachdem sie auf dem vorgeschriebenen Wege durch den Inspektor weiterbefördert worden sind, keine Zustimmung finden, so kann die Nothwendigkeit eintreten, das Wasser einer quantitativen Untersuchung zu unterwerfen, um einen ortsobrigkeitlichen Befehl zur Reinigung und Ausbesserung, oder auch zur Schliessung des Brunnens herbeizuführen[10]).

2. Quantitative Analyse.

Mit Ausnahme der neu anzulegenden öffentlichen Wasserversorgungen, welche in allen Fällen die sorgfältigste Analyse erfahren müssen, hat eine gewöhnliche quantitative Analyse nur auf die festen Bestandtheile im Wasser, die Härte desselben, den Gehalt an Chloriden und an organischen Stoffen, repräsentirt sowohl durch das freie als auch durch das aus den Eiweissstoffen hervorgehende albuminoide Ammoniak ihr Augenmerk zu richten.

1. Feste Bestandtheile. Das Quantum fester Bestandtheile wird dadurch festgestellt, dass man das zu uutersuchende Wasser bis zur Trockenheit abdampfen lässt. Man giesst in eine Platina-Abdampfschale, die vorher sorgfältig gereinigt und gewogen wurde, 70 Kubikcentimeter Wasser, bringt dieselbe sodann in das Wasser- oder Dampfbad, lässt das Wasser vollständig abdampfen, reinigt die Schale von aussen und wägt sie dann noch einmal. Die Differenz zwischen beiden Wägungen ergiebt das Gewicht des

aus den 70 Kubikcentimetern Wasser erhaltenen Rückstandes. Man nimmt gerade dieses Quantum, weil jedes Milligramm des Rückstandes für ein Gran des Gesammtrückstandes eines Gallons (4 Liter) Wasser zählt; ein Gallon Wasser aber wiegt 70,000 Gran und 70 Kbkctm. wiegen 70,000 Milligramm.

Ist der Analytiker im Besitz einer ganz genauen Waagschale und zugleich in chemischen Manipulationen einigermaasseu erfahren, so werden 25 Kbkctm. Wasser zur Untersuchung genügen, es muss dann aber das Resultat in Milligrammen mit 2,8 (4 × 0,7) multiplicirt werden, um den Gesammtbetrag des Rückstandes in Gran pro Gallon zu erlangen. z. B.:

Gewicht der Abdampfschale	24,286 Gramm
Gewicht der Abdampfschale mit dem Rückstand	24,295 „
Mithin Gewicht des Rückstandes	0,009 Gramm.

0,009 Gramm sind aber 9 Milligramm, multiplicirt man diese Zahl mit 2,8 so erhält man 25,2 Gran als Quantum des festen Rückstandes in 4 Litern des untersuchten Wassers. Nimmt man 100 Kbkctm. so ist der Multiplicator 0,7. Die Abdampfung währt bei 100 Kbkctm. ungefähr 2 Stunden, bei 70 Kbkctm. 1¼ Stunden und bei 25 Kbkctm. ½ Stunde. Um den Rückstand zu trocknen bringt man die Abdampfschale in ein heisses Luftbad, lässt sie dann abkühlen und wägt sie, in Berücksichtigung der Deliquescenz der Salze, gleich darauf.

Ein sehr billiges und vollständig zweckentsprechendes Dampfbad kann man sich aus einer Oelkanne herstellen, die man mit einem durchlöcherten Kork verschliesst, in letzteren aber einen Glastrichter steckt. Die Kanne wird theilweis mit Wasser gefüllt und auf einem Retortenständer befestigt; die Abdampfschale aber setzt man auf die Mündung des Trichters, und stellt durch zusammengelegtes Papier einen Zwischenraum her, durch den der Dampf entweichen kann.

Die zurückbleibenden festen Bestandtheile sind grösstentheils mineralischer Natur, in vielen Wasserarten hauptsächlich nur Kalkcarbonate. Es ist schwierig zu bestimmen, welchen Maximalgehalt an festen Bestandtheilen ein trinkbares Wasser haben darf. In öffentlichen Wasserversorgungen darf derselbe, wenn dies irgend zu erzielen ist, 2 Gramm auf 4 Liter nicht übersteigen, man findet aber viele brauchbare Brunnenwässer, die das doppelte dieses Betrages enthalten.

Die folgende Aufstellung giebt Beispiele von dem Gehalt an festen Bestandtheilen in verschiedenen Wassern:

	Gran pro Gallon.
Loch Katrine (See)	2,30
Bala See	3,18
London Thames Companies . .	21,66
Rochdale Spring	25,93
Artesischer Brunnen zu Norwich	26,70

Zeigt sich eine vollständige quantitative Analysis für den Bestand an Salzen erforderlich, so muss ein viel grösseres Wasserquantum abgedampft werden, das Vorhandensein der wichtigeren derselben aber kann annähernd iu folgender Weise constatirt werden:

a) Kalk. Man giesst ein wenig Wasser in ein Reagensgläschen und setzt eine Lösung von oxalsaurem Ammoniak zu. Sechs Gran Kalk auf vier Liter verursachen eine leichte Trübung; 1 Gramm einen schon deutlichen und 2 Gramm einen starken Niederschlag, der in Salpetersäure löslich ist.

b) Magnesia. Der Zusatz von Ammoniak sollte in gutem Wasser entweder gar keinen oder nur einen ganz leichten Nebel erzeugen.

c) Sulphate. Man säure mit einigen Tropfen Chlorwasserstoffsäure und einer Lösung von salpetersaurem Baryt. Gutes Wasser darf sich nur ganz leicht trüben.

Solche subsidiären Prüfungen werden nur in seltenen Fällen nothwendig. Einen wichtigeren Fingerzeig erhält man, wenn man den Rückstand über einer Flamme in Asche verwandelt; wird dieselbe schwarz, so kann man das Vorhandensein organischer Stoffe annehmen, erzeugt sich zu gleicher Zeit ein übler Geruch, so hat derselbe in Verunreinigungen animalischen Charakters seinen Ursprung.

2. Härte. Es ist schon gesagt worden, dass die Härte des Wassers von den in demselben enthaltenen festen Bestandtheilen abhängig ist. So ist das Wasser des Loch Katrine, welches nur drei bis vier Gran Rückstand zeigt, von ausserordentlicher Weichheit; ein Wasser, welches acht bis zehn Gran Rückstand zeigt, ist ein mässig weiches, während ein solches, welches zwanzig Gran und mehr enthält, hart genannt wird. Die Constatirung der Härte ist für lediglich sanitäre Zwecke nicht nöthig, wenn man sich über den Gehalt des Wassers an festen Bestandtheilen Gewissheit verschafft hat. Wasser ist hart, wenn es erdige Salze, gewöhnlich Kalkcarbonate, schwefelsauren Kalk und schwefelsaure Magnesia enthält. Ersterer wird durch Kochen entfernt, während

auf letztere das Kochen keinen Einfluss ausübt. Dies wird verständlich, wenn man sich erinnert, dass fettsaure Natronverbindungen wie Seife, mit reinem Wasser gemischt, fast augenblicklich einen Schaum hervorbringen; sind jedoch Kalksalze, Magnesia, Baryt, Eisen oder Alaun anwesend, so bilden sich fettsaure Verbindungen mit diesen Basen, und es entsteht nicht eher Schaum, als bis die erdigen Basen gefällt sind. Da Seife sich in gleichen Theilen mit diesen Basen verbindet, so ist es nur nöthig, die Seifenlösung in einer gegebenen Stärke herzustellen, indem man sie mit einer gegebenen Quantität, vielleicht von Chloriden oder Kalk, vermischt, um das Quantum des im Wasser vorhandenen Kalkes, oder aequivalenter anderer Salze, bestimmen zu können — der Betrag der zur Erzeugung eines Schaumes nöthigen Seife zeigt die vorhandenen Härtegrade des Wassers an. Die Lösungen werden nach folgender, von den Herren Wanklyn und Chapman vorgeschlagenen, Methode bereitet: Man macht eine Lösung von Chlorcalcium, 1,110 Gramm auf 1 Liter destillirtes Wasser. Jeder Kubikcentimeter dieser Lösung enthält einen Betrag der gleich ist einem Milligramm kohlensauren Kalks. Die normale Seifenlösung macht man, indem man zwei Theile Bleipflaster mit einem Theil kohlensaures Kali zusammenreibt, wiederholt mit 90 procentigem Alkohol auszieht, so dass 30 Milligramm mehr Alkohol als Bleipflaster angewendet werden. Diese Lösung bleibt einige Zeit stehen, wird dann filtrirt und darauf mit dem gleichen Volumen Wasser verdünnt. 30 Kbkctm. derselben werden in einer Flasche mit 70 Kbkctm. destillirten Wassers gemengt, hierauf die Chlorcalciumlösung zugesetzt, bis kein Schaum mehr eintritt, indem man Acht hat, nach jedem Zusatz gehörig zu schütteln. Nach diesem Versuch ist es leicht zu berechnen, bis zu welchem Grade die Seifenlösung verdünnt werden muss, um es dahin zu bringen, dass 17 Kbkctm. derselben 16 Kbkctm. der Chlorcalciumlösung verbrauchen. Die Verdünnung hat mit 50 procentigem Alkohol zu geschehen und die Seifenlösung muss nach ihrer Herstellung sorgfältig verificirt werden. Dies geschieht, indem man 16 Kbkctm. der normalen Chlorcalciumlösung zu 54 Kbkctm. destillirten Wassers fügt und so 70 Kbkctm. einer Lösung erhält, welche von 17 Kbkctm. der normalen Seifenlösung genau neutralisirt werden muss.

Eine viel leichtere Art der Bereitung der Seifenprobe, und fast ebenso zuverlässig, ist die Lösung von 10 Gramm grüner castilianischer Seife in 1 Liter schwachen, 35 procentigen Alkohols. Ein Kubikcentimeter dieser Lösung präcipitirt ebenfalls 1 Milligramm kohlensauren Kalk. Man kann daher beide Lösungen anwenden und zwar in folgender Weise:

In eine klare Flasche mit Glasstöpsel, von ungefähr 250 Kbkctm. Rauminhalt, giesst man 70 Kbkctm. Wasser. Dann setzt man aus einer Burette langsam von der Normal-Seifenlösung zu, schüttelt das Ganze, bis sich ein fester Schaum gebildet hat, und notirt genau, wieviel von der Lösung gebraucht wurde. Jeder Kbkctm. der verbrauchten Lösung zeigt 1 Gran kohlensauren Kalk, oder sein Aequivalent, in 4 Litern Wasser an. Wenn sich nach einem Zusatz von 17 Kbkctm. kein Schaum gebildet hat, so fügt man 70 Kbkctm. destillirtes Wasser hinzu, mischt und fährt mit dem Zusetzen der Lösung fort. Sollte nach einem ferneren Verbrauch von 17 Kbkctm. der Lösung noch immer kein Schaum sich zeigen, so giesst man von Neuem 70 Kbkctm. destillirtes Wasser hinzu; jetzt aber muss man zur Berechnung der Härte von der Anzahl der auf je 70 Kbkctm. des hinzugefügten Wassers entfallenden Kubikcentimeter Seifenlösung je 1 subtrahiren, weil 70 Kbkctm. destillirtes Wasser schon an und für sich ungefähr 1 Kbkctm. der Seifenlösung neutralisiren. Angenommen, z. B., dass 18 Kbkctm. Seifenlösung gebraucht worden sind, so muss auf die hinzugefügten 70 Kbkctm. destillirtes Wassers 1 in Abzug gebracht und die Härte des zu untersuchenden Wassers auf 17 Grade bestimmt werden. Mit anderen Worten, die gesammte seifenzerstörende Kraft des Wassers ist aequivalent der von 17 Gran kohlensauren Kalkes pro 4 Liter. Die permanente Härte erhält man, wenn man 70 Kbkctm. Wasser ungefähr eine Stunde lang kocht und den dadurch entstehenden Wasserverlust durch destillirtes Wasser ersetzt. Während des Kochens zersetzt sich der doppelt kohlensaure Kalk, der kohlensause Kalk aber schlägt sich nieder, und auf diese Weise wird das Wasser weicher. Nach der Abkühlung und Filtration desselben wird die permanente Härte in derselben Weise wie die Gesammthärte bestimmt, die Differenz zwischen beiden aber ist die hier in Frage stehende Härte.

Nach Wanklyn's Methode repräsentiren die Härtegrade den zur Wirkung kommenden kohlensauren Kalk, überträgt man dieselben in Clark's Grade, so muss man 1 in Abzug bringen. Hiernach würden in obigem Beispiel die Härtegrade sich auf 16 Clark'sche beziffern.

Im Allgemeinen ist die Wichtigkeit dieser Prüfung bedeutend überschätzt worden, und nur selten wird der Gesundheitsbeamte die Anstellung derselben für nöthig erachten.

3. Chloride. Die Erkennung des Chlors als Chlorid im Wasser geschieht volumetrisch sehr leicht vermittelst des chromsauren Kali und einer Normal-Lösung von salpetersaurem Silber. Letztere wird erzielt, indem man 4,79 Gramm trockenes salpetersaures Silber in einem Liter destillirten Wassers auflöst. Da chromsaures Silber in Säuren löslich ist, so muss das zur Verwenduug kommende salpetersaure Silber neutral sein. Jeder Kubikcentimeter dieser Lösung präcipitirt 1 Milligramm Chlor. Man giesst 70 Kbkctm. des zu untersuchenden Wassers in eine Abdampfschale und thut ein kleines Krystall von chromsaurem Kali oder einige Tropfen einer starken Lösung dieses Salzes dazu, und zwar soviel, dass eine deutliche gelbe Färbung des Wassers eintritt. Dann wird aus einer graduirten Pipette oder Burette die Normal-Lösung sorgfältig hineingetropft, und sobald die erste schwachrothe Färbung sich zeigt und beim Umrühren permanent bleibt, schlägt sich das gesammte Chlor nieder und es bildet sich chromsaures Silber, welches eine dunkelrothe Farbe hat. Die Anzahl der vor Erzeugung der rothen Färbung gebrauchten Kubikcentimeter der Lösung repräsentirt die Summe des Chlors pro 4 Liter in Gran. Sind z. B. 3,5 Kbkctm. der Lösung gebraucht worden, so enthält das Wasser 3,5 Gran Chlor auf 4 Liter.

Es folgen hier einige Beispiele des Chlor-Gehaltes in verschiedenen Wässern:

	Gran pro 4 Liter.
Themse bei Kew	0,847
Themse bei London Bridge . .	4,452
Bala See	0,706
Unreiner Brunnen zu Rugby . .	7,5

Die Seitens der Chlor-Probe gelieferten Indicationen sind bereits gelegentlich der Bemerkungen über die qualitative Untersuchung des Wasser besprochen worden und können daher hier füglich übergangen werden.

4. **Ammoniak und organische Stoffe.** Bei der Prüfung des Wassers auf organische Stoffe rivalisiren zwei Methoden: die von Frankland und Armstrong und die von Wanklyn, Chapman und Smith. Man ist allgemein der Ansicht, dass die letztgenannte ganz besonders für die Praxis der Gesundheitsbeamten zu empfehlen sei, da sie leicht anwendbar ist und für gewöhnliche hygienische Zwecke hinreichend genaue Resultate liefert. Der Prozess, den Frankland zur Bestimmung des organischen Kohlenstoffs und Stickstoffs einschlägt, ist ein keineswegs leicht auszuführender, und nur ein erfahrener Chemiker dürfte dabei von dem Risiko häufiger experimenteller Irrthümer befreit sein[11]). Wir wollen daher hier den sogenannten Ammoniak-Prozess beschreiben. Eine ausführliche Schilderung desselben findet der Leser in Wanklyn's vorzüglichem Lehrbuch der Wasser-Analysis, aus welchem das Folgende grösstentheils entnommen ist. Auf Grund der ausserordentlich geringen Quantitäten von Stickstoff-Verbindungen, welche für die Güte oder Unbrauchbarkeit eines Wassers entscheidend sind, bedient man sich bei der Berechnung

derselben einer viel ausführlicheren Scala, als dies bei den Salzen nothwendig ist, und demzufolge wird der Betrag des Ammoniaks durch Milligramm pro Liter oder durch Milliontel ausgedrückt. Der Prozess ist in der That ein so minutiöser, dass man mit Leichtigkeit 1 Theil Kanalisationsstoffe in 2000 Theilen Trinkwasser zu entdecken vermag. Die hierzu nöthigen Reagentien sind die Nessler'sche Probeflüssigkeit, eine Normal-Lösung von Ammoniak, eine gesättigte Lösung kohlensaurem Natron und eine Lösung von Aetzkali und hypermangansaurem Kali.

a) Nessler's Probeflüssigkeit. Man löst durch Erwärmung 35 Gramm Jodkali und 13 Gramm Aetzsublimat in $^1/_2$ Liter destillirten Wassers, setzt dann nach und nach eine kalte, gesättigte Lösung von Aetzsublimat zu und rührt die Mischung so lange, bis die entstandene rothe Farbe permanent bleibt. Dann setzt man 160 Gramm von in ungefähr 2000 Kbkctm. destillirten Wassers aufgelöstem kaustischem Kali zu und schliesslich noch soviel Wasser, bis das Ganze einen Liter beträgt. Um die Probe recht empfindlich zu machen, fügt man ungefähr noch 20 Kbkctm. von der gesättigten Lösung des Aetzsublimates hinzu, und setzt das Ganze dann in einer verschlossenen Flasche beiseite, bis der Niederschlag sich vollzogen hat. Nunmehr kann die klare Flüssigkeit abgeschöpft und in einer gut schliessenden Flasche für den Gebrauch bereit gehalten werden.

b) Normal-Lösung von Ammoniak. Man löst 3,15 Gramm krystallisirten Ammoniaksalzes oder Ammonium chloride in 1 Liter destillirten Wassers. Jeder Kubikcentimenter enthält ein Milligramm Ammoniak. Dies ist die sogenannte starke Lösung, die sich am besten aufbewahren lässt. Zur Bereitung der verdünnten Lösung giesst man 5 Kbkctm. der starken Lösung in eine 1/2 Literflasche und füllt das Uebrige mit destillirtem Wasser auf. Dies ist die Normal-Ammoniak-Lösung, welche 0,01 Milligramm Ammoniak in 1 Kbkctm. Wasser enthält.

c) Die gesättigte Lösung von kohlensaurem Ammoniak kann dadurch hergestellt werden, dass man ein grosses Quantum gewöhnlicher Kohlensäure in destillirtem Wasser kocht. Das Gebrauchsquantum dieser Lösung sind 10 Kbkctm., oder an deren Stelle ungefähr 1 Gramm trockenes kohlensaures Natron. Letzteres verwendet man hauptsächlich, um bei der Destillation das freie Ammoniak leichter zerstreuen zu können.

d) Die Lösung von hypermangansaurem Kali und Aetzkali wird wie folgt bereitet: 8 Gramm krystallisirtes hypermangansaures Kali und 200 Gramm festes Aetzkali werden in 1 Liter destillirten Wassers aufgelöst. Die Lösung muss einige Zeit kochen, um alle Spuren von Ammoniak daraus zu entfernen, darauf wird das verdampfte Wasser durch ein gleiches Quantum destillirten Wassers ersetzt.

Dieses destillirte Wasser, welches zur Ergänzung der verschiedenen Lösungen verwendet wird, kann in hinreichender Reinheit aus jedem gewöhnlichen Trinkwasser hergestellt werden, wenn man darauf achtet, dass die ersten Destillate verworfen werden und die Destillation nicht zu weit getrieben wird. Es sollte vor dem Gebrauch jedesmal erst geprüft werden und dabei so rein sein, dass in 100 Kbkctm. nicht einmal 0,005 Milligramm Ammoniak gefunden werden.

Ich gebe nunmehr eine Liste der für den Process erforderlichen Apparate (siehe auch den Appendix): — Eine mit Stopfer versehene Retorte, die mindestens einen Liter fasst; ein Liebig'scher Condensator; eine grosse Bunsen'sche Lampe; ein Retortenhalter; ungefähr ein halbes Dutzend Nessler'sche Gläser, mit einer Marke bei 50 Kbkctm.; eine halbe Liter-Flasche; eine graduirte Burette, in Kbkctm. eingetheilt, um die Normal-Ammoniak-Lösung abzumessen; eine markirte Pipette, die 2 Kbkctm. fasst. Es braucht kaum hervorgehoben zu werden, dass der ganze Apparat vollständig rein sein muss, wenn er gebraucht werden soll. Glasgefässe sollten stets zuerst mit starker Schwefelsäure und dann mit reinem Wasser ausgewaschen werden.

Die Analyse selbst geschieht folgendermaassen: — Nachdem die Retorte auf den Halter gesetzt und gehörig mit dem Liebig'schen Condensator vereinigt worden ist, wird ein halber Liter des zu untersuchenden Wassers hineingethan und 10 Kbkctm. der Lösung des kohlensauren Natron zugesetzt. Die Bunsen'sche Lampe wird angezündet, die Retorte tief in die Flamme geschoben und 50 Kbkctm. in ein Nessler'sches Glas destillirt und „nesslerisirt". Dann werden 150 Kbkctm. hinüber destillirt, das Destillat aber weggeschüttet und zwar aus dem Grunde, weil man gefunden hat, dass das erste Destillat genau drei Viertel des freien, im Wasser anwesenden, Ammoniaks enthält, und es daher eine verlorene Arbeit sein würde, die vier Mal 50 Kbkctm. ganz hinüber zu destilliren. Jetzt sind noch

300 Kbkctm. in der Retorte übrig, und um das aus den Eiweissstoffen hervorgehende Ammoniak wegzuschaffen, werden 50 Kbkctm. von der Lösung des hypermangansauren Kali und des Aetzkali vermittelst eines weiten Trichters in die Retorte gegossen. Um hierbei einen bei schlechtem Wasser leicht vorkommenden Stoss zu vermeiden, thut man gut, die Retorte sanft zu schütteln, um der Mixtur eine wellenförmige Bewegung zu geben. Dann setzt man die Destillation fort und nimmt schliesslich 3 Destillate, ein jedes zu 50 Kbkctm. und „nesslerisirt“ dieselben.

Mit dem Wort „nesslerisiren“ bezeichnet man die Feststellung der Stärke einer verdünnten Ammoniak-Lösung mit Hülfe des Nessler'schen Reagens, welcher Prozess eines der schönsten Beispiele der colorimetrischen Analysis ist. Das erste Destillat von 50 Kbkctm. möge als Illustration dienen. Dasselbe befindet sich in einem der Nessler'schen Gläser; 2 Kbkctm. des Nessler'schen Reagens werden vermittelst der 2 Kbkctm. Pipette zugesetzt, welche letztere auch sehr gut zum Umrühren zu verwenden ist. Man rührt und wartet dann einige Minuten; zeigt die Flüssigkeit eine schöne, tiefbraune Färbung, so enthält sie ein bedeutendes Quantum Ammoniak; bleibt sie farblos, so enthält sie weniger als 0,005 Milligramm. Wird nur eine leichte braune Färbung erzeugt, so ist verhältnissmässig wenig Ammoniak vorhanden. Auf alle Fälle aber ist der exakte Betrag durch eine Vergleichung mit einer bekannten Ammoniaklösung genau festzustellen. Die Schattirung der Färbung im Destillat kann man nachahmen, indem man in einem Nessler'schen Glase mehr oder weniger von der verdünnten Normallösung aus der Burette mit destillirtem Wasser mischt, von letzterem bis zu 50 Kbkctm. nachfüllt und dann 2 Kbkctm. von dem Nessler'schen Reagens zusetzt. Nachdem man umgerührt und drei Minuten gewartet hat, und die Färbung in der künstlich hergestellten Lösung zu dunkel oder zu hell ist, muss man eine andere, und zwar je nach Bedarf stärkere oder schwächere, künstliche Lösung bereiten. Bei einiger Uebung ist man im Stande ziemlich genau zu ermessen, wieviel von der Normal-Ammoniak-Lösung nöthig ist, um, mit Hinzufügung von 2 Kbkctm. des Nessler'schen Reagens, eine Färbung zu produciren, welche mit der Tönung des Destillats vollständig harmonirt. Um diese Färbung genau zu vergleichen, müssen die Nessler'schen Gläser auf eine weisse Porzellanplatte oder auf einen Bogen Papier gebracht werden. Dann notirt man die Anzahl der Kubikcentimeter der Normal-Ammoniak-Lösung, welche erforderlich war, die im Destillat vorhandene Färbung genau zu reproduciren, und nun kann das Quantum freien Ammoniaks in dem Wasser leicht ausgerechnet werden.

Die andern drei Destillate, welche das aus den Eiweissstoffen hervorgegangene Ammoniak enthalten, werden in derselben Weise nesslerisirt, wobei der zur Nachahmung der Färbung nöthige Betrag der Normal-Ammoniak-Lösung in jedem Falle ebenfalls notirt wird. Die Summe dieser verschiedenen Beträge repräsentirt das in einem halben Liter des Wassers enthaltene Gesammtquantum des aus den Eiweissstoffen erzeugten Ammoniaks. Es ist schon darauf hingewiesen worden, dass die ersten 50 Kbkctm., welche hinüberdestillirt wurden, drei Viertel des freien Ammoniaks enthalten und dass man aus diesem Grunde die nächsten 150 Kbkctm. wegschütten könne. Anfänglich nesslerisirte Wanklyn alle vier Male 50 Kbkctm., um den Gesammtbetrag des freien Ammoniaks zu erhalten; er fand dann aber, dass der in dem ersten Destillat vorhandene Betrag in einem so constanten Verhältniss zu dem in den anderen drei Destillaten stand, nämlich wie 3 zu 1, dass es eine nutzlose Zeitverschwendung wäre, auch diese letzteren zu nesslerisiren. Jetzt gilt daher die Regel, zu dem im ersten Destillat gefundenen Betrage Ammoniak ein Drittel zuzuzählen, um das ganze Quantum des freien Ammoniaks zu bestimmen.

Behält man nun im Auge, dass jeder Kubikcentimeter der Normal-Ammoniak-Lösung 0,01 Milligramm Ammoniak enthält, so wird die vorkommenden Falles anzustellende Berechnung eine sehr einfache sein. Angenommen z. B. dass das zur Nachahmung der betreffenden Färbung nöthige Quantum der Normallösung das folgende sei:

		Kbkctm.
Destillat freien Ammoniaks	. . . . .	2
Aus Eiweissstoffen erzeugtes Ammoniak	1. Destillat	5
	2. „	2,5
	3. „	0,5

so kommen wir zu folgenden Beträgen:

Milligramm.

$$\text{Freies Ammoniak} = 0{,}02 + \frac{0{,}02}{3} = 0{,}027$$

		Milligramm.
Aus Eiweissstoffen erzeugtes Ammoniak	1. Destillat	0,05
	2. „	0,025
	3. „	0,005
Gesammtbetrag des aus Eiweissst. erz. Amm.		0,08

Da aber zur Analysis ein halber Liter Wasser verwendet wurde, so müssen diese Resultate noch mit 2 multiplicirt werden, um den Betrag pro Liter festzustellen oder pro Million Theile. In dem obigen Beispiel würden die Resultatc folgendermaassen zu constatiren sein:

	Theile pro Million oder Milligramm pro Liter.
Freies Ammoniak	0,054
Aus Eiweissstoffen erzeugtes Ammoniak	0,16

Aus dieser Methode der Wasser-Analysis ergiebt sich nach obiger Beschreibung, dass man zwei Mal nach Ammoniak zu suchen hat: erstens bei der Destillation der Lösung von kohlensaurem Natron und zweitens bei der Destillation der alkalischen Hypermangan-Lösung. Die erste Art des Ammoniaks nennt man das freie Ammoniak, weil es in der Zersetzung jener im Wasser befindlichen organischen Unreinigkeiten seinen Ursprung hat, die, wie der Urin, nur von einfacher Constitution sind, und weil es zum Theil auch schon als Ammoniak vorhanden ist. Die zweite Art wird albuminoides (aus Eiweissstoffen erzeugtes) Ammoniak genannt, weil dasselbe aus der Oxydation jener mehr complexen stickstoffhaltigen Verunreinigungen entsteht, welche dem Albumin innig verwandt sind.

In der folgenden Tabelle zeigen wir einige Beispiele reinen, mittelmässigen und schlechten Wassers, wie sie auf dem Wege der Ammoniak-Methode festgestellt wurden:

Ursprung des Wassers.	Freies Ammoniak, Theile pro Million.	Albuminoides Ammoniak, Theile pro Million.	Qualität.	Name der Analytiker.
Loch Katrine	0,004	0,08	Gut	Wanklyn
Wasser aus dem Hauptrohr der Kent-Company . .	0,01	0,02	"	"
Edinburger Wasserleitung, Colinton, 1867 . . .	0,14	0,08	Mittelm.	"
Grosser St. Helenen Brunnen, London	3,75	0,18	Schlecht.	"

In Bezug auf die Umstände, die bei der Angabe der Qualität des Wassers mit in Betracht zu ziehen sind, stellt Wanklyn in der dritten Auflage seines Werkes über die Wasser-Analyse folgende Regeln auf: „Wenn ein Wasser 0,00 Theile albuminoiden Ammoniaks pro Million aufweist, so mag es als rein von organischen Stoffen angesehen werden, wenn auch viel freies Ammoniak und Chloride vorhanden sind; und wenn das albuminoide Ammoniak in der That auch bis zu 0,02 oder zu einem Betrag unter 0,05 Theilen pro Million nachgewiesen ist, so gilt das Wasser dennoch als sehr rein. Erreicht das albuminoide Ammoniak das Quantum von 0,05 pro Million, dann erst tritt das freie Ammoniak mit in die Berechnung, und ich halte ein Wasser für verdächtig, welches eine bedeutende Menge freien Ammoniaks und zugleich 0,05 pro Million albuminoides Ammoniak enthält.

Wenn freies Ammoniak gar nicht, oder nur in sehr geringem Betrage vorhanden ist, braucht das Wasser nicht verurtheilt werden, es sei denn, dass das albuminoide Ammoniak bis zu einer Höhe von etwa 0,10 pro Million auftritt. Ist letzteres der Fall, so gilt dies als ein sehr verdächtiges Zeichen, übersteigt das Quantum aber 0,15, so ist das Wasser auf alle Fälle zu verwerfen.“ Nun kann aber wohl kein Zweifel darüber obwalten, dass viele in Landdistrikten befindliche flache Brunnen sogar mehr noch als 0,15 pro Million albuminoides Ammoniak enthalten, ohne dass denselben schädliche Einflüsse auf die aus ihnen schöpfende Bevölkerung nachgewiesen werden können; in solchen Fällen aber kann man annehmen, dass das Ammoniak hauptsächlich vegetabilischen Ursprungs ist. Findet sich im Wasser nur sehr wenig Chlor vor, und ist dabei albuminoides Ammoniak in grosser Menge vorhanden, so ist dies ein Zeichen für den vegetabilischen und nicht animalischen Ursprung der anwesenden stickstoffhaltigen Substanzen und die verhältnissmässige Unschädlichkeit derselben. Hierbei darf man aber nicht vergessen, dass ebenfalls kein Chlor gefunden wird, wenn sich der Cadaver irgend eines todten Thieres in dem Brunnen oder der Wassergrube befindet.

Soll bei einer Wasser-Analyse auch das Quantum der festen Bestandtheile bestimmt werden, so beginne man mit der hierzu nöthigen Abdampfung, dann destillire man, um das Ammoniak zu finden, und während die Abdampfung und Destillation im Gange sind, constatire man den Betrag an Chloriden, und, wenn nöthig, den Härtegrad des Wassers. Immer aber ist es rathsam, die Resultate einer jeden Analyse in ein zu diesem Zwecke bereitgehaltenes Buch einzutragen. Die Form des Reportes oder Certificates hängt natürlich von der Anzahl der Daten und der Art der Analysis ab, im Allgemeinen aber werden die folgenden Angaben als Anhaltepunkte genügen:

Datum des Empfanges des zu untersuchenden Wassers, Grösse und Beschreibung der Flasche oder Flaschen, Verschluss und Etikettirung derselben.

Physikalische Untersuchung.

Aussehen . . .	(Klar, wenig getrübt etc.)
Geschmack . .	(Ohne Geschmack, widerwärtig etc.)
Geruch . . .	(Ohne Geruch, stinkend etc.)
Bodensatz . .	(Gering oder bedeutend, schmutzig, flockig etc.)

Mikroskopische Untersuchung.

(Sandige Theile, vegetabilische Stoffe, animalische Stoffe, Vibrionen, etc.)

Chemische Untersuchung.

Qualitative Resultate:

Salpetrigsaure Salze . .	(Keine — Spuren — grosser Betrag)
Salpetersaure Salze . . .	(Keine — leichte Spuren etc.)
Sulphate	(Keine — leichte Spuren etc.)
Metalle	(Keine — Spuren von Blei etc.)

Quantitative Resultate:

Feste Bestandtheile	(In Gran pro 4 Liter.)
Chloride	(In Gran pro 4 Liter.)
Gesammte Härte	(In Graden.)
Permanente Härte	(In Graden.)
Freies Ammoniak	(Theile pro Million.)
Albuminoides Ammoniak	(Theile pro Million.)

Bemerkungen in Bezug auf Härte oder Weichheit des Wassers, über die Qualität und Verwendbarkeit desselben, oder ob es verunreinigt und zu verwerfen ist.

Datum der Analysis, — Unterschrift etc.

Eine Wasseranalysis, welche die obigen Data ergeben soll, nimmt ungefähr eine Stunde in Anspruch, vorausgesetzt, dass der Operirende in dieser Arbeit geübt ist und alle seine Requisiten in bester Ordnung hat; die mikroskopische Untersuchung ist nur selten erforderlich. Die Normallösungen, sowie das destillirte Wasser, kann der Gesundheitsbeamte leicht von den Droguisten beziehen, er sollte jedoch nicht verabsäumen, die Reinheit und Qualität derselben noch besonders zu prüfen.

Obgleich ich hier versucht habe, die verschiedenen Stufen einer gewöhnlichen Wasseranalyse klar und concis zu beschreiben, so halte ich es dennoch für wesentlich und nothwendig, dass jeder, dem dergleichen Arbeiten vor die Hand kommen mögen, sich rechtzeitig in dem Laboratorium eines competenten Chemikers einige einschlägige Lektionen ertheilen lässt. Fehlt ihm hierzu die Gelegenheit, so mag er sich selbst die erforderliche Uebung aneignen, vorausgesetzt, dass er die genügenden Vorkenntnisse in der elementaren und praktischen Chemie besitzt; er hat dann aber zu seinen Experimenten Wasserproben zu verwenden, die einer öffentlichen Leitung entnommen sind und die von ihm erzielten Resultate mit denen der bereits ausgeführten Analysen desselben Wassers zu vergleichen.

Jedes Wasser, welches zur Versorgung einer neu anzulegenden Leitung in Aussicht genommen ist, sollte, wie schon hervorgehoben wurde, einer vollständigen quantitativen Analyse in Bezug auf seine Salz- und anderen Bestandtheile unterzogen und zu diesem Behufe einem Chemiker von Beruf zugestellt werden. Und es ist nicht genug, dass es dann brauchbar befunden wird, es soll auch das beste Wasser sein, welches für die ausgeworfenen Kosten nur irgendwie beschafft werden kann. Wasser, welches Filterbecken zu passiren hat, ehe es der Stadt zugeführt wird, muss von Zeit zu Zeit untersucht werden, um festzustellen, ob der Filtrationsprocess noch ordnungsgemäss vor sich geht. Finden sich in bisher gutem Wasser die Anzeichen davon, dass eine Verunreinigung desselben mit animalischen oder anderen Stoffen stattgefunden hat, so sollte dasselbe gänzlich ausser Gebrauch gesetzt werden, bis der Ursprung der Verunreinigung aufgefunden und entfernt worden ist.

Capitel VIII.

Die Wirkungen des verunreinigten Wassers auf die allgemeine Gesundheit.

Obgleich man schon seit langer Zeit erkannt hat, dass verunreinigtes Wasser als eine der häufigsten und gefährlichsten Krankheitsursachen betrachtet werden muss, so ist es doch erst in den letzten Jahren gelungen, durch die eingehendsten Untersuchungen die schreckenerregende Sterblichkeit unzweifelhaft darzulegen, welche in allen Schichten der Gesellschaft eine Folge des fortgesetzten Genusses solchen Wassers ist. Wahr ist es allerdings, dass die chemische Analyse häufig nicht im Stande ist, die speciellen Arten der Verunreinigung, von welchen die Entstehung gewisser Krankheiten abhängt, zu ergründen; ebenso wahr auch ist es, dass die Bestimmung des genauen ätiologischen Werthes der erkennbaren Verunreinigungen mit ausserordentlichen Schwierigkeiten verknüpft ist; dessenungeachtet aber ist es eine auf den unumstösslichsten Beweisen fundirte Thatsache, dass eine umfassende Menge von Krankheitsfällen dem Gebrauche verunreinigten Wassers zugeschrieben werden muss, und es ist aller Grund vorhanden, dass in demselben Maasse, wie die Untersuchungen sich mehren und präciser werden, auch die Zahl der Erkrankungen, welche auf diese Ursache zurückzuführen sind, immer im Zunehmen gefunden werden wird. Man darf auch nicht vergessen, dass die Einwirkungen solchen Wassers, wie die der verunreinigten Luft, nicht in allen Fällen ausgesprochene Krankheiten hervorrufen, wohl aber stets die Gesundheit im Allgemeinen angreifen und schwächen und so wirklichen Krankheiten den Weg ebnen.

Die Verunreinigungen des Wassers und ihre Wirkungen werden am besten in folgender Reihenfolge zur Betrachtung gelangen: Erstens, Wasserverunreinigung durch mineralische Substanzen; zweitens, Wasserverunreinigung durch vegetabilische Stoffe; drittens, Wasserverunreinigung durch animalische Stoffe.

I. Wasserverunreinigung durch mineralische Substanzen.

Da jedes Trinkwasser ein gewisses Quantum mineralischer Substanzen enthält, so ist die bestimmte Entscheidung darüber, welche derselben, entweder einzeln oder neben andern, vorhanden sein dürfen, ohne dass eine schädliche Wirkung zu fürchten wäre, eine äusserst schwierige. Immerhin aber darf behauptet werden, dass ein mässig hartes Wasser die Gesundheit nicht beeinträchtigt, wenn diese Härte hauptsächlich eine Folge der Anwesenheit von kohlensaurem

Kalk ist. Ein Wasser von 8—10 Graden temporärer Härte, entsprechend der Anwesenheit von ebensoviel Gran fester Bestandtheile auf 4 Liter, kann als gut und gesund bezeichnet werden, während eine gleiche Anzahl von Graden permanenter Härte auf viele Personen einen nachtheiligen Einfluss ausüben würde. In Betracht der Zuträglichkeit des Themsewassers, welches vor dem Kochen 15 und nach demselben 5 Härtegrade zeigt, sind die vor der Königlichen Wasserversorgungs-Commission 1869 abgegebenen Meinungen etwas im Widerspruch miteinander; denn während Dr. Letheby ein mässig hartes Wasser, wie das der Themse, für Trinkzwecke und städtische Leitungen am besten geeignet hält, war Dr. Parkes der Meinung, dass die Härte, wenn irgend möglich, 10 bis 12 Grade nicht übersteigen dürfe. Herr Simon und Dr. Lyon Playfair andererseits erkärten sich zu Gunsten eines weicheren Wassers, wenngleich sie das Themsewasser seiner Härte wegen nicht verworfen wissen wollten. Hieraus dürfte der Schluss zu ziehen sein, dass die Härte eines Wassers überhaupt nicht über 15 Grad und die permanente Härte nicht über 5 Grade hinausgehen solle; mit anderen Worten, dass sogar in mässig hartem Wasser kohlensaurer Kalk beträchtlich im Uebergewicht über Magnesia, Calcium Sulphat und Chlor-Natron sein müsse.

Die Folgen einer grossen, durch erdige Salze bebedingten, Härte des Wassers sind hauptsächlich dyspeptischer Natur. Der Genuss des harten Wassers aus den sich unter der Stadt Liverpool hinziehenden Lagern des rothen Sandsteins verursachte, nach Dr. Sutherland, in vielen Fällen Leibesverstopfung und Anschoppungen ein Uebermaass an Kalk und schwefelsaurer Magnesia (7—10 Gran auf 4 Liter) hat verschiedentlich Diarrhoe hervorgebracht.

Das Uebel aber, welches mehr als alle anderen mit den mineralischen Verunreinigungen des Wassers in enger Verbindung zu stehen scheint, ist der Kropf. In Nottingham, wo diese Krankheit in einer gewissen Ausdehnung vorkommt, wälzt man im Volke die Schuld davon auf die Härte des Wassers; in anderen Theilen Englands, wie in Yorkshire, Derbyshire, Hampshire und Sussex, kommt sie nur in solchen Distrikten vor, in denen die Kalksteinformation vorherrschend ist. In Genf entwickelt sich das Uebel, wie Dr. Coindet behauptet, sehr schnell bei Denjenigen, die das harte Brunnenwasser der niederen Strassen jener Stadt geniessen, während an anderen Orten der Schweiz das Trinken des Quellwassers die Krankheit selbst, oder auch nur die Anzeichen derselben, innerhalb weniger Tage hervorrief. Dr. M'Clellan's Forschungen in Indien beweisen ebenfalls, dass sich der Kropf nur dort zeigt, wo sich Kalksteinformationen vorfinden. Ob Kalk und Magnesia - Salze, oder, wie M. Saint-Lager annimmt, Schwefeleisen bei der Erzeugung dieser Krankheit besonders wirksam sind, ist bis jetzt noch nicht klar erwiesen worden; es scheint aber unzweifelhaft zu sein, dass der Kropf auf Wasserverunreinigungen, und zwar unorganischer Art, zurückgeführt werden muss[12]). Zu einer bestimmten Zeit wurden, nach Johnston, die Insassen des Durham-Gefängnisses von Halsanschwellungen befallen, und eine angestellte Untersuchung des Wassers ergab ein Quantum von 77 Gran Kalk und Magnesia-Salzen auf 4 Liter. Mit der Beschaffung reineren Wassers verschwanden auch die Halsanschwellungen wieder. (Parkes.)

Verhältnissmässig noch unbekannt sind die Wirkungen geringer Bestandtheile von metallischen Verbindungen im Trinkwasser. Es ist sehr möglich, dass die allgemeine Gesundheit eines Distrikts in gewissem Grade von derartigen Verunreinigungen abhängig ist, und dass, wie Wanklyn bemerkt, die wohlthätigen Folgen eines „Luftwechsels“ theilweise in dem Wechsel des Wassers zu suchen sind, der durch das Aufsuchen einer anderen Luft gleichzeitig stattfindet.

Unter den Wirkungen der metallischen Ingredienzen sind die des Eisens und des Bleis am vollständigsten festgestellt worden. Es scheint, dass Eisen, wenn es in so grosser Quantität anwesend ist, dass es dem Wasser einen stahlähnlichen Geschmack verleiht, oft Kopfschmerz, leichte Verstopfung und ein allgemeines Uebelbefinden hervorruft, während eine Imprägnation von Blei, aus bleiernen Reservoiren oder Röhren, häufig Symptome von Bleivergiftung im Gefolge hatte. Während des Aufenthaltes der Familie des Exkönigs von Frankreich zu Claremont litten viele Mitglieder derselben an einer solchen Bleivergiftung, obgleich die Untersuchung ergab, dass auf ein Gallon Wasser noch kein Gran Blei kam; in der That haben später beobachtete Fälle dargethan, dass schon der gewohnheitsmässige Gebrauch von Wasser, welches nur $^1/_{10}$, ja sogar nur $^1/_{20}$ Gran Blei pro Gallon enthält, gesundheitsgefährlich werden kann. Sir George Baker fand bei seinen Untersuchungen über die Kolik, welche früher in Devonshire in grosser Ausdehnung vorzukommen pflegte, dass achtzehn Flaschen

Cider $4\frac{1}{2}$ Gran Blei enthielten, dass also $\frac{1}{4}$ Gran auf jede Flasche zu rechnen war, eine Thatsache, die sich auf die Verwendung von Blei bei der Anfertigung der Cidertröge zurückführen liess. Man kann wohl annehmen, dass viele bisher unerklärliche Krankheitsformen, besonders die verschiedenen Arten Verstopfungen und Kolik, mit den geringeren Graden der Bleivergiftung im Zusammenhange stehen.

Arsenik, Kupfer oder Quecksilber werden in Flüssen nur gefunden, wenn die verbrauchten Wasser aus chemischen Fabriken und Bergwerken in dieselben hineingeleitet worden sind.

II. Wasserverunreinigung durch vegetabilische Stoffe.

Vegetabilische Stoffe finden sich im Wasser entweder im suspendirten oder aber im aufgelösten Zustande vor. In torfigem Wasser, welches eine eigenthümlich braune Färbung hat, übersteigt der Gehalt aufgelöster vegetabilischer Stoffe zuweilen kaum zwei Gran pro Gallon. In Ermangelung besseren Wassers, mag dasselbe ohne Gefahr zur Verwendung gelangen, vorausgesetzt, dass es nicht in bleiernen Cisternen gesammelt und dass die Zufuhr eine constante ist. In offenen Teichen oder Reservoiren erfährt es durch Oxydation und Einfluss des Lichtes eine erhebliche Verbesserung, welche durch eine Filtration durch Kies und Sand noch erhöht werden kann.

Wenn sich im Wasser eine bedeutende Menge sowohl aufgelöster wie suspendirter verunreinigender Stoffe vorfindet, so ist dasselbe ohne alle Frage schädlich und daher zu verwerfen. Erfahrungen haben dargethan, dass heftige Ausbrüche von Diarrhoe einzig und allein solchem Wasser zugeschrieben werden mussten, und schon zu Hippocrates' Zeiten herrschte die allgemeinste Ansicht, dass es Fieber und andere auf Malaria basirende Krankheiten in Menge hervorzurufen im Stande sei. Auch bei uns zu Lande sind Fälle zu verzeichnen gewesen, in denen Fieberausbrüche in kleineren Communen dadurch wesentlich gehoben wurden, dass man das bisher verwendete Wasser aus flachen Brunnen mit dem aus tieferen vertauschte; ausserdem aber ist es so gut wie bewiesen, dass, abgesehen von den in der Drainage eingeführten Verbesserungen, in den Theilen Englands, welche früher fast beständig von Fiebern heimgesucht waren, diese Krankheiten fast gänzlich verschwunden sind, weil man sich Mühe gegeben hat, besseres Trinkwasser zu beschaffen. (Parkes.)

III. Wasserverunreinigung durch animalische Stoffe.

Von allen andern ist dies die in sanitärer Hinsicht wichtigste Verunreinigung. Die Anwesenheit faulender animalischer Stoffe, dieselben seien nun aus Senkgruben oder dergl. durch das Erdreich in den Brunnenkessel gesickert, oder aber vermittelst der Kanalisation in die Flüsse und Ströme gerathen, verwandelt Trinkwasser in gefährliches Gift, welches Krankheit und Tod mit sich bringt. Es ist wahr, dass durch den Prozess der Filtration durch ein poröses Erdreich das Kanalisationswasser oder die Senkgrubenjauche viel von ihrer Schädlichkeit verliert, dies ist aber nur für eine kurze Zeit der Fall, denn bald wird der Boden von dem Schmutze gesättigt und die Jauche tritt unverändert in den Brunnenkessel[13]). Ebenso wahr ist es, dass in einem Strome von hinreichender Grösse und in einer hinreichend langen Zeitdauer die in das Wasser gelangten verunreinigenden Stoffe zum grossen Theil durch Oxydation in harmlose Produkte umgewandelt werden. Trotzdem darf man der Wirksamkeit aller dieser Processe nicht zuviel Vertrauen schenken, so zuverlässig dieselbe auch scheinen mag. In einem Wasser, von dem man weiss, dass es durch animalische Stoffe verunreinigt wurde, lauert stets eine grosse Gefahr, ganz besonders aber, wenn jene Stoffe zum Theil aus den Ausleerungen von Patienten bestehen, welche an gewissen ansteckenden Krankheiten, wie Cholera oder Typhus, leiden. Die Krankheitsgifte, welche auf diesem Wege weiter verbreitet werden mögen, besitzen eine Lebenszähigkeit, oder chemisch-physische Kraft, die weit über unsere Kenntnisse oder Begriffe hinausgeht.

Wenn wir hier die Frage, ob die animalischen Stoffe im Zustande der Suspension oder aber in dem der Auflösung gefährlicher für die Gesundheit sind, gänzlich ausser Erwägung lassen, so scheint es, dass die schlimmen Folgen derselben mehr durch die Qualität als durch die Quantität dieser Stoffe bedingt werden. Wie schon hervorgehoben, vermag ein Zutritt von in Zersetzung begriffenen Fäcalstoffen einen Brunnen zu vergiften, während eine Zuströmung von Kanalisationsgas eine Hauscisterne verunreinigen und demzufolge eine ganze Familie, oder auch mehrere, auf das Krankenlager werfen kann.

Die hauptsächlichsten Krankheiten, welche derartigen Wasserverunreinigungen ihre Entstehung verdanken, sind Cholera, Typhus, Dysenterie und Diarrhoe.

1. Cholera. Obgleich schon seit lange viel über die Aetiologie und die Verbreitung der Cholera geschrieben worden ist, so fand die Ansicht, dass dieselbe durch verunreinigtes Wasser propagirt werden könne, doch nicht eher eine nennenswerthe Schaar von Anhängern, als bis der verstorbene Dr. Snow im Jahre 1849 die Resultate seiner Untersuchungen hierüber veröffentlichte. Zuerst wurden die Ansichten desselben von Einigen verworfen, von Andern in Frage gezogen; im Jahre 1854 aber brach im Bezirke St. James, Westminster, eine Choleraepidemie aus, deren Ursachen von einem Comité von Fachleuten zu ergründen gesucht wurde, dessen Berichte dann Dr. Snow's Behauptungen vollständig bestätigten. In der Zeit vom 31. August bis zum 8. September traten in einem Umkreise, dessen Radius kaum 200 Yards betrug, nicht weniger als 486 Todesfälle ein. Bei der Untersuchung der lokalen Verhältnisse der Epidemie fand Dr. Snow, dass die Patienten das Wasser eines in Broadstreet befindlichen Pumpbrunnens zu trinken pflegten, welches wegen seiner Güte und Frische berühmt war. Eine Analyse dieses Wassers aber ergab, dass es in hohem Grade durch animalische Stoffe verunreinigt war, und auf vieles und ernstes Bitten des Genannten wurde am 8. September auf obrigkeitlichen Befehl der Brunnen durch Abnehmen des Pumpenschwengels ausser Betrieb gesetzt. Gleich darauf nahm die Heftigkeit der Epidemie ab und dieselbe verschwand endlich ganz. Auch wurde

später noch festgestellt, dass das Kloakenwasser eines benachbarten Hauses in den Brunnenkessel gesickert war, und ferner, dass sich die Ausleerungen eines an Diarrhoe oder an wirklicher Cholera erkrankten Patienten unmittelbar vor dem Ausbruch der Epidemie in diesem Kloakenwasser befunden hatten. Es kann wohl nichts einleuchtender sein, als in diesem Falle die Thatsache, dass das Choleragift durch das Trinkwasser seine Verbreitung gefunden habe.

Unter andern bemerkenswerthen Ausbrüchen, welche beweisen, dass dieser Verbreitungsmodus der Cholera keineswegs ein ungewöhnlicher ist, sei noch der folgende erwähnt: Im Herbst 1865 hatte ein Ehepaar aus dem Dorfe Theydon-Bois in Essex einige Wochen in Weymouth zugebracht und kehrte gegen Ende September nach seiner Heimath zurück. Auf dem Wege dorthin, in Dorchester, wurde der Mann von Diarrhoe, verbunden mit Erbrechen und Krampferscheinungen befallen, woran er sowohl noch den folgenden Tag, als auch noch am dritten, dem Tage seiner Ankunft in Theydon-Bois, zu leiden hatte. Noch während der Reise begann die Frau ebenfalls über Leibschmerzen zu klagen, auch hier stellte sich Diarrhoe ein, welcher Cholera und schliesslich der Tod folgte. Wenige Tage danach wurden andere Mitglieder des Hausstandes von der Seuche befallen, „so das innerhalb 14 Tagen elf Personen jenes kleinen Kreises von der Cholera ergriffen wurden, nämlich: Mutter, Vater, Grossmutter, zwei Töchter, Sohn, Doktor, Knecht, Magd, Arbeitsmann und Arbeitsfrau; und von diesen Elf blieben nur Drei am Leben: der Sohn, eine Tochter und der Knecht. Später trat auch in der

Familie der Arbeitsfrau noch ein Todesfall ein. „Es unterliegt wohl keinem Zweifel“, fährt Dr. Simon fort, „dass die Ursache dieser Reihenfolge von fatalen Fällen in der Rückkehr der Eltern von Weymouth zu suchen ist, der Vater noch immer mit dem Cholera-Diarrhoe behaftet und die Mutter mit den Anzeichen derselben Krankheit. Dies erklärt die traurigen Folgen aber nur zum Theil, der Rest giebt uns eine eindringliche Lehre. Das gesammte Trinkwasser des Hauses kam nämlich aus einem unter dem Fussboden der Küche befindlichen Brunnen, und zu diesem Brunnen hatte sich seit geraumer Zeit die Flüssigkeit aus dem Watercloset Zutritt verschafft“.

Dr. Simon's Report über die Cholera-Epidemien in London von 1848—49 und 1853—54 beweist, dass das Auftreten der Krankheit in gewissen Distrikten beinahe vollständig von der grösseren oder geringeren Verunreinigung der Wasserzufuhr abhängig war, noch evidenter aber sind die von den Herren Dr. Farr und Radcliffe angestellten Erhebungen über die Localisation und Distribution der Epidemie von 1866. So constatirt Dr. Farr vor der Königlichen Commission für Wasserversorgung 1869, dass „in allen Distrikten, die von den Grand Junction-, West-Middlesex- und Chelsea-Wasserwerken versorgt wurden, die Sterblichkeit 3 von 10,000 war; in den von den Southwark- und Lambeth-Gesellschaften versorgten Distrikten, die früher so schwer heimgesucht worden waren, ungefähr 6 von 10,000, in den von der East London Company, aus den Old Ford-Reservoirs versorgten Distrikten aber belief sich die Sterblichkeit auf 79 von 10,000“. Die grösste Intensität der Cholera offenbarte sich also in dem Distrikt der East London Company; Mr. Radcliffe's Untersuchungen bewiesen ferner, dass das Wasser der Old Ford-Reservoirs durch Wasser aus den schmutzigen, unbedeckten Reservoirs verunreinigt worden war, welches letztere verunreinigt wurde durch Einsickerungen aus dem Flusse Lea, der wiederum die Ausleerungen der ersten beiden in den östlichen Distrikten an der Cholera gestorbenen Patienten aufgenommen hatte.

In Betreff Schottlands ist die Aussage Dr. Stevenson Macadams, in Bezug auf den Einfluss unreinen Wassers auf die Verbreitung der Cholera, von grosser Bedeutsamkeit. In einem vor den Mitgliedern der „British Association“ verlesenen Report zeigt er klar, dass die Verheerungen der Seuche in engem Zusammenhange standen mit dem Gebrauche von Wasser aus verunreinigten Brunnen und dass in allen Fällen nach einem Wechsel in der Wasserzufuhr auch das Aufhören der Epidemie begann.

Fernere Beweise hierzu sind unnöthig, die Anführung genügt vollständig, dass auch die gewichtige Meinung des Dr. Parkes sich diesen Ansichten über die Verbreitung des Cholera - Contagiums ganz anschliesst; auch Pettenkofer's Ansichten, wenngleich im ersten Augenblick antagonistisch erscheinend, neigen sich auf diese Seite. Denn während er die Propagation der Cholera einer Fermentation der Reiswasser-Exremente zuschreibt, so behauptet er auch, dass nur unter gewissen localen Umständen das Ferment zur Wirkung gelangen und das Contagium erzeugt werden kann, nämlich nur wenn ein feuchter, poröser Boden die Ejecta aufnimmt. Obgleich Pettenkofer die Luft für das einzige Medium hält, durch welches die auf diese Weise in der Erde erzeugten Cholera-Miasmen verbreitet werden können, so kann doch unzweifelhaft der geologische Einfluss nicht weiter gehen, als dass in Gegenden, deren Bewohner auf feuchtem, offenem Boden wohnen, ohne künstliche Wasserversorgung und ohne Drainage, Atmosphäre sowohl wie Trinkwasser in hohem Grade durch die Fäcalstoffe verunreinigt sein mögen, welche für die Vermehrung der betreffenden Contagien ganz besonders geeignet sind. (Simon.)

Ob die Cholera auch durch animalische Stoffe nicht specifischer Natur hervorgerufen werden kann, ist noch immer eine offene Frage. Wahrscheinlich ist es, dass durch den fortwährenden Genuss von auf diese Weise verunreinigtem Wasser eine allgemeine Herabstimmung des körperlichen Befindens und eine Neigung zu Diarrhoe hervorgebracht werden, so dass die in der Luft eventuell vorhandenen Cholera-Contagien leichter unter denjenigen ihre Opfer zu finden vermögen, die auf schlechtes Wasser angewiesen sind. Soviel aber ist gewiss, dass sobald Cholera-Excremente in das Trinkwasser gelangen, die Seuche mit der grössten Heftigkeit und Bösartigkeit unter denen auftritt, die von dem Wasser geniessen, und dass das endemische Gebiet fast genau mit den Grenzen des von dem verpesteten Wasser vorsorgten Distriktes zusammenfällt[14]).

2. Typhus. Die soeben mit Bezug auf den Einfluss verunreinigten Wassers auf die Verbreitung der Cholera gemachten Bemerkungen gelten in noch viel höherem Maase von der Aetiologie des Abdominal-

typhus. Denn obgleich noch immer Einige existiren, die an die Mittheilbarkeit der Krankheit nicht glauben, so mehrt sich die Menge der Beweise hierfür doch fort und fort, und zwar nicht nur Beweise dafür, dass es möglich ist durch Vermittelung des Wassers das Krankheitsgift von dem Kranken auf die Gesunden zu übertragen, sondern auch dafür, dass gerade dies die allergewöhnlichste Art der Verbreitung ist. Sir W. Jenner, die höchste Autorität, die hier angeführt werden kann, sagt über diesen Punkt: „Die Verbreitung des Typhus durch dieses Medium kann noch weniger angefochten werden als die der Cholera durch dasselbe. Vereinzelte Fälle, Ausbrüche, die auf bestimmte Häuser, auf kleine Dörfer und auf einzelne Stadttheile beschränkt blieben, also Fälle, bei denen falsche Annahmen und Trugschlüsse fast unmöglich sind, und Epidemien in grossen, wenn auch begrenzten, Bezirken — alle haben die Wahrheit und Richtigkeit der Ansicht bestätigt, dass ein mit Theilen von Fäcalstoffen, speciell aber von den Eingeweide-Entleerungen Typhuskranker, vermischtes Trinkwasser die allerwirksamste Verbreitung dieser Seuche ist, und dass die Ausdehnung derselben in genauem Verhältniss steht zu der Menge derjenigen Anwohner, welche ihr Trinkwasser aus den vergifteten Brunnen etc. entnehmen."

Nach Dr. William Budd erscheint es ebenfalls sehr wahrscheinlich, dass eine Verbreitung des Giftes durch das Wasser viel wirksamer ist, als eine solche durch die Luft; als Beweis hierfür erwähnt er einen 1853 zu Cowbridge in Wales stattgefundenen Ausbruch, bei welchem von 90—100 auf einem Balle gewesenen

Personen ein Drittel dieser Zahl kurz darauf am Typhus erkrankte. Das Wasser wurde nicht untersucht, es war aber hinreichender Grund zu der Annahme vorhanden, dass dasselbe verunreinigt worden war.

Seit jener Zeit hat man zahlreiche andere locale Ausbrüche sorgfältig untersucht, und einige derselben mit solcher Präcision und Vollständigkeit der Details, dass dieselben hier mehr als Beispiele der sorgsamen und systematischen Weise, in der solche Untersuchungen ausgeführt werden sollten, denn als Beweise für diese Art der Typhusverbreitung angeführt werden sollen:

a) Im Frühjahr 1867 erhielt Dr. Thorne, einer der Gesundheits-Inspektoren des Privy Council, den Befehl, sich nach Winterton in Lincolnshire zu begeben, um die Ursachen der ausserordentlichen Typhussterblichkeit zu ergründen, welche während der letzten zwei Jahre mehr oder weniger in verschiedenen Theilen jener Stadt geherrscht, in letzter Zeit aber geradezu eine erschreckende Ausdehnung erreicht hatte. Der Ort zählte ungefähr 1800 Einwohner, wovon neun Zehntel dem Arbeiterstande angehörten, in gutgebauten Häuschen (Cottages) wohnten und ausreichenden Verdienst hatten. Armuth war dort beinahe unbekannt, Unmässigkeit in Bezug auf geistige Getränke kam nur selten vor und nur in zwei Fällen konnte eine Ueberfüllung der Wohnungen constatirt werden. Ueberdies war die Lage des Ortes eine gesunde, insofern, als derselbe sich auf einem sanft abfallenden, die Drainage erleichternden Terrain befand, und als der Boden aus einem Stratum oolitischen Kalkgesteines, bedeckt mit leicht mergeliger Erde, bestand. Trotz all dieser günstigen Verhältnisse stieg die Zahl der Todesfälle daselbst 1865 auf 51, 1866 auf 44, und mehr als ein Drittel derselben war durch Typhus verursacht. Bei Dr. Thorne's Eintreffen waren 55 Fälle unter Behandlung, seit Anfang des Jahres hatten bereits 6 Todesfälle stattgefunden. Die Ursache all dieser Erkrankungen und Todesfälle geben wir am besten in Dr. Thorne's eigenen Worten:

„Das verheerende Auftreten des Typhus in Winterton muss ohne Zweifel dem ganz unverantwortlich verwahrlosten Zustande zugeschrieben werden, in welchem sich die Abtritte, Senk- und Müllgruben und die Brunnen befinden. Mit Ausnahme von vielleicht sechs Häusern, in denen Waterclosets angelegt worden sind, sind alle Cottages mit Abtritten versehen, die aus Mauersteinen errichtet entweder an der Seite oder hinten eine Oeffnung haben, vermittelst welcher sie ausgeräumt werden können. Diese Oeffnung fand ich fast überall unverschlossen, und die Folge davon ist, dass die Hälfte der in der Stadt befindlichen Abtritte nach den Gärten zu überläuft; die Flüssigkeiten sickern in die Erde und dringen in vielen Fällen in die Brunnen, ganz abgesehen davon, dass diese heillose Unreinigkeit einen abscheulichen Gestank verbreitet. Hiezu kommt, dass viele der Bewohner Abgänge aller Art, Schmutzwasser und Urin entweder einfach vor die Thür auf den Hof, oder aber in ein zu diesem Zwecke dicht bei der Oeffnung in der Wand des Abtrittes in die Erde gegrabenes Loch werfen. Die Fäcalien fliessen dann ebenfalls dort hinein und so wird, neben den anderen Schädlichkeiten, auch noch eine offene Mistgrube geschaffen. Auch sind einige Müllgruben vorhanden, da aber sowohl Urin wie auch die Excremente der Typhuskranken ebenfalls dort hinein geschüttet werden, so sind dieselben nicht viel besser als offene Abtritte. Alle diese Lagerorte gährender Fäcalmassen befinden sich dicht bei dem Hause, theilweis gerade vor den Thüren und dicht unter den Fenstern. Auch die Brunnen liegen in nächster Nähe, und viele der Leute sagten mir, dass das Wasser der ihrigen so schlecht sei, dass man es nicht mehr gebrauchen könne. An einem Orte fand ich den Raum zwischen zwei Schweineställen von einem drei Fuss im Durchmesser haltenden Ziehbrunnen ganz ausgefüllt. In dem Hause, zu dem dieser Brunnen gehört, fand ich Fieberkranke; da aber von Seiten der Hausbewohner das betreffende Wasser wegen seiner schlimmen Eigenschaften nicht mehr genossen wird, kann man die Ursache des Fiebers demselben nicht zuschreiben. Es lassen sich zur Verbreitung des Typhus kaum günstigere Bedingungen, als die in Winterton obwaltenden, auffinden."

Es folgen nunmehr u. a. die nachstehend aufgeführten Details:

Hinter einer Gruppe von vier Cottages fand man einen kleinen, offenen, allen gemeinschaftlichen Hof, und in demselben einen Brunnen, der das Trinkwasser lieferte. Innerhalb eines Radius von 14 Fuss um diesen Brunnen fand Dr. Thorne eine verstopfte Drainröhre; eine Müllgrube, in welche die Ausleerungen von Fieberkranken geworfen wurden; zwei Schweineställe; drei Abtritte, fast bis zum Rande mit Unrath gefüllt, und eine offene Mistgrube, in welche einer der Abtritte sich entleerte. In dreien dieser Häuser, in welchen auch der Typhus herrschte, trank man das Wasser dieses Brunnens, während die Bewohner des vierten ihren Bedarf dem Brunnen eines Nachbars entnahmen und sich dahei stets einer guten Gesundheit erfreuten. Eine Untersuchung des Wassers ergab, dass dasselbe von bräunlicher Färbung und unangenehmem Geschmack war und einen bedeutenden Bodensatz zeigte, in welchem man organische Stoffe, Infusorien und andere thierische Formen entdeckte.

b) Im Herbste desselben Jahres, 1867, brach in Guilford eine heftige Typhus-Epidemie aus. Dr. Buchanan, zu jener Zeit Gesundheitsinspector der Regierung, constatirte vom 1. bis 28. August 10 Erkrankuugsfälle in verschiedenen Gegenden der Stadt; dann aber steigerten sich innerhalb der nächsten dreiunddreissig Tage die Erkrankungsfälle auf ungefähr 250. Da die Epidemie sich beinahe ausschliesslich auf einen Theil der Stadt beschränkte, welcher von einem bestimmten Zweige der städtischen Leitung mit Wasser versehen wurde, so lag der Verdacht nahe, dass dieses Wasser irgendwie verunreinigt sein könne. Die eingeleitete Untersuchung ergab nun, dass ungefähr zehn Tage vor dem Ausbruch der Epidemie die Häuser jenes Stadttheils ausnahmsweise mit Wasser versorgt worden waren, welches einem erst kürzlich aus einem neuen Brunnen gefüllten Reservoir entnommen war. Dieser Brunnen befand sich in einem porösen Kalklager, und ganz in der Nähe von einigen Kanalisationsröhren, deren eine schadhaft und an mehreren Stellen undicht gefunden wurde. Man konnte also nicht im Zweifel sein, dass Kloakenstoffe durch den Kalk in den Brunnen gesickert waren und so die Epidemie veranlasst hatten. Später nahm Professor Miller eine Analyse des Wassers vor, deren Resultate die Annahme jener Verunreinigung vollkommen bestätigten.

c) Dr. Thorne's Bericht über die Epidemie zu Terling in Essex ist dadurch ganz besonders werthvoll, dass er die Wirkungen eines plötzlichen Steigens der Grundwassers in einem Dorfe zeigt, welches, auf porösem Erdreich gelegen, seinen Wasserbedarf flachen Brunnen entnimmt, die Excremente aber in mangelhaft construirten Abtritten oder in Form von Misthaufen sich ansammeln, oder aber in zerstreuten Massen auf der Oberfläche des Bodens herumliegen lässt. Von einer Einwohnerschaft von 900 Seelen wurden in zwei Monaten gegen 300 vom Typhus befallen, von welcher Zahl 41 starben. Ungefähr zehn Tage vor dem Ausbruch der Krankheit bemerkte man in Folge eines heftigen Regen- und Schneefalles ein plötzliches bedeutendes Steigen des Wassers in den Brunnen; mit anderen Worten, die flachen, unbeschützten Brunnen hatten sich in ebensoviele Abzugslöcher für das Spülwasser des schmutzgetränkten Bodens verwandelt, und auf diese Weise fand die Epidemie ihre Erklärung.

d) Im Beginn des Jahres 1873 fand ein schwerer Typhus-Ausbruch in der kleinen Stadt Sherborne in Dorset statt; Dr. Blaxall untersuchte denselben und seine Erhebungen sind insoweit von grossem Interesse, als dieselben die Ursachen des Ausbruches ganz klar und deutlich auf das Eindringen von Kloakengasen in die Hauptröhren der Wasserleitung zurückführen. Obgleich die Wasserversorgung eine ununterbrochene sein sollte, so wurde dennoch constatirt, das im

December 1872 und Januar 1874 das Wasser dicht vor dem Reservoir häufig abgeschnitten wurde, dass diese Absperrung im Monat Februar sogar in jeder Nacht stattfand. Dabei wurde beobachtet, dass wenn man während dieser Absperrung die Hähne gewisser Hauptröhren öffnete, sofort ein heftiger Luftstrom in dieselben hineinfuhr. Viele dieser Hauptröhren standen durch Hähne mit Closetpfannen in direkter Verbindung; diese Hähne blieben häufig geöffnet, häufig waren dieselben auch defect, und so war eine grosse Anzahl von Einlässen gebildet, durch welche die Luft aus den Closetpfannen in die Hauptröhren dringen musste. Wenn überdies eine solche Pfanne gerade mit Excrementen angefüllt war, so war die Möglichkeit gegeben, dass neben der Luft auch diese letzteren von den Hauptröhren aufgesaugt wurden. Im Januar und Februar zeigten sich gegen 27 Typhusfälle in der Stadt, vor Ende April hatte sich diese Zahl auf 240 vermehrt, bei einer Bevölkerung von 6041 Seelen. Nach der ersten Woche, während welcher 73 Fälle bekannt wurden, wurde die Wasserzufuhr wieder eine ununterbrochene und die Epidemie nahm allmälig ab. (Mr. Simon's Reports, New Series, No. II.)

e) Dem eben erwähnten Ausbruch in Bezug auf die Entstehungsart verwandt war die Epidemie, welche gegen das Ende des Jahres 1873 im Cajus College, Cambridge, auftrat. Dr. Buchanan's Report über dieselbe ist ein Muster mühevoller Forschung und gesunden, logischen Denkens, und abgesehen von seinem Werthe als Beitrag zur Aetiologie des Typhus, sollte jeder Arzt denselben lesen als eine der glänzendsten Abhandlungen auf dem Gebiete medizinischer Logik. Ohne die vielen interessanten Phasen der Untersuchung bis in die Details zu verfolgen, möge die Angabe hier hinreichen, dass von den 112 Studenten, die in der Universität wohnten, 15 vom Typhus befallen wurden, und dass 12 davon auf 63 in einem bestimmten Complex der Universität wohnende Studenten entfielen. Die mit diesem Complex, welcher Tree Court genannt wird, in Verbindung stehenden Gebäude waren erst vor vier Jahren errichtet worden, und zwar mit solcher Sorgfalt in Bezug auf sanitäre Einrichtungen, dass irgend welche üble Einflüsse von Drain-, Kanalisations- oder Wasserröhren beinahe ganz unmöglich erschienen. Und trotzdem standen die Chancen 24 zu 1, dass die Ursache der Epidemie in irgend einem in Tree Court vorhandenen Umstande zu suchen seien, welcher in den anderen Gebäuden gar nicht, oder doch nur in sehr beschränktem Maasse zur Geltung kam. Nachdem alle die gewöhnlicheren Arten der Typhusverbreitung erwogen waren, ohne dass eine auf die Intensität des Auftretens der Krankheit in Tree Court angewendet werden konnte, richtete sich Dr. Buchanan's Verdacht auf die Wasserleitung. Die Wasserzufuhr der Universität wurde bewirkt durch ein um das ganze Terrain derselben herumlaufendes fünfzölliges Hauptrohr, von welchem an sechs verschiedenen Orten Zweigrohre nach den Gebäuden führten. Er fand, dass das, Tree Court versorgende Rohr nur ausschliesslich diesem einen Zweck diente, dass somit das Gebiet desselben auch das Gebiet der Krankheit war. Wenn die Qualität der öffentlichen Wasserzufuhr auch eine anerkannt gute war, so schloss dies doch eine lokale, beschränkte Verunreinigung derselben nicht aus. Schon im Anfange der Untersuchung war es Dr. Buchanan aufgefallen, dass die Waterclosets in Tree Court nicht wie die übrigen durch Cisternen, sondern direct durch das Hauptrohr mit Spülwasser versorgt wurden; eine eingehendere Untersuchung ergab nun folgende Thatsachen: 1) Nach Aussagen der Dienstboten fand in dem constant sein sollenden System der Wasserversorgung gelegentlich eine Unterbrechung statt; 2) eine solche Unterbrechung war am 25. Oktober, vierzehn Tage vor dem ersten Typhusfalle, eine zweite am 1. November, vierzehn Tage vor dem zweiten, dritten und vierten Falle eingetreten; 3) die Leitungsröhren waren mit Ventilhähnen versehen, von welchen angenommen wurde, dass sie keine Rückströmung von Luft oder Wasser zulassen könnten; Experimente aber bewiesen nun, dass bei einer Absperrung des Wassers solche Rückflüsse dennoch eintraten und dass also in diesen speziellen Fällen die Ventilhähne ihren Zweck nicht erfüllten.

Zwei der Closets in Tree Court standen direkt mit dem Hauptrohr in Verbindung, welches den ganzen Complex mit Trinkwasser versah, und auf die Konstruktion dieser Closets gründet sich das Hauptinteresse der Untersuchung. Eins derselben lag im Fundamente der Portierwohnung, das andere im Treppenflur, ungefähr 30 Fuss über dem Hauptwasserstrange und ungefähr 5 bis 6 Fuss über dem Niveau des Ersteren. Die Einrichtung beider Closets war dieselbe, und es wurde angenommen, dass beide zur Verunreinigung des Wassers beigetragen hatten, wobei allerdings die Wirksamkeit des höher gelegenen eine bedeutendere gewesen sein musste. Bei diesem Closet fand man neben dem Rohre, welches direkt in die Pfanne führte, noch ein zweites, kleineres, welches den Zweck hatte, im Falle einer Ueberschwemmung des Closets dasselbe wieder zu entleeren. Auf diese Weise waren zwei Canäle vorhanden, durch welche bei einer intermittirenden Wasserzufuhr Luft aufgesogen werden musste, und von Seiten des kleineren Rohres nicht nur Luft, sondern unter Umständen auch flüssige Excremente. Auf alle Fälle aber war die Luft, welche auf diese Art in das Leitungsrohr gelangte, wesentlich Kloakengas, und diese Gefahr wurde noch durch die Thatsache erhöht, dass das Kanalisationsrohr in der benachbarten Strasse unventilirt war, und dass zwischen diesem und dem Closet weder eine Oeffnung noch eine Klappe existirte, die mit dem Unrathkanal in Verbindung stand. Man entdeckte ferner, dass im Monat October sich in diesem Kanalisationsrohr die Excremente von Typhuskranken aus anderen Stadttheilen befunden hatten, so das die Wahrscheinlichkeit vorlag, dass das Kloakengas damals ganz besonders schädlich war. Schliesslich, und dies ist das Charakteristischste der Untersuchung, hielt es Dr. Buchanan für angemessen, das kleinere Zweigrohr und einen Theil des anderen Rohres chemisch zu untersuchen, da man bemerkt hatte, dass das Ende des ersteren mit einer schmutzigen Kruste überzogen war, und dass sich in beiden eine Ablagerung zeigte. Demzufolge wurde die Analyse von Seiten des Dr. Dupré vom Westminster Hospital vorgenommen, welcher in der schmutzigen Kruste eine sehr grosse Menge stickstoffreicher organischer Stoffe und ein bedeutendes Quantum Phosphorsänre entdeckte, und dabei seine Ansicht dahin aussprach, dass der Ursprung dieses Befundes in Wasser gesucht werden müsse, welches stark mit Fäcalstoffen imprägnirt worden sei. Die Ablagerung innerhalb der Rohre zeigte sich von ähnlichem Charakter, so dass sich, wie Dr. Buchanan sagt, aus Dr. Dupré's Resultaten ergiebt, dass von dem Treppencloset aus aller Wahrscheinlichkeit nach Fäcalstoffe in die Wasserleitung gelangt sind, und zwar in flüssiger Gestalt. Auf eine andere Weise kann die Anwesenheit von Phosphaten in den Rohren nicht erklärt werden". (Mr. Simon's Reports, New Series, No. II.)

f) Während wohl kaum daran gezweifelt werden kann, dass dieser Modus der Typhusfortpflanzung ein viel häufigerer ist, als gewöhnlich angenommen wird, werden durch die folgende Epidemie die Gefahren hinreichend kenntlich gemacht, welche aus der direkten Verbindung der Waterclosets mit den Hauptrohren vornehmlich dann entstehen, wenn die Wasserversorgung eine intermittirende ist: In der letzten Hälfte des Jahres 1874 grassirte in der Stadt Lewes eine Typhusepidemie von solcher Strenge, dass unter einer Bevölkerung von 11,000 Köpfen beinahe 500 Fälle zu verzeichnen waren, von denen 104 in der letzten Woche des October vorkamen. Dr. Thorne hatte hierüber zu berichten, derselbe fand nach sorgfältigen Untersuchungen, dass die Epidemie in erster Linie in der städtischen Wasserleitung ihren Ursprung habe; dieselbe entnehme ihr Wasser dem Flusse Ouse, in welchen die Kloakenstoffe der Stadt geleitet seien; hauptsächlich aber geschehe die Verbreitung dadurch, dass die

Röhren der intermittirenden Wasserzufuhr unreine und contagiöse Stoffe in sich aufsaugten. Sobald man sich überzeugt hatte, dass die Epidemie durch das intermittirende System nicht nur begünstigt, sondern auch gefördert wurde, und man auf Dr. Thorne's Dringen das constante System eingeführt hatte, verschwand der Typhus auch sehr bald. (Mr. Simon's Reports, New Series, No. IV.)

Obgleich in den angeführten Fällen keine direkten Beweise dafür vorhanden waren, dass die Ausbrüche dadurch veranlasst wurden, dass in den Kloakenstoffen, welche das Wasser verunreinigten, das Krankheitsgift enthalten war, so ist es dennoch bemerkenswerth, dass stets schon vor dem Auftreten der Epidemie vereinzelte Fälle der Krankheit im Orte vorgekommen waren. Wir geben hier noch zwei Fälle, die von Dr. Albutt in Leeds untersucht und in dem „British Medical Journal" beschrieben worden sind; dieselben beweisen zur Evidenz nicht nur, dass das Gift in das Trinkwasser gelangte, sondern auch, dass dies die einzige Ursache der Epidemie gewesen ist. In dem einen Falle, welcher sich im März 1870 zu Ackworth bei Pontefract zutrug, fand man, dass sich das Gebiet der Krankheit auf den Theil des Dorfes beschränkte, welcher seinen Wasserbedarf aus einem bestimmten Brunnen schöpfte. Die Analyse des Wassers ergab mehr als 5 Gran organischer Substanzen, 6 von Natron-Chloriden und ein ungewöhnliches Quantum von Nitraten und Nitriten; ferner wurde festgestellt, dass, obgleich das Wasser vor dem Ausbruch durch Kloakenstoffe verunreinigt worden sein musste, dennoch eher kein Krankheitsfall auftrat, als bis ein am Typhus Erkrankter in das Dorf gebracht wurde. Die Ausleerungen dieses Patienten warf man auf den porösen Erdboden und auf diese Art sickerten sie theilweise in den Brunnen.

In Bramham College, Yorkshire, zeigte sich im März 1869 der andere Fall. Nach allem was man erfuhr, wurden zwei der Zöglinge im Februar vom Typhus befallen, es ging aber aus den Umständen hervor, dass dieselben die Krankheit bereits vor ihrer Ankunft in Bramham erworben haben mussten. Ende März erfolgten fast zu gleicher Zeit 19 neue Erkrankungen. Dieser plötzliche Ausbruch musste eine gemeinschaftliche Ursache haben, und bald entdeckte man, dass der Trinkwasserbrunnen verunreinigt worden war durch das Einsickern von Wasser aus einem Weichwasserbehälter, welcher wiederum Kloakenstoffe aus einem schadhaften Closetrohr aufgenommen hatte. Die Ausleerungen der ersten beiden Patienten waren in diesen Behälter gedrungen und so ohne Zweifel die Veranlassung zu dem Ausbruch geworden. Eine andere wichtige, mit diesem Fall zusammenhängende Thatsache war die Art der Verbreitung der Krankheit unter den Zöglingen; die Biertrinker unter denselben blieben verschont, während die Wassertrinker heimgesucht wurden. Da dasselbe Wasser auch zur Bereitung der Speisen verwendet wurde, so muss man annehmen, dass die Krankheitskeime durch das Kochen zerstört wurden.

Ausser diesen beiden Fällen dienen auch die folgenden Epidemieen zur Bestätigung der von Vielen getheilten Ansicht, dass diese Krankheit wesentlich specifischen Charakters ist und sich nur durch ein specifisches Contagium fortpflanzen kann:

aa) Im Jahre 1872 kam sie in Nunney, einem bei Frome gelegenen Dorfe, zum Ausbruch, und Dr. Ballard, der „Local Government Inspector", welcher zur Untersuchung abgesandt wurde, zieht aus seinen Beobachtungen die folgenden Schlussfolgerungen: „1) Die Krankheit dokumentirte sich als Typhus. 2) Sie wurde durch einen von ausserhalb kommenden am Typhus Erkrankten eingeschleppt; die Excremente desselben, sowie die anderer, im Nebenhause von derselben Krankheit Befallener, gelangten in den Nunney-Bach und zwar oberhalb des Dorfes. 3) Die Krankheit verbreitete sich in Folge der Gewohnheit der Dorfbewohner, das Wasser des Baches zu trinken, welches noch weiter durch die Kloakenstoffe des Dorfes verunreinigt wurde, in denen sich, wenn nicht die Excremente der Kranken selbst, so doch die aus der Leib- und Bettwäsche gewaschenen Krankheitsstoffe und die flüssigen Ausleerungen befanden. 4) Während meiner Anwesenheit gelangten thatsächlich Typhus-Excremente in den Bach, und zwar aus einem oberhalb von Nunney gelegenen Dörfchen." (Med. Times and Gazette, 1873.)

bb) Der Typhusausbruch zu Over Darwen im Spätherbst des Jahres 1874 verdient nicht nur wegen seiner erschreckenden Heftigkeit sondern auch wegen der Gründlichkeit, mit welcher die Ursache desselben untersucht wurde, unsere Beachtung. Nach Dr. Stevens, welcher vom „Local Government Board" mit der Erforschung der Epidemie und der Aufstellung eines Berichtes über dieselbe beauftragt war, zeigte sich der erste Erkrankungsfall in einem Hause, welches in ziemlicher Entfernung von der Stadt, aber nicht sehr weit von dem Hauptrohr der öffentlichen Wasserleitung gelegen war. Der Patient hatte sich die Krankheit an einem anderen Orte zugezogen, war bereits davon ergriffen als er nach Hause kam und starb hier gleich darauf. Die zuerst vorgenommene Untersuchung ergab allerdings, dass anscheinend auch nicht die geringste Möglichkeit für die Verunreinigung des Leitungswassers durch die Excremente dieses Patienten gegeben war, in der Folge aber entdeckte man, dass gerade hierin die einzige Ursache der Epidemie zu suchen war. Es wurde festgestellt, dass das Abzugsrohr des Klosets, in welches die Excremente geschüttet worden waren, quer über das Hauptrohr der Wasserleitung hinwegführte; allerdings hatte man verschiedene Vorsichtsmaassregeln, wie Cementirung etc., getroffen, um ein etwaiges Undichtwerden gerade an dieser Stelle zu verhüten; das Abzugsrohr aber hatte sich verstopft, der Cement löste sich, und der Inhalt des Rohres wurde ohne jedes Hinderniss und regelmässig von dem Hauptwasserrohr aufgesogen. Natürlich musste auch, nachdem das Contagium durch die Wasserleitung verbreitet worden war, die allgemeine schmutzige Beschaffenheit der Stadt der Verbreitung der Epidemie vielen Vorschub leisten, dass diese Verbreitung aber in so schreckenerregend schneller Weise geschah, ist ein klarer Beweis dafür, dass die Verunreinigung des Wassers die hauptsächlichste Ursache der Epidemie war. Von einer Bevölkerung von 22,000 Seelen wurden 2035 innerhalb einer sehr kurzen Zeit von der Krankheit ergriffen und von diesen starben 104. (Sanitary Record 1875.)

cc) In Lausen, einem kleinen Dorfe in der Schweiz, herrschte 1871 eine Typhusepidemie, durch welche bewiesen wird, dass sogar eine Filtration durch eine weite Strecke porösen Erdreichs ein vorher specifisch verunreinigtes Wasser nicht zu reinigen im Stande ist. Alle Häuser des Dorfes, mit Ausnahme von sechs, wurden von einer Quelle aus vermittelst hölzerner Röhren mit Wasser versehen. Der Typhus beschränkte sich auf den Theil der Einwohnerschaft, welcher dieses Quellwasser trank, der andere, welcher Brunnenwasser verwendet, blieb vollständig verschont. Aus folgenden Thatsachen geht hervor, dass die Krankheit durch das Quellwasser in das Dorf gekommen war: Hinter dem Dorfe erhebt sich ein ungefähr 300 Fuss hoher Hügel, dessen westlicher Ausläufer sich in ein kleines Thal erstreckt, durch welches der Furler Bach fliesst. Mit diesem Bache standen die Latrinen verschiedener zerstreut liegenden Bauernhäuser in Verbindung, in deren einem während der Monate Juni und Juli vier Personen am Typhus darniederlagen. Obgleich man im ersten Augenblicke durchaus keinen Zusammenhang zwischen diesen Fällen und der Epidemie zu Lausen entdecken konnte, so wurde dennoch constatirt, dass jedesmal, wenn der Bach behufs Wässerung der Wiesen im Furler Thale abgedämmt worden war, die Quelle an Wasserfülle zuzunehmen pflegte, und dass, als dies auch im Monat Juli geschah, die Quelle ein trübes und schlecht schmeckendes Wasser gab. Nicht lange darauf, am 7. August, erkrankten 10 Einwohner am Typhus, nach neun weiteren Tagen waren 57 Personen ergriffen und zu Ende des Oktober 130. Um zu beweisen, dass der Furler Bach die Quelle zu Lausen verunreinigen konnte, schüttete man eine Quantität gewöhnliches Salz in ersteren, und bald darauf fand man das Quellwasser ganz salzig. (Deutsch. Arch. für klin. Med. 1873.)

In Landbezirken zeigen sich viele zerstreute Typhusfälle, welche, obgleich vom Wasser herrührend, dennoch auf ein specifisch verunreinigtes Wasser nicht zurückgeführt werden können. Nach meiner eigenen Erfahrung, welche mit der des Dr. Fox in Essex sowohl als auch mit der einer Reihe anderer Gesundheitsbeamten, welche die Aetiologie des Typhus in Landdistrikten studirt haben, übereinstimmt, kann der Typhus auch häufig hervorgerufen werden durch das Trinken von Wasser, welches wohl mit animalischen Stoffen verunreinigt worden ist, in dem aber specifische Contagien nicht aufzufinden sind. — In Bezug auf diese Fälle ist selbst die allersorgfältigste Forschung nicht im Stande gewesen, zwischen ihnen und vorher aufgetretenen Erkrankungen das verbindende Glied zu entdecken, während aber bei allen nachgewiesen werden konnte, dass das Brunnenwasser durch ein Einsickern schädlicher Flüssigkeiten aus Senkgruben, Abtritten oder Drains verunreinigt worden war. Man darf daher den Satz aufstellen, dass dieselben, obgleich wesentlich pythogenisch, dennoch nicht specifisch waren. Alles dies soll im Capitel XIV. noch vollständiger zur Besprechung kommen.

3. Dysenterie. Die Beweise dafür, dass Ausbrüche dieser Krankheit der Verunreinigung des

Trinkwassers durch animalische Stoffe zugeschrieben werden müssen, sind, besonders in den Ländern des Ostens, so zahlreich, dass die blosse Erwähnung dieser Thatsache hier schon hinreicht.

4. Diarrhoe. Ausser den Fällen, welche in direkter Verunreinigung durch Kloakenstoffe ihren Ursprung haben, sind noch folgende zu verzeichnen: Im Salford Gefängniss brach eine choleraähnliche Diarrhoe aus, welche 57 Procent der Gefangenen ergriff, dagegen die Beamten und deren Familien, welche im Gebäude vertheilt wohnten, gänzlich verschonte. Die Nahrung der Gefangenen wurde untersucht und gut befunden; auch die Luft konnte die Krankheitsursache nicht enthalten, da beide Theile der Insassen in dieser Beziehung ja gleich standen; so wurde der Verdacht denn nothwendigerweise auf das Trinkwasser gelenkt, und nun entdeckte man, dass, obgleich die Wasserversorgung des ganzen Gebäudes denselben Ursprung hatte, die Beamten eine Cisterne für ihren eigenen Gebrauch hatten, und dass das Ueberflussrohr der für die Gefangenen bestimmten Cisterne nicht verschliessbar war und mit einer offenen Kloake in Verbindung stand. Am Tage des Ausbruchs der Krankheit war bemerkt worden, dass das Wasser missfarbig war und einen üblen Geruch von sich gab. Augenscheinlich hatte es Kloakengase absorbirt, die durch das Ueberflussrohr emporgestiegen waren. Dass dies wirklich die einzige Ursache der Krankheit war, geht daraus hervor, dass dieselbe beinahe ebenso schnell verschwand, wie sie gekommen war, nachdem die Cisterne geleert und gereinigt und das Ueberflussrohr

mit einem Verschluss versehen worden war. (Second Report of the Medical Officer of the Privy Council.)

Ich bin der Meinung, dass die Diarrhoe, welche im Sommer und Herbst unter den Kindern der Landbevölkerung grassirt, einzig und allein verunreinigtem Wasser zuzuschreiben ist, welches entweder direkt aus dem Brunnen getrunken oder aber der Milch beigemischt wind.

Schlussbemerkungen. Wir haben hier versucht, die schädlichen Verunreinigungen der Wassers oberflächlich zu classificiren, ebenso die Krankheiten, welche denselben entspringen; es braucht aber kaum hervorgehoben zu werden, dass in den meisten Fällen mangelhafter Gesundheitspflege in Bezug auf die Wasserversorgung, sich verschiedene Verunreinigungen und Krankheiten zu gleicher Zeit zeigen. So zeigt z. B. die Analyse schädlichen Wassers in demselben eine grosse Zahl der verschiedensten Verunreinigungen; man kann also mit Bestimmtheit annehmen, dass dasselbe verschiedene Krankheiten entweder direkt zu produciren oder aber doch indirekt zu fördern vermag. Die Schwierigkeit aber, aus jeder speciellen Verunreinigung die specielle Wirkung bestimmen zu können, wird häufig durch die Anwesenheit noch anderer Krankheitsursachen erschwert. So kann z. B. die Wasserzufuhr nicht allein unrein, sondern auch zu gleicher Zeit unzureichend sein, und auf diese Weise einen grossen Mangel an Reinlichkeit der Person, der Kleidung, der Kochgeschirre und der Wohnung etc. herbeiführen; während Uebervölkerung, schlechte Kanalisationsverhältnisse, ungenügend ventilirte Abflussrohre und andere Krankheitsursachen ebenfalls dazu beitragen können, die Gesundheit einer Commune ernstlich zu beeinträchtigen und die Sterblichkeit zu befördern.

Unter anderen häufig dem Wasser entspringenden Krankheiten seien hier noch Diphtheritis, Halsgeschwüre, Fieber und Erysipelas aufgeführt. In der That ist das auf dem Lande so bekannte schleichende Fieber wesentlich ein Schmutzfieber, hervorgebracht hauptsächlich durch verunreinigtes Brunnenwasser.

Es scheint auch festzustehen, dass ein häufiges Vorkommen der Stein- und Grieskrankheit in enge Beziehung zu bringen ist zu dem in einigen Landstrichen im Trinkwasser vorhandenen Quantum Kalk- und Magnesiasalz. Dr. Murray in Newcastle upon Tyne hat diesen vielbesprochenen Gegenstand einer sorgfältigen Forschung unterzogen (Brit. Med. Journal 1872), und seine Ansichten sowohl wie die von ihm angeführten Fälle stehen in grosser Uebereinstimmung mit dieser Annahme.

Schliesslich muss hier noch angeführt werden, dass einige Arten von Eingeweidewürmern ebenfalls durch das Trinkwasser in den Körper gelangen, wie zum Beispiel Bothriocephalus latus und Ascaris lumbricoides. Letzteren, bekannt unter dem Namen „Rundwurm“, habe ich in Distrikten sehr verbreitet gefunden, deren Bevölkerung ihren Wasserbedarf aus flachen Ziehbrunnen schöpft.

Capitel IX.

Wohnungen.

Schon in den vorhergehenden Capiteln haben wir auf die überaus grosse Wichtigkeit der gesundheitlichen Verhältnisse der Wohnungen hingewiesen. Krankheiten, welche in der ungesunden Lage, in unzureichender Ventilation oder Ueberfüllung, in der Zufuhr unreinen oder verdorbenen Wassers, in mangelhafter Drainage oder in Schmutzansammlungen ihre Ursachen haben, finden sich nur zu häufig in Verbindung mit Wohnungen, welche fehlerhaft angelegt und schlecht construirt sind.

I. Lage.

Bei der Wahl der Lage einer Wohnung muss ganz besondere Aufmerksamkeit auf die Beschaffenheit des Grund und Bodens, sowie auf die allgemeine Gestaltung der Oberfläche desselben verwendet werden. Ist das Erdreich feuchter Natur, so ist es zu drainiren, desgleichen sind alle Löcher, in denen sich Wasser ansammeln kann, zu vermeiden resp. aufzufüllen. Wo es irgend angängig ist, sollte man eine möglichst offene und heitere Lage wählen, damit Licht und Luft im Ueberfluss vorhanden sind.

In Städten entstehen oft grosse Nachtheile dadurch, dass man Gebäude auf einem Boden zu errichten gezwungen ist, welcher aus aufgeschüttetem Abfall aller Art besteht und demzufolge mit vegetabilischen und anderen Stoffen ganz durchsetzt ist, wie z. B. die Auffüllungen der Thonabgrabungen auf einem Boden, welcher zur Ziegelbereitung verwendet wurde. So berichtet Mr. Crossby 1872, dass die zu Leicester in den Herbstmonaten obwaltende hohe Sterblichkeit hauptsächlich einer jährlich wiederkehrenden Diarrhoe der Kinder zuzuschreiben sei, welche in den Stadttheilen aufzutreten pflegte, die auf solchen Aufschüttungen erbaut waren, und dass man die Ursache dieser Krankheit gerade in dieser letzteren Thatsache suchen müsse. Besonders hervorzuheben ist auch noch, dass diese Ansicht durchaus unterstützt wird durch den höchst sorgfältig ausgearbeiteten und eingehenden Report, den die Herren Dr. Buck und Franklin über die in genannter Stadt im Sommer und Herbst 1875 wüthende Diarrhoe-Epidemie abgestattet haben. Ferner weisen auch die Aussagen der Herren Dr. Parkes und Dr. Sanderson, in dem werthvollen Bericht derselben über den Gesundheitszustand in Liperpool, darauf hin, dass ein grösstentheils aus Abfallasche bestehender Boden, sofern die Aufschüttungen noch frisch sind, sich nicht zum Bebauen eignet. In Bezug hierauf empfahlen sie der Ortsbehörde folgende Maassnahmen:

„1. Keine Bodenaushöhlung, die nicht vollständig trocken ist, sollte mit Abfallasche ausgefüllt werden. Ganz besonders wichtig erscheint uns dies in Bezug auf die Auffüllung der behufs Ziegelfabrikation abgegrabenen Thonfelder (Brickfields). Es ist bekannt, dass das ganze Thonlager nie vollständig abgetragen wird, es bleibt vielmehr stets immer noch soviel Thon zurück, dass er ein undurchlässiges Becken bildet, in welchem sich fortwährend Wasser ansammelt. Unsrer Meinung nach ist es von höchster Wichtigkeit, solchen Boden zu drainiren und zu trocknen, damit die schnelle Zersetzung der in der Abfallasche befindlichen schädlichen Stoffe durch nichts aufgehalten wird.

„2. Da die in der Abfallasche enthaltenen vegetabilischen und animalischen Stoffe innerhalb einer Zeit von ungefähr drei Jahren zersetzt und verschwunden sind und schon vor dieser Zeit thatsächlich unschädlich werden, so sollten nach unserem Dafürhalten Plätze, die mit Abfällen aufgeschüttet wurden, nicht vor Ablauf von mindestens zwei Jahren nach erfolgter letzter Aufschüttung bebaut werden."

Auch hielten sie die Vermischung der Abfälle mit dem zu beseitigenden Strassenkoth nicht für gerathen.

Es braucht kaum erwähnt zu werden, dass Brunnen, die sich in solchem Boden befinden, nur ein sehr verunreinigtes und gänzlich unbrauchbares Wasser hergeben können.

II. Der Bau selbst.

Will man ein Gebäude auf einem Boden errichten, welcher bereits bebaut gewesen ist, so muss derselbe zunächst sorgfältig untersucht werden, damit nicht etwa alte Senkgruben, Brunnenkessel oder Kloakenröhren unbemerkt bleiben. Jedes alte Drainrohr etc. muss aufgenommen und jede Schmutzansammlung entfernt werden; die vorgefundenen Gruben sind sorgfältig zu reinigen und sodann auszufüllen.

Kein Abzugsrohr sollte unter einem Hause entlang führen, wenn dies irgend zu vermeiden ist; muss es aber geschehen, wie bei Häusern, die zu Strassen vereinigt sind, so sollte ein solches Rohr vollständig luft- und wasserdicht sein. Glasirte irdene Röhren sind hierfür am besten zu empfehlen. Dieselben sollten fest gefügt und von einer starken Cementlage umgeben sein. Auch muss für genügende Ventilation derselben gesorgt werden. Durchbohren diese Röhren die Mauern des Fundamentes, so sollten solche Durchlässe gewölbt sein, damit keine Verschiebung des Mauerwerkes etc., die Röhren beschädigen kann. Ausserhalb des Gebäudes müssen diese Röhren in wasserdichten Rinnen aus Cement und mit ihrem ganzen Diameter so tief liegen, dass die am tiefsten gelegenen Theile des Hauses vollständig drainirt werden.

Um die Untersuchung derselben zu erleichtern, müssen ausserhalb des Hauses in angemessenen Zwischenräumen Zugangsschachte in das Rohr hinunterführen. Dieselben sind von verschiedener Art, alle aber gestatten eine leichte Entfernung der sich im Rohre ansammelnden Hindernisse. Um solche Ansammlungen aber zu verhindern, sollten alle Hausabzugsröhren einer regelmässigen Spülung nnterliegen. (Weiteres hierüber in dem Capitel über die Beseitigung der Kloakenstoffe.)

Die Senkgrube eines mit Waterclosets versehenen Landhauses muss sich in genügender Entfernung von demselben befinden, vollständig wasserdicht und ausgiebig ventilirt sein. Die Wandungen derselben müssen aus Mauersteinen, mit Cement gesetzt, bestehen und innen einen starken Cementüberzug haben. Ausserhalb derselben ist eine starke Schicht festgestampften

Thons sehr wünschenswerth. Boden sowohl wie Decke derselben sollten gewölbt sein, in letzterer muss sich eine Oeffnung für den reinigenden Arbeiter befinden, während der Boden sich nach einer Seite zu senken hat, woselbst dann eine Pumpe angebracht werden kann. Die Grube darf nicht tiefer als 6 oder 7 Fuss sein, weil andernfalls der gesteigerte hydrostatische Druck sehr starke Wandungen erforderte. Zum Zwecke der Trennung der festen Excremente von den flüssigen wird die Grube vermittelst eines Gitters aus galvanisirtem Eisen in zwei Hälften getheilt. Alle solche Senkgruben sollten regelmässig und oft gereinigt werden und von besonders hoher Wichtigkeit ist es, dass alle Abzugsröhren verschliessbar und ventilirbar sind.

Natürlich muss die Senkgrube von dem etwa vorhandenen Brunnen soweit als irgend möglich entfernt sein. Auch sollten die Hausabflussrohre demselben fern bleiben. Um das Grundwasser abzuhalten, sollte der Brunnenkessel in seinem oberen Theile gänzlich wasserdicht hergestellt sein, auch darf kein Wasser von der Erdoberfläche her Eingang in denselben finden.

Hat man sich einen trockenen und gesunden Untergrund geschaffen, so hat man zunächst sein Augenmerk auf die Isolirung des oberen Baugrundes von demselben zu richten, und dies wird am billigsten und besten durch die Verwendung von Concret*) erreicht. Um die Feuchtigkeit von dem Emporsteigen in den Wänden abzuhalten, bringt man an geeigneter

*) Eine Mischung von Steinstückchen, kleinen Kieseln und Cement, welche etwa dem bei uns zur Anwendung kommenden „Pisé“ entspricht.

Stelle im Fundament einige Lagen von Schieferplatten an, die in besten Cement gesetzt sind; soll diese wasserdichte Schicht sich auch aussen an den Mauern in symmetrischer Weise abzeichnen, so verwendet man zu derselben stark glasirte Steine. Diese und andere bauliche Vorrichtungen zu diesem Zwecke sind aber so bekannt, dass ihrer hier weiter keine Erwähnung zu geschehen braucht.

Auch die Niederschläge der Luft erzeugen eine Nässe in den Wänden, und um dieser vorzubeugen, errichtet ein sorgsamer Bauherr hohle oder doppelte Wände, die aber in regelmässigen Zwischenräumen durch Bindesteine mit einander zusammenhängen, um dadurch die Stärke und Festigkeit einer einzigen, massiven Mauer zu erlangen. Dünne, aus schlechtem, porösem Material hergestellte Wände schützt man gegen die Aussennässe durch Schieferplatten, Asphaltpappe oder durch Anstrich mit einer der gebräuchlichen, zahlreichen, wasserdichten Compositionen[15]).

Durchbrochene Ziegel sollten überall an passenden Stellen in den Mauern angebracht sein, um unterhalb der Fussböden eine Luftcirculation herzustellen.

Einer der folgenschwersten Fehler in der Anlage sogar der besseren Gebäude der Gegenwart, wird oft bei der Einrichtung und Anbringung der Waterclosets begangen. Dieselben werden allzu häufig in ganz entlegene Ecken verwiesen, wohin das Licht nur auf indirektem Wege gelangen kann und wo eine gehörige Ventilation unmöglich ist. Die beste Anlage zu diesem Zweck ist ein isolirter, thurmähnlicher Anbau, der in jedem Stockwerk ein Closet und ganz oben die Wasser-Cisterne enthält. Zwischen jedem Closet und dem

Hause sollte sich eine Art Vorzimmer befinden, gross genug, um durch Oeffnen der Fenster eine wirksame Querventilation herstellen zu können. Natürlich müssen zwei Thüren, eine zu diesem Vorderraum und die andere zu dem Closet, vorhanden sein. Der Sitz des Closets muss einem in der äusseren Wand befindlichen, bis zur Decke reichenden, Fenster gegenüberliegen, um ein volles Licht behufs Untersuchung der Reinlichkeit zu ermöglichen. Ventilationsöffnungen im Fenster oder unter der Decke in der Mauer haben für eine permanente Zufuhr frischer Luft zu sorgen. In kleineren Häusern kann das Closet in einem einfachen Ausbau angebracht werden, der Sitz gegenüber der Thür, und mit zwei bis zur Decke reichenden, einander gegenüberliegenden, Fenstern zwischen Sitz und Thür. Auf diese Weise erreicht man eine Querventilation und hinreichendes Licht auch ohne Hülfe eines Vorderraumes.

Die besten Closets sind diejenigen, in denen eine genügende Spülung und eine schnelle und vollständige Entfernung der Excremente möglich ist, ein Zurückströmen fauliger Luft aber nicht stattfinden kann. Jedes Closet sollte mit einer Cisterne versehen sein, da es, wie schon wiederholt erwähnt wurde, von höchster Wichtigkeit ist, dass keine direkte Verbindung zwischen demselben und dem Hauptrohr der Wasserleitung stattfindet. Ebenso wenig darf das Closet aus dem Trinkwasserbehälter des Hauses seine Spülung empfangen. Das beste Material für die möglichst geräumige Pfanne ist weisses Steingut oder Porzellan; der Spülmechanismus muss leicht zu handhaben und dauerhaft und der Sitz so eingerichtet sein, dass er ohne Umstände behufs Inspektion geöffnet werden kann.

Da die Abflussröhren für den Unrath direkt mit den Kanalisations- resp. Drainröhren in Verbindung stehen, so müssen dieselben bis zum höchsten Theile des Daches hinauf verlängert werden und dabei durchweg von gleichem Durchmesser sein. Dadurch wird eine höchst wichtige Ventilation der Drainröhren erzielt und das Closetrohr kann mit dem Unrathrohr verbunden werden, ohne mit den aufsteigenden Kloakengasen in Berührung zu kommen. Kann das Unrathrohr nicht in gerader Richtung bis zum höchsten Punkte des Daches hinaufgeführt werden, so sind die Biegungen desselben nach Möglichkeit zu vermitteln und zu verflachen, auch empfiehlt es sich, das Rohr nicht zu übermauern, sondern seiner ganzen Länge nach frei und jeder Untersuchung zugänglig zu lassen. Wird dieser Modus allgemein innegehalten, so kann nirgend ein Druck der Kloakengase gegen das Closetventil eintreten und man vermeidet die Gefahr, dass dieselben auf diesem Wege in die Wohnungen dringen und daselbst die Luft vergiften.

Man hat gegen die Durchführung dieses Planes geltend zu machen gesucht, dass an Orten, wo die Häuser dicht zusammenstehen und dabei von ungleicher Höhe sind, die aus den Unrathröhren der kleineren Häuser ausströmenden Kloakengase in die Häuser höherer Bauart eindringen würden und dadurch die Bewohner der letzteren nicht nur belästigen sondern auch gefährden müssten. Dieser Einwurf ist aber bei genügend durchgeführter Ventilation der Drain- resp. Kanalisationsröhren nicht zutreffend, weil dann die

Kloakengase so verdünnt sind, dass sie Niemand mehr belästigen oder gefährden können; sollte dies aber dennoch hier und da der Fall sein, so liesse sich dieser Uebelstand durch ein gegenseitiges Einvernehmen der Hausbesitzer bald heben, und zwar in derselben Weise, wie man dies bei lästigen Schornsteinen zu thun pflegt.

Ferner sollte es als feststehende Regel gelten, dass keine der übrigen in Gebäuden vorkommenden Röhren, direkt in das Unrathrohr oder in die Drains geführt werden. Dieselben sollten vielmehr ausserhalb an den Häusern hinunter bis auf 12 bis 18 Zoll vom Erdboden gehen und daselbst ihren Inhalt durch ein Gitter oder dergleichen in einen Schacht entleeren. Leitet man auch die Regengosse in diesen Schacht hinein, so wird derselbe hinreichend ventilirt und gespült. Obgleich man nun durch dieses Verfahren den Kloakengasen den Weg in die Hausräume abschneidet, so müssen die zuletzt angeführten Röhren dennoch mit Klappventilen versehen sein und zwar Küchenausgüsse zum Zweck der Zurückhaltung grober Substanzen, und Waschhausröhren behufs Verhinderung kalten Luftzuges. Ueber Ventilation der Hausdrains siehe Cap. XI.

Im IV. Capitel ist die Ventilation und Heizung der Räume bereits besprochen worden, die einzigen Punkte, die wir hier noch einmal hervorheben wollen, sind: die Anlage eines separaten Extractionsschachtes im Schornsteinkörper für jedes Zimmer, die grossen, wünschenswerthen Vortheile ventilirender Kaminöfen und die Nothwendigkeit der Entfernung der Gasverbrennungsprodukte durch hierzu bestimmte Canäle.

Es ist kaum nöthig zu erwähnen, dass die Zimmer in einem vernunftgemäss gebauten, gesunden Hause geräumig, luftig und hell sein müssen. Die Fenster sollten bis nahe an die Decke heranreichen und stets leicht zu öffnen sein. Zur Verglasung derselben ist Spiegelglas vorzuziehen, weil es die Wärme mehr zurückhält. Kein Schlafzimmer darf von Rechtswegen weniger als 1000 Kubikfuss Rauminhalt haben, und das Aufstellen von Betten in dunklen Ecken oder Nischen sollte stets vermieden werden.

III. Wohnungen für die ärmeren Classen.

Die grosse Schwierigkeit bei der Erbauung solcher Wohnungen liegt darin, dieselben möglichst zweckmässig, nach den Regeln der Gesundheitslehre, dabei aber auch so herzustellen, dass die Kosten der Ausführung eine Vermiethung zu billigen Preisen gestatten. In den Städten werden diese Kosten beträchtlich durch den höheren Bodenwerth gesteigert, aber auch auf dem Lande, wo Grundstücke billig zu haben sind, erfordert die Erbauung des bescheidensten Häuschens immerhin noch eine solche Summe, dass der hiernach bemessene Miethszins manchem armen Arbeiter unerschwinglich bleibt. Bei niedrigen Bodenpreisen ist ein nur aus dem Erdgeschoss bestehendes Gebäude für eine Arbeiterwohnung am besten geeignet, weil am billigsten. Nach Herrn Allen's Ueberschlag kann ein Häuschen, enthaltend ein Wohnzimmer, ein Schlafzimmer für den Arbeiter und seine Frau, ein Schlafzimmer für die Söhne, ein ebensolches für die Mädchen, eine kleine Waschküche, einen Vorrathsraum und ein Closet für £ 100 hergestellt werden, vorausgesetzt, dass sich alle Räume zu ebener Erde befinden, und dass immer zwei solcher Häuschen zusammenhängend errichtet, von einem gemeinschaftlichen Dache bedeckt und von vier, ein Parallelogramm bildenden, Mauern umschlossen werden. Die von Dr. Hunter in dem siebenten Report des Medical Officer of Health an den Privy Council vorgeschlagene Häuserreihe sollte in jedem Häuschen vorn und hinten eine Küche und darüber zwei Schlafräume enthalten. Die vordere der mit Mauersteinen gepflasterten Küchen misst 11 Fuss im Quadrat und in der Höhe 8 Fuss 6 Zoll; die hintere ist etwas kleiner. Eine Decke ist unnöthig. Auch brauchen nur fünf Thüren in dem Häuschen zu sein eine für das Closet unter der Treppe, eine für jedes Schlafzimmer, und zwei Hausthüren. Ferner vier Fenster, ein Kamin mit Ofen, ein Kessel in der hinteren Küche, ein kleiner Kamin in einem der Schlafzimmer, welche beide mit Stubendecken versehen sind, und ein Welsches Schieferdach.

Solche Häuser kosten £ 50 das Stück, eine Reihe von dreissig derselben £ 1500.

In einer 1874 vor dem Club der Farmer verlesenen Schrift sagt Dr. Howard aus Bedford, dass er vor einigen Jahren sechs für seine Arbeiter bestimmte Häuschen gänzlich aus Concret erbaut habe. Dabei stellte sich heraus, dass die fussdicken Wände in Folge der Festigkeit des Materials viel trockener und wärmer waren, wie solche aus Mauerwerk. Jedes Häuschen enthielt drei Schlafzimmer und an einem Ende ein Erdcloset, von innen zugänglich. Exclusive der Closets stellten sich die Kosten der sechs Häuschen auf £ 600.

Mr. Birch, dessen Plan 1864 nach Ausspruch der Society of Arts die von Mr. Bailey Denton ausgesetzten Prämien erhielt, hat den Preis für ein Paar Häuschen, welche mit allem Nothwendigen versehen waren, auf £ 203 berechnet. Zu ebener Erde befanden sich ein Wohnraum, 12 Fuss breit und 12½ Fuss tief, eine Küche mit Kessel und Wasserloch, 10½ Fuss breit 7½ Fuss tief, eine kleine Vorrathskammer und ein sich nach der Küche öffnender Behälter für Brennmaterial. Eine Treppe hoch lagen drei Schlafzimmer, 12′ 8″ und 8′ 6″, 7′ 8″ und 8′ 6″, und 9′ und 8″. (Builder 1864.)

In Folge der Steigerung der Baumaterialpreise und der Arbeitslöhne mögen diese Preise unter heutigen Verhältnissen wohl als etwas zu niedrig erscheinen, baut man die Häuschen aber paarweise oder in zusammenhängenden Massen, so können, nach zuverlässigen Mittheilungen, auch jetzt noch gute Gebäude mit drei Schlafzimmern für £ 100 hergestellt werden.

In diesen Plänen und Berechnungen, wie überhaupt in allen, die auf die Errichtung von Arbeiterwohnungen Bezug haben, ist der kubische Raum nur in geringem Maasse berücksichtigt, so dass eine grössere oder geringere Ueberfüllung fast nnter allen Umständen stattfindet. Häuschen, die kaum den nöthigen Raum für ein Ehepaar mit zwei oder drei Kindern enthalten, werden entweder gleich von viel grösseren Familien bezogen, oder aber diese vermehren sich von Jahr zu Jahr, während die Räumlichkeiten natürlich dieselben bleiben. Deswegen sollte der Raum sogleich von Anfang an so bemessen sein, dass eine mässige Zunahme der Familie denselben nicht zu sehr beschränkt; auch sollten die Häuschen, wenn sie gleich in grösserer Anzahl errichtet werden, den grösseren oder kleineren Familien entsprechend, von verschiedener Grösse sein. Das für solche Arbeiterwohnungen am besten geeignete Closet ist eine Modification des trockenen Systems, während die sonstigen Wirthschaftsabgänge, wenn keine öffentlichen Abzugsrohre (Drains) vorhanden sind, im Gartenlande nutzbar gemacht werden können. Im Capitel XI. wird diezer Gegenstand ausführlicher besprochen werden.

In grossen Städten sind die arbeitenden Klassen lediglich auf Miethswohnungen in grösseren Gebäuden angewiesen. Nachstehendes ist ein Auszug aus den 1867 für diese Classe von Wohnungeu erlassenen Wohnungsgesetzen:

„Jede Wohnung (tenement) soll mit einer separaten Watercloset-Vorrichtung versehen sein; wo aber die Insassen zweier oder mehrerer Wohnungen eine gemeinschaftliche Watercloset-Vorrichtung benutzen, müssen für beide Geschlechter getrennte Vorrichtungen vorhanden sein. Dieselben können entweder in Waterclosets, Erdclosets oder Abtritten bestehen.

Für jede Wohnung muss ein Müllbehälter, oder auch ein solcher für mehrere Wohnungen, vorhanden sein.

Jede Wohnung muss durch Fenster, die geöffnet werden können, ein reichliches Licht erhalten.

Wasser muss für jede Wohnung leicht erreichbar sein.

Die Gänge, Treppen etc. eines Hauses, in welchem

solche Wohnungen befindlich sind, müssen gut ventilirt sein etc.

Die Abzugsröhren müssen gut und zweckentsprechend sein etc.“

Ebenso wichtig aber wie die Erbauung neuer Wohnungen für die arbeitenden Klassen, ist das weit schwierigere Problem, die ungesunden Anfenthaltsorte, auf welche dieselben gegenwärtig in der Stadt sowohl wie auf dem Lande angewiesen sind und welche die Sterblichkeit in einer schrecklichen, kaum zu berechnenden Weise erhöhen, zu verbessern. Allerdings ist das Bewohnen der schlimmsten Orte, wie feuchter, dunkler, unterirdischer Keller, bereits gesetzlich untersagt; es existiren aber noch Wohnungen anderer Art, bei denen jede Verbesserung und Veränderung unmöglich ist, in solcher Menge, dass eine sofortige Zerstörung derselben eine grosse Anzahl von Menschen obdachlos machen würde. Diese Wohnungen liegen entweder in engen, schmutzigen Gassen oder sie sind in kleine Höfe zusammengedrängt, so dass dieselben entweder thatsächlich nicht ventilirt werden können, oder aber die Constructionsfehler und inneren Zustände derselben sind so bedenklich, dass keine Abhülfe möglich ist. Dies sind aber nicht die einzigen sanitären Mängel dieser zu condemnirenden Höhlen. In ihnen häufen und mehren sich ohne Unterlass sowohl der Schmutz wie die giftigen Effluvien, die ihren Ursprung in der Uebervölkerung haben, und in denen die verschiedenartigen Krankheitskeime den günstigsten Boden für ihre Entwickelung finden. Die Departements-Reporte des Privy Council weisen zahlreiche Beispiele solcher Zustände auf, besonders diejenigen der Doktoren Hunter, Stevens und Buchanan.

Die Ausführung der in der Arbeiter-Wohnungs-Akte von 1875 festgestellten Maassregeln wird sicherlich in dieser Hinsicht eine merkbare Verbesserung in vielen unserer grösseren Städte und Ortschaften herbeiführen, denn bisher hat die allgemeine Uebervölkerung die kleinen über die Uebervölkerung innerhalb der Häuser errungenen Erfolge häufig beeinträchtigt. In den schlimmsten Stadttheilen Liverpools sind, nach den Angaben Dr. Parkes und Dr. Sanderson's, beinahe 1000 Menschen auf einen Morgen Bodenfläche zusammengedrängt, und in Glasgow und Greenock ist das Verhältniss theilweise ein gleiches. Hieraus geht hervor, dass keine Verbesserung in der Construction der Wohnungen, keine Vermehrung des auf den Einzelnen entfallenden kubischen Raumes eine ausreichende Ventilation ermöglichen kann, so lange die Gebäude in solcher Anzahl auf einem so beschränkten Raum beisammenstehen. Hier hilft nichts als das Niederreissen der alten Häuser, die Ueberführung der Bevölkerung derselben in Häuser und Stadtviertel von mustergültiger Anlage und der Durchbruch neuer Strassen.

In Landdistrikten, wo für das Obwalten solcher Uebelstände weniger Entschuldigungen gelten können, findet man dieselben dennoch fast in demselben Grade und in derselben Verbreitung, wie in den Städten. Dr. Hunter's sorgfältiger Bericht über die Zustände der Wohnungen der Landarbeiter liefert hierfür den Beweis. Es wurde im Ganzen über 5375 Arbeiterhäuser (Cottages) berichtet. Von diesen enthielten

2195 nur ein Schlafzimmer, 2930 enthielten deren zwei, und nur 250 mehr als zwei. Die Zahl der Insassen dieser Häuser belief sich, die Kinder mit eingerechnet, auf 24,770; es kamen mithin auf jedes Haus durchschnittlich 4,6 Personen, auf jedes Schlafzimmer 2,8. In den nur mit einem Schlafzimmer versehenen Häusern schliefen durchschnittlich in letzterem 4 Person, 2,2 davon waren Erwachsene, 1,8 Kinder. Der durchschnittliche kubische Raum in den Schlafzimmern wurde auf 156 Fuss pro Kopf geschätzt. In den älteren dieser Hütten herrschte, ihrer Baufälligkeit wegen, eine bessere Ventilation wie in den neueren, und obgleich die letzteren einen grösseren kubischen Raum aufwiesen, war dennoch die Luft in den ersteren eine weniger unreine. Einige Schlafzimmer waren in der That dermaassen der Witterung ausgesetzt, dass vorkommende Erkrankungsfälle in der Küche behandelt werden mussten. Trotzdem waren die elenden sanitären Verhältnisse dieser Wohnungen weniger schlimm, als ihre numerische Unzulänglichkeit. Viele Eigenthümer hatten die auf ihrem Grund und Boden stehenden baufälligen Hütten niedergerissen, ohne neue an deren Stelle zu errichten, und auf diese Weise die Bewohner derselben gezwungen, in anderen, bereits überfüllten, Dörfern Wohnräume zu suchen. Das in Folge hiervon stattfindende Zusammendrängen so vieler menschlicher Wesen auf einem Orte schuf nicht nur zahlreiche Brutstätten für Krankheiten, sondern machte auch die Beschränkung etwa auftretender Epidemien zu einem fast hoffnungslosen Unternehmen. Die Berichte der Gesundsbeamten aus allen Theilen des Landes beweisen zur Genüge, dass solche Zustände noch heute in vielen ländlichen Distrikten obwalten, und obgleich nicht geleugnet werden kann, dass seit der Emanation der öffentlichen Gesundheits-Akte von 1872 sehr bedeutende Verbesserungen in den verschiedensten Landestheilen ausgeführt worden sind, so ist es doch nicht eher möglich, die unzähligen Uebelstände, welche mit der mangelhaften Häusereinrichtung in kleineren Städten verbunden sind, erfolgreich zu bekämpfen, als bis ein solches Beginnen durch wirkungsvollere Gesetze unterstützt wird. Ich bin, wie ich bereits an anderer Stelle hervorgehoben habe, der entschiedenen Ansicht, dass eine der Arbeiter-Wohnungs-Akte ähnliche Maassnahme auch für die ländlichen Bezirke und die kleinen Ortschaften dringend erforderlich ist. „Möge man dieser legislativen Nothwendigkeit ebenso warm das Wort reden, als man dieselbe bisher stillschweigend anerkannt hat, dann wird es nicht schwierig sein, einen Gesetzentwurf aufzustellen, welche, ohne die Rechte des Privatbesitzes zu beeinträchtigen, einen wünschenswerthen Anstoss zur Erfüllung der öffentlichen Pflichten geben, der Unternehmungslust von Einzelnen sowohl wie von Genossenschaften ein lohnendes Ziel, nämlich die Verbesserung alter resp. die Erbauung neuer Arbeiterwohnungen, eröffnen und, vor Allem, den Sanitätsbehörden die unabweisbare Pflicht auferlegen wird, die nöthigen localen Verbesserungen da, wo die Thäthigkeit der Unternehmer, wenngleich vielleicht von philantropischen Bestrebungen unterstützt, nicht ausreicht, oder wo die Grundbesitzer ihre öffentlichen Pflichten in dieser Hinsicht hartnäckig ignoriren, selbstthätig zur Ausführung zu bringen. Man hat hervorgehoben, dass sich zur Errichtung solcher Arbeiterhäuschen keine Privatunternehmer finden würden, weil eine derartige Geldanlage nicht Zinsen genug brächte. Nun, in bin allerdings mit dieser Ansicht insofern einverstanden, als im Villenstyl ausgeführte Landhäuschen dem Capitalisten nichts einbringen würden; solche Landhäuschen sind aber auch mit ganz unnöthigem Kostenaufwaud und zu ganz anderen Zwecken errichtet. Ich weiss aber auch, dass solide und bequeme Häuschen mit drei Schlafzimmern, entweder paarweise oder in zusammenhängenden Blocks, zum Preise £ 100 pro Stück erbaut werden können. Ausserdem ist es wohlbekannt, dass sogar die schlechtesten solcher Häuser in den Händen kleiner Grundbesitzer oft 10 bis 15 Procent jährlich einbringen, so dass, wenn man die sich immer mehr verbessernde Lage der Arbeiterbevölkerung und demzufolge die Befähigung derselben, höhere Miethen zu zahlen, in Betracht zieht, man wohl zu der Annahme berechtigt ist, dass das Interesse des Publikums sich dieser Art der Speculation zuwenden und sowohl das Entstehen neuer Arbeiterwohnungen, wie auch die Verbesserung der alten, unvollkommenen, fördern wird, vorausgesetzt, dass eine Parlaments-Akte diesen Spekulationszweig sanktionirt. (Vergl. des Autors Schrift über Sanitary Defects in Rural Districts and How to Remedy them, und Dr. Bond's Home of the Agricultural Labourer.)

Leider hat es den Anschein, als ob viele der mit den Baueinrichtungen in ländlichen Distrikten verbundenen Uebel noch lange nicht gehoben werden sollten, da die ländlichen Gesundheitsbehörden keinen Einfluss auf die Art der Errichtung von Neubauten auszuüben im Stande sind, wenn sie sich nicht in jedem Falle die Unterstützung städtischer Behörden sichern. Auch in Betreff der Dicke der Mauern, der Zimmerhöhe, der Ventilation, Drainage und anderer sanitärer Erfordernisse sollten Gesetze existiren. Es ist überhaupt schwer zu begreifen, weswegen eine derartige Kontrole nicht in die Hände der sanitären Autoritäten gelegt worden ist, wenn man nicht eben annimmt, dass die betreffende Gesetzgebung eine mangelhafte und einseitige ist. Allerdings kann man eine grosse Menge der in den heutigen Arbeiterwohnungen bestehenden Fehler und Unzulässigkeiten unter den weiten Begriff der Schädlichkeiten (Nuisances) zusammenfassen, wie defekte Fussböden und durchlöcherte Dächer, zerfallende Mauern, schlechtschliessende Fenster, Abtritte und Schweineställe, die sich an die Mauern des Hauses anlehnen, nasser Grund u. a. m. Auch kann ein Haus, welches nicht mehr genügend auszubessern ist, auf gesetzlichem Wege geschlossen und beseitigt werden; es ist dies aber immer eine nicht unbedenkliche Maassnahme, da sie entweder anderen Orts eine Ueberfüllung verursacht, oder aber die betreffenden Insassen aus der Gegend vertreiben und so arbeits- und obdachslos machen kann.

In grossen Städten wird die ärmere Bevölkerung von solchen Dislocirungen natürlich in viel ausgedehnterer Weise betroffen, als in Dörfern. Viele öffentliche Anlagen und Bauten, wie Eisenbahnen und neue Strassen, sind die nothwendigen Ursachen grosser Uebervölkerung in den benachbarten Stadttheilen, während sie freilich zugleich den Luftwechsel in der Stadt in wohlthätiger Weise befördern. Die durch das Abreissen ihrer Wohnungen obdachslos werdenden Familien suchen das nächste beste Unterkommen, die vermehrte Wohnungsnachfrage veranlasst eine Erhöhung der Miethen, und auf diese Weise werden diejenigen armen Familien, welche eine höhere als die bisher gezahlte Miethe nicht erschwingen können, gezwungen, sogar noch schlechtere und noch ungesundere Wohnungen zu beziehen, als die waren, die man sie zu verlassen zwang. Dadurch, dass Morgens und Abends regelmässige Arbeiterzüge zwischen der Stadt und der ferneren Umgebung derselben eingerichtet sind, wird, obgleich es immerhin ein Schritt zur Besserung ist, das Uebel nur in sehr geringem Grade gehoben. Hier sind ohne Zweifel tief greifende Maassregeln dringend geboten, und die sanitären Reformen stimmen darin überein, dass Genossenschaften oder andere Unternehmer nicht eher die Erlaubniss zum Abbruch von bewohnten Gebäuden in dichtbevölkerten Stadtgegenden erhalten dürfen, als bis Seitens derselben auch Sorge getragen ist, dass die ihre Wohnungen verlierenden armen Leute in nicht zu grosser Entfernung andere geeignete Unterkommen finden. Allerdings kann dann der Fall eintreten, dass solche Leute den ihnen angewiesenen neuen Wohnort ablehnen, jedenfalls aber sollte man ihnen die Wahl anbieten. Einwohner für solche neuen Anlagen würden sich auf alle Fälle und in Masse finden, und dass die Errichtung derselben keinen finanziellen Verlust involviren kann, geht daraus hervor, dass alle auf Spekulation erbauten Arbeiterwohnungen ihren

Erbauern bisher reichliche Zinsen eingetragen haben, obgleich eine grosse Anzahl solcher Gebäude in gewissenlosester Weise aufgeführt werden und kaum zum Bewohnen geeignet sind. Die ländlichen Behörden haben jedoch die volle statutarische Befugniss, die Erbauung ungesunder Wohnungen zu inhibiren, und daher auch die Verpflichtung, unter allen Umständen darauf zu sehen, dass die Häuser und ihre Einrichtungen nach jeder Richtung hin angemessene und zweckentsprechende seien. Hinsichtlich der Obliegenheiten und Pflichten des Gesundheitsbeamten in Bezug auf Uebervölkerung und sonstige üble Wohnungsverhältnisse, sowie der betreffenden Verordnungen, erfolgen in Capitel XVI. nähere Details.

Capitel X.

Krankenhäuser.

In grossen Städten hängt die Lage eines Krankenhauses zunächst von der Vertheilung der Bevölkerung ab, für welche dasselbe berechnet ist, und aus diesem Grunde ist die Auswahl betreffs der Lage oft eine sehr limitirte. Abgesehen jedoch von dieser Beschränkung kommen noch andere Erwägungen in Betracht, welche niemals ohne Einfluss auf die Auswahl der Lage bleiben dürfen. So muss z. B. der freieste und luftigste Ort ausgesucht werden, der irgend zu erlangen ist, und hierbei giebt man entweder der Umgebung der Stadt oder einem innerhalb derselben befindlichen grossen Platze den Vorzug. Zufolge der Seitens der Chirurgischen Gesellschaft zu Paris im Jahre 1864 gemachten Aufstellungen, sollte anf jeden Patienten ein Raum von nicht weniger 540 Fuss kommen. Hiernach gehörte zu einem mit 80 Betten besetzten Krankenhause 1 Morgen Landes Bodenfläche. In England hat man sich mit 1 Morgen für 100 Patienten begnügt. Was der Lage an Salubrität abgeht muss durch vermehrten quadratischen wie kubischen Raum zu ersetzen gesucht werden.

Unstreitig wird ein Krankenhaus am besten und gesundesten. auf dem Lande angelegt, auf trockenem, porösem Boden, der sich ein wenig über die Umgebung erheben sollte, um die Drainage zu erleichtern; aber auch ein schwerer Thonboden kann durch angemessene Vorsichtsmaassregeln beim Bau, wie Asphaltschichten im Fundament etc., vollständig verwendbar gemacht werden. Während ein genügender Schutz vor den kalten nordöstlichen Winden allerdings wünschenswerth erscheint, so begeht man dennoch einen grossen Irrthum, wenn man das Gebäude an oder auf einem Berghange oder sonstigen steil abfallenden Boden errichtet, wo die freie Bewegung der Luft gehindert wird. Undrainirter marschiger Boden muss vermieden werden, auch sollte man darauf sehen, dass weder Häuser noch Baumgruppen allzu dicht beim Gebäude stehen.

Für die Patienten solcher Hospitäler, die in dicht bewohnten Gegenden grosser Städte liegen, errichtet man gegenwärtig Reconvalescenten - Wohnungen auf dem Lande oder an der Seeküste, und in einigen Fällen sind dieselben bereits zum grössten Vortheil der Patienten benutzt worden.

Die jüngsten Diskussionen über die Krankenhausfrage haben, obgleich man sie vielleicht etwas einseitig nennen muss, da die Chirurgie dabei stets im Vordergrunde blieb, die grossen hygienischen Vortheile kleiner Gebäude über die palastähnlichen Hospitalbauten, welche sich bisher der Gunst der Fachmänner erfreuten, klar dargethan. Auch hat man allgemein anerkannt, dass, wo grosse Krankenhäuser nöthig sind, man wohl daranthut, dieselben, soweit es irgend angängig ist, mit den sanitären Einrichtungen zu versehen, welche nur in kleineren, detachirten Hospitalbauten vollständig durchführbar sind. Die Erstrebung dieses Princips hat das Pavillon-System herbeigeführt, ein System, welches sich mit Leichtigkeit fast jeder Lage und jeder Anzahl von Patienten anpassen lässt.

I. Pavillon-Krankenhäuser.

In diesem System kann man jeden einzelnen Pavillon als ein für sich gesondertes Krankenhaus betrachten, welches vor dem Eindringen der schädlichen Stoffe aus benachbarten Krankenräumen vollständig gesichert ist. Die verschiedenen Pavillons sind unter einander durch Corridore verbunden, dabei aber derartig gelegen, dass nichts die Luftcirkulation zwischen denselben beeinträchtigen kann. Der Pavillon in seiner einfachsten Form besteht nur aus einem Krankensaal und den für die Administration nöthigen Räumlichkeiten. Häufiger jedoch sind zwei Säle, einer über dem andern, in demselben vorhanden, in einigen Fällen auch drei, wie in dem Marine-Hospital zu Woolwich.

Fig. 5.

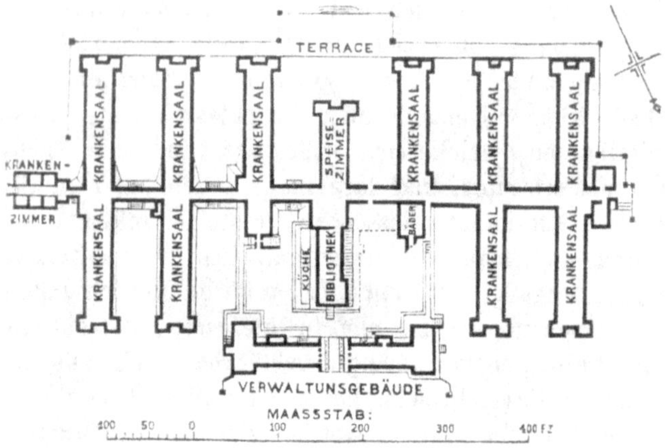

(Engl. Maass.)

Herbert Hospital, Woolwich.

Dreistöckige Pavillons sind aber nicht zu empfehlen, weil ihre Höhe auch einen hohen Verbindungscorridor erfordert, durch welchen dann leicht eine Stagnation der Luft herbeigeführt wird. Bei zweistöckigen Pavillons braucht der Corridor nur halb so hoch zu sein wie das Gebäude.

Fig. 6.

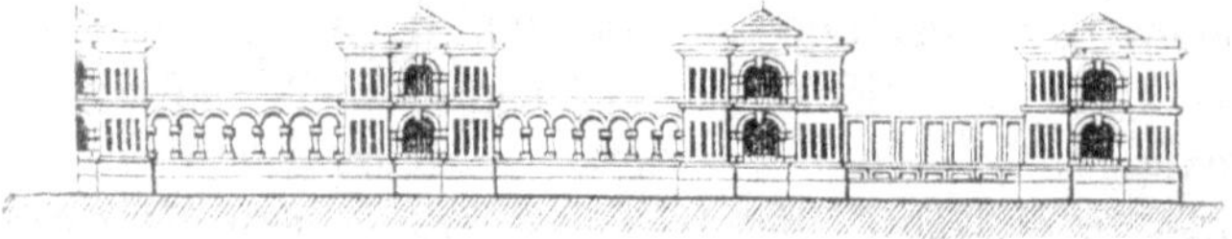

Süd-Pavillons des Herbert Hospitals.

Bei einigen grossen Krankenhäusern, wie beim Herbert Hospital, sind immer zwei Pavillons an ihren Enden mit einander verbunden: der Corridor läuft dann von einem Vereinigungspunkt zum andern. Die Entfernung zwischen den Pavillons muss stets mindestens das Doppelte ihrer Höhe betragen.

Die Basis einer jeden Krankenhauskonstruktion bilden immer die Krankensäle. Folgende Bedingungen sind bei der Bestimmung der Grösse und Form derselben maassgebend:

1. Die Zahl der Patienten.
2. Der quadratische und der kubische Raum für jeden Patienten.
3. Die Vorrichtungen für Heizung, Erleuchtung, Ventilation und Pflege.

1. Die Zahl der in einen Krankensaal aufzunehmenden Patienten ist von der Grösse des Krankenhauses, gelegentlich aber auch von der Natur der Krankheiten abhängig. Ein Cottage-Hospital z. B. wird nur kleine Krankensäle enthalten, und auch in grossen Krankenhäusern sind zur Isolirung sehr schwerer, sowie specieller Erkrankungsfälle kleinere Räume erforderlich. Im Uebrigen aber muss die Zahl der in einen Saal aufzunehmenden Kranken hauptsächlich bestimmt werden nach derjenigen, welcher bei dem geringsten Kostensatze noch eine ausreichende Pflege zu Theil werden kann. Miss Nightingale normirt in ihrem „Report on Metropolitan Workhouses" diese Zahl auf 32. Sie sagt, dass eine Oberwärterin 32 Kranke in einem Saale bequem übersehen und eine Nachtwärterin dieselben genügend bewachen kann, während dies, bei einer Vertheilung der 32

Kranken auf vier Säle absolut unmöglich wäre. In der That variirt in ganz Europa die Zahl zwischen 24 und 32.

2. Ein der wichtigsten der die Konstruktion der Krankenhäuser betreffenden Fragen ist der auf jeden Patienten zu rechnende quadratische und kubische Raum, und hierbei weichen die Ansichten beträchtlich von einander ab. Dr. Todd hält 500 Kubikfuss für hinreichend, Dr. Burrows verlangt 1000, die Army-Sanitary Commission 1200 und das Comité zur Bestimmung des kubischen Raumes für die Insassen der hauptstädtischen Arbeitshäuser 850. Letzteres beschränkt auch den Raum in den Schlafsälen auf 300 Fuss und den in den Räumen für die invaliden Arbeitshäusler auf 500 Fuss pro Kopf. Ohne Zweifel aber hat das Comité, in Folge der widersprechenden Erhebungen, auf welche es seine Aussprüche gründen musste, den Schwierigkeiten, kleine Räume ohne Erregung von Zug genügend zu ventiliren, keine hinreichende Beachtung geschenkt; da aber dieser Punkt schon früher erwähnt worden ist, so kann er hier übergangen werden. Es genüge hier, hervorzuheben, dass General Morin, die grösste Autorität in Ventilationssachen in Frankreich, dem der Gegenstand des Streites vorgelegt wurde, seine Meinung dahin aussprach, dass sogar für gesunde Arbeitshäusler mindestens 880 Kubikfuss erforderlich wären, und dass ferner die Lufterneuerung im Verhältniss von 1060 Kubikfuss pro Kopf und Stunde vor sich gehen müsse.

Dass die Aussprüche des Comité's keine reine Luft in den Arbeitshäusern geschafft haben beweisen

Berichte über die nächtliche Krankenpflege, die 1871 in „The Lancet“ erschienen. In Bezug auf das Holborn Krankenhaus z. B. sagt der Bericht: „Es befinden sich hier mehr als 200 Kranke, von denen der grösste Theil nicht die Betten verlassen kann. Wir haben hier jährlich 240 Todesfälle, oder in der Woche durchschnittlich 5. Die Säle sind sehr niedrig und dabei überfüllt; mögen dieselben immerhin im Vergleich zu den vor zwanzig Jahren obwaltenden Verhältnissen ein Fortschritt sein, sie spielen aber, selbst neben denen der miserabelsten Hospitäler, eine überaus traurige Rolle.“ Und ferner über das Marylebone Arbeitshaus: „Das Maass des Kubik-Raumes variirt zwischen 300 und 1200 Kubikfuss. In einigen Sälen berühren sich die nebeneinander stehenden Betten und der Weg in der Mitte ist so schmal, dass man sich kaum vorwärts bewegen kann. Man kann sich denken, welche Atmosphäre in diesen Sälen herrscht. Allerdings sind die Insassen derselben verhältnissmässig gesund, die Sache liegt aber derartig, dass ihnen die Gesundheit, die sie heute noch haben, bald genommen sein wird.“

Im Allgemeinen ist man jetzt zu der Ansicht gekommen, dass in einem gewöhnlichen Krankenhause mindestens 1200 Kubikfuss pro Patient nöthig sind, in ansteckenden, oder schweren chirurgischen Fällen aber 4000 Kubikfuss, und selbst dann kann man noch im Zweifel sein, ob dieses Quantum für alle Fälle hinreichend ist.

Von dem auf jedes Bett entfallenden Fussbodenraum hängt die Entfernung zwischen denselben, die Bequemlichkeit der Pflege und der Ausübung der

Administrationsfunktionen ab. Auch hierin gehen, wie man sich denken kann, die Meinungen weit auseinander. So beträgt in St. George's Hospital der Fussbodenraum pro Bett nur 69 □Fuss, in St. Bartholomew's 79, im Herbert Hospital 99, im Netley Hospital 103, im Guy Hospital 138 und in dem neuen St. Thomas Hospital 112. Nach Miss Nightingale's Meinung müssten, um allen Manipulationen der Pflege etc. Rechnung zu tragen, mindestens 90 Fuss auf das Bett vorhanden sein, und Captn. Galton will diesen Satz als Minimum acceptirt wissen. Wo medicinische Schulen mit den Hospitälern in Verbindung stehen, muss zum Zwecke des klinischen Unterrichts ein noch grösserer Raum bewilligt werden. In Fiebersälen muss der Fussbodenraum selbstverständlich so gross wie möglich sein. Ein Krankensaal von gewöhnlicher Grösse muss eine Höhe von 13 oder 14 Fuss haben.

3. In Betreff der Helle und der Lüftung des Krankensaales kommt vornehmlich die Breite desselben in Betracht. Dieselbe soll erfahrungsmässig nicht unter 24 und nicht über 30 oder 35 Fuss betragen. In dem neuen Hospital zu Leeds ist sie auf $27\frac{1}{2}$ Fuss bemessen, im neuen St. Thomas Hospital auf 28 und im Herbert Hospital auf 26 Fuss.

Die Ventilation eines Saales sollte mit der eines anderen in keinem Zusammenhange stehen, und um dies zu erreichen werden Ventilationskamine, Extraktionsschachte, Sheringham-Ventile und eine durch die Fenster hergestellte Querventilation für die geeignetsten Mittel gehalten. Im Sommer, wenn die Feuer in den Kaminen nicht brennen, sollten die Fenster ohne Unterlass mehr oder weniger geöffnet sein, vorausgesetzt natürlich, dass das Wetter nicht zu rauh und stürmisch ist.

Ist, wie dies ab und zu vorkommt, für jedes Bett ein Fenster vorhanden, so muss der Mauerraum zwischen den Fenstern 6 oder 8 Zoll breiter sein als das Bett. Bei dem Pavillonsystem wird jedoch ein Fenster für je zwei Betten für ausreichend erachtet, letztere sind dann paarweise zwischen den Fenstern aufgestellt und durch einen Raum von mindestens drei Fuss von einander getrennt. Die Fenster sollten von zwei oder zwei und einem halben Fuss über dem Fussboden bis beinahe zur Decke reichen. Der Raum zwischen der Giebelwand und dem ersten Fenster auf jeder Seite des Saales, sollte vier und einen halben Fuss betragen, der Raum zwischen den Fenstern neun Fuss, die Breite der Fenster selbst vier und einen halben Fuss. Ein in der Giebelwand eines langen Saales angebrachtes Fenster bringt einen freundlicheren Eindruck hervor und befördert die Ventilation in hohem Maasse. Wie schon früher erwähnt, sollte hier Spiegelglas in den Fenstern verwendet werden, da dasselbe die Wärme im Saale mehr zurückhält.

Ausser den Ventilationsmitteln, die in den Fenstern gegeben sind, sollte unter der Decke und zwischen jedem Feuster auch noch ein mit dem Sheringham-Ventil versehener Lufteinlass angebracht sein, oder aber ein aufrechter Ventilationsschacht nach der von Mr. Tobin empfohlenen Art. Wenn die Kamine in den äusseren Mauern liegen, kann man auch die Mitte des Fussbodens entlang einige Lufteinlässe anbringen, welche vermittelst transverser Gänge unterhalb des Fussbodens mit der äusseren Luft in Verbindung stehen. Solche Einlässe müssen soweit von den Betten entfernt sein, dass die Patienten die eindringenden Luftströme nicht gewahr werden, auch könnte man während des Tages diese Oeffnungen verschliessen. Die Gitter derselben müssen leicht abzuheben sein, damit die Luftgänge jederzeit gereinigt werden können.

Die Extraktionsschachte sollen sich, wenn irgend angängig, mit den Kaminen auf einer Seite befinden, durch das Dach geführt und mit Jalousieverschluss versehen sein. Stehen dieselben mit dem Schornstein in keiner Verbindung, so verstärkt man ihre Extraktionskraft am geeignetsten durch einige Gasflammen. Liegen die Heizvorrichtungen in der Mitte des Saales, so sollten Extraktionsschachte in den gegenüberliegenden Ecken emporgeführt sein.

Die besten Heizvorrichtungen für Krankensäle sind die im Capitel über die Ventilation aufgeführten Ventilationsöfen. Ausser diesen aber, oder an Stelle derselben, kann die eindringende frische Luft auch durch Heisswasserröhren, die sich in Kasten unter jedem Bette befinden, erwärmt werden; auch können die Heisswasserröhren hinter einem Getäfel an den Wänden hinlaufen; bei jedem Bett ist das Getäfel durchbrochen und vergittert, um die Hitze hereinströmen zu lassen.

Jede im Saale befindliche Gasflamme sollte mit einem Extraktionsrohr in Verbindung stehen, durch welches die Verbrennungsprodukte entfernt werden (Eingehenderes hierüber siehe im Capitel über Ventilation).

Die Möbel in einem Krankensaal sollten hinsichtlich ihrer Zahl so wenig als möglich, hinsichtlich ihrer Beschaffenheit aber so raumersparend wie möglich sein. Eiserne Bettstellen sind besser als hölzerne, und dünne, auf Sprungfedern liegende Rosshaar-Matratzen besser als dicke wollene. Alle Bettstellen müssen einen kurzen Abstand von der Wand innehalten. Ueberzüge und Decken müssen von weisser oder heller Farbe sein und häufig gelüftet werden.

Die anderen Punkte von sanitärer Wichtigkeit sind die mit den Krankensälen in Verbindung stehenden Beamten- und sonstigen Räume und das Baumaterial.

Die Nebenräume des Saales sind entweder zur Erleichterung der Krankenpflege oder auch für den Gebrauch der Kranken selbst angelegt. So sollte jeder Krankensaal an dem der Thür zunächst liegenden Ende eine Küche und ein Zimmer für die Wärter oder Wärterinnen und am anderen Ende Watercloset und einen Bodenraum haben. Das Wärterzimmer muss hell und luftig sein und zugleich als Schlafzimmer verwendet werden können. Man sollte von demselben aus auch den Krankensaal überblicken und inspiciren können. Die Küche muss dem Wärterzimmer gegenüberliegen, mit Vorrichtungen zum Erwärmen von Getränken, zum Bereiten von Bähungen etc. versehen sein, ein Reservoir für heisses und ein gleiches für kaltes Wasser, und endlich Regale und Bretter für Schüsseln und Teller haben. Auch sollte sie so gross sein, dass die Hülfswärter resp. Wärterinnen darin ihre Mahlzeiten einnehmen können.

Watercloset und Bodenraum sollten durch gut zu verschliessende Vorräume von dem Saal getrennt sein.

In dem Waterclosetraume muss für je 10 Betten ein Closet vorhanden sein, für 32 also drei, ausserdem ein Ausguss und ein Pissoir. Anstatt der Zugvorrichtung mit Closet, sollte eine selbstthätige, mit der Thür zusammenhängende Spülung vorhanden sein, da einige Patienten zu nachlässig, andere aber zu schwach sind, den Griff emporzuziehen.

Im Baderaume befindet sich eine Badewanne mit heisser und kalter Wasserleitung und einer Douche über dem breiteren Ende, und ein Waschtisch mit darin befestigtem Waschbecken, ebenfalls mit heissem und haltem Wasser versehen. Auch sollte ein hinreichender Raum für eine auf Rädern befindliche Badevorrichtung vorhanden sein, für Sitz- und Fussbäder für die mehr oder weniger ganz an die Betten gefesselten Kranken. Die Wasserleitungsröhren dürfen nicht in Umhüllungen liegen, weil die so eingeschlossenen Räume Sammelorte für Schmutz werden.

Fig. 7.

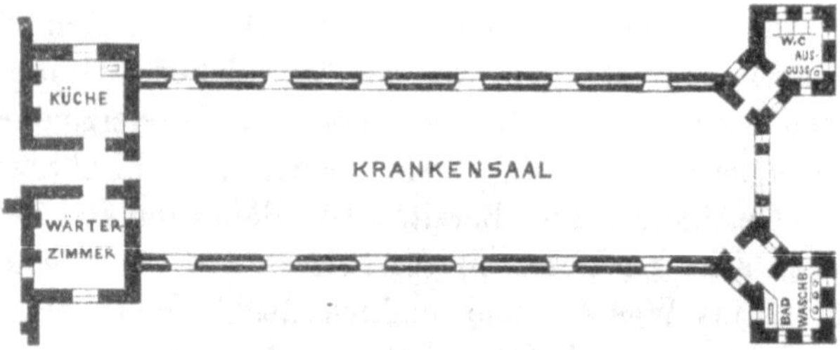

Pavillon nach Galton.

Die Wasserzufuhr muss eine reichliche, die Entfernung des verbrauchten Wassers und der Kloakenstoffe eine vollkommene sein. Alle Closetröhren müssen ventilirt sein und sich ausserhalb der Wände entlang ziehen. Die Gliederungen derselbeu sollen mit heller Farbe gestrichen sein, um eine sorgfältige Reinlichkeit zu erzielen. Die Wände des Closets und des Badezimmers werden am praktischsten mit parischem Cement, oder verglasten Ziegeln und dergleichen ausgefüttert.

Was nun das Baumaterial für Krankensäle anlangt, so hat man in neuester Zeit zur Herstellung der Fussböden hartes Holz empfohlen, wohlgefügte Eichenplanken auf einer Lage von Concret; die Wände putzt man mit parischem Cement, oder man gipst sie; dieselben müssen öfters gereinigt und dann wieder frisch gestrichen werden. Die Decke wird am besten mit Kalk geputzt und dann weiss oder hell getüncht. Die Fussböden der oberen Säle müssen so eingerichtet sein, dass sie den Schall nach unten nicht fortpflanzen können.

Ein auf diese Weise eingerichteter Krankensaal ist ein kleines Hospital für sich.

In einem mittelgrossen Krankenhause nehmen die für die Administration bestimmten Baulichkeiten einen bedeutenden Raum ein, und können in verschiedener Weise vertheilt werden. Alle aber müssen sich vollständig den Bedürfnissen der Kranken unterordnen und dürfen in keiner Weise die Ventilation der Krankensäle beeinträchtigen. Gewöhnlich sind die folgenden Administrationsbaulichkeiten vorhanden:

Küche, Vorrathsräume, Lagerräume für Betten und Leinen.

Wohnungen für den Anstaltsarzt, die Oberin und

die Dienstboten; Consultationszimmer, Wartezimmer, Operationszimmer, Apotheke.

Wäscherei, Todtenkammer, Obduktionszimmer, Desinfektionsraum. Diese müssen vom Hauptgebäude abseits liegen.

Die Nachtwärterinnen müssen gut ventilirte Schlafzimmer in einiger Entfernung von dem Krankensaale haben, versehen mit allen nöthigen Waschrequisiten etc.

Die Treppen für die Patienten müssen breit und bequem und von den Corridoren durch selbstschwingende Thüren getrennt sein. Die Corridore selbst müssen so niedrig als möglich, hell, warm und gut ventilirt sein[16]).

Nach Captn. Galton nehmen die Administrationsgebäude den halben kubischen Raum des ganzen Krankenhauses ein. Als sehr gute Repräsentanten des Pavillon-Systems im Kleinen macht er das Royal Hants County Hospital zu Winchester, das Buckinghamshire County Hospital zu Aylesbury und das Neue Hospital zu Swansea namhaft.

Mit Bezug auf die Kosten eines Pavillon-Hospitals ist Captn. Galton der Meinung, dass bei sorgfältiger Berücksichtigung der Sparsamkeit schon bei der Anlage, ein Krankenhaus für innere Patienten, auf günstigem Boden errichtet, nicht mehr als £ 90 bis £ 100 pro Bett kosten würde. Das Hospital zu Leeds, welches 350 Patienten aufnimmt, kostet £ 197 pro Bett; das Royal Hospital, mit 108 Betten und Einrichtungen für äussere Patienten, kostet £ 229; und das Swansea Hospital, welches ebenfalls eine äussere Abtheilung hat, £ 142 pro Bett.

Fig. 8.

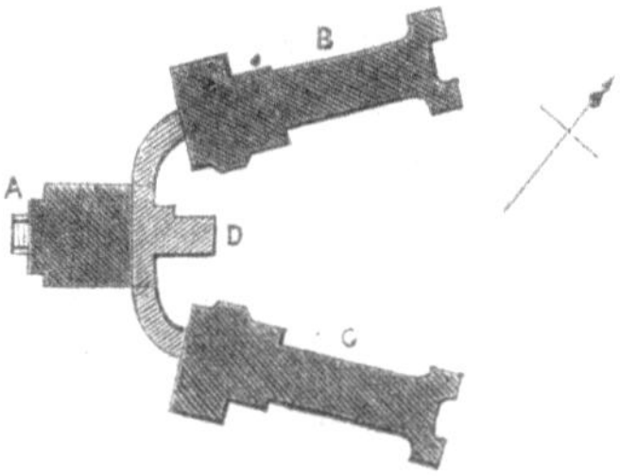

Situationsplan des Swansea-Hospitals.

Unterhaltungszimmer, Spielplätze, Blumen- oder Wintergärten sind wichtige Vermehrungen der sanitären Vortheile, die ein wohlangelegtes Krankenhaus darbietet.

Im Sommer ist es sehr wünschenswerth, dass alle Patienten, nicht nur die, welche umhergehen können, sondern auch die bettlägerigen, an warmen Tagen einige Stunden im Freien zubringen. Die flachen Dächer der Corridore, mit Sonnenzelten überspannt, gewähren den bettlägerigen Kranken der oberen Säle einen vorzüglichen Aufenthalt, während die Corridore selbst von den Kranken der unteren Säle zu gleichem Zwecke benutzt werden könnten. Und während der rauhen Jahreszeit lassen sich diese Corridore mit einer geringen Mehrausgabe in warme, grüne Wintergärten umwandeln, in denen sich die Kranken, ohne dadurch die administrativen Maassnahmen zu beeinträchtigen, den Tag über Erquickung verschaffen könnten.

Wiederholte, in einigen der älteren Hospitäler vorgekommene Ausbrüche von Erysipelas, Pyämie oder Puerperal-Fieber haben viele zu dem Glauben veranlasst, dass hölzerne Baracken noch zweckmässiger seien, als die besten im Pavillon-System errichteten Krankenhäuser. Dr. Day in Geelong, Australien, behauptet, dass, abgesehen von der in solchen Baracken besonders günstig herzustellenden Ventilation, durch die chemische, desinficirende Eigenschaft des Holzes eine grosse Menge der gefährlichen organischen Stoffe sowohl, wie auch zymotische Krankheitskeime paralysirt und zerstört werden würden. Experimente, welche der Genannte zu diesem Behufe anstellte, haben erwiesen, dass die verschiedenen Arten des Fichten- und Tannenholzes in hohem Maasse die Eigenschaft besitzen, atmosphärischen Sauerstoff in Wasserstoff-Peroxyd, eine durch ihre antiseptischen Qualitäten bemerkenswerthe Substanz, zu verwandeln. Diese Behauptungen mögen nun anfechtbar sein oder nicht, immerhin ist zu constatiren, dass das neuerdings angebaute Leipziger Krankenhaus jetzt aus vierzehn hölzernen Baracken besteht und dass daselbst chirurgische Operationen nur noch sehr selten Pyamie zur Folge haben, während gerade dieses Uebel früher dort sehr häufig war. Ich bin aber der Meinung, dass dieser Schritt zur Besserung mehr dem allgemeinen Aufschwunge in den sanitären Verhältnissen als den antiseptischen Eigenschaften des Holzes zugeschrieben werden muss. Wahr ist es, das Pyämie oder Erysipelas sehr oft in mangelhafter Reinlichkeit, in Ueberfüllung und Nachlässigkeit ihren Grund haben; meine eigenen Beobachtungen und Erfahrungen aber haben mich zu der Ansicht gebracht, dass man den Ursprung dieser Krankheiten häufig in defekten Abflussrohren suchen muss, welche die Kloakengase entweichen und in die Krankensäle dringen lassen[17]).

II. Cottage-Spitäler.

Das von Mr. Napper aus Cranleigh eingeführte System der Cottage-Spitäler gründet sich auf vier Principien. Es will erstens für die Kranken der Landbezirke Spitäler schaffen, die denselben soviel von der gewohnten ländlichen Umgebung bieten, als mit den Zwecken der Krankenhauspflege vereinbar ist; zweitens den zur Unterhaltung der Spitäler beisteuernden Mitgliedern das gleiche Recht, Kranke einzuführen, gestatten; drittens, von den Patienten selbst einen wöchentlichen Beitrag je naeh den Verhältnissen derselben erheben, und viertens, jedem in dem Bezirke wohnenden Arzte die Benutzung des Spitals für die Behandlung solcher Fälle, die dies wünschenswerth erscheinen lassen, erlauben.

Das mustergültige Cottage-Spital darf nicht mehr als sechs Betten haben und steht unter der Oberaufsicht eines Arztes; die übrigen Aerzte des Bezirks betheiligen sich an der Arbeit in demselben gewissermaassen als Ehrenmitglieder der Direktion. Die Unterhaltungskosten werden hauptsächlich aus freiwilligen Beiträgen, sowie aus den wöchentlichen Zahlungen der Patienten bestritten. Die Höhe der letztern hängt, wie schon gesagt, von den Vermögensverhältnissen der Kranken ab und variirt zwischen 2 s. 6 d., wobei der Armenverband für den Rest eintritt, und 5 bis 8 s., wenn der Patient einen guten Verdienst gehabt hat oder zu einem Verein gehört. Jedes Honorar, welches der Armenverband für die Behandlung von Unglücksfällen oder für Operationen erlegt, wird dem ärztlichen Gesundheitsbeamten (Medical Officer) des Armenverbandes in derselben Weise eingehändigt, als wenn derselbe den Patienten in seiner eigenen Wohnung behandelt hätte. Jedem Mitglied soll, ohne Rücksicht auf die Höhe seiner Beisteuer, das gleiche Recht zur Einführung Kranker zustehen, wobei dasselbe in den meisten Fällen in der Lage sein wird anzugeben, welchen Betrag der Patient wöchentlich zu erlegen im Stande ist. Plötzlich schwer Erkrankte oder Verunglückte werden ohne vorherige Anmeldung oder Anweisung aufgenommen, im Uebrigen aber ist stets ein von einem Mitgliede ausgestellter Einführungsschein beizubringen, sowie auch ein Certifikat von einem der ärztlichen Direktionsmitglieder, aus welchem hervorgeht, dass die Aufnahme nöthig und zu empfehlen ist. Aufgenommen werden nur Solche, welchen zu Hause nicht die genügende Pflege werden kann, ansteckende oder unheilbare Krankheiten dürfen in dem Spital nicht behandelt werden.

Die Erfahrung hat gelehrt, dass in ländlichen Bezirken ein Cottage-Spital mit sechs Betten für eine Bevölkerung von 6000 Seelen vollständig ausreicht. Die Gründungskosten werden sich natürlich darnach richten müssen, ob eine bereits erbaute Cottage erworben werden kann, und, wenn dies der Fall ist, welche bauliche Veränderungen nöthig sind, um dieselbe in ein Spital umzuwandeln. Muss das Krankenhaus ganz neu erbaut werden, so sind die Kosten auf ungefähr £ 600, also £ 100 pro Bett, zu berechnen. Soll ein breits bewohnt gewesenes Gebäude zur Verwendung kommen, so muss eine besondere Sorgfalt auf die Reinigung der Wände verwendet werden; dieselben sind namentlich gründlich abzukratzen, von Neuem zu putzen und sodann mit Kalk zu weissen. Auch darf man nicht vergessen, die Umgebung des Hauses in Bezug auf die sanitären Verhältnisse genau zu untersuchen.

Die Beschaffung des nothwendigen inneren Hausgeräthes für ein Cottage-Spital von sechs Betten erfordert eine Summe von ungefähr £ 100, die chirurgischen Utensilien kosten circa £ 50. Die wöchentlichen Unterhaltungskosten für einen Patienten belaufen sich auf 10 bis 15 s., so dass ein in Betrieb getretenes Spital für sein Bestehen eines jährlichen Einkommens von wenigstens £ 150 bedarf, von welcher Summe £ 25 oder £ 30 durch die wöchentlichen Zahlungen der Patienten aufgebracht werden.

Obgleich die baulichen Einrichtungen manche Verschiedenheiten zulassen, so muss ein auf sechs Betten berechnetes Cottage-Spital im Allgemeinen ein Wärterzimmer, einen Krankenraum mit drei Betten für männliche Patienten, einen solchen mit zwei Betten für weibliche Patienten, ein Zimmer mit einem Bett, welches auch als Operationszimmer verwendet werden kann, eine Küche und eine kleine Todtenkammer enthalten. Alle diese Räume sollten, wo dies irgend möglich ist, zu ebener Erde liegen, damit eine gute Dachventilation und ein ausreichender Kubik-Raum erzielt werden kann. Es ist sehr zu empfehlen, das Dach, wo dies angängig ist, weit über die Hausmauern hervorspringen zu lassen, um auf diese Weise eine Art von bedeckter Veranda herzustellen, die den

Kranken sehr willkommen und dienlich ist. Dass geschmackvolle kleine Blumenanlagen, sowie Gebüsch und niedere Baumgruppen in der unmittelbaren Umgebung des Spitals viel zur Verbesserung des allgemeinen Eindrucks beitragen, braucht nicht erst hervorgehoben zu werden.

Die Wartung, die Reinigung und das Kochen werden in den meisten Fällen von einer einzigen Frau vollständig besorgt werden können. Natürlich sind die Pflichten derselben dann derart, wie man sie Pflegerinnen oder Schwestern, wie sie in grösseren Krankenhäusern den Dienst versehen, kaum übertragen kann, und es hat sich auch herausgestellt, dass eine einfache Frau aus der Nachbarschaft, die entweder im Spital selbst oder irgendwo anders einige Vorübung gehabt hat, mit den Kranken viel besser umzugehen weiss, als eine berufsmässige und ausgebildete Krankenpflegerin. Sie soll lesen und schreiben können und im Uebrigen zuverlässig, ehrlich, aufmerksam, reinlich und nüchtern sein.

Ist eine Senkgrube zur Aufnahme der Excremente vorhanden, so muss sich dieselbe in gehöriger Entfernung von dem Gebäude befinden und so construirt sein, wie es in dem Capitel über „Wohnungen“ empfohlen wurde; da jedoch, wo eine Wasserleitung nicht zur Verwendung kommen kann, ist dem Tonnen-System resp. dem System der Erdclosets der Vorzug zu geben. (Vergl. Handy Book of Cottage Hospitals by Dr. Swete.)

III. Spitäler für ansteckende Krankheiten.

Die 131. Klausel der Gesundheits-Akte von 1875 ermächtigt die Sanitätsbehörden der Städte sowohl wie der ländlichen Bezirke, zum Wohle der Einwohner „Krankenhäuser oder temporäre Anstalten zur Aufnahme von Kranken“, wann immer es nöthig erscheint, errichten zu lassen. Hat dies stattgefunden, so hat jede Behörde das Recht, jeden der Einwohner, der von einer ansteckenden, gefährlichen Krankheit befallen worden ist und keine genügende Wohnung besitzt, vielleicht mit einer anderen Familie einen Raum gemeinschaftlich bewohnt, oder aber sich an Bord eines Schiffes befindet, ohne Weiteres in solch ein Krankenhaus schaffen zu lassen. So weit aber meine Erfahrung in dieser Sache reicht, ist ein diesbezüglicher Befehl einer Ortsobrigkeit nur sehr selten erforderlich, denn die Verwandten oder Freunde sind in der Regel froh, sich einer so günstigen Gelegenheit bedienen zu können, besonders wenn ihre eigenen Räumlichkeiten eine Isolirung und sachgemässe Pflege des Patienten nicht gestatten.

Ein Memorandum des „Privy Council“ (First Report of the Local Government Board) empfiehlt als eine Bedingung von höchster Bedeutung, dass derartige Einrichtungen zur Isolirung mit ansteckenden Krankheiten Behafteter stets bereit zu halten sind und dabei so beschaffen sein müssen, dass verschiedenartige contagiöse Krankheit auch gesondert in Behandlung genommen werden können. Der hierzu nöthige Raum hängt natürlich von der Grösse der betreffenden Ortschaften ab. So lautet z. B. die Verordnung in Bezug auf die Dörfer: „Ein jedes (Dorf) sollte in der Lage sein, entweder sofort, oder nach kurz vorhergegangener Anmeldung, mindestens für vier Fälle von plötzlicher Erkrankung an ansteckenden Krankheiten

Rath zu schaffen, und zwar durch augenblickliche Gestellung von wenigstens zwei getrennt liegenden Räumen, ohne dass ein weiter Transport der Erkrankten nöthig ist. Diesem Zwecke würde ein Häuschen mit vier oder sechs Zimmern im Wesentlichen entsprechen. Auch könnte mit zuverlässigen, kinderlosen Cottage-Besitzern die Verabredung getroffen werden, dass dieselben, eintretenden Falles, solche Patienten bei sich aufnehmen und verpflegen. Befinden sich zwei bei einander liegende Dörfchen unter einer und derselben Gesundheitsbehörde, so können dieselben als ein Ort betrachtet werden."

Sollten mit der Zeit noch weitere Räumlichkeiten nothwendig werden, so kann man zu diesem Zwecke entweder benachbarte Landhäuser miethen oder aber auf dem angrenzenden Grund und Boden Zelte oder Baracken errichten.

Thatsächlich aber sind die Gesundheitsbehörden zu derartigen vorsorglichen Maassnahmen im Allgemeinen nur selten zu bewegen, es sei denn, dass eine Epidemie sie mit zwingender Gewalt dazu treibt, und so kann sich der Gesundheitsbeamte glücklich schätzen, wenn er einen Platz ausfindig macht, der so central gelegen ist, dass er dem ganzen Bezirk unter gleichen Verhältnissen zugängig ist. Vermittelst eines guten Krankenwagens kann man Patienten, bei denen eine Bewegung überhaupt zulässig ist, ohne Gefahr fünf bis sechs (engl.) Meilen weit transportiren. In sehr dünn bevölkerten Distrikten sind Spitäler unnöthig, weil man durch ein Quarantäne-System und durch geeignete Pflege eine hinreichende Isolirung der Patienten bewirken kann.

In Städten von einiger Grösse empfiehlt es sich, das Krankenhaus so einzurichten, dass dasselbe mindestens vier Krankensäle, und zwar paarweise getrennt, enthält, so dass immer in je zwei Sälen Patienten, die von derselben ansteckenden Krankheit befallen sind, natürlich nach den Geschlechtern getrennt, untergebracht werden können. Das Gebäude muss grösser sein, als dies nach den örtlichen Verhältnissen voraussichtlich nothwendig ist, damit bei Epidemien nicht so oft temporäre Erweiterungen desselben nöthig werden. In der Vorraussicht aber, dass letztere Nothwendigkeit doch eintreten kann, thut man wohl, die Verwaltungsräume stets so anzulegen, dass sie auch erweiterten Bedürfnissen gewachsen sind; aus demselben Grunde lasse man auch rings um das Gebäude einen genügenden Platz frei.

Es braucht kaum erwähnt zu werden, dass häufig die grösste Schwierigkeit in der Erlangung eines passenden Platzes besteht. Das Vorurtheil der Leute gegen die Nachbarschaft solcher Spitäler ist so tief eingewurzelt, dass sogar der Werth der in der Nähe belegenen Grundstücke wesentlich herabgeht. Wenn aus diesem Grunde die Lage nicht immer eine solche sein wird, wie sie wohl wünschenswerth gewesen wäre, so darf sie dennoch unter keinen Umständen auch den Vorwurf zulässig erscheinen lassen, dass sie in sanitärer Hinsicht bedenklich sei. Sie muss zunächst soviel als möglich im Mittelpunkt des Bezirkes befindlich, aus allen Theilen desselben leicht erreichbar und dabei auch genügend isolirt sein. Gutes Wasser muss ohne Schwierigkeit und in hinreichender Fülle zu erlangen sein, das verbrauchte Wasser, sowie die

Excremente, leicht und gefahrlos abgeführt werden können. Ist der Boden schwer und thonig, so ist auf die Drainirung derselben besondere Sorgfalt zu verwenden, Asphalt und Concret dürfen nicht gespart werden, und die vollständigste Trockenheit des Gebäudes muss durch eine gute Ventilation garantirt sein.

Der Minimalsatz des Quadrat-Raumes wird auf 144 Fuss pro Kopf angenommen, der des Kubik-Raumes auf 2000 Fuss. Die Vorrichtungen zur Ventilation, Heizung, Entfernung der Excremente, Desinfection und Erhaltung der äussersten Reinlichkeit sollten von bewährtester Beschaffenheit sein.

Hier entsteht nun die etwas schwierig zu lösende Frage: In welchem Verhältniss soll die Anzahl der Betten zur Zahl der Bevölkerung stehen, für deren Bedürfnisse das Spital eingerichtet werden soll? Dr. Buchanan ist in seinem, im vorigen Jahre an die Medical society of London gerichteten Vortrage der Ansicht, dass auf jedes Tausend der Einwohnerschaft ein Bett zu rechnen sei. Auch wir halten dies für eine ganz zweckentsprechende Durchschnittsnorm. Hierbei kommen allerdings die speciellen Verhältnisse der Bevölkerung und des Distrikts wesentlich in Betracht. So wird z. B. ein armer, dichtbevölkerter Bezirk ausgedehntere Spitalvorrichtungen erfordern als ein weniger dicht bewohnter Bezirk, dessen Einwohner in besseren Verhältnissen leben. In letzterem Falle kann man auf je 2000 Einwohner ein Bett rechnen, muss aber natürlich Vorkehrungen treffen, um nöthigen Falls das Spital auch angemessen erweitern zu können.

Solche temporäre Erweiterung geschieht im Sommer und Herbst am besten durch Errichtung von Zelten, im Winter und Frühling durch hölzerne Baracken. Man hat zwei Arten von Zelten hierzu in Vorschlag gebracht, eines von 513 Kubikfuss das andere von 3000 Kubikfuss. Ersteres darf nur einen Patienten, letzteres deren nur drei enthalten. Der Boden, auf welchem diese Zelte aufgeschlagen werden, muss durch Gräben, die zwischen denselben hindurch und um sie herum laufen, trocken gehalten werden; der Fussboden im Zelte ist gedielt; die Verbindungswege sind ebenfalls gedielt, oder aber gepflastert; die Zelte selbst sind überall in einer Weite von anderthalb Mal des Durchmessers derselben von einander entfernt. Abfälle, Spülicht und Excremente müssen sorgfältigst beseitigt werden.

Was die Baracken betrifft, so ist Trockenheit des Bodens auch hier die erste Bedingung. Der Fussboden derselben muss sich einen, bis einen und einen halben Fuss über dem Erdboden befinden, um der Luft eine freie Cirkulation unter demselben zu ermöglichen; allerdings muss man sorglich darauf sehen, dass sich dort unten weder Feuchtigkeiten noch Unreinigkeiten ansammeln. Zwischen je zwei dieser Hütten oder Baracken muss immer eine Entfernung von mindestens drei Mal der Höhe derselben bestehen, auch muss jede Hütte so stehen, dass sie nirgends die freie Bewegung der Luft um die anderen beeinträchtigt. In diesen Hütten dürfen, ebenso wie in den massiven Krankenhäusern, in welchen ansteckende Krankheiten behandelt werden, nicht weniger als 2000 Kubikfuss und 144 Quadratfuss pro Patient gerechnet werden. Die Ventilation der Baracken ist ganz ebenso wichtig wie die der permanenten Krankenhäuser. Dieselbe wird hier am besten durch die Fenster in den Seitenwänden und durch Dachöffnungen hergestellt; die letzteren, die sich über die ganze Länge des Daches erstrecken, sind selbstverständlich gegen das Eindringen des Regens zu schützen. Die Fenster dürfen nicht kleiner sein als gewöhnliche Hausfenster und müssen sich oben sowohl wie unten öffnen lassen; in grossen Baracken ist die Zahl derselben gleich der der Betten, in kleineren kommen je zwei Betten auf ein Fenster. Die Ventilationsöffnung oben im Dache ist mit Klappen zu versehen, die von innen durch Schnüre bewegt werden, so dass bei rauhem Wetter die an der Windseite befindlichen geschlossen werden können. Die Dächer der Hütten sind mit Dachpappe gedeckt, deren Ränder durch Holzstreifen, nicht durch Nägel, befestigt sind. Die Heizung derselben geschieht am besten durch offene Kamine, die sich in dem unteren Theil eines gemauerten Schornsteines befinden, der in der Mitte des Raumes steht und durch das Dach hinausgeführt ist.

An Orten, wo kein Drainage- oder Kanalisationssystem existirt, können die Excremente entweder vermittelst des Tonnen- oder Trocken-Systems beseitigt werden, auf alle Fälle aber sind die Ausleerungen zu desinficiren; in den Closeträumen müssen Klappen oder Thüren angebracht sein, die sich von aussen öffnen, so dass der Unrath auf diesem Wege direkt entfernt und nicht erst durch die Krankenräume transportirt wird.

Nebenstehende Abbildungen sind die Grundrisse einer Hospitalbaracke für acht männliche und acht weibliche Patienten, die an derselben ansteckenden

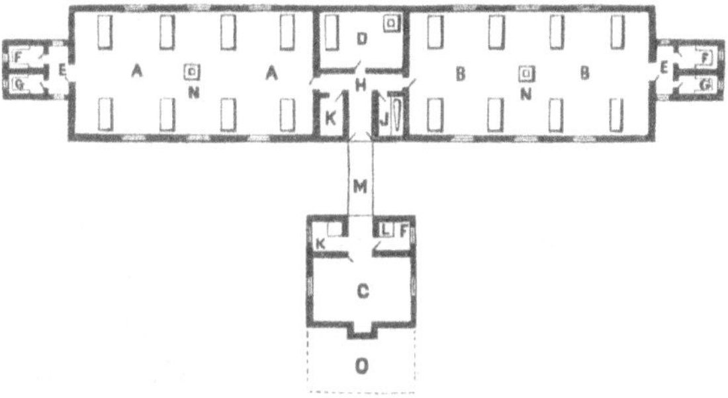

Fig. 9. A, männl., B, weibl. Kranke. C, Küche. D, Wärter. E, Flur. F, Closet. G, Ausguss. H, Flur. F, Bad. K, Vorrathskammer. L, Kohlen. M, bedeckter Gang. N, Ofen. O, eventl. Reserve-Räume.

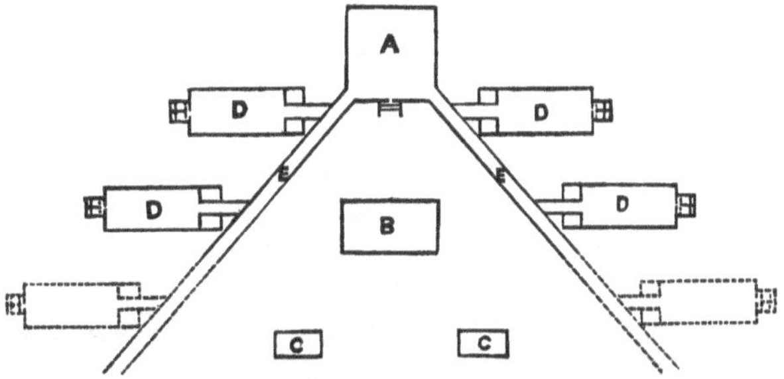

Fig. 10. A, Verwaltungsgebäude. B, Waschhaus etc. C, Desinfectionshaus, Todtenkammer etc. D, Hütten für je 10 Patienten, mit Spül- und Baderaum. E, offene Corridore.

Krankheit darniederliegen (Fig. 9), und einer Baracken-Colonie (Fig. 10). Beide Pläne sind Copien aus dem bereits erwähnten Memorandum der medicinischen Abtheilung des Local Government Board.

Fig. 11 zeigt den Grundriss eines Spitals, welches gegenwärtig in der Solihill Union erbaut wird, welche einen Theil des sanitären Distrikts Mid-Warwickshire bildet. Die Principien sind hier im Allgemeinen dieselben wie die in dem erwähnten Memorandum niedergelegten, die Details hingegen haben nach den lokalen Verhältnissen modificirt werden müssen. Das Mittelgebäude A enthält ein Reconvalescenten-Zimmer, Küche, Vorrathskammer, ein kleines chirurgisches Zimmer etc. In jedem Corridor D befindet sich eine Thür E, so dass die in den Gebäuden B und C untergebrachten Patienten vollständig von einander getrennt gehalten werden können, wo sich dies nothwendig erweisen sollte. Ausser diesen Gebäuden sind noch andere

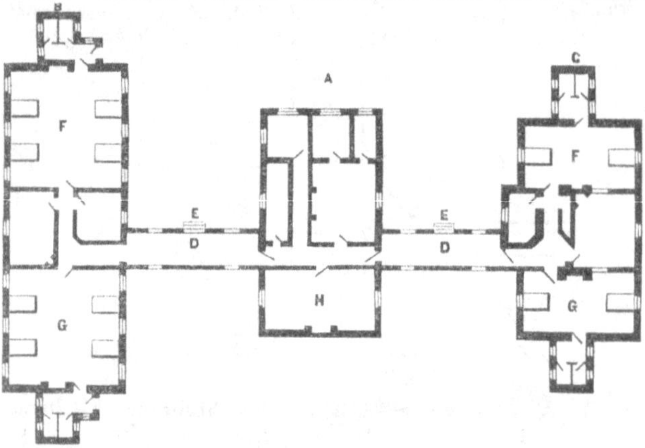

Fig. 11. Fernere Erklärung: F, männliche, G, weibliche Kranke. H, Reconvalescentenzimmer.

vorhanden, in denen sich die Portierswohnung, ein Desinfektionsraum, eine Todtenkammer, Waschhaus, Plättzimmer und ein Verschlag für eine Ambulanz befinden. Der Verband (Union) zählt ungefähr 16,000 Köpfe; das Grundstück dieses Spitals ist 2 Morgen gross und kostet £ 400; der Kostenanschlag des ganzen Gebäudecomplexes beziffert sich auf £ 200.

Folgende interessante Einzelheiten sind von Dr. Bland, Medical Officer of Health für Macclesfield aus dem „Public Health" vom 4. August 1876 ausgezogen und zusammengestellt, um die Gesundheitsbehörde jener Stadt in ihrer Erwägung der Krankenhauseinrichtungen zu unterstützen: — „Das Krankenhaus in Rugby hatte 32 Betten, das Gebäude kostete £ 2069, die Einrichtung £ 380, und die Durchschnittskosten pro Bett und Jahr beliefen sich auf £ 76 : 10 : $7^1/_2$. In Glasgow waren drei Krankenhäuser, zwei davon wurden schon seit einiger Zeit gebraucht, das dritte befand sich im Bau. In einem derselben stellten sich die Kosten pro Bett auf £ 60, in dem andern auf £ 50. Zu Leek war der Betrieb ein sehr billiger, das mochte aber darin seinen Grund haben, dass das Gebäude aus Holz errichtet war, ein Fall, der in Macclesfield nicht eintreten konnte. Man hatte dort 14 Betten, das Gebäude kostete £ 404, und das Bett jährlich im Durchschnitt £ 18 : 17 s.; in Darlington war die Bevölkerung 35,000, Zahl der Betten im Krankenhause 44, Gebäudekosten £ 10,622, Kosten pro Bett £ 241 : 8 : 4; also eine immense Summe. Tunbridge Wells — Bevölkerung 19,000, Gebäude £ 400, Bett £ 61 : 17 : 6; Nottingham — Bevölkerung 92,000, 80 Betten, Gebäude £ 2931, Einrichtung £ 708, Bett £ 40 : 9 9; Everton (Liverpool) — Bevölkerung 493,000, Gebäude £ 13,717, Bett £ 139; Bradford — Bevölkerung 168,000, Gebäude nebst Einrichtung £ 22,000, Bett £ 34 : 9 : 4; Sunderlang — Bevölkerung 100,000, 40 Betten, Gebäude £ 2000, Bett £ 30; Hastings — Bevölkerung 30,000, Gebäude £ 1000, Einrichtung £ 300, Bett £ 92 : 17 s.; Coventry — Bevölkerung 37,617, 16 Betten, Gebäude £ 550, Einrichtung £ 100, Bett £ 40:12:6; dies war ein eisernes Gebäude. Bristol — Bevölkerung 195,000, Gebäude £ 1000, Einrichtung £ 200, 40 Betten, pro Bett £ 30, vier Wärterinnen; dieses Krankenhaus war aber auf dem Grund und Boden einer Corporation erbaut worden, die denselben unentgeltlich hergegeben hatte.“

In Bezug auf das Hospital zu Rugby will ich noch hinzufügen, dass die grosse Anzahl von Betten in demselben ihre Erklärung darin findet, dass dasselbe während einer heftigen Pockenepidemie errichtet worden war, während die ausserordentlich hohen Kosten darin begründet sind, dass andere Arbeiten unterbrochen werden mussten, um die nöthige Anzahl von Arbeitern zur schleunigen Fertigstellung des Krankenhauses zu erlangen, dass ferner während der ganzen Zeit das Wetter nass und stürmisch gewesen war und dass endlich die Leute des Nachts ebenso wie am Tage arbeiten mussten. Das Gebäude wurde in einem Zeitraum von 14 Tagen hergestellt, und obgleich auf 300 Einwohner ein Bett entfiel, waren dennoch innerhalb weniger Tage sämmtliche Betten mit Patienten belegt. Jeder von der Epidemie Befallene, gleichviel welchem Stande angehörig, liess sich gern und willig in das Hospital bringen, sofern sein Zustand seinen Transport gestattete. Demzufolge ward auch dem Wüthen der Epidemie ein fast augenblickliches Halt geboten, man gewann die Herrschaft über dieselbe und war bald im Stande, sie vollständig auszurotten. Das Local Government Board bestritt alle Kosten, und dies nicht nur, weil es eben in der Lage war, sondern weil es von der Ansicht ausging, dass die Isolirung eines Patienten in einem Krankenhause viel wichtiger für das Gemeinwohl als für den Patienten selbst sei. Andererseits aber bestätigt die Erfahrung der Behörde von Rugby auch die Thatsache, dass eine rechtzeitige Vorbereitung zugleich eine weise Sparsamkeit ist. Wäre der Bau des Krankenhauses nicht bis zum Ausbruch der Epidemie verschoben worden, so hätte allerdings der vierte Theil der Betten hingereicht, und die Kosten wären verhältnissmässig geringer gewesen.

Als eine passende Illustration des Werthes solcher Aktionsbereitschaft bei Epidemien will ich hier noch Dr. Buchanan's Bemerkungen über das Pockenhospital zu Cheltenham anführen: — „In einem bewunderungswürdig eingerichteten kleinen Krankenhause, welches sowohl den Ansprüchen wohlhabender Patienten genügt, als auch für Solche passt, die von den Behörden hereingesendet werden, befinden sich vierzehn Betten speciell für Pockenfälle. Während der letzten sechs Monate wurden die Pocken nicht weniger als sechs Mal in Cheltenham eingeschleppt, von Gloucester, von Birmingham, von Liverpool und von anderen Orten. Sieben an dieser importirten Seuche erkrankte Personen schaffte man unverzüglich in das Delaney-Hospital, und mit Ausnahme eines einzigen Menschen, der ebenfalls in das Hospital kam, wurde Niemand von diesen Contagiums-Centren angesteckt. In der ganzen Stadt war buchstäblich keine andere Pocke mehr vorhanden. Wie sehr aber ohne dieses Hospital die Krankheit um sich gegriffen haben würde, wenn jeder dieser sieben Fälle seine Contagien um sich verbreitet hätte, das kann natürlich nur gemuthmasst werden".

Die Leitung eines kleinen Hospitals für ansteckende Krankheiten gleicht in sehr vielen Hinsichten der eines Cottage-Spital. Ein dirigirender Arzt steht dem Ganzen vor, dennoch hat jeder Patient das Recht, sich nach Belieben von seinem eigenen Arzte behandeln zu lassen. Geübte Wärterinnen können jeden Moment aus einer der vielen vorzüglichen, in der „Lancet" annoncirten Wärterinnen-Institute requirirt werden. Zu Zeiten, da die Betten nicht belegt sind, müssen dieselben, ebenso wie das Gebäude, nach Möglichkeit gereinigt und gelüftet werden.

Ein unentbehrliches Ding in einem Krankenhause ist eine gut construirte Ambulanz. Ein einspänniger Omnibus mit hinten befindlicher Thür und guten Federn lässt sich in einen trefflichen Krankenwagen umwandeln, wenn man ihn ganz leer macht, auch das Zeug, womit er eventl. ausgeschlagen ist, herausnimmt, und dann das Holzwerk polirt oder firnisst. Der unter den Füssen des Kutschers befindliche Raum lässt sich noch verwerthen, indem man das Innere um soviel vergrössert. Der hierdurch gewonnene Platz nimmt das Fussend des Lagers auf. Das Gestell des letzteren wird am besten aus Korb- oder Drahtgeflecht angefertigt, die Handgriffe desselben müssen zum Abnehmen eingerichtet sein, damit sie den Raum in dem Ambulanzwagen nicht beengen. An Stelle dieser Lagerbahre würde auch eine Hängematte gute Dienste thun, besonders für Kinder und junge Personen; übrigens liesse sich auch die Bahre selbst vermittelst starker

Gummibänder ganz vortrefflich nach Art der Hängematten im Innern der Ambulanz aufhängen. Man würde dadurch dem Stossen des Wagens vorbeugen, welches selbst die besten Federn nie ganz verhindern können. Ausser der Bahre oder Hängematte sollte sich auch noch ein Klappsitz für den Begleiter oder Wärter in der Ambulanz befinden, und zwar dicht an der Thür; in kaltem Wetter und während einer längeren Fahrt muss die Ambulanz durch einige mit heissem Wasser gefüllte Blechgefässe erwärmt werden. Nach jedesmaligem Gebrauch muss das Gefährt gründlich desinficirt werden und zwar durch Waschen mit starken Lösungen von Terpentin, Chloral, oder anderen Desinfektionsmitteln, die keinen unangenehmen Geruch zurücklassen. Von grossem Vortheil und Nutzen wäre es auch für den Kranken, wenn man, ausser für gute Federn, auch noch für Gummiradreifen Sorge trägt. Näheres über die Einrichtung eines Desinfektionsraumes findet sich im Capitel XIV.

Liegt die Nothwendigkeit vor, ein Hospital für ansteckende Krankheiten auf das allerschnellste herzurichten, so verwendet man mit Vortheil hierzu Holz oder wellenförmig gebogenes Eisenblech. Auch leisten bei plötzlichen Vorkommnissen die sogenannten „fliegenden Hospitäler“, bestehend aus einigen grossen Packwagen, die entweder auf oder ohne Schienen fortbewegt werden können, ausserordentlich gute Dienste; dieselben lassen sich so einrichten, dass sie den Hütten-Spitälern nicht nachstehen.

In Seestädten hat man zum Hospitalgebrauch alte Hulken (ausser Dienst gestellte Schiffe) in Vorschlag gebracht, nach Muster des in ein grosses Hospital verwandelten Linienschiffes „Dreadnought". Hölzerne, an Deck errichtete Hütten bilden die Krankenräume, während das Innere des Fahrzeugs zu Verwaltungszwecken verwendet wird. Eine allgemeine Einrichtung solcher Hospitalschiffe würde sich bei einem erneuten Auftreten der Cholera in unserem Lande als von ganz ausserordentlichem Werthe erweisen.

Capitel XI.

Beseitigung der Kloakenstoffe (Sewage).

Unter Kloakenstoffen (Sewage) verstehen wir hier einerseits die von den Eingeweiden und Nieren ausgeschiedenen excrementitiellen Stoffe, sowie andererseits auch jene theils festen theils flüssigen Abgänge, welche sich unaufhörlich an bewohnten Orten ansammeln und welche ebenso unaufhörlich beseitigt werden müssen, wenn Reinlichkeit und Gesundheit nicht verkommen und zu Grunde gehen sollen. Bei der Besprechung dieses Gegenstandes kommen daher nicht nur die verschiedenen Methoden der Beseitigung dieser gesundheitsfeindlichen Stoffe, sondern auch die mannigfachen Arten des Fegens und Spülens, also überhaupt der Reinigung, in Betracht.

Obgleich man einwenden mag, dass in spärlich bevölkerten Distrikten die Wegschaffung der Excremente und Wirthschaftsabgänge in leichter und ungefährlicher Weise zu bewerkstelligen ist, so ist dennoch die Thatsache nicht in Abrede zu stellen, dass Misthaufen und Senkgruben häufig dadurch zu verderbenbringenden Krankheitsheerden werden, dass sie sich entweder in zu grosser Nähe der Wohnungen oder aber zu dicht bei den Brunnen befinden. Auch wenn die Häuser in weiten Zwischenräumen von einander stehen, dürfen die Bewohner derselben keineswegs die sanitären Pflichten ungestraft ausser Acht lassen, auf Grund deren die festen und flüssigen Abgangsstoffe zu entfernen sind, damit weder die Luft durch faule Gerüche verpestet, noch das Trinkwasser durch Sickerungen aus den Drainröhren oder Senkgruben vergiftet werde, noch auch die giftgeschwängerte Feuchtigkeit in den Wänden der Häuser emporsteige. Es braucht wohl kaum erwähnt zu werden, dass je nach dem engeren Beisammenstehen und der Anhäufung der Wohngebäude in Dörfern, Flecken und Städten, auch jene sanitären Pflichten verhältnissmässig ernster und gebieterischer werden. Und dennoch tritt in den zahlreichen Berichten der Gesundheitsinspektoren des Local Government Board und denen der Gesundheitsbeamten aller Landestheile nichts mehr in den Vordergrund, als die empörendste vollständige Vernachlässigung der nothwendigsten Reinlichkeits- und Gesundheitsmaassregeln bei der Beseitigung der Abgänge und Excremente.

John Simon äussert sich hierüber wie folgt: „Nicht nur in einzelnen Häusern oder Gehöften, sondern in ganzen Dörfern, in Stadtheilen, ja sogar in ganzen, grossen Städten herrscht in Bezug auf die Entfernung der Kloakenstoffe nur zu oft eine Unsauberkeit, welche geradezu viehisch genannt werden muss; man findet daselbst entweder innerhalb der

Gebäude, oder aber in nächster Nähe ausserhalb derselben, oder auf Plätzen, welche mehreren Häusern gemeinschaftlich gehören, Unrathansammlungen, welche dort eine ganz unberechenbare Zeit hindurch liegen und in aller Ruhe verschiedene Zersetzungsprocesse durchmachen; Excremente von Menschen und Vieh, Abgänge sowohl der Wirthschaften als auch mannichfacher Handwerke, stagnirende Spülichttümpel etc., und diese Ansammlungen befinden sich entweder auf der Erdoberfläche und unter freiem Himmel, oder in Drains und Abzugsröhren, die längst verstopft sind und den Schmutz nicht weiter führen können, oder aber in Abtritten, Senkgruben und Müllbehältern. Aus diesen Zuständen, sie mögen nun in grossem oder in geringerem Maasstabe vorhanden sein, erwachsen zwei hochgefährliche Gegner der Gesundheit und des Lebens: einerseits verpesten die den Unrathansammlungen entsteigenden Effluvien den näheren Luftbereich und alles darin Enthaltene, andererseits dringen die flüssigen Theile derselben in das Erdreich, vermischen sich selbstverständlich mit dem in letzterem enthaltenen Wasser und verursachen auf diese Art in gewissen Fällen eine tödtliche Vergiftung der Quellen und Brunnen. Und diesen Gefahren ist zur Stunde unser ganzes Land in einem Grade ausgesetzt, wie ihn sich Leute, die in sanitären Beobachtungen ungeübt sind, gar nicht vorstellen können, und zwar nicht nur den leichteren Stadien derselben, sondern solchen, die, ich wiederhole es, nur der viehischsten Unsauberkeit ihren Ursprung verdanken. Ich constatire dies hier in unzweideutigen Worten weil ich überzeugt bin, dass wenn die neue sanitäre Organisation des Landes ihren Zweck erfüllen soll, die lokalen wie die centralen Administratoren damit anfangen müssen, die Sachlage zu erkennen wie sie ist, um dann, als hätten sie mit den primitivsten Menschenracen zu thun, zunächst den Uranfängen sanitärer Civilisation Eingang zu verschaffen."

„Ein zweiter Punkt, welcher ebenfalls von allen denen sorgfältig berücksichtigt werden muss, die für die Verhütung derjenigen Krankheiten verantwortlich sind, die aus Vernachlässigung der Reinlichkeit entstehen, ist der, dass der Unrath nicht nur da verderblich wirkt, wo er sich befindet, sondern dass er seine inficirende Eigenschaft auf bestimmten Wegen auch weiter zu entsenden vermag; dass z. B. Häuser, welche vermittelst unzureichend construirter Abzugsröhren mit Senkgruben oder Röhren in Verbindung stehen, durch diese Abzugsröhren die inficirenden Effluvien der an letzteren Orten befindlichen Excremente ebenso leicht aufnehmen können, als wenn der faulende Unrath unmittelbar im Hause läge, und dass öffentliche sowohl wie private Wasserreservoirs oder Wasserleitungen die zufällig aufgenommenen Infektionsstoffe bis zu den entferntesten Enden ihres Bereiches befördern. Auf diese Weise ist es zu wiederholten Malen geschehen, das Häuser, welche sonst Muster von Luxus und Reinlichkeit genannt werden müssen, durch irgend eine unbeargwohnte Röhrenleitung den Typhus in sich aufnahmen, oder dass an Orten, wo viele Röhrenleitungen zugleich die Effluvien aus den Kloakenröhren in viele Häuser leiteten, die Krankheit mit einem Male epidemisch auftrat. Auch ist es hinwiederum oft vorgekommen, dass einzelne Haushaltungen, denen in sanitärer Hinsicht kein Vorwurf zu machen war, die Typhus-Contagien von einem vielleicht in bedeutender Entfernung liegenden unreinlichen Orte durch die Wasserleitung empfingen. (Mr. Simon's Reports, New Series, No. II.)

Bei der kurzen Beschreibung der verschiedenen Methoden der Beseitigung der Kloakenstoffe wird es gerathen sein, den Gegenstand in folgenden Abschnitten zu besprechen:

1. Das Schwemmsystem.
2. Das Abtritt- oder Mistgrubensystem.
3. Das Tonnensystem.
4. Das Erdclosetsystem.
5. Liernur's und andere auf dem Continent gebräuchlichen Systeme.
6. Systeme für ländliche Districte geeignet.
7. Verwendung der Hauswässer.
8. Oeffentliche Reinigung.

Mit Bezug auf die Systeme, welche nicht durch die Wasserspülung ausgeführt werden, sind die nachfolgenden Informationen den gemeinschaftlichen Berichten der Herren Dr. Buchanan und Mr. Netten Radcliffe (siehe Simon's Twelfth Report to the Privy Council) und dem noch beredteren Bericht des Mr. Netten Radcliffe, auf den bereits vorher Bezug genommen worden, entlehnt.

I. Das Schwemmsystem.

Es kann keinem Zweifel unterliegen, dass in grossen Städten, wo die spätere Verwendung der Kloakenstoffe auf keine ungewöhnlichen Schwierigkeiten stösst, die Entfernung derselben am angemessensten durch das Schwemmsystem erfolgt. Allein bei der grossen Mehrzahl der Städte sind diese Schwierigkeiten entweder in der That so ernstliche oder aber es ist die Drainage theilweise eine so mangelhafte, dass das Schwemmsystem durch andere, den localen Verhältnissen angemessene Methoden ersetzt werden musste, die sich indessen alle nur mit den Fäcalstoffen befassen. Abgesehen von seiner Reinlichkeit und Bequemlichkeit, hat das Schwemmsystem noch den Vortheil, dass es die Kloakenstoffe sowohl wie das verbrauchte Wasser auf einem und demselben Wege entfernt, und dass letzteres hierbei noch einen erheblichen Antheil an der Fortspülung der Excremente nimmt. In den meisten Fällen werden das Grundwasser, das Wasser von der Erdoberfläche und das verbrauchte Wirthschaftswasser in denselben Röhren entfernt, so dass Drainage und Kanalisation einer Stadt die Aufgaben eines einzigen Systems sind.

1. Drain- und Kanalisationsröhren. Bei einem Röhrensystem, welches dazu bestimmt ist, sowohl das Wasser von der Erdoberfläche als auch die Feuchtigkeit des inneren Erdbodens abzuleiten, ist es nöthig, dass die Kanäle hinreichenden Durchmesser und genügenden Fall haben, um selbst den grössten Zufluss ununterbrochen fortzuleiten. Dieser Zufluss hängt natürlich hauptsächlich von dem Regenfall ab und von der Menge der Flüssigkeiten, welche aus anderen Ursachen in die Röhren gelangen. So kommt in ländlichen Bezirken das abzuleitende Wasser aus dem porösen Erdboden, und in Städten tritt hierzu noch der Zufluss der von der Bevölkerung verbrauchten Flüssigkeiten. Da der Erdboden gewissermaassen

als Reservoir anzusehen ist, so gelangt das Wasser nicht mit der gleichen Schnelligkeit, mit der es in denselben einsickert, auch in die Abzugsröhren; in der That wird ein bedeutender Theil der Feuchtigkeit theilweise durch Verdampfung, theilweise durch die Vegetation absorbirt; in den Städten aber läuft das Wasser von den Dächern und der gepflasterten Erdoberfläche schnell und direkt in die Kanäle.

Geleitet von diesen Erwägungen hat man die Fassungskraft und den Fall der Leitungsröhren in Landbezirken so bemessen, dass dieselben den voraussichtlich grössten Regenfall, welcher in innerhalb 24 Stunden eintreten kann, in einer gleichen Zeit fortzuleiten vermögen, wohingegen die Leitungsröhren der Städte auf das innerhalb einer Stunde fallende Regenwasserquantum, und ausserdem auf den grössten stündlichen Zufluss von verbrauchtem Wirthschaftswasser eingerichtet sein müssen. Der grösste stündliche Regenfall wird von verschiedenen Autoritäten auf eine Höhe von einem halben Zoll bis zu einem ganzen Zoll geschätzt.

In kleinen Städten, wo das Wasser von Gewittergüssen oder von dem grössten stündlichen Regenfall, ohne Schaden anzurichten über die Oberfläche fliessen kann, brauchen die Hauptleitungsröhren nicht auf die Gesammtaufnahme desselben eingerichtet zu sein, eine Methode, welche man in Penzance und Carlisle angewendet hat. An andern Orten, wie in Dover, Ely, Rugby u. s. w. werden die Regenwässer von alten Drainröhren, die Kloakenstoffe hingegen von separaten Röhrenleitungen aufgenommen.

Ein Kanalisationssystem aus Röhren hat den Vortheil, dass letztere, wenn sie genügend stark und gut gefügt sind, eiue Durchsickerung verhüten, dass dieselben schnell gelegt werden können und weniger Erdarbeiten erfordern, als gemauerte Kanäle, dass man sie zu verschiedenen Zwecken in beliebigen Curven führen kann, und dass sie sich, bei einem genügenden Gefälle, weniger leicht verstopfen. Ein anderer grosser Vortheil ist der, dass die Kloakenstoffe ohne eine übermässige Verdünnung in denselben zu befördern sind, und wenn eine Pumpstation nothwendig wird, vermindern sich die Anlage- und Betriebskosten ganz bedeutend. Andererseits aber genügt die Röhrenleitung nur unvollständig der wichtigen hygienischen Bedingung der Entwässerung des Erdbodens, wenn nicht noch besondere Drainröhren mit der Kanalisationsleitung in Verhindung gebracht werden, wie dies bei der von den Herren Brooke und Sohn in Huddersfield erfundenen Methode der Fall ist. Die Abfuhrkanäle jedoch, wie sie gegenwärtig ziemlich allgemein im Gebrauch sind, bewirken eine hinreichende Drainirung des Erdbodens, es darf aber hierbei nicht vergessen werden, dass sie alle mehr oder weniger undicht sind und deswegen beständig als sehr gefährliche Nachbarn der Brunnen so wie der Wasserleitungsröhren angesehen werden müssen.

a) Construction der Abfuhrkanäle. Die Hauptabfuhrkanäle einer Stadt sind unterirdische, gewölbte, aus Cement und Mauersteinen aufgeführte Gänge, die vollständig wasserdicht sein sollten. Der Untergrund derselben besteht im Allgemeinen aus Concret, um eine gelegentliche Senkung des Mauerwerks und demzufolge einen Bruch desselben zu verhindern. Der Querdurchschnitt des Kanals zeigt eine ovale, eiförmige Gestalt, mit dem spitzen Ende nach unten, die Höhlung ist wenigstens 2 Fuss weit, damit nöthigenfalls Arbeiter zur Reinigung des Kanals denselben passiren können. Die Kanäle müssen möglichst in geraden Linien und mit einem derartigen Gefälle angelegt sein, dass die Flüssigkeit in denselben in der Secunde nicht weniger als 1 Fuss, und nicht mehr als $4^1/_2$ Fuss zurücklegt. Bei jeder Hauptveränderung der Richtung oder des Falles müssen sich Vorrichtungen befinden, die eine Inspection, Spülung und Ventilation ermöglichen, ebenso muss bei allen Abzweigungen oder Curven das Gefälle verstärkt werden, um die entstehende Friction zu compensiren. Keine Abzweigung oder Vereinigung sollte im rechten Winkel oder gegenüber einer anderen Einmündung stattfinden. Nebenkanäle müssen ihren Inhalt stets in der Richtung der Hauptströmung abgeben, auch sollten dieselben so construirt sein, dass ihr Gefälle beim Eintritt in die Hauptröhre mindestens der Differez zwischen ihrem beiderseitigen Durchmesser entspricht.

Rinnsteine und Gossen stehen mit den unterirdischen Leitungen durch Giesslöcher, welche mit Gittern und Syphon-Ventilen versehen sind — letztere zur Verhütung der Entweichung fauliger Gase — in Verbindung. Zweigleitungen welche aus den Häusern oder aus den benachbarten Bodenstrecken kommen, bestehen gewöhnlich aus irdenen Röhren, welche auf Concret lagern und mit hydraulischem Cement verbunden sind. Dieselben sollten nie weniger als 4 Zoll im Durchmesser haben, und ihr Gefälle muss mindestens in der Secunde $4^1/_2$ Fuss betragen, damit sich keine Rückstände in ihnen ansammeln. Alle Vereinigungen mit anderen Röhren müssen entweder in Curven oder in spitzen Winkeln geschehen und dabei, wenn irgend angängig, in möglichst senkrechter Richtung. Nebenröhren müssen stets dünner sein, als Hauptröhren, so führt man z. B. 4 zöllige Röhren in 6 zöllige, 6 zöllige in 9 zöllige und 9 zöllige in 12 zöllige.

b) Ventilation der Abfuhrkanäle. Um zu verhüten, dass sich in den Abfuhrkanälen jene Gase ansammeln und aufstauen, welche sich in reichem Maasse aus den Kloakenstoffen entwickeln, ist es absolut nöthig durch zahlreiche Oeffnungen eine Verbindung mit der äusseren Luft und dadurch eine freie Ventilation herzustellen. Die Hauptkanäle, welche ein starkes Gefälle haben, sollten mindestens alle 700 Schritt eine Oeffnung für den reinigenden Arbeiter, ein Sammelbassin und eine doppelte Ventilationsvorrichtung haben. Das Sammelbassin (Absturz) ist durch ein Klappventil, welches von selbst fällt, von dem oberen Theile des Kanals getrennt, und auf diese Weise werden die Gase gezwungen durch den Ventilationsschacht zu entweichen. In dem für die reinigenden Arbeiter vorhandenen Schacht kann man einen oder mehrere kohlengefüllte Körbe anbringen, um die emporsteigende Kloakenluft zu desinficiren. Dieser letztere Schacht ist von dem Ventilationsschacht nur durch Mauerwerk getrennt (siehe Fig. 12).

Für gewöhnliche Ventilationszwecke genügt ein einfacher Reinigungsschacht, auch können dieselben durch eine Anzahl gewöhnlicher, im oberen Theil des Kanales befindlicher Auslassöffnungen erreicht werden. Läuft der Abfuhrkanal parallel mit dem Strassenpflaster und in nur geringer Tiefe unter demselben, so ist es rathsam den Ventilationsschacht in schräger Richtung zu einem in der Mitte der Strasse befindlichen

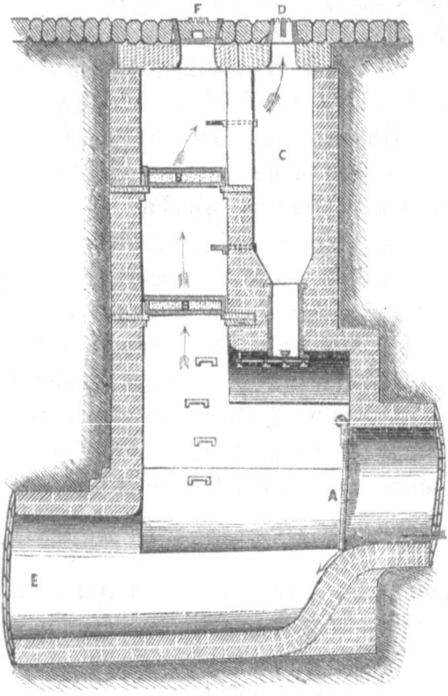

Fig. 12. Ventilations- und Reinigungsvorrichtung für Abfuhrcanäle. (Nach Rawlinson.) A, Klappventil. BB, Kohlengefüllte Körbe. C, Ventilationsschacht. D, Ventilationsöffnung. E, Abfuhrcanal (3′ 9″ × 2′ 6″). F, Einsteigeloch.

offenen Gitter emporzuleiten. Diese verschiedenen Ventilationsmethoden sind auf meine Anordnung an vielen Orten ausgeführt worden und haben sich vortrefflich bewährt. Man hat häufig den Irrthum begangen, dergleichen Arbeiten in den warmen Sommer-

oder Herbsmonaten vorzunehmen. Da aber zu diesen Jahreszeiten die Evolutionen der Kloakengase am stärksten sind, und da die Herrichtung einer namhaften Anzahl von Ventilationsschachten eine beträchtliche Zeit erfordert, so haben die aus den Oeffnungen entweichenden fauligen Effluvien häufig zu grossen Belästigungen und Klagen Anlass gegeben. Aus diesem Grunde sollten daher dergleichen Arbeiten stets in den kälteren Monaten ausgeführt werden, weil dann die Kanäle ausreichender gespült sind und die Entwickelung der Gase keine so schleunige ist.

Nach Mr. Rawlinson sollten auf jede Meile (engl.) nicht weniger als 18 Ventilationsöffnungen kommen. An den Ausflussenden der Kanäle müssen selbstthätige Klappventile angebracht sein, um das Hineinblasen des Windes zu verhüten. In einigen Fällen können auch die Giesslöcher in den Strassen als Ventilatoren dienstbar gemacht werden. Der Hauptzweck der Ventilation ist der, durch reichliche Zuführung frischer Luft die Kloakengase so zu verdünnen, dass dieselben den Sinnen nicht mehr wahrnehmbar erscheinen. Wir brauchen hier noch kaum hinzuzufügen, dass, je nach der Windrichtung, die Ventilationsöffnungen abwechselnd als Einlässe und als Auslässe fungiren.

Sind die Hauptkanäle ganz besonders dem Steigen des Wassers ausgesetzt, so müssen dieselben in umfassendster Weise ventilirt sein, damit die Kloakengase unter Umständen nicht in die Nebenröhren und Hausleitungen zurückgetrieben werden können. Um unter solchen Verhältnissen eine wirksame Ventilation zu erzielen, empfehlen die Herren Dr. Parkes und

Sanderson in ihrem Bericht über die Sanitätsverhältnisse Liverpool's die Errichtung hoher, schornsteinähnlicher Schachte, deren Durchmesser mindestens halb so gross ist wie der der Hauptkanäle. Sie erklärten die zur Zeit ihrer Untersuchungen im Gebrauch befindlichen Ventilationsschachte für zu eng und stellten durch Experimente fest, dass die in denselben befindlichen, nach dem System der archimedischen Schraube eingerichteten Ventilationsvorrichtungen die Extraktionskraft um nur 20 pCt. vermehrten.

c) Spülung der Abfuhrkanäle. Da die eben so lästigen wie gefährlichen Gasausströmungen im Allgemeinen in der Anstauung der Kloakenstoffe ihre Ursache haben, so ist die systematische Spülung der Abfuhrkanäle ein Erforderniss von hoher Wichtigkeit. Diese Spülung wird bewirkt, indem man das in den Kanälen fliessende Wasser an gewissen Punkten abdämmt, und wenn sich eine genügende Quantität desselben angesammelt hat, das Hinderniss plötzlich wieder entfernt; auf diese Weise werden alle Schmutzanhäufungen von der verstärkten Strömung davongeführt. Ausser diesen Vorrichtungen zum Abdämmen, welche sich bei jedem Reinigungsschachte befinden müssen, sollte sich auch am Anfang eines jeden Hauptkanales oder Drains ein Spülbassin befinden, welches seinen Wasservorrath entweder aus der öffentlichen Wasserleitung oder durch Wasserfuhrwerke erhält. Kanäle, welche in gerader Richtung laufen, können auch von einem Reinigungsloche zum andern mit Besen und Schrubbern gereinigt werden.

Wasser aus Fabriken darf niemals heiss in die Kanäle gelangen, weil dadurch in den Kloakenstoffen unerwünschte Zersetzungen stattfinden. Ebenso muss vermieden werden, dass der Dampf aus Dampfkesseln in die Kanäle abgelassen wird.

Durch ein angemessen konstruirtes, gut ventilirtes und regelmässig gefülltes Kanalisationssystem werden die Gefahren einer Vergiftung der Atmosphäre durch Kloakengase auf ein Minimum reducirt. In der That sind unter diesen Umständen in der Kloakenluft so wenig Unreinigkeiten vorhanden, dass dieselben durch den Geruchssinn fast gar nicht wahrgenommen werden können, und man kann es als eine Regel aufstellen, dass, wo faulige Effluvien abgegeben werden, dies eine Folge davon ist, dass die Abzugscanäle unzulänglich ventilirt, ungenügend gespült oder schlecht und fehlerhaft angelegt sind. Wenngleich durch kohlengefüllte Körbe die Ga e desinficirt werden, so geschieht dies jedoch immer auf Kosten der Ventilation und ist daher nicht zu empfehlen. Früher war dieses Desinfectionsmittel in Ventilationsschachten allgemeiner Gebrauch, heute aber stimmen alle, die in dem Gegenstande einige Erfahrung haben, darin überein, dass eine direkte und offene Ventilation die billigste und wirksamste Methode ist, die, wenn sie vernünftig betrieben wird, keinerlei Belästigungen verursacht. Soll Kohle verwendet werden, so nimmt am besten die gewöhnliche Holzkohle, die in kleine Stückchen von der Grösse von Kaffeebohnen zerschlagen und rein gesiebt wird. Man bringt in den Korb aber nie mehr als eine 3 Zoll hohe Lage davon, da sonst der Luft fast vollständig der Austritt verwehrt würde. Diese Kohle ist, wenn sie trocken gehalten wird, immer sehr wirksam, und selbst wenn sie feucht wird, verliert sie ihre desinficirende Kraft nicht ganz.

Aber obgleich in der Kohle auf diese Weise ein Mittel gegeben ist, den aus den Kanälen empordringenden Effluvien ihre Schädlichkeit zu nehmen, so kann doch nicht dringend genug darauf hingewiesen werden, dass auch hier das Uebel bei der Wurzel angegriffen und ausgerottet werden muss. Wenn ein solcher Abzugskanal alt und undicht, oder auf Grund seiner fehlerhaften Construktion weiter nichts ist, als eine in die Länge gezogene Mistpfütze, so ist er zu beseitigen und zwar je schneller je besser. Leider aber befinden sich derartige Abzugskanäle fast in jeder Stadt, und nicht nur dies, auch die Abzugsröhren sind meistentheils im höhnendsten Widerspruche mit den sanitären Principien angelegt und geben ausserdem noch Zeugniss von der liederlichsten Art der Anfertigung.

2. Ventile. Die Ueberzeugung, dass Ingenieure und Techniker in Bezug auf die Absperrung der Kloakengase den Ventilen eine viel zu grosse Wirksamkeit zugetraut haben, gewinnt mit jedem Tage mehr Grund. Bis in die neueste Zeit hatte man kein Ersatzmittel für dieselben angewendet, und die Folge davon war, dass man sich vergeblich bemühte, diese Ventile in einer ausreichenden Vollkommenheit herzustellen und so jene schädlichen Gase zu verhindern einen unangemessenen und der Bevölkerung schädlichen Ausweg zu suchen. Wenn heisses Wasser in einen Abzugskanal gelangt, oder wenn nach einem heftigen Regenfall das Wasser in demselben plötzlich zu einer ungewöhnlichen Höhe steigt, so ist die Spann-

kraft der innerhalb des Kanales zusammengepressten Gase viel bedeutender als die Widerstandsfähigkeit der Ventile, und erstere entweichen dann an Orten, wo ihre Wirkungen sehr schadenbringend sein müssen. Nur wenige Ventile haben eine Widerstandsfähigkeit, die den Druck einer Wassersäule von 1½ Zoll Höhe übersteigt; die grössere Anzahl derselben, wie z. B. die gewöhnlichen Glockenventile, können nicht einmal dem Druck einer Wassersäule von ¼ Zoll Höhe widerstehen. Ausserdem muss man im Auge behalten, dass das Wasser in einem sonst sehr wirksamen Ventile die Kloakengase auf der einen Seite absorbirt, auf der andern aber nur wenig verändert wieder entweichen lässt. Man kann daher alle Ventile höchstens als nützliche Vebündete ansehen, denn in keinem Falle sind sie im Stande uns gegen das Entweichen der faulen Luft zu schützen, wenn keine ausreichende Ventilation vorhanden ist. Einige derselben, wie z. B. die Grubenventile, sind sogar thatsächlich noch schlimmer als werthlos, weil dieselben leicht zu entbehren sind, in Folge dessen aus Vergesslichkeit häufig nicht wieder eingesetzt und leicht zerbrochen werden. Obgleich eine grosse Anzahl der verschiedenartigsten Ventile existirt, so sind die gebräuchlichsten derselben doch nur entweder die nach dem sogenannten Mittel-Feder-System konstruirten, oder aber die Syphonventile. Für Abzugskanäle oder grosse Drainröhren kommen zuweilen Klappventile zur Verwendung, dieselben hängen in Angeln und gestatten dem Wasser nur eine Strömung nach einer Richtung hin; sie haben auch den Zweck, ein Zurückdrängen der Kloakengase zu verhüten. Das Kugelventil besteht aus einem schwimmenden Ballon, welcher sich mit dem steigenden Wasser hebt und, in einer gewissen Höhe angelangt, den Verschluss einer runden Oeffnung bewirkt.

Alle nach dem Mittel-Feder-System konstruirten Ventile ragen mit gewissen Theilen in das Wasser hinab, welches sich zwischen dem Eingang und der weiter geführten Röhre befindet, und da das Wasser in dem Ventile immer so hoch steht, wie der untere Theil dieses Rohres, so befinden sich jene Theile stets unter Wasser. Zu diesem System gehören auch die sogenannten D-Ventile, sowie die Glockenventile mit allen ihren verschiedenen Abarten. Die folgenden Abbildungen zeigen einige brauchbare Arten des Mittel-Feder-Ventil.

Fig. 13.

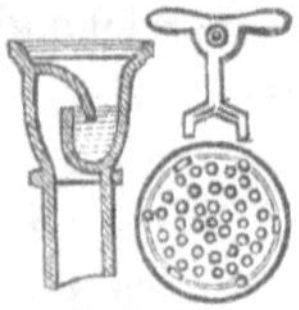

Antillventil mit Verschlussgitter.

Fig. 14.

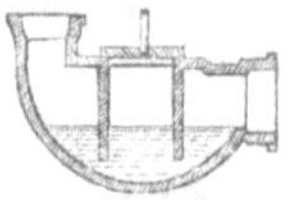

Cottam's Effluvium-Ventil.

Fig. 15.

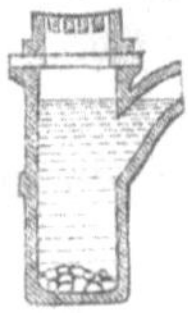

Einfaches Giessloch-Ventil.

Das Antillventil ist sehr gut für Ausgussrohre zu verwenden; wenn sich Letztere indessen ausserhalb des Hauses über einem offenen Gitter entleeren, so genügt auch jedes andere, die konsistenten Stoffe zurückhaltende Ventil. Syphonventile sind gebogene Röhren, die in der ganzen Länge der Curve mit Wasser gefüllt sein müssen. Alle mit Badewannen und Waschvorrichtungen zusammenhängenden Abflussröhren sollten in dieser Weise verschlossen sein, um der kalten Luft den Zutritt zu wehren. Fig. 16 zeigt ein Syphonventil mit der Oeffnung in der Mitte.

Fig. 16.

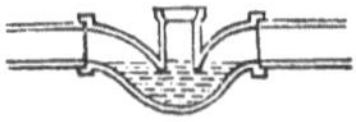

Unter den für Hausabflussröhren besonders gut geeigneten Ventilen wollen wir hier besonders Mansergh's Klappventil, Molesworth's Ventil und „The patent Edinburgh air-chambered sewer trap" hervorheben, welches letztere von Messrs. Potts & Co. in Birmingham fabricirt wird. Ein jedes dieser Ventile eignet sich vortrefflich namentlich für Closetabflussrohre, da es dieselben vollständig von allen anderen Röhrenleitungen abzuschliessen im Stande ist.

3. Waterclosets. In dem Capitel über Wohnungen ist die Lage, Einrichtung etc. derjenigen Waterclosets, welche sich am Besten zur Verwendung in Privatgebäuden eignen, bereits eingehender besprochen worden. In den dichtbewohnten Theilen grosser Städte hat sich jedoch die gewöhnliche Form der Waterclosets als unzulänglich herausgestellt, und zwar theilweise wegen der complicirten Art der Spülvorrichtungen, theilweise aber auch wegen der unsauberen Gewohnheiten und schmutzigen Lebensweise der ärmeren Klassen der Bevölkerung.

Aus diesem Grunde sind einige specielle Abänderungen der gebräuchlichen Closetarten, wie sie für grosse Volksanhäufungen passend sind und deren Betrieb besser von den öffentlichen Behörden kontrolirt werden kann, in mehreren grösseren Städten eingeführt. Diejenigen Arten, die sich hierbei als die besten herausgestellt haben, sind die in Liverpool verwendeten Rinnenclosets (Tröge), die Spülclosets, wie sie in Leeds und Birkenhead gebraucht werden und der sogenannte Bristol-Eject.

a) Das Rinnensystem (Trog-) besteht aus einer Reihe von Closets unter und hinter welchen sich ein langer hölzerner Trog hinzieht, welcher die Excremente sämmtlicher Closets aufnimmt. Das untere Ende des Troges steht mit einer Abzugsröhre in Verbindung, welche vermittelst einer mit einem Pflock verschliessbaren Oeffnung in das städtische Canalisationsrohr ausmündet. Hinter den Sitzen befindet sich ein kleiner Raum, zu welchem nur der reinigende Arbeiter Zugang hat, und von wo aus auch nur allein der Pflock, und zwar vermittelst eines Handgriffes, entfernt werden kann. Dieser Arbeiter entleert den Trog täglich, spült denselben mit einem an dem Hydranten zu befestigenden Wasserschlauch aus und füllt ihn wieder mit Wasser. Diese Wasserfüllung ist so bemessen, dass sie die Excremente von 24 Stunden vollständig bedeckt und so jeden Geruch verhindert. Die Sitze werden von denen rein gehalten, die sie gebrauchen, und täglich kommt ein Inspector, welcher darauf achtet, dass stets die strengste Sauberkeit beobachtet wird. Dr. Buchanan und Mr. Radcliffe machen zu diesem System in dem bereits erwähnten Bericht folgende Bemerkung: „Nichts kann bewundernswürdiger sein, als der Betrieb dieses Systems in Liverpool, und nichts in die Augen fallender, als der Unterschied zwischen demselben und den sogenannten Waterclosets in den ärmeren Bezirken Londons und anderer grosser Städte.“ Und diese günstige Ansicht wird von Mr. Radcliffe in einem späteren Bericht wiederholt ausgesprochen.

b) Das Spülcloset gleicht in seinen allgemeineren Einrichtungen dem vorhergehenden System, ist aber von demselben in Betreff der Spüleinrichtung verschieden. Am oberen Ende des Trogs befindet sich ein schwingendes Becken, in welches fortwährend Wasser tropft und welches so konstruirt ist, dass es selbstthätig sich entleert, sobald es gefüllt ist. Auf diese Weise wird der Inhalt des Trogs von Zeit zu Zeit in den Abzugskanal gespült. Obgleich diese Closets im Stande sind, den meisten Anforderungen zu genügen, so ergiebt es sich doch aus Mr. Radcliffe's Bericht, sowie aus einem Report des Mr. Vacher, Gesundheitsbeamten für Birkenhead, dass dieselben zuweilen dennoch bei eintretendem Wassermangel ihren Zweck verfehlen.

Für Baracken, Gefängnisse u. s. w. sind Wasser-Latrinen von ganz einfacher Construktion vollständig hinreichend. Ein offner metallener Trog, mit einem Dache versehen und mit den nöthigen Abtheilungen und Thüren, nimmt die Excremente auf, während der obere Theil desselben zugleich den Sitz bildet. Dieser Trog sollte fortwährend zum dritten Theil mit Wasser gefüllt sein, damit die Fäkalstoffe stets bedeckt sind. Ebenso ist eine zweimalige tägliche Spülung erforderlich, welche den Inhalt des Troges in einen Drain abführt, der mit den Canalisationsröhren in Verbindung steht. Ein Pflock oder ein Klappventil an dem unteren Ende des Troges ist nöthig, um das Wasser an dem freiwilligen Ablaufen zu verhindern.

Das Trogsystem gewährt aber noch einen weiteren Vortheil vor allen anderen Systemen, auf welchen wir hier hinweisen wollen. Beim Eintreten einer Cholera- oder Typhusepidemie, die in den dicht bevölkerten Stadttheilen, wo dieses Klosetsystem gewöhnlich in Gebrauch ist, so verderblich zu werden im Stande ist, kann man mit Leichtigkeit Desinfectionsmittel in den Trog werfen und auf diese Weise die Krankheitsgifte, die eventuell in den Entleerungeu enthalten sind, zerstören.

c) Trennungs-Bassins. Die Methode, die festen Bestandtheile der Fäcalstoffe von den flüssigen zu trennen und letztere in die Abzugskanäle zu leiten, wird von Vielen für sehr wünschenswerth gehalten und zwar aus dem Grunde, weil die Dungstoffe, welche man auf diese Weise erlangt, sehr gut zu verwenden sind, und weil ausserdem das Risiko der Verstopfung der Abzugskanäle hier fortfällt und letztere auch deshalb bedeutend kleiner sein können. Viele der „fosses permanentes“ und „fosses mobiles“ sind nach diesem Princip eingerichtet und in England hat ein Mr. Chesshire aus Birmingham einen Behälter konstruirt, welcher sowohl von Dr. Parkes, wie auch von dem Gesundheitsbeamten von Bombay, Dr. Hewlett, sehr gelobt wird. Dieser Behälter wird folgendermaassen beschrieben: Die jetzt gebräuchliche Form ist die eines eisernen Kastens, welcher gross genug ist, sämmtliche feste Bestandtheile der Excremente eines gewöhnlichen Haushalts für die Zeit von 8 bis 12 Monaten aufzunehmen, und der trotzdem von zwei Männern fortbewegt werden kann, wenn er gefüllt ist. Dieser Kasten ist 2 Fuss 4 Zoll lang, 18 Zoll breit und 18 Zoll hoch. Das Rohr aus dem Closet führt in den Deckel des Kastens, wobei man die Ecke desselben vorzieht, welche dem Abflussrohr gegenüber liegt, welches letztere in den Boden des Kastens einmündet und von dem inneren Raum desselben durch ein Gitter getrennt ist. Abgesehen von diesen Ein- und Auslässen ist der Kasten im Uebrigen hermetisch verschlossen; trotzdem aber kann der Deckel leicht geöffnet werden, um die Ausräumung zu gestatten. Ebenso können die Ein- und Auslassröhren ohne Mühe und ohne Zuziehung eines Handwerkers von dem Kasten gelöst werden.

Trotzdem aber ist es sehr fraglich, ob diese oder eine ähnliche Methode für die ausgedehntere Verwendung empfohlen werden kann. Denn einerseits verhindert dieses Zurückhalten der festen Bestandtheile keineswegs jene Zufälle gänzlich, welchen das Canalisationsproblem ausgesetzt ist, und andererseits ist die Aufspeicherung von Unrath in der Häuslichkeit unter allen Umständen verwerflich und durchaus nicht frei von Gefahr, denn der eigentliche Vortheil des Watercloset-Systems soll stets der sein, dass alle excrementitiellen Stoffe leicht und möglichst schnell aus bewohnten Räumen entfernt werden können.

d) Pissoirs. Dieselben sollten mit glasirten Ziegeln oder aber mit glatten Schieferplatten ausgefüttert sein; durch einen unaufhörlich über letztere hingeleiteten Wasserstrom ist man im Stande, dieselben vollständig rein und geruchlos zu erhalten.

II. Das Abtritts- oder Mistgruben-System.

Aus dem bereits Gesagten erhellt, dass das Abtritts- oder Mistgruben - System alten Styles, mit undichten und stinkenden Kloakengruben, schleunigst und gänzlich aus bewohnten Orten zu verbannen ist. Mist- und tiefe Müllgruben, welche mit Abtritten in Verbindung stehen, sind ebenfalls verwerflich, man mag Vorsichtsmaassregeln getroffen haben so viel man wolle. Um dieses System so einzurichten, dass es einigermaassen erträglich wird, ist es wesentlich, dass man die Grube so klein wie möglich anlegt, um ein häufiges Ausräumen derselben zu erzwingen; dass dieselbe seicht und vollständig wasserdicht und ausserdem überdacht ist, um den Regen abzuhalten. Ausserdem muss die Grube gut ventilirt und leicht zugänglich sein; sie muss von dem Hause oder Grundstücke so weit als möglich entfernt liegen und ihr Inhalt muss möglichst trocken und geruchlos gehalten werden durch Anwendung gesiebter Asche oder anderer trockener Abgänge. Eine Entwässerungsanlage in oder bei derselben ist nicht nothwendig, denn wenn die Asche die Excremente nicht trocken zu halten im Stande ist, so ist das ganze System von vornherein falsch angelegt. Nach Mr. Netten Radcliffe waren die einzigen Abtritte, welche allen diesen Anforderungen entsprachen, in Hull und Glasgow zu finden. Die in Hull zur Anwendung kommende Vorrichtung besteht einzig und allein aus dem Raum unter dem Closetsitze; den Fussboden desselben bildet eine Steinplatte, welche sich nach hinten abwärts neigt. Die Asche wird durch das Sitzloch hinabgeworfen. Das vordere Brett des Sitzes ist abzunehmen, um dem reinigenden Arbeiter den Zutritt zu gestatten. Die Ausräumung geschieht wöchentlich. Abtritte wie diese können für £ 3 hergestellt werden. In Glasgow sind die Closeträumlichkeiten kleiner als in Hull; der Raum unter dem Sitze zieht sich weiter nach hinten, und auch die Asche wird nicht durch das Sitzloch, sondern durch eine in der hinteren Mauer befindliche Oeffnung eingeschüttet. Diese Abtritte werden alle zwei Tage gereinigt, da immer mehrere Familien auf je einen angewiesen sind. Andere Methoden, welche man einführen wollte, um die Nachtheile grosser Mistanhäufungen zu umgehen, die man in Manchester, Salford, Nottingham und an anderen Orten zu beobachten Gelegenheit hatte, haben sich alle mehr oder weniger nicht bewährt. In Manchester, wo man die Excremente vieler Abtritte in die Abzugskanäle leitete, stellte sich bald heraus, dass letztere dadurch nach und nach verstopft wurden.

III. Das Tonnensystem.

Die gebräuchlicheren Arten dieses Systems unterscheiden sich durch die bei denselben zur Verwendung kommenden Gefässe und zwar:

1. Gefässe, welche keiner besonderen Vorbereitung bedürfen (Glasgow).
2. Gefässe, welche mit antiseptischen und geruchlos machenden Stoffen versehen werden (Rochdale, Birmingham, Nottingham, Leeds).
3. Gefässe, welche nach dem Goux-System ausgefüttert sind (Halifax).
4. Gefässe, welche zugleich Asche und Hausabfälle aufnehmen (Edinburg, Nottingham).
5. Gefässe, in denen die Asche oberhalb der Excremente zurückgehalten wird (Manchester, Salford und Cockermouth).

Um das Tonnensystem in der wirksamsten Weise ausführen zu können, gebraucht man zwei Gefässe für jedes Closet, eins um die Excremente, und das andere um die Asche und die Hausabfälle aufzunehmen. Das Gefäss für die Excremente kann eine Tonne oder ein Eimer sein (Rochdale, Nottingham und Halifax) oder es können, wie in Manchester, Leeds und Glasgow, Metallbehälter verwendet werden. In jedem Falle muss das Gefäss von runder Gestalt sein, damit es leicht zu reinigen ist, und um die Handhabung desselben zu erleichtern, sollte seine Aufnahmefähigkeit 40 Liter nicht übersteigen. Hölzerne Gefässe sollten mit Theer oder Kreosot ausgestrichen sein. Zu Metallgefässen verwendet man am besten galvanisirtes Eisen. Zu jedem Gefäss gehört ein gut schliessender Deckel, damit dieselben abgefahren werden können, ohne die Anwohner durch üble Gerüche zu belästigen. Hat man eine Tonne beseitigt, so wird eine andere, welche vorher auf dem Depot ausgeleert und gehörig gereinigt wurde, an ihre Stelle geschoben.

Das Aschgefäss muss grösser sein, als das für die Excremente, und kann entweder aus einem rechtwinkligen Kasten oder aus einem Fasse oder aus einem eisernen Behälter bestehen.

Bei dem Goux-System schüttet man in die Gefässe trockene, absorbirende Stoffe, wie Häcksel, Stroh, Shoddy-Abgänge, Heu, trockenes Laub oder andere animalische oder vegetabilische Bestandtheile, welche zu anderen Zwecken nicht mehr verwendbar sind. Nach dem Rathe der Erfinder sind diese Stoffe in angemessenem Verhältniss durcheinander zu mischen, und ist dann denselben ein kleiner Procentsatz von Schwefeleisen oder Schwefelkalk zuzusetzen. Sodann sind dieselben an den Boden und die Seiten des Behälters vermittelst einer Form, welche nachher wieder herausgenommen wird, fest anzupressen. Zur

Aufnahme der Asche und anderer Wirthschaftsabfälle ist ein separater Behälter erforderlich; der Urin wird ebenfalls in den ersteren Behälter gegossen und es ist anzunehmen, dass derselbe von der erwähnten Ausfütterung absorbirt wird, da die Excremente ziemlich trocken bleiben. Die Tonne wird ein- oder zweimal in der Woche, je nach den Verhältnissen, ausgeleert.

Wenn diese Art des Tonnesystems richtig betrieben wird, so sind die Closets immer rein und geruchlos; die Urtheile über dieselben, wie sie Mr. Haviland von Northhampton und Mr. Syson von Huntingdon sowohl wie Mr. Netten Radcliffe abgegeben haben, lauten sehr günstig. Andrerseits aber ist festgestellt, dass das für die Ausfütterung der Behälter verwendete Material Schwärme winziger Fliegen erzeugt, und dass auch in anderer Hinsicht das System nicht gänzlich ohne Nachtheile ist. Obgleich man aber der absorbirenden Kraft des Ausfütterungsmaterials vielleicht zu viel Wirksamkeit beilegt, so kann doch darüber kein Zweifel obwalten, dass das Goux'sche Tonnensystem, im Vergleich mit dem Mistgrubensystem, bei allen Nachtheilen auch manche ganz ausserordentliche Vorzüge hat. Wird dasselbe richtig betrieben, so ist es viel weniger offensiv als das gewöhnliche Tonnensystem, der erzielte Dung ist viel leichter zu behandeln und, wie behauptet wird, auch eher verkäuflich, als der aus dem gewöhnlichen System erzielte und mit Asche vermischte. Nach Mr. Haviland, welcher speciell über dieses System berichtet hat, haben in Halifax jene Krankheiten, welche der Unreinlichkeit ihren Ursprung verdanken, nach seiner Einführung bedeutend nachgelassen, allerdings ist dies ein Resultat, welches die Folge eines jeden Tonnensystems und der Abschaffung der alten Abtritte und Mistgruben sein sollte.

Zu Rochdale wird der Inhalt der Aschbehälter auf dem Dungdepot vermittelst einer Maschinerie gesiebt, die feine Asche sodann in Lagen ausgebreitet und darauf wird der Inhalt der Tonnen in kleine Gräben, welche man in der Asche zieht, entleert. Die Excremente werden mit feiner Asche bedeckt, sodann setzt man Schwefelsäure im Verhältniss von 25 Pfund pro Tonne dazu, um das Trocknen der Excremente zu beschleunigen. In dem erzielten Dung stellt sich das Verhältniss der Asche zu den Excrementen wie 80 zu 35. Nachdem die Unrathtonnen ausgeleert sind, werden dieselben vermittelst eines Wasserschlauches gehörig ausgespült, und ehe sie vom Depot abgefahren werden erhält jede eine kleine Quantität Desinfectionsstoff, bestehend zu gleichen Theilen aus Calciumchlorid und Alaun, gemischt mit 10 Theilen Wasser. Während des Jahres 1873 stellten sich die Nettokosten des Systems auf £ 19 pro 1000 Einwohner, wogegen die Durchschnittskosten des nächtlichen Abfuhrsystems in Rochdale und anderen grossen Städten sich im Jahre 1872 auf £ 57 pro 1000 Einwohner stellten.

In Manchester und Salford hat man ein trockenes System mit dem Tonnensystem in Verbindung gebracht. An beiden Orten sind Morrell's patentirte Aschclosets, welche die benöthigte Asche selbstthätig sieben, in ausgedehntem Gebrauch, und scheinen sich gut zu bewähren.

Was nun die für das Tonnensystem am besten

geeignete Art der Closets betrifft, so dürfte ein solches nach dem Muster der verbesserten Hull und Glasgow Closets, welche einen ebenen Fussboden und Raum genug haben, um neben dem Gefäss für die Excremente auch noch ein solches für die Asche aufnehmen zu können, dass billigste und passendste sein.

Mr. Netten Radcliffe äussert sich in Bezug auf die allgemeinen Resultate wie folgt: Durch das Tonnensystem werden nicht allein alle Nachtheile des Mistgrubensystems durchaus vermieden, sondern dasselbe ist auch das einzige, wodurch alle festen Bestandtheile der häuslichen Abgänge vortheilhaft verwendet werden können, und welches sich dem Anscheine nach später für seine Anlagekosten vollständig bezahlt machen wird.

IV. Das Erdclosetsystem.

Dies System unterscheidet sich von dem Tonnensystem durch die geruchlosmachende Kraft der trockenen Erde, welche, wenn in hinreichender Quantität verwendet, die Unrathstoffe in eine gleichförmige, geruchlose Masse verwandelt.

1. Moule's Erdkloset. Dasselbe besteht aus einem hölzernen Kasten mit einer darunter befindlichen Tonne, einem Reservoir für die trockene Erde darüber und einem Apparat, welcher die nöthige Quantität dieser Erde nach Erforderniss hergiebt. Das Closet ist entweder selbstthätig und zwar vermittelst einer mit dem Sitze in Verbindung gebrachten Feder, oder aber der Mechanismus wird durch einen Handgriff, wie er sich bei dem Watercloset befindet, in Bewegung gesetzt. Es ist wesentlich, dass die Erde

vorher getrocknet wird, dass man eine hinreichende Quantität derselben in die Tonne wirft, ehe man das Closet gebraucht, und dass eine gleiche Quantität über eine jedesmalige Ausleerung geschüttet wird. Die für die vollständige Geruchlosmachung einer jeden Ausleerung inklusive des Urins nöthige Quantität stellt sich auf 1½ Pfund. Der Rest des Urins und der übrige Bodensatz muss auf einem anderen Wege entfernt werden.

Man hat dieses System mit mehr oder weniger Erfolg in verschiedenen öffentlichen Instituten dieses Landes (Irrenhaus zu Broadmoor, Manx Irrenhaus auf der Insel Man etc.) und in verschiedenen Dörfern ausgeführt. Auch in Indien ist dasselbe im Gebrauch und Dr. Mouatt, der verstorbene Inspector der indischen Gefängnisse, hat sich sehr lobend darüber ausgesprochen.

Mit Bezug auf den Betrieb des Erdclosetsystems hat Dr. Buchanan in Simon's Report für 1869 folgende Summation aufgestellt:

a) Wird das Erdcloset vernünftig angewendet, so bietet dasselbe die Mittel, die Excremente ohne Belästigung und ohne Beeinträchtigung der Gesundheit der Anwohner zu beseitigen.

b) In Communen ist es nöthig, dass das Erdklosetsystem durch die Ortsbehörden betrieben wird, und es ist sicher, dass sich dieser Betrieb mit Leichtigkeit bezahlt macht.

c) In den Wohnhäusern der ärmeren Klassen, wo eine Ueberwachung eines jeden Closetsystems unumgänglich nothwendig ist, bringt die Verwendung des Erdsystems ganz specielle Vortheile mit sich.

d) Bei dem Erdsystem muss die Entfernung der Küchenabfälle, des Regenwassers und des verbrauchten Wirthschaftswassers auf eine von ersterem ganz unabhängige Weise vor sich gehen.

e) Wie weit sich die Anwendung des Erdsystems für die Zukunft ausdehnen wird, kann noch nicht ermessen werden. In Städten, die sich ganz besonders zur Einführung solcher Closets eigenen, könnte dieses System zu gleicher Zeit auf 10,000 Köpfe der Einwohnerschaft angewendet werden.

f) Im Vergleich mit den Waterclosets hat das Erdsystem folgende Vortheile: Seine Anlagekosten sind billiger, es bedarf weniger Reparaturen, ist der Einwirkung des Frostes nicht unterworfen, und sein Betrieb wird nicht gehindert durch Einschütten ungehöriger Substanzen, und ausserdem reducirt es ganz bedeutend die Quantität des in jedem Haushalte nöthigen Wassers. Der Werth der mit Erde vermischten Excremente für den Ackerbau, die Leichtigkeit des Transportes derselben und die Verschiedenartigkeit ihrer Anwendung sind gleichfalls nicht zu unterschätzen.

Die Nachtheile des Systems sind die Beschaffung, das Trocknen und das Aufbewahren der Erde, besonders an dicht bewohnten Orten; die specielle Aufmerksamkeit, welche ein solches Closet erfordert, die häufigen Unbequemlichkeiten, welche entstehen, wenn die Erde sehr trocken und pulverförmig ist, und seine Unzulänglichkeit wenn es sich um die totale Entfernung der Excremente handelt. Hierzu erwäge man die enorme Schwierigkeit der Durchführung, wenn nicht 50, sondern 50,000 Haushaltungen mit den nöthigen Erfordernissen zu versehen sind und der Betrieb fehlerlos aufrecht erhalten soll, und man wird ohne Zögern bekennen müssen, dass das trockene System, wie vorzüglich dasselbe auch für Institute, Dörfer etc., wo die Ueberwachung eine leichte ist, geeignet sein mag, gänzlich unangemessen für die Verhältnisse grosser Städte genannt werden muss.

Wenn diese Art der Closets sachgemäss betrieben wird, so verlieren die Fäcalstoffe fast gänzlich ihre charakteristischen Eigenschaften, so dass dieselben nach einiger Zeit in der Masse gar nicht mehr unterschieden werden können. Aus diesem Grunde kann man letztere, nachdem sie getrocknet worden ist, noch wiederholt verwenden, ohne dass dieselbe ihre geruchlos machenden und absorbirenden Eigenschaften verliert, wobei allerdings viel auf die Qualität der Erde ankommt.

Für einzelstehende Gebäude und kleine Dörfer, wo die Beschaffung der Erde keine Schwierigkeiten macht, und die Fäcalien später auch leicht zu beseitigen sind, hat sich das System als beinahe vollkommen gezeigt.

Die Closets sind entweder an bestimmten Orten fest angebracht oder aber bestehen aus beweglichen kommodenartigen Kasten, welche letztere sich besonders für den Gebrauch in Schlafzimmern, Hospitälern u. s. w. eignen.

2. Man hat noch verschiedene andere Modifikationen des Erdclosetsystems theils versucht, theils vorgeschlagen, unter welchen wir die Closets der Herren Weare & Co., welche in Liverpool gebraucht werden, und die der „Universal Charcoal

und Sewage-Company" zu Salford erwähnen wollen. Mit Bezug auf die Kohlenclosets in Glasgow sagt Mr. Netten Radcliffe, dass die Kohle, richtig verwendet, am allerwirksamsten die Excremente geruchlos mache. Die Annahme jedoch, dass die mit Kohle vermischten Excremente aus diesem Grunde monatelang in der Nachbarschaft von Gebäuden aufgehäuft liegen dürften, scheint doch eine sehr voreilige zu sein.

V. Liernur's und andere auf dem Contingent gebräuchlichen Systeme.

Dieselben bedürfen hier nur einer kurzen Erwähnung. Kapitain Liernur's System besteht aus einer Anzahl luftdichter, eiserner Kessel, welche unter der Strassenoberfläche liegen und vermittelst eiserner Röhren mit den Hausclosеten in Verbindung stehen. Eine durch Dampf getriebene Luftpumpe saugt die Kloakenstoffe durch die Röhren in diese Kessel hinein. Später werden die Excremente in Poudrette verwandelt. Zum Betrieb der Closets ist nur wenig Wasser erforderlich. Dieses System ist in Amsterdam, Leyden und noch in anderen Orten versucht worden, hat aber, und zwar wegen seiner grossen Anlagekosten, wenig Beifall gefunden. Ueberdies scheint auch das Princip desselben nicht ganz stichhaltig zu sein, weil es auf der Hand liegt, dass sich die Röhren früher oder später mit Fäcalmassen verstopfen müssen, eine Thatsache, die auch schon hier und da beobachtet worden ist. Nach dem siebenten Report des Gesundheitsbeamten zu Massachusetts wird allgemein über die üblen Gerüche geklagt, welche aus den innerhalb der Häuser gelegenen Closets aufsteigen, und um diese

Schädlichkeit zu beseitigen, pflegen die Bewohner grosse Quantitäten Wasser in dieselben hineinzugiessen. Die Folge davon ist, dass die Kloakenstoffe so verdünnt werden, dass dieselben nur mit ausserordentlichen Kosten in Poudrette verwandelt werden können.

Die „Fosses permanentes“ zu Paris, Brüssel und in anderen Städten sind mächtige Gruben, die sich in der Regel unterhalb der Höfe befinden. Dieselben sind mit Cement ausgefüttert und gewöhnlich durch Schornsteine ventilirt, welche noch mehrere Fuss über die Dächer der Häuser emporragen. Der Inhalt dieser Gruben wird drei oder vier Mal während eines Jahres vermittelst luftdichter Kastenwagen (Tonneaux), aus denen die Luft vorher herausgepumpt wurde, entfernt und zwar wird derselbe vermittelst eines Schlauches und durch atmosphärischen Druck in die Wagen hineingetrieben. Die mit diesen Gruben in Verbindung stehenden Closets sind gewöhnlich in einem Zustande grosser Unreinlichkeit, weil die Bewohner jener Häuser die üble Gewohnheit haben, sich auf die Sitze zu stellen, eine Unsitte, welche in jenen Städten ziemlich allgemein verbreitet zu sein scheint.

Das als „fosses mobiles“ bekannte System ist gegenwärtig ebenfalls in verschiedenen Städten ausgeführt und stellt sich als eine grosse Verbesserung der „fosses permanentes“ heraus. Die „fosse mobile“ ist eine verschlossene, auf Rädern befestigte Tonne, welche mit den verschiedenen Closets oder „Faïences“ des Hauses communicirt. Ist die Tonne gefüllt, so wird sie durch eine andere von derselben Construction ersetzt. Die Abfuhrtonnen deutscher Städte sind ganz ähnliche Behälter. In vielen der grösseren Städte, wie in Berlin, Leipzig etc. ist das Tonnensystem in ausgedehntem Gebrauch.

VI. Systeme für ländliche Distrikte geeignet.

In Dörfern, wo die Sanitätsbehörde die Reinigungsarbeiten ausführen lässt, ist ein einheitliches Abfuhrsystem ebenso nothwendig wie in Städten; gehört aber zu jedem einzelnen Hause ein genügender Komplex Gartenland, so ist eine öffentliche Strassenreinigung nicht nöthig, weil die konsistenten Abfälle im Allgemeinen vollständig auf diesem Lande verwerthet werden können. Sollen daher Abänderungen in der Abfuhr vorgenommen werden, so muss man hierbei hauptsächlich das bereits existirende Verfahren in Betracht ziehen. Wenn z. B. der Abtritt dicht neben dem Hause oder nicht weit von einem Brunnen entfernt liegt, so muss derselbe entweder vollständig abgebrochen oder aber in ein Erd- oder Aschcloset verwandelt und mit einem Kasten oder einer Tonne zur Aufnahme der Excremente versehen werden. Innerhalb eines Hauses ist die einzige der Gesundheit nicht gefährliche Art der Closets die, welche mit Wasser betrieben wird und mit einer Abflussröhre oder der Mistgrube in Verbindung steht, oder aber ein Erdcloset; in jedem Falle aber muss dasselbe so weit wie möglich von den Wohn- oder Schlafräumen entfernt und gehörig ventilirt sein. Die jetzt in den Dörfern gebräuchlichen Abtrittsvorrichtungen sind mit wenigen Ausnahmen ausserhalb der Wohngebäude gelegen und befinden sich in allen möglichen Stadien der Verunreinigung. In älteren Dörfern ist der Abtritt ein lose zusammengeschlagener hölzerner Schuppen, unter welchem ein Loch in den Erdboden gegraben ist, häufig findet man auch eine schilderhausähnliche Hütte, gewöhnlich am äussersten Ende des Gartens gelegen, und hinter derselben eine übelriechende Pfütze. In moderneren Dörfern hat man den Abtritt mit der Müllgrube vereinigt. Letztere ist in den meisten Fällen gross und tief, vollständig undicht und auch unbedeckt, so dass sie stets mehr oder weniger auf die Umgebung schädlich einwirken muss. Findet man in den besseren Häusern Waterclosets so kann man fast mit Bestimmtheit annehmen, dass das Abflussrohr nicht ventilirt ist, und dass die Excremente in eine offene Mistpfütze abfliessen, von welcher die sich entwickelnden Gase entweder in das Haus oder aber in den Hauptabzugskanal des Dorfes gelangen, welcher keineswegs zur Aufnahme excrementitiellen Unraths bestimmt ist. Dies sind in der Kürze einige der gewöhnlichsten Closetvorrichtungen, welche man in den Dörfern findet und ich brauche kaum hervorzuheben, dass die baulichen Defecte derselben sehr oft eine Quelle von Belästigungen und sogar von Gefahren für die Bevölkerung werden. Hier entsteht nun die Frage, wie diesen Unzulässigkeiten gesetzlich und mit besonderer Rücksicht auf die Kosten abzuhelfen ist. Man nehme z. B. den primitiven hölzernen Schuppen mit dem Loch, welches die Excremente aufzunehmen hat. In der Regel findet man diese Art der Abtrittvorrichtung nur in Dörfern, die bereits halb verfallen sind, so dass die Kosten für die Errichtung neuer oder massiver Abtritte weggeworfen sein würden. Das Gesetz verlangt nur eine genügende Berücksichtigung der Reinlichkeits- und Gesundheitsvorschriften, und dieselbe kann in der grossen Mehrheit der Fälle mit sehr geringen Kosten Platz greifen. Man lässt jenes Loch vollständig reinigen, und mit frischem Kies oder Thon ausfüllen und beschafft sodann ein Gefäss von galvanisirtem Eisen, welches mit Leichtigkeit unter dem Sitz anzubringen ist. Natürlich muss das letztere regelmässig in den Garten ausgeleert werden und sollte man, um üble Gerüche zu vermeiden, zum Mindesten häufig trockene Erde oder gesiebte Asche hineinschütten und so die Excremente stets bedeckt halten. Ist der Sitz aufzuklappen, so wird die Entfernung des Gefässes oder das Hineinschütten der Asche leicht geschehen können, ohne dass der Sitz dabei verunreinigt wird. Und nun der altmodische Abtritt im Schilderhaus mit seiner stinkenden Pfütze dahinter! Man verwandelt denselben in einen geruchlosen, indem man die Pfütze zuschüttet, den von der Jauche durchzogenen Grund und Boden pflastert und cementirt, ihn mit einer Mauer umgiebt, und so in einfachster Weise eine Aschgrube herstellt. Dann erhöht man den Fussboden des Abtritts um eine Stufe und damit zugleich auch den Sitz, so dass die Excremente durch die in die Aschgrube geworfenen trockenen Abfälle bedeckt werden können. Man kann auch von der Aschgrube absehen und nach Anfüllung der Pfütze mit Erde den Abtritt in ein Tonnencloset verwandeln. Um die Asche zu sieben bedient man sich am besten der von Dr. Bond und Mr. Fox empfohlenen Cinder-Siebe. Aber wie auch die Abänderung beschaffen sein möge, der Hauptzweck ist stets der, die Excremente trocken zu erhalten und eine ungehörige Ansammlung derselben zu verhindern. Grosse, tiefe und unbedeckte Mistgruben oder mit Aschgruben zusammenhängende Abtritte sind stets eine Quelle der verschiedensten Gefahren. Sind dieselben beinahe leer, so sickert bei nassem Wetter die umliegende Erde in dieselbe hinab, und sind dieselben gefüllt, so durchdringen die flüssigen Kloakenstoffe in weitem Umfange rings den Boden. Aus diesem Grunde sollte jede Aschgrube, die mit einem Abtritt zusammenhängt, womöglich vollständig über der Erde angelegt sein. Dieselbe muss mit Cement ausgestrichen oder auf eine andere Weise wasserdicht gemacht werden und zum Schutze gegen den Regen überdacht sein; ausserdem darf man dieselbe nicht zu gross anlegen, damit sich der Inhalt nicht zu sehr ansammelt und eine häufige Ausleerung nothwendig ist. In einigen Fällen empfiehlt es sich auch, die Aschgrube zu drainiren, aber abgesehen von der leichten Verstopfung der Drainröhren und der Schädlichkeit, welche dadurch entsteht, dass flüssige Excremente hineindringen, wird die Drainage, wo dies irgend angängig ist, am besten vermieden, denn wenn die Asche die Excremente nicht trocken und geruchlos zu machen im Stande ist, so hat das System überhaupt seinen Zweck verfehlt.

Aus diesen wenigen Bemerkungen wird man ersehen, dass ich allen möglichen Zugeständnissen in Bezug auf die Entfernung der Kloakenstoffe gern das Wort rede; in Dörfern aber, wo eine öffentliche Reinigung für nothwendig erachtet wird, kann kein Zweifel darüber obwalten, dass die nothwendigen Abänderungen der Abtrittsvorrichtungen nach einer gewissen einheitlichen Norm auszuführen sind, und ich bin der Meinung, dass eine oder die andere Art des Tonnensystems dabei am besten zur Verwendung kommt; ich habe hierbei vornehmlich das Goux-System im Auge. Die Ortsbehörden der Dörfer sollten bei der Anlage von Neubauten die Closeteinrichtung ganz besonders überwachen. Alle die neuen Arten der Closets sind in ihrer ursprünglichen Anlage viel billiger herzustellen als die altmodischen Abtritte mit ihren grossen Senk- und Aschgruben und, was noch mehr ins Gewicht fällt, sichere Mittel, um die aus den Kloakenstoffen entspringenden Gesundheitsnachtheile zu beseitigen. In allen Dörfern aber, wo man diese Abänderungen nur in beschränktem Masse vornimmt, sind die oben erwähnten neueren Arten nicht am Platze, einestheils weil dieselben theuer sind und anderentheils weil sie keine dem gedachten Tonnensystem überlegenen Vortheile darbieten.

VII. Verwendung der Hauswässer.

Mit dem Ausdruck Spülwasser bezeichnet man im Allgemeinen die in der Wirthschaft verbrauchten Flüssigkeiten, jedoch ohne Zusatz von Fäcalstoffen. Dasselbe besteht meistentheils aus Urin, Seifenwasser und Küchenspülicht und obgleich man es nicht für so offensiv halten kann, wie das städtische Abflusswasser, so verursacht es doch häufig ernstliche Belästigungen, wenn man eine Stagnation desselben zulässt, und ausserdem kann es in Landdistrikten eine unaufhörliche Ursache der Brunnenverunreinigung werden. In allen Städten, welche mit Canalisationsanlagen versehen sind, wird das Spülwasser natürlich vermittelst der gewöhnlichen Abflussröhren beseitigt, und sogar in den meisten Dörfen findet man, dass die Entfernung desselben hauptsächlich eine Aufgabe der Drainage ist. Unglücklicherweise aber ist diese Drainage nur zu häufig in so mangelhaftem Zustande, dass Luft sowohl wie Wasser durch dieselbe verpestet werden. Die Drainröhren, welche anfänglich nur zu dem Zwecke gelegt wurden, um das Wasser von der Erdoberfläche abzuleiten, sind nach und nach in Abflussröhren für Kloakenstoffe verwandelt worden, indem man den flüssigen Unrath aus jedem Hause in dieselben leitete. Befindet sich in der Nähe des Dorfes irgend ein Wasserlauf, so ergiesst sich das Spülwasser durch verschiedene Ausmündungen in denselben. Wir haben hier nicht nöthig die Resultate eines solchen Verfahrens näher zu specificiren. Sollte es aber der Fall sein, dass das Dorf in grosser Entfernung von dem Wasserlauf liegt, so beseitigt man das Spülwasser, indem man es einfach in die offenen Gräben an der Seite der Landstrasse oder auf das Land giesst, welches in unmittelbarer Nähe der Häuser liegt, wodurch dann gesundheitsgefährliche Miasmen in grosser Menge erzeugt werden. Allerdings findet ein solches Verfahren nur in mangelhaft drainirten Dörfern statt; stets aber sind in den meisten wenigstens einige dieser Nachtheile zu finden. Unregelmässig gelegte und undichte Drainröhren sind nirgends eine Seltenheit und da durch dieselben nicht nur jeder ihnen nahe liegender Brunnen verunreinigt wird, sondern da sie sich auch bei mangelhafter Spülung durch Unrathansammlungen verstopfen und auf diese Weise gesundheitsgefährliche Effluvien ausströmen, so sind dieselben eine fortwährende Quelle der verschiedensten Gefahren. Solche Uebelstände findet man in Dörfern, in welchen Waterclosets nicht existiren, und dieselben sind vollständig und in allen Fällen die Folge der widersinnigen Beseitigung des Spülwassers. Es drängt sich uns daher die Frage auf, ob hier ein neues Drainagesystem nöthig ist, ob das vorhandene verbessert und zur Entfernung des Unraths geeignet gemacht werden muss, oder ob das Spülwasser nicht vielleicht in einer anderen Weise entfernt werden kann. Würde man, wie Einige empfehlen, die Drains durch gewöhnliche Rinnsteine ersetzen, so ist es klar, dass die alten Röhren zunächst entfernt und die dadurch entstandenen Erdhöhlungen mit gesundem Boden ausgefüllt werden müssen, und dass die Rinnsteine vorschriftsmässig anzulegen und rein zu erhalten sind. Bei der gegenwärtigen Verfassung der Dorfstrassen aber ist es vorauszusehen, dass diese offenen Rinnsteine zu beständigen Klagen Veranlassung geben würden, und aus diesem Grunde kann in grösseren Dörfern die Frage der Beseitigung des Spülwassers, wie ich schon vorher gesagt habe, nur eine Frage der Drainage sein und braucht daher hier nicht weiter diskutirt zu werden; es ist hinreichend, hier hervorzuheben, dass die Drains gut gelegt, gut ventilirt und gut gespült sein müssen, letzteres besonders bei warmem Wetter, und zwar vermittelst eines Wasserwagens, welcher leicht von einem Mann bedient werden kann (Weiteres hierüber im nächsten Capitel).

Was nun vereinzelt liegende Häuser und Häusergruppen betrifft, welche ihr Spülwasser in die offenen Strassengräben abführen, so kann diesem Uebelstande abgeholfen werden, indem man alles verbrauchte Wasser im Garten verwerthet, sollte aber kein hinreichendes Gartenland vorhanden sein, so kenne ich keine bessere Beseitigungsmethode als die von Dr. Bond empfohlene, welche durch ein Gefäss bewirkt wird, in dem ein Filter angebracht ist. Ist hinreichendes Gartenland vorhanden, und hat der Boden ein genügendes, dem Hause abgekehrtes Gefälle, so erzielt man die besten Resultate durch Anwendung der Subirrigation und des Field'schen Spül-Bassins, wobei man allerdings Sorge tragen muss, dass die Subirrigationsröhren in genügender Entfernung von den Brunnen gelegt werden. Zuweilen leitet man die Drainröhren in Brunnenkessel, sogenannte „blinde Brunnen", und wenn sich kein Trinkwasserbrunnen, in der Nähe befindet, und diese Kessel gut ventilirt und regelmässig gereinigt werden, so kann man diese Methode als eine ziemlich sichere und ausreichende betrachten.

Die Vervielfältigungen solcher blinden Brunnen aber, in Dörfern sowohl wie in Städten, ist stets mit Gefahren verbunden und sollte daher so viel als möglieh vermieden werden.

VIII. Oeffentliche Reinigung.

Ueberall, wo die öffentliche Reinigung sich nicht in den Händen der Gesundheitsbehörden befindet, wird der Zweck derselben, ausgenommen in kleinen Kommunen und in ackerbautreibenden Dorfschaften, so vel wie gar nicht erreicht, denn in demselben Verhiltniss, als die Gebäude sich mehr und mehr in gössere Ortschaften zusammendrängen und die Bevölkerung zunimmt, wird es auch für die Haushaltungen selbst schwieriger, ihre Wirthschaftsabgänge selbstständig zu entfernen. Glücklicherweise ist in der Mehrzahl der ackerbauenden Dorfschaften soviel Gartenland um jedes einzelne Gebäude gelegen, dass die festen Bestandtheile der Abgänge ohne Schwierigkeit beseitigt werden können, und in Ausnahmefällen findet sich auch wohl noch naheliegendes Land, welches dieselben aufnehmen kann. Man kann z. B. Abkommen mit einem oder dem anderen Nachbarn treffen, oder aber es wird von Seiten der Gesundheitsbehörden ein Stück Land angewiesen, der sogenannte „Mistacker“, wohin die Haushaltungen den compakten Unrath abführen. Werden diese erwähnten Schwierigkeiten in einem Dorfe oder einer Stadt jedoch zu einem allgemeinen Uebel, so wird es die Pflicht der Sanitätsbehörden des Distriktes, die öffentliche Reinigung, entweder durch ihre eigenen Beamten oder duch einen Unternehmer, selbst in die Hand zu nehmen; sollten sie sich aber hierzu nicht verstehen, so können sie durch Verfügung des Local Government Board gezwungen werden. In allen Fällen ist die Sanitätsbehörde thatsächlich verantwortlich für die Reinlichkeit ihres Distriktes, sei es, dass sie die Vorschriften der Oeffentlichen Gesundheitsakte für die Verhinderung der Schädlichkeiten, welche aus Schmutzansammlung auf Privatgrundstücken entstehen, zwangsweise durchführen, oder sei es, dass sie systematisch die Entstehung solcher Schädlichkeiten durch die öffentliche Reinigung verhindern lässt.

Die specielle Ausführung des Reinigungswesens hängt zum grossen Theil von den lokalen Verhält-

stattfinden. (Siehe Anhang.) In kleinen städtischen oder ländlichen Bezirken jedoch ist die Verwendung complicirter Tabellen keineswegs nothwendig und hier genügt die Classificirung, wie sie in den an das „Local Government Board“ abgehenden Vierteljahrsberichten üblich ist. Hierbei ist es sehr zu bedauern, dass die Classificirung nicht vorschriftsmässig in allen Distrikten eine gleichartige ist, es könnte z. B. in kleineren Bezirken ein ganz einfaches, und in grösseren, von 25,000 Einwohnern und darüber, ein complicirteres System eingeführt werden.

Eine der ersten Fragen also, welche sich dem Gesundheitsbeamten zur Entscheidung aufdrängen, ist die Art der Classificirung, die er anzuwenden gedenkt; hat er sich hierüber schlüssig gemacht, so ist die Tabellirung, resp. die wöchentliche, monatliche oder vierteljährliche Summation, eine sehr einfache. Hat er monatliche Berichte einzureichen, so ist es in grossen Stadtbezirken gebräuchlich, auf die Monate März, Juni, September und December je fünf Wochen zu rechnen und auf die übrigen Monate je vier Wochen. In kleinen Bezirken genügt es, die Todesfälle je unter dem betreffenden Datum einzutragen, eine Rubricirung derselben nach Wochen ist dann unnöthig. Der einzige Uebelstand in diesem Modus ist der, dass sie in den Berichten des Registrars ab und zu erst Erwähnung finden, nachdem mehrere Wochen nach dem Ableben der betreffenden Persönlichkeit verstrichen sind, und aus diesem Grunde pflegt man die Todesfälle gewöhnlich wochenweise und ohne Rücksicht auf das Datum aufzuführen.

Wenn dieselben sorgfältig tabellirt und je nach

dem Geschlecht, dem Alter, dem Orte und der Krankheit eingetheilt sind, muss man häufig noch Unterabtheilungen machen für solche, die nicht in den Bezirk gehören, wie die in den Hospitälern, Arbeitshäusern oder Irrenhäusern vorkommenden. Man nehme zum Beispiel eine Stadt von 10,000 Einwohnern, gelegen in dem Mittelpunkte eines Bezirkes (Armenverbandes) von 25,000 Einwohnern. Die Stadt bildet einen separaten Gesundheitsdistrikt, enthält aber das Arbeitshaus für den ganzen Bezirk. Es ist evident, dass sich die Mortalität in der Stadt in diesem Falle grösser darstellen wird, als sie in der That ist, wenn man man die in dem Arbeitshause vorkommenden Todesfälle nicht noch besonders in Erwägung zieht; andererseits würde die Mortalität des umliegenden ländlichen Bezirkes geringer erscheinen, als sie thatsächlich ist, wenn man die Summe der in dem Arbeitshause stattfindenden und auf sie entfallenden Todesfälle nicht mit in Anrechnung bringt. In volkreichen Stadtbezirken jedoch kann man die Todesfälle unter den daselbst befindlichen Fremden in der Regel mit in die Mortalitätsangaben einschliessen; dieselben bilden dann das Aequivalent für diejenigen Todesfälle, welche unter den zum Bezirk gehörigen, aber auswärts befindlichen Personen eintreten.

Bei der Berechnung der Mortalität kommt in erster Linie die thatsächliche oder aber die angenommene Bevölkerungszahl des Bezirkes in Betracht. Die thatsächliche Bevölkerungszahl ist natürlich nur alle zehn Jahre, nach stattgehabter Volkszählung, zu bestimmen, oder aber auch, wenn man von Haus zu Haus gegangen ist und die Zahl der Insassen eines

set, wobei sie auf ihrer Rückfahrt die bereits ausgeleerten wiederum besuchen, um diejenigen herauszufinden, welche eventuell übergangen worden sind. Die grösste Zahl solcher übergangener Closets bezifferte sich in einem Monat anf 42, in einer Woche auf 14. Jeden Montag wird die Anzahl der von den Abfuhrleuten eingebrachten Tonnen berechnet und sodann ein speciell für diesen Zweck bestimmter Wagen ausgesandt, um die erwähnten Uebergehungen zu rectificiren. In Miethshäusern, wo ein Closet von verschiedenen Familien benutzt wird, müssen die Tonnen wöchentlich zwei- oder dreimal gewechselt werden.

Bei der Ausräumung der alten Senkgruben und Abtritte werden die Anwohner in so entsetzlicher Weise belästigt, dass der Unrathkarren nur zur Nachtzeit seine Runde machen kann, und dann sogar ist der Gestank noch so schrecklich, dass die Luft einer jeden Strasse, durch welche der Karren passirt, positiv gesundheitsgefährlich wird.

Ein sehr wichtiger Zweig der öffentlichen Reinigung in ländlichen Bezirken ist die Reinigung der Strassen und Höfe, von denen viele so schlecht construirt sind, dass es beinahe unmöglich ist, Schmutzansammlungen in denselben zu verhindern. Die Rinnsteine sind oft so holperig angelegt, dass nach einem Regenfalle oder nach der Spülung dieselben den Anblick einer langen Reihe kleiner stagnirender Pfützen bieten. Die Oberfläche macadamisirter Strassen wiederum ist in trockenem Zustande fortwährend mit einer Lage feinen Staubes bedeckt, welcher in grossen Wolken, bestehend aus in Zersetzung begriffenen animalischen und vegetabilischen Stoffen, emporwirbelt, oder aber bei feuchter Witterung einen flüssigen Schlamm bildet; auf den gepflasterten Strassen zeigen sich zahlreiche Löcher, die selbst durch die Kehrmaschine und durch eifrigstes Spülen nicht vollständig gereinigt werden können. Aus diesem Grunde kann kein Zweifel obwalten, dass die neue Art der Strassenpflasterung, welche seit Kurzem in einigen Theilen von London und anderen grossen Städten eingeführt ist (Holz- und Asphaltpflasterung), sich nicht nur in vieler Hinsicht als verhältnissmässig ökonomisch, sondern auch als ganz besonders günstig für die Gesundheitsverhältnisse erweisen wird. Asphalt-Theer ist, wenn er gehörig zubereitet wird, speciell für die Bürgersteige, die Höfe und die schmalen Strassen geeignet, weil der Verkehr dort nicht bedeutend, und auch weil dieses Material billig, dauerhaft, undurchlässig und leicht zu reinigen ist.

Capitel XII.

Die Reinigung und Verwerthung der Kloakenstoffe.

Wir haben in dem vorhergehenden Kapitel bereits gezeigt, dass unter allen Methoden der Beseitigung der Kloakenstoffe das Spülsystem am besten den Anforderungen grosser Städte zu entsprechen im Stande ist, vorausgesetzt, dass die fernere Behandlung der Kloakenstoffe bei ihrem Austritt aus dem Röhren-

als Basis haben, d. h. sie repräsentiren die Personenzahl, welche in einem Jahre von je 1000 einer Einwohnerschaft stirbt, wenn das Verhältniss der Mortalität zur Bevölkerung, wie es aus den wöchentlichen Berichten hervorging, während des ganzen Jahres dasselbe bliebe.

Nehmen wir die Sterblichkeit im Berichte über die letzte Woche des Juli als Beispiel. Nach Tabelle 1 und 2 belief sich die angenommene Bevölkerungszahl von Sheffield in der Mitte des Jahres 1875 auf 267,881 Köpfe; in der erwähnten Woche wurden 127 Todesfälle berichtet, entsprechend 24,7 pro 1000 der angenommenen Bevölkerungszahl. Wir kennen hier die Zahl der innerhalb einer Woche stattgefundenen Todesfälle, wir kennen auch die Bevölkerungszahl, in welcher sie eintraten; wir haben nun die Anzahl von Todesfällen zu finden, welche auf je 1000 der Bevölkerung entfällt, wenn über jede Woche während des ganzen Jahres ein gleiches Resultat berichtet wird. Wäre nun eine Woche genau der zweiundfünfzigste Theil eines Jahres, so hätte man einfach entweder die Zahl der Todesfälle mit 52 zu multipliciren, oder aber die Bevölkerung durch 52 zu dividiren, um das gewünschte Ergebniss zu erlangen. Da jedoch die correcte Zahl der Tage in einem Jahre 365,24226 ist, so giebt es in einem Jahre 52,17747 Wochen. Aus diesem Grunde dividirt der „Registrar General“ zum Zwecke des Wochenberichts die angenommene Bevölkerungszahl einer jeden in Betracht kommenden Stadt mit 52,17747, wodurch man die „wöchentliche Bevölkerung“ jeder Stadt erhält, wenn man sich so ausdrücken will. Dividirt man die Bevölkerung von

Sheffield mit 52,17747, so ergiebt sich eine wöchentliche Bevölkerung von 5134 Personen; dies ist für das Jahr 1875 die constante Zahl, durch welche die Mortalitätsziffer zu dividiren ist. Es ergiebt sich, wenn man die in der letzten Juliwoche zu Sheffield stattgefundenen 127 Todesfälle mit dieser sogenannten wöchentlichen Bevölkerungszahl dividirt, ein jährliches Verhältniss von 0,0247 pro Kopf der Bevölkerung; rückt man das Decimalzeichen drei Stellen nach rechts, d. h. multiplicirt man mit 1000, so erhält man 24,7 und dies ist das correcte jährliche Sterblichkeitsverhältniss pro 1000 der angenommenen Bevölkerungszahl von Sheffield während jener Woche. Ohne Zweifel würde es logischer sein, die Mortalitätsziffer mit 52,17747 zu multipliciren, man müsste dann aber diese Operationen in jeder Woche wiederholen.

Um die Mortalität eines Monats oder eines Vierteljahrs zu berechnen, zieht man die Anzahl der Tage in Betracht, und zwar empfiehlt es sich hier, die Bevölkerungsziffer in der bereits angegebenen Methode zu verwenden. Die genannte Ziffer wird durch 365,24226 dividirt und dann mit der Zahl der Tage eines Monats oder Vierteljahrs multiplicirt, um die Bevölkerungszahl zu erlangen, welche zur Zahl der Todesfälle in einem Monat oder Vierteljahr in Verhältniss steht; auf diese Weise erzielt man ein wissenschaftlich correctes Mortalitätsergebniss für die erwähnten Zeiträume. Ein annähernd zutreffendes Resultat erreicht man, wenn man ein Zwölftel resp. ein Viertel der Bevölkerungsziffer als Divisor für die Zahl der Todesfälle verwendet; da aber die Länge eines Monats zwischen 28 und 31 Tagen, die eines Vierteljahrs

zusammen entweder aufgelöst oder suspendirt in dem Wasser enthalten sind, welches entweder Behufs der Spülung oder aber als Resultat des Regens und der Bodenfeuchtigkeit in die Abfuhrkanäle Eingang erlangt hat. Diese bald grössere bald geringere Masse des Wassers ist eine der Hauptschwierigkeiten, auf welche man beim Canalisationsbetriebe stösst, und, abgesehen von anderen Erwägungen, sind hervorragende Inspectoren dadurch veranlasst worden, die Einführung des Röhrensystems zu empfehlen, welches wir bereits beschrieben haben. Die Kloakenstoffe, welche aus solchem Röhrensystem kommen und beinahe ausschliesslich aus Excrementen, Spülicht und dem erforderlichen Wasser bestehen, können in jeder Hinsicht sehr leicht beurtheilt werden und daher ist die Verwendung derselben keine schwierige. Bei dem System der gewöhnlichen gemauerten Abfuhrcanäle aber, welches ausser den Excrementen auch noch das Regen- und das Grundwasser aufnehmen muss, ist die Verdünnung der Stoffe nicht nur eine viel bedeutendere, sondern auch, da dieselbe von jenem Wasserzufluss abhängig ist, ihrem Volumen nach fortwährend verschieden. Hiernach stellte sich, zu Folge des dritten Reportes der Kommission für Beseitigung der städtischen Kloakenstoffe (1865) in London pro Jahr und Kopf das Quantum dieser Kloakenstoffe auf 60 Tons (36 Gallons pro Kopf und Tag = 144 Liter), und zwar bei normalem trockenem Wetter; bei Regenfall und steigendem Grundwasser vermehrt sich dieses Quantum um $^2/_3$ oder auch um das Doppelte seines Volumens. Bei dem Röhrensystem jedoch entspricht das Quantum der Kloakenstoffe vollständig dem des zugeführten

Wassers, und in Städten, welche mit dem konstanten System versehen sind, sollte die Quantität der bereits verdünnten Kloakenstoffe die Zahl von 20 Gallons pro Kopf und Tag (80 Liter), oder 33 Tons pro Kopf und Jahr nicht übersteigen. Angesichts dieser Erwägungen wird man die sowohl in sanitärer als auch in praktischer Hinsicht hohe Bedeutung des berühmten allitterirenden Glaubenssatzes Mr. F. O. Ward's „The rainfall to the river and the sewage to the soil" wohl verstehen.

Aber bei jedem dieser Systeme hängt der Werth der Kloakenstoffe lediglich von den Excrementen ab; die Quantität und der relative Werth derselben ist aus folgenden Angaben zu ersehen.

Die untenstehende Tabelle zeigt als Resultat zahlreicher, von Mr. Lawes angestellter Analysen, das durchschnittliche Quantum und die Zusammensetzung der von einem erwachsenen Manne täglich entleerten Excremente:

	Frische Excremente. Grm.	Trockene Substanzen. Grm.	Mineralische Stoffe. Grm.	Kohlenstoff. Grm.	Stickstoff. Grm.	Phosphate. Grm.
Fäces	125,10	31,230	3,480	13,290	1,590	2,040
Urin	1380,30	52,050	15,810	16,170	14,340	5,670
Zusammen:	1505,40	83,280	19,290	29,460	15,930	7.710

In einer gemischten Bevölkerung wird das auf jedes Individuum täglich entfallende Quantum beträchtlich unter diesen Satz heruntergehen; man kann, nach Dr. Parkes, 75 Gramm Fäcalstoffe und 1200 Gramm Urin pro Individuum rechnen, eine Schätzung, welche für jedes Tausend der Einwohner jährlich 25 Tons konsistente Fäces und 91,250 Gallons Urin ergiebt. Aus der vorhergehenden Tabelle geht ebenfalls hervor, dass der Dungwerth des in 24 Stunden entleerten Urins den der in der gleichen Zeit abgegebenen Fäces bedeutend übersteigt. Zahlreiche Analytiker haben das Verhältniss des Urins zu den Fäces wie 6 : 1 festgestellt.

Der wirkliche Werth von Urin und Fäces, wie dieselben in den Kloakenstoffen vorhanden sind, ist von den Herren Lawes und Gilbert auf 6 s. 8 d. pro Kopf und Jahr berechnet worden, vorausgesetzt, dass der Ammoniakgehalt in denselben sich in der gleichen Zeit ungefähr auf 10 Pfd. stellt. Nimmt man an, dass auf den Kopf täglich 24 Gallons = 96 Liter Kloakenstoffe entfallen, d. h. soviel als 40 Tons pro Kopf und Jahr, so stellt sich der Geldwerth dieser Stoffe auf 2 d. per Ton; dieser Werth wird jedoch durch den Grad der Verdünnung verhältnissmässig herabgesetzt. Wir können hier hinzufügen, dass diese Schätzung ziemlich genau dem Werthe der Kloakenstoffe entspricht, wie er in dem ersten Bericht der Kommission für die Verunreinigung der Flüsse (1868) angegeben wird; denn dort finden wir, dass der Werth der aufgelösten Bestandtheile in 100 Tons Kloakenstoffen sich ungefähr auf 15 s. beläuft, während die suspendirten Stoffe nur ungefähr 2 s. werth sind. Mit anderen Worten 100 Tons kosten 17 s. oder das Ton ungefähr 2 d.

Wir haben diese Details hier angeführt, weil sie die Frage der Verwerthung der Canalisationsstoffe eng berühren und nicht ohne Einfluss geblieben sind auf die verschiedenen, in dieser Beziehung theils vorgeschlagenen, theils auch schon ausgeführten Pläne.

II. Methoden der Reinigung und Verwerthung der Kloakenstoffe.

Man hat dieselben im Allgemeinen nach den verschiedenen Betriebsprocessen eingetheilt und zwar nach den Processen des Niederschlags, der Filtration die folgenden sein:

1. Die Pracipitations-Methode. Der Hauptzweck aller dieser Processe ist die Reinigung der Kloakenstoffe vermittelst Zusatzes chemischer Mittel. Die aufgelösten Stoffe werden alle mehr oder weniger niedergeschlagen und können aus diesem Grunde zugleich mit den suspendirten Stoffen entfernt werden, wobei angenommen wird, dass das zurückbleibende Wasser rein genug geworden ist, um seine Ableitung in einen Fluss oder Strom zu gestatten, ohne dass letzterer dadurch in irgendwie bedenklichem Grade verunreinigt wird. Allerdings haben sich viele dieser Voraussetzungen schliesslich als irrig erwiesen, und die Ausführungen derselben sind sowohl chemisch als auch finanziell gescheitert. Man hat dem erzeugten Dung einen eingebildeten Werth zugeschrieben und einige der Pläne, welche vielleicht sonst nicht missglückt sein würden, wurden schliesslich dadurch vereitelt, dass man sie zum Gegenstande von Börsenspekulationen machte. Man kann in der That die Ueberzeugung nicht weit genug verbreiten, dass, welche Processe man auch immer einschlagen möge, die sanitären Behörden

stets darauf gefasst sein müssen, sich in Folge der chemischen Behandlung ihrer Kloakenstoffe in grössere oder geringere Unkosten zu stürzen, weil es jetzt vollständig feststeht, dass der erzielte Dung, sowie alle anderen Produkte, wie sie auch heissen mögen, in keinem Falle, und nicht einmal annähernd die auf die Reinigung der Kloakenstoffe verwendeten Kosten decken. Verschiedene der nachfolgend angegebenen Processe sind versucht worden und in den Versuchen missglückt, mit anderen wird gegenwärtig noch experimentirt. Wir führen dieselben hier nur an, um zu zeigen, was Alles in dieser Richtung versucht worden ist, und nicht um darzulegen, welche Processe gelungen und welche gescheitert sind.

a) Niederschläge durch Kalk. Dieser Process wurde einige Zeit in ausgedehntem Masse zu Blackburn, Leicester und Tottenham betrieben. Man mischt die Kloakenstoffe bei ihrem Austritte mit einem gewissen Quantum Kalk, und sofort findet ein bedeutender Niederschlag statt, welcher als Dung verkauft oder zu regelmässigen Tafeln verarbeitet wird. Die über dem Niederschlag stehende Flüssigkeit, welche zwar eine milchige aber dennoch eine verhältnissmässig klare Beschaffenheit hat, fliesst ab, wobei sie ungefähr die Hälfte der in den Kloakenstoffen enthaltenen fauligen Bestandtheile und zugleich einen grossen Betrag der flüchtigeren Dungstoffe mit fortführt. Die „Rivers Pollution Commission" nennt diesen Plan einen verfehlten, sowohl in Bezug auf die Fabrikation von verwendbarem Dung, als auch auf die Reinigung der fauligen Flüssigkeit.

In Northhampton ist eine Modification dieses

Processes durch Hinzufügung von Eisen-Perchlorid und darauf folgende Filtration vermittelst calcinirten Eisenerzes versucht worden, ohne aber bessere Resulsate zu erzielen. Man hat neben dem Kalkprocess noch die Verwendung anderer Salze empfohlen, wie Zink- und Magnesiumsalze, Carbolkalk und Magnesia. Sie alle aber vermögen nicht das Ammoniak und die anderen düngenden Stoffe zu separiren. Sie desinficiren die Kloakenstoffe für einige Zeit, können aber eine bald darauf von Neuem eintretende Zersetzung derselben nicht verhindern.

b) Blyth's Verfahren besteht in dem Zusatze von Magnesiumsalzen und Kalk-Superphosphat oder von Superphosphat von Magnesia und Kalkwasser zum Zwecke der Reinigung der Kloakenstoffe durch Erzeugung dreifach phosphorsaurer Magnesia, Ammoniak und Wasser. Solch ein Niederschlag kann jedoch nur in einem Wasser stattfinden, welches Ammoniak im Ueberfluss enthält, so dass auch dieser Process, während er mehr kostete als die anderen, als unzulässig erfunden wurde.

c) In Holden's Verfahren wird eine Mischung von Eisensulphat, Kalk, Kohlenstaub und Thon den Kloakenstoffen zugesetzt. Dieselbe ist jedoch nicht im Stande, die aufgelösten stickstoffhaltigen Materien zu beseitigen, sie vermehrt im Gegentheil das Quantum derselben, indem sie einige der suspendirten Bestandtheile auflöst.

d) Bird's Verfahren, welches zu Cheltenham versucht, darauf aber wieder aufgegeben wurde, besteht in dem Zusatz von Alaunsulphat und darauf folgender Filtration durch Cokes. Die Alaunsulphate wurden erlangt, indem man pulverisirten Thon mit starker

Schwefelsäure behandelte. In diesem Process sowohl, wie in dem Stotherd'schen, welcher ein ganz ähnlicher ist, stellte sich heraus, dass die über dem Niederschlage stehende Flüssigkeit nicht in dem Grade gereinigt werden konnte, dass sie ohne Gefahr in den Fluss abgelassen werden durfte.

e) Das „ABC“ oder Sellars-Verfahren. Dies Verfahren, welcher vor einigen Jahren so viel Aufsehen erregte, ist zu Leamington eine längere Zeit hindurch in ausgedehntem Maasse versuchsweise betrieben worden, um sich schliesslich ebenfalls als unzureichend herauszustellen. Eine Mischung von Alaun, Blut, Thon, Kohle, Magnesiumsalz und anderen Bestandtheilen wird den Kloakenstoffen zugesetzt. Auf diese Weise wird ein Niederschlag erzielt, welcher sich in Form eines weichen, schwarzen Moders in den Behältern zu Boden setzt. Dieser Niederschlag wird später in besondere Gefässe gepumpt, aus welchen er in centrifugale Trockenmaschinen oder aber in Trockenkammern gebracht wird. In jedem Fall aber wird er nachher noch auf dem Erdboden ausgebreitet, um ihn vollständig austrocknen zu lassen, und von Zeit zu Zeit besprengt man die Masse mit Schwefelsäure, um den Ammoniak festzuhalten. Es könnte den Anschein haben, besonders nach den Schlussfolgerungen der „Rivers Pollution Commission“, dass dies Verfahren dem bereits beschriebenen überlegen sei, trotzdem aber sind auch seine Wirkungen nur sehr unvollständig. Allerdings haben spätere zu Crossness mit den Londoner Cloakenstoffen vorgenommene Experimente zufriedenstellende Resultate ergeben. Diese Experimente fanden während der Monate September, October und November 1873 statt, und das Operationsquantum belief sich auf mehr als 11 Millionen Gallons. Nach dem Report des Mr. Keates, des Analytikers, unter dessen Aufsicht dieses Experiment betrieben wurde, erhielt das über dem Niederschlage stehende Wasser eine solche Reinigung, dass dasselbe in jeden gewöhnlichen Fluss abgeleitet werden konnte, ohne eine gefährliche Verunreinigung desselben befürchten zu lassen. Auch stellten sich bei der Fabrikation des Dunges keinerlei gesundheitsgefährliche Einflüsse herraus. Der Werth des erzielten Dungs aber belief sich nicht über 20 s. pro Ton, und so sah sich das Comité zu der Entscheidung veranlasst, dass in Erwägung der Betriebskosten dieses Verfahren nicht fortgesetzt werden könnte, ohne die pekuniären Interessen der Betheiligten erheblich zu schädigen, und aus diesem Grunde wurde die Fabrikation wieder eingestellt.

f) Das Phosphat-Verfahren, vorgeschlagen von den Herren Forbes und Price, erfordert einen Zusatz von Alaunsulphat, aufgelöst in Schwefelsäure oder Salzsäure und mit Wasser verdünnt. Der sich ergebende Dung wird vom Dr. Voelcker auf £ 7 : 7 s. per Ton geschätzt. Das Wasser wird geklärt und desinficirt, aber weder von den fauligen noch von den Dungstoffen befreit; die genannten Herren selbst bezeichnen diesen Process als einen Vorläufer des Berieselungsverfahrens, wo eben ein solches eingeführt werden kann. Wo die Irrigation unmöglich ist, wird der Process vervollständigt, indem man der Mischung noch Kalkwasser zusetzt, um die aufgelösten Phosphate niederzuschlagen. Im Allgemeinen ist über dieses Verfahren günstig berichtet worden.

g) In Hille's Verfahren besteht die Mischung aus Kalk, Theer, kalcinirtem Magnesiumchlorid und einigen anderen nicht genannten Ingredienzen. Der Kalk wird gelöscht und der Theer demselben noch im Zustande des Kochens zugesetzt, das Ganze wird später noch mit Wasser gemischt und fliesst durch einen grossen Hahn in den Behälter, welcher auch die Kloakenstoffe aufnimmt. Hier findet der Niederschlag statt und nunmehr fliesst die Masse, vollständig geruchlos, in einen zweiten Behälter, wo die Deposita zu Boden sinken. Das Wasser wird durch einen mit Kohlen gefüllten Korb in einen dritten Behälter filtrirt, gelangt von dort in einen vierten und fliesst endlich in einen kleinen Bach ab. Die Betriebskosten dieses Processes sind nur gering, allerdings hat auch der erzielte Dung keinen Werth.

h) General Scott's Verfahren ist von den bisher erwähnten insofern verschieden, als die Chemikalien bereits eine bedeutende Strecke oberhalb des Ausflusses in die Hauptröhre gebracht werden. Die präcipitirenden Mittel sind Kalk und pulverisirter Thon. Die Vermischung derselben mit den Kloakenstoffen wird durch die fliessende Bewegung des Ganzen, noch ehe der Ausfluss erreicht wird, vollständig vermittelt. Der sich bildende Schlamm, der sich nach der Meinung Verschiedener in den Röhren ansetzen und dieselben verstopfen müsste, wirkt gerade entgegengesetzt, indem er die Canäle gewissermaassen ausscheuert und dieselben rein erhält. Wenn die Kloakenstoffe in die Behälter gelangen, so findet man dieselben vollständig geruchlos und nun geht der eigentliche Niederschlag schleunigst vor sich. Derselbe wird später getrocknet und gebrannt und auf diese Weise erhält man einen sehr brauchbaren Cement. Der Process des Trocknens vollzieht sich ohne jeden üblen Geruch oder andere Belästigungen. Das British Association Sewage Committee sagt von diesem Verfahren, dass dasselbe eine der Hauptschwierigkeiten der Kanalisationsfrage löse, nämlich die Ausscheidung und Geruchlosmachung der fauligen Ingredienzen und zwar, bei verhältnissmässig geringen Kosten, mit grosser Wirksamkeit und leichter Anwendbarkeit. Das Kloakenwasser enthält nach der Analyse des Comité's mehr als $^2/_3$ des Chlors und der aufgelösten Stickstoffe und ist aus diesem Grunde sowohl zu werthvoll, um einfach beseitigt, und auch zu unrein, um in einen Fluss geleitet zu werden; der einzige Verwendungsmodus desselben ist die Berieselung. General Scott's Process ist zu Ealing, West Ham und Birmingham ausgeführt worden.

i) Whitthread's Verfahren, über welches das genannte Comité ebenfalls günstig berichtet hat, erforderte einen Zusatz von zwei Theilen neutralen Calciumphosphates, einem Theil saurem Calciumphosphat und ein wenig Kalkwasser. Der Niederschlag vollzog sich sehr schnell und das zurückbleibende Wasser war klar und geruchlos. Die suspendirten Stoffe wurden vollständig entfernt, ebenso der organische Stickstoff. Das Comité hielt den Dung für werthvoll, da er einen grossen Theilv on Kalkphosphat und 3 pCt. Ammoniak enthielt. In dem Wasser wurde Phosphorsäure und Ammoniak gefunden, und man erachte es daher ebenfalls für passend zur Berieselung.

k) Dr. Anderson's Verfahren, welches zuerst zu

Nuneaton versucht wurde, ist während der letzten drei Jahre mit grossem Erfolge zu Coventry ins Werk gesetzt worden. Man setzt dem Canalisationswasser unreines Alaunsulphat zu, welchen man erhält, indem man Alaunschiefer in Schwefelsäure auflöst. Das Ganze wird fortwährend umgerührt und fliesst später in eine Reihe von Niederschlagsbehältern. Die Zusammensetzung und Wirksamkeit der Maschinerie verdient hohe Bewunderung; das rückständige Wasser zeigt sich, besonders nachdem es die in der Nähe angebrachten grossen Filter passirt hat, sehr klar und kann ohne Bedenken in jeden Wasserlauf geleitet werden. Für den Dung ist keine besondere Nachfrage und aus diesem Grunde arbeitet die Compagnie jedenfalls mit starken Verlusten.

2. Filtrationsprocesse.

a) Einfache Filtration. Das Kloakenwasser wird einfach durchgeseiet, so dass es, obgleich die suspendirten Stoffe alle entfernt werden, dadurch kaum nennenswerth gebessert wird. Der Schlamm, welcher sich auf dem Grunde der Filterbecken absetzt, ist gewöhnlich mit Asche vermischt und wird als Dung verbraucht.

b) Kohle ist, wie z. B. in Weare's Verfahren, ebenfalls zur Reinigung des Kloakenwassers vermittelst Filtration verwendet worden. Man scheint aber keine Erfolge damit erzielt zu haben. Es ist möglich, dass wenn dieselbe billig zu erlangen, und die Filtration eine intermittirende wäre, geringe Quantitäten von Kloakenstoffen damit verarbeitet werden könnten, besonders da, wo Land nicht zu haben ist. Eine billige Art von Kohle wird gegenwärtig zu diesem Zwecke unter dem Namen „Gesundheitskohle“ verfertigt.

c) Filtration nach oben. Man hat dieses Verfahren eine Zeit lang zu Ealing angewendet, ohne indessen befriedigende Resultate zu erlangen.

d) Die intermittirende Filtration. Unter den zahlreichen, von der Kommission für die Verunreinigung der Flüsse angestellten Experimenten wies keines bessere Erfolge auf, als die Filtration des Kloakenwassers durch eine starke Erdschicht. Die Versuche wurden sowohl mit Sand als auch mit einer Mischung von Sand und Kreide und schliesslich mit verschiedenen Bodenarten ausgeführt. Die Resultate waren je nach der Qualität der Erde von einander verschieden, in allen Fällen aber stellte sich heraus, dass die suspendirten Stoffe gänzlich entfernt worden waren und dass der organische Kohlen- und der organische Stickstoff bedeutend abgenommen hatte. Nach dem Bericht der Kommission beweisen diese Experimente, dass der Reinigungsprocess wesentlich auf Oxydirung beruht, indem die organischen Stoffe sich grösstentheils in Kohlensäure, Salpetersäure und Wasser verwandeln; hieraus erhellt die Nothwendigkeit einer fortwährenden Lüftung der filtrirenden Masse, welche eben durch das intermittirende System bewirkt wird. Nach den Angaben Mr. Bailey Denton's ist dieses Verfahren eine Zeit lang in Merthyr Tydfil zur Anwendung gekommen; der folgende Auszug aus dem Bericht des „British Association Sewage Committee“ giebt eine ziemlich genaue Beschreibung der verschiedenen Details und Resultate:

„Die Filterwerke umfassen einen Bodenraum von

ungefähr 20 Acres und bestehen aus einem sehr porösen Kiesuntergrunde, bedeckt mit verwesenden vegetabilischen Stoffen. Der Boden ist bis zu einer Tiefe von 7 Fuss drainirt, die Drainröhren führen nach dem am niedrigsten gelegenen Theile, wo das Wasser in einen kleinen Seitenarm des Flusses Taff abfliesst. Der Boden ist in viereckige Beete eingetheilt und von Fusswegen durchschnitten, neben welchen sich die Hauptgräben hinziehen, die das Kloakenwasser empfangen, nachdem dasselbe durch ein Thonbett gesickert ist. Die Gräben verbreiten das Wasser über die Beete. Um die Zufuhr des Kloakenwassers zu einer intermittirenden zu gestalten, ist der ganze Complex in vier gleiche Theile getheilt; jeder derselben erhält immer für die Dauer von 6 Stunden den ganzen Zufluss und auf diese Weise bleibt den anderen Beeten eine Zeit von 18 Stunden für die Ruhe und gehörige Lüftung des Bodens. Die Oberfläche des Landes ist bis zu einer Tiefe von 18 Zoll umgegraben und in Furchen aufgeworfen, in welchen letzteren das Canalisationswasser sich entlang zieht. Zwischen den Furchen sind Kohl und andere Vegetabilien gepflanzt.

Die Resultate dieses Verfahrens sind nach Aussage des genannten Comité's sehr zufriedenstellend. Alle suspendirten Stoffe werden entfernt, und sowohl das Ammoniak als auch die stickstoffhaltigen organischen Stoffe oxydiren fast vollständig, so dass dieselben in der Form von Nitriten und Nitraten durch das zurückbleibende Wasser abgeführt werden. Allerdings kann aus diesem Grunde, obgleich das Kloakenwasser auf diese Weise vollständig gereinigt wird, das Verfahren nicht als ein Verwerthungsprocess bezeichnet werden.

Seit der Veröffentlichung jenes Reportes im Jahre 1872 ist noch weiteres Land in Ausdehnung von 200 Acres angekauft worden, um den intermittirenden Filtrationsprocess durch einfache Berieselung zu ergänzen und dadurch noch bessere Resultate zu erzielen. Die nothwendige Ausdehnung der Filtrirwerke wird von der Kommission für je 3300 Köpfe der Bevölkerung auf einen Acre 6 Fuss tief drainirten Landes geschätzt, ein Verhältniss, welches allerdings je nach der Beschaffenheit des Erdbodens sich ändert. Der Boden muss porös sein und dabei ein leichtes Gefälle haben.

3. Berieselung (Irrigation). Man ist heutzutage allgemein der Meinung, dass die Berieselung das einzige Verfahren ist, welches allen an die Beseitigung der Kloakenstoffe gestellten Anforderungen entsprechen kann, in anderen Worten das einzige Verfahren, welches die Kloakenstoffe genügend reinigt, den grössten Profit ergiebt und ohne Belästigung oder Gefährdung der Gesundheit der benachbarten Anwohner ausgeführt werden kann. Um die Berieselung aber in vollständig genügender und zufriedenstellender Weise zu betreiben ist es nöthig Folgendes zu beachten:

a) Die Bodenfläche muss ausreichend sein. Dies ist im grossen Maasstabe von der Lockerheit und Porosität der Erde abhängig, deshalb ist die von verschiedenen Technikern aufgestellte Regel, dass auf je 100 Einwohner ein Acre entfallen solle, unlogisch und widersinnig.

b) Das Berieselungsterrain ist zu drainiren; fetter Thonboden muss umgegraben und mit Asche, Sand oder Kalk vermischt werden.

c) Um die nöthige Lüftung des Bodens nicht zu verhindern, muss die Berieselung nach dem intermittirenden System ausgeführt werden.

d) Es müssen breite Furchen in den Boden gezogen werden; das Kloakenwasser wird in offenen Rinnen zwischen diesen Furchen, also oberhalb derselben, entlang geleitet und durch ab und zu angebrachte Schleusen zum langsamen Ueberfliessen in diese Furchen veranlasst. Auf Breton's Farm bei Romford hat der Raum zwischen den Furchen eine Breite von 30 Fuss, wodurch ein allmäliges Gefälle von 15 Fuss Breite zu beiden Seiten der Rinnen entsteht, welche das Berieselungswasser enthalten. Auf Lord Warwick's Rieselfarm bei Leamington erreicht die Breite des Landes zwischen den Furchen, je nach den Umständen, zuweilen 50 Fuss.

e) Die Bestellung des Landes muss eine abwechselnde sein, so dass zu verschiedenen Zeiten Roggen, Erbsen, Mais, verschiedene Rübenarten, Kohl u. s. w. gepflanzt werden, und wo viel Land vorhanden ist, empfiehlt es sich sehr, einzelne Theile desselben immer eine Zeit lang ausruhen zu lassen und sie nachher mit Cerealien zu bestellen.

f) Das Berieselungswasser muss möglichst frisch und frei von den gröberen der in demselben suspendirten Bestandtheile sein. Letzteres erzielt man entweder durch Niederschlag oder durch Filtration.

Dies sind die hauptsächlichsten Details, welche bei dem Berieselungssystem zu beobachten sind, und häufig hat die Vernachlässigung des einen oder des anderen von ihnen viel Verwirrung verursacht. Wird das berieselte Land von dem Wasser gesättigt, und sumpfig, so liegt die Schuld an dem fehlerhaften technischen Betriebe, nicht aber an dem System. Wird das Berieselungsterrain, wie so häufig, ein Heerd abscheulicher Gerüche und dadurch gesundheitsgefährlich, so ist das Kloakenwasser nicht gehörig vertheilt und die Rinnen sind nicht frei von den gröberen Niederschlägen.

Nach Abzug der Anlage- und Betriebskosten stellt sich der pro Kopf der Bevölkerung sich ergebende durchschnittliche Profit auf 2 s. bis 3 s. 9 d., und es ist aller Grund zu der Annahme vorhanden, dass diese Erträge sich noch beträchtlich vergrössern werden, wenn das System erst allgemein verstanden und gewürdigt ist.

Die allgemeinen Vortheile der Berieselung werden am besten in Professor Corfield's eigenen Worten geschildert, dessen Werke wir auch verschiedene der bereits angeführten Thatsachen entnommen haben:

„a) Durch eine sorgfältige und wohlausgeführte Canalisation mit Berieselung, und hauptsächlich durch eine mässige Anwendung der letzteren pro Acre Landes, wird die Reinigung der gesammten Canalisations-Flüssigkeiten einer Stadt vollständig erzielt, und solches ist auch der Fall gewesen, als die Agrikultur dabei noch gänzlich unbetheiligt war. Es ist in der That das einzige bekannte Verfahren, nach welchem diese Reinigung sowohl in grosser wie auch in ganz geringer Ausdehnung effectuirt werden kann.

b) Nach diesen Methoden kann bisher vollständig

werthloses Land, wie z. B. der Treibsand an der Meeresküste, in einen fruchtbaren und produktionsfähigen umgewandelt werden.

c) Die Productionskraft eines jeden Bodens, auch die des besten, wird durch die Berieselung in enormer Weise erhöht.

d) Die bisher angewendete künstliche Düngung aller Art wird durch die Berieselung vollständig überflüssig; dieselbe führt dem Lande den ausreichendsten Dung in dem geeignetsten, d. h. flüssigen, Zustande zu; das berieselte Land kann unter keinen Umständen an Wassermangel leiden, der ja so oft die schönsten Hoffnungen des Landmannes vernichtet.

e) Auf diese Weise wird der Landmann von jeder Trockenheit gänzlich unabhängig, er kann der Frucht seiner Mühen ganz sicher sein und ist ausserdem im Stande, seine Gewächse nach Belieben zu verpflanzen.

f) Bei allen diesen Vortheilen ist es kein Wunder, dass das System sich bezahlt macht, und wenn der Betrieb desselben überall vollständig verstanden worden ist, so wird dadurch ohne Zweifel das Einkommen aller Städte, welche die Berieselung ausgeführt haben, in beträchtlicher Weise vermehrt werden."

Indessen, nach den neuesten Erfahrungen zu schliessen, will es scheinen, dass etliche dieser Behauptungen des Dr. Corfield, besonders aber die letzte, einige Modifikationen zulassen. Denn wenn auch kein Zweifel darüber obwalten kann, dass der Landmann stets zu seinem Vortheil kommen wird, sogar wenn er für die Erlangung von Berieselungswasser eine gewisse Summe erlegen muss, so nimmt sich die Sache doch ganz anders aus, wenn man diese

Erträge als ein neues und schätzenswerthes Einkommen der Städte betrachten will. So erhält z. B. die Stadt Leamington, mit einer Einwohnerschaft von 22,000 Seelen, von dem Earl of Warwick eine jährliche Summe von £ 450 für Berieselungswasser: das Pumpverfahren aber, vermittelst welchen dieses Wasser dem Besitzthum desselben zugeführt wird, kostet £ 800 jährlich, wobei die Zinsen des Anlagekapitals von £ 16,000 noch gar nicht in Betracht kommen. Obgleich noch kein Rechenschaftsbericht veröffentlicht wurde, so habe ich doch alle Veranlassung zu glauben, dass die Rieselfarm sich bezahlt macht; zieht man aber die Summe, welche der Earl für das Rieselwasser zahlt, von den Kosten ab, so ist es klar, dass die Stadt Leamington jährlich mindestens £ 13,00 zu zahlen hat, um das Kloakenwasser los zu werden, und betrachtet man die Sache von allen Seiten, so kann man derselben noch gratuliren, dass sie auf diese Weise über alle Schwierigkeiten hinwegkommt. An solchen Orten natürlich, wo ein Pumpsystem nicht erforderlich ist, wie z. B. zu Rugby, bildet der für das abgelassene Rieselwasser erzielte Preis allerdings einen Reinertrag, der aber gegen die Zinsen des Anlagekapitals immerhin nur ein sehr geringer genannt werden kann. Es ist daher sehr zweifelhaft, ob die Canalisation mit Berieselung für irgend eine Stadt jemals eine Quelle nennenswerther Einnahmen sein wird, unter wie günstigen Umständen dieselbe auch immer eingeführt werden mag. Sie ist in der That, wie alle anderen Arten der Reinigungsprocesse, eine Sache, bei der die grösste Billigkeit der Ausführung am meisten maassgebend ist, allerdings mit dem Unterschiede, dass sie die besten Resultate ergiebt.

Die folgende Tabelle zeigt die vergleichsweisen Resultate der verschiedenen Reinigungsprocesse, wie sie von der Kommission für die Verunreinigung der Flüsse festgestellt wurden.

	Procentsätze der beseitigten aufgelösten organischen Fäulnissstoffe.		Procentsatz der beseitigten suspendirten organischen Unreinigkeiten.
	Organischer Kohlenstoff.	Organischer Stickstoff.	
Chemische Processe . .	28,4	36,6	89,8
„Upward Filtration“ .	26,3	43,7	100
„Downward Filtration“	72,8	87,6	100
Berieselung.	68,6	81,7	97,7

Aus Obigem ergiebt sich, dass die Berieselung stets mit dem intermittirenden Filtrationssystem verbunden sein muss, wenn sie die beste Wirksamkeit haben soll. Für die Städte, wo ein für die Berieselungszwecke ausreichendes Land nicht erlangt werden kann, empfiehlt sich die Filtration, wie sie zu Merthyr Tydfil ausgeführt wird, wobei Asche und andere trockene Abfälle als Reinigungs- und Desinfectionsmittel für die Kloakenstoffe, ehe sie auf den Filtergrund gelangen, verwendet werden können. Unreinigkeiten, welche im Handwerks- oder Fabrikbetriebe ihren Ursprung haben, müssen je nach ihrer Specialbeschaffenheit behandelt werden. Wo kein ausreichendes Berieselungsterrain beschafft werden kann, wie z. B. bei grossen, im Binnenlande gelegenen Städten, muss die Reinigung auf chemischem Wege vollzogen werden; hierbei stellen sich aber zuweilen so grosse Schwierigkeiten ein, dass die Verunreinigung der benachbarten Wasserläufe nicht verhindert werden kann, wenn man nicht eben Kosten aufwenden will, die das ganze Unternehmen ruiniren müssen. Sogar wenn man alle Kloakenstoffe und Industrieabfälle von den Wasserläufen fern halten könnte, so wäre allein das Spülwasser der Erdoberfläche und der Strassen in grossen Städten hinreichend, die Flüsse dermaassen zu verunreinigen, dass keine Gesetzgebung dieselben wieder rein machen könnte. Sanitäre Reformatoren vergessen die Thatsache gar zu leicht, dass, obgleich Ströme und Flüsse oft sehr schätzenswerthe Quellen für die Wasserzufuhr sind, dieselben dennoch als die natürliche Drainage des Landes angesehen werden müssen, und während es gelingen mag, von einigen alle schädlichen Verunreinigungen fern zu halten, so befinden sich doch zahlreiche andere in einem solchen Zustand der Verpestung, dass trotz aller Präventivmittel selbst die Fische kaum in denselben existiren können, und dass das Wasser derselben, wie sehr es auch auf künstlichem Wege geklärt sein möge, stets mehr oder weniger Gift für den ist, der es geniessen muss. Hieraus ergiebt es sich zur Evidenz, dass die Verunreinigung der Flüsse in keinem Falle ausser Acht gelassen werden darf, wo die Kanalisation einer Stadt in Frage kommt, und dass es sehr voreilig wäre, ein und dasselbe Gesetz auf alle möglichen Fälle anwenden zu wollen.

II. Die Behandlung des verbrauchten Wassers in Dörfern.

In dem vorhergehenden Kapitel ist dieser Gegenstand bereits erwähnt worden; wir hoffen aber, dass die folgenden Bemerkungen weiter dazu beitragen werden, in die Schwierigkeiten, welche mit dieser wichtigen Frage verbunden sind, einiges Licht zu bringen. Dieselben sind der ebenfalls bereits erwähnten Abhandlung über sanitäre Mängel der ländlichen Distrikte entnommen, und sollen versuchen, die Principien klar darzustellen, auf welche meine Rathschläge besonders da basirt sind, wo lokale Verhältnisse in Betracht kommen:

„Wird das verbrauchte Wasser eines Dorfes in einen grossen Strom geleitet, dessen Wasser unterhalb dieses Dorfes nicht zum Trinken verwendet wird, so halte ich es nicht für nöthig, ein Einschreiten hiergegen zu empfehlen. Wird jenes verbrauchte Wasser in einen offenen Teich geleitet, so müssen aller excrementitieller Unrath, sowie die Abfälle aus Schlachthäusern, den Drainröhren fern gehalten werden. In allen Fällen aber, wo diese Art der Entwässerung gefährlich zu werden droht, ist es rathsam, wenn irgend möglich, die Canalisationsstoffe durch Irrigation oder Subirrigation zu reinigen, und wo dieses nicht angängig ist, müssen dieselben nach dem intermittirenden System durch einen Filter von genügender Grösse geleitet werden. An Orten, wo der Erdboden porös und die Quantität der Kloakenstoffe verhältnissmässig nur gering ist, wird ein im offenen Felde angelegter Brunnenkessel (blinder Brunnen) zur Lösung der Frage genügend sein. Man kann auch den Abfuhrcanal an einem flachen Graben entlang führen, woselbst dann das zwischen beiden befindliche Erdreich als Filter dient. In ackerbautreibenden Distrikten sind die verschiedenen Hülfsmittel für die Reinigung und Verwerthung der Abgangsstoffe so leicht zugängig, dass eine Verwendung derselben nicht nur auf keine Schwierigkeiten stösst, sondern auch für jeden Landmann, welcher intelligent genug ist, sich derselben zu bedienen, von grossem Vortheil sein wird. In der Regel ist jedoch die Methode, welche man bei Anwendung dieser Mittel befolgt, nichts weniger als zufriedenstellend. In vielen Fällen ist die Quantität des Kloakenwassers eine so geringe, dass dasselbe, wenn es in einen Behälter fliesst, welcher von Zeit zu Zeit entleert wird, sich in den Rinnen des Feldes langsam dahinzieht und schliesslich im Erdboden verschwindet, ohne seine befruchtenden Eigenschaften anderweit abgegeben zu haben, als auf einen schmalen Strich zu beiden Seiten der Rinne, wo Gras und Unkraut in Folge dessen üppiger wuchern. Aber diese Unzulänglichkeit des Quantums, welche den Haupteinwand der Landleute gegen die Verwendung des Kloakenwassers bildet, kann leicht überwunden werden, indem man einen von Denton und Field's automatischen Kloakenwasserbehältern (Sewagemeter Tanks) anwendet, in welchem das Kloakenwasser sich ungefähr 24 Stunden lang ansammelt und dann mit Hülfe einer selbstthätigen Vorrichtung das Gefäss umstürzt, wenn es in demselben eine gewisse Höhe erreicht hat. Soll dagegen Rieselterrain angekauft werden, so genügt eine Fläche von $^1/_2$ bis $^3/_4$ Acre, gehörig planirt und drainirt, vollständig für den Bedarf eines Dorfes von 800—1000 Einwohner, vorausgesetzt natürlich, dass das Kloakenwasser nach dem intermittirenden System auf das Land geleitet wird, und der Erdboden porös ist. Wenn die einfache Irrigation ausgeführt werden soll, so sind zu diesem Zwecke 3—4 Acres erforderlich, in allen Fällen aber ist jener automatische Sewagemeter Tank zu empfehlen, damit das Kloakenwasser in der nöthigen Quantität auf das Land gelangte.

Zuweilen ist die Frage ventilirt worden, ob denn die Dorfabgänge überhaupt einen landwirthschaftlichen Werth besässen. Was mich anbetrifft, so glaube ich, dass der Dungwerth und die befruchtenden Eigenschaften derselben, denen der städtischen Canalisationstoffe in keiner Weise nachstehen; ich will dafür hier nur anführen, dass eine der ländlichen Sanitätsbehörden meines Distrikts einen grossen Strich Landes gegen die Summe von circa £ 6 pro Morgen verpachtet hat; das Feld wird gedüngt durch die Abgänge eines mittelgrossen Dorfes und bringt seinem Pächter, der dasselbe nur zur Grasnutzung verwerthet, einen beträchtlichen Vortheil. In der That, jeder Einzelne, der sich die Mühe nimmt, die Abgänge seines Haushalts im Garten zu verwerthen, wird sehr bald finden, dass die Vermehrung der Productionsfähigkeit des Erdbodens ihn für die kleine Extramühe reichlich entschädigt. Auch soll hier nicht unerwähnt bleiben, dass die Widerwilligkeit der Landleute gegen die Einführung der Dorfkanalisation grossen Theils in jener Opposition begründet ist, welche dieselben gegen jede Verbesserung und Neuerung, durch welche die Abgaben erhöht werden könnten und aus denen ihnen kein directer Profit erwächst, an den Tag legen. An Orten, wo sowohl die einfache Berieselung als auch das intermittirende Filtrationssystem aus allerlei die Anwohner belästigenden Gründen nicht in's Werk gesetzt werden können, ist die Subirrigation sehr wohl am Platze. Man wird aus Vorstehendem ersehen, dass die Schwierigkeiten, welche man bei der Dorfkanalisation und der Purifikation der Abgänge hervorhebt, keineswegs technischer Art sind; das Haupthinderniss in vielen Landdistrikten ist, dass in dieser Richtung überhaupt nichts gethan wird.

Bei der Subirrigation bedient man sich der gewöhnlichen Drainröhren, welche ungefähr 12 Zoll unter der Erdoberfläche auf einem Bette von grösseren, der Länge nach halbirten Röhren liegen, so dass das Spülwasser durch die verschiedenen Oeffnungen in den Untergrund hinabsickert, nachdem ein Theil desselben von der Vegetation absorbirt wurde. Dieses System eignet sich für Gärten und besonders auch für Weideland. Mr. Field ist der Ansicht, dass die Drainröhren wenigstens in jedem Jahr einmal umgelegt werden müssten und dass es stets nothwendig sei, auch den Untergrund gut zu entwässern. Wo dieses System, wie z. B. zu Shenfield bei Brentwood, für einzelne Häuser oder Häusergruppen ausgeführt ist, muss man mit besonderer Sorgfalt die Verunreinigung der Brunnen durch dasselbe vermeiden, und dies geschieht, indem man eine längere oder kürzere Strecke wasserdichter Röhren zwischen dem Spülbassin und den Subirrigationsdrains legt[18]).

Capitel XIII.

Die Wirkungen der verbesserten Drainage und des Canalisationssystems auf die öffentliche Gesundheit.

Dieser Gegenstand zerfällt in folgende drei Abtheilungen:

1. Die Wirkungen eines feuchten Erdbodens auf die öffentliche Gesundheit.
2. Die Entfernung der Excremente durch das Spülsystem.
3. Das Berieselungssystem.

I. Die Wirkungen eines feuchten Erdbodens auf die öffentliche Gesundheit.

Unter den zahlreichen werthvollen Berichten, welche Dr. Buchanan in seiner Eigenschaft als Gesundheitsinspector dem Privy Council unterbreitet hat, hat vielleicht keiner ein grösseres Interesse erregt, als sein Bericht „Ueber die Verbreitung der Schwindsucht durch die Feuchtigkeit des Erdbodens". In einer vorhergegangenen Untersuchung der Wirkungen sowohl des verbesserten Drainagesystems als auch der Beschaffung besseren Leitungswassers hatte Dr. Buchanan festgestellt, dass in Städten, wo diese Verbesserungen eingetreten waren, die Schwindsuchtssterblichkeit sich in grossem Maasstabe verminderte und dass diese Verminderung mit der successiven Austrocknung des Erdbodens beinahe gleichen Schritt hielt. Dieser theilweise ganz unerwartete Erfolg führte zu der oben erwähnten wichtigen Forschung, deren hauptsächlichste Ergebnisse wir in Folgendem kurz wiedergeben wollen:

Bei der ersten Untersuchung wurde gefunden, dass, wo die Trockenlegung des Bodens entweder durch Abflusskanäle oder durch Drainröhren ausgeführt worden war, die Schwindsuchtssterblichkeit bis zu 50 pCt. nachgelassen hatte. In Salisbury z. B. hatten sich die Todesfälle an der Schwindsucht um 49 pCt., in Ely um 47, in Rugby um 43, in Benbury um 41 pCt. vermindert; und auch in 13 anderen Städten war das Verhältniss der Abnahme, wenn auch nicht ein so hervortretendes, so doch ein jedenfalls bemerkenswerthes. Andrerseits stellte sich heraus, dass in Städten, wo man den Boden nicht entwässert hatte, wie in Alnwick, Stafford, Morpeth und Ashley, in der Schwindsuchtssterblichkeit keine Reduction stattfand, obgleich die Beseitigung der Unrathstoffe daselbst mit der möglichsten Gewissenhaftigkeit ausgeführt wurde, und dies fand seinen Grund in der Thatsache, dass in diesen Städten undichte Canalisationsröhren gelegt worden waren, ohne dass man an eine Drainage des Untergrundes gedacht hatte. In anderen Städten wiederum, wie in Penzance, blieb die Schwindsuchtssterblichkeit ebenfalls auf ihrer Höhe, trotzdem der Boden trocken war; in noch anderen, wo eine Drainage stattfand, wurden die sanitären Vortheile derselben in Bezug auf die Schwindsucht wieder paralysirt, weil, wie in Carlisle, die Drainröhren so tief lagen, dass der Boden über denselben trotzdem zu allen Zeiten nass und schwammig war.

Der Zusammenhang zwischen der Feuchtigkeit des Erdbodens und der Schwindsucht wurde daher in Bezug auf Ursache und Wirkung sehr wahrscheinlich gemacht, und Dr. Buchanan's zweite Untersuchung war im Stande, diese Wahrscheinlichkeit in eine unumstössliche wissenschaftliche Thatsache umzuwandeln.

In dieser Specialuntersuchung (siehe „Tenth Report of the Medical Officer of the Privy Council") wurden die verschiedenen Distrikte der drei südöstlichen Grafschaften Englands ausserhalb des Weichbildes der Metropolis nach zwei Richtungen hin erforscht.

Zunächst wurde das thatsächliche Schwindsuchtsverhältniss unter der Bevölkerung festgestellt, wobei man auch die neben dem Einfluss des Bodens wirksamen Ursachen berücksichtigte; sodann notirte man in jedem Distrikte die Zahl der Bevölkerung, welche auf verschiedenen Bodenarten und unter verschiedenen topographischen Bedingungen lebte. Die Resultate dieser beiden getrennten Untersuchungsmethoden wurden sodann zusammengestellt und statistisch verglichen.

Ohne weiter in die geologischen Details einzugehen, welche in Dr. Buchanan's Bericht vollständig enthalten sind, mag hier die Anführung genügen, dass die Feuchtigkeit oder Trockenheit eines Bodens theilweise davon abhängt, ob derselbe, wenn er undurchlässig ist, das Wasser zurückhält oder ob, wenn er porös ist, das Wasser mit Leichtigkeit abfliessen kann. Ausserdem liegt es auf der Hand, dass undurchlässiger Boden auch verschiedene Abstufungen der Trockenheit oder Feuchtigkeit aufweisen kann, je nachdem das Gefälle und der Untergrund desselben beschaffen sind. Auf diese Weise ist ein Lager von Kies oder Kreide, welches auf einem abschüssigen Thonstratum liegt, nothwendigerweise ein trockener Boden, weil das Regenwasser durch das obere Lager durchsickert und auf dem Thon in der Richtung des Gefälles desselben abzieht, während ein aus denselben Bestandtheilen zusammengesetztes, nnd im Thale gelegenes Erdreich feucht und sumpfig sein kann, weil dort der Abfluss des Wassers verhindert wird. Wenn man daher sowohl die topographischen, als auch die physikalischen Eigenschaften der verschiedenen Bodenarten in Betracht zieht, so wird man nachstehende Schlussfolgerungen, wie sie Dr. Buchanan als Resultate seiner Untersuchung giebt, ohne Weiteres verstehen:

„a) Innerhalb der Grafschaften Surrey, Kent und Sussex findet sich im Allgemeinen weniger Schwindsucht unter der auf durchlässigem Boden wohnenden als unter der auf undurchlässigem Boden wohnenden Bevölkerung.

b) Innerhalb derselben Grafschaften starben unter den Einwohnern, welche auf hochliegendem, durchlässigem Boden wohnen, weniger Leute an der Schwindsucht, als unter denen, welche auf tiefliegendem durchlässigem Boden leben.

c) Innerhalb derselben Grafschaften findet man weniger Schwindsucht unter der Bevölkerung auf undurchlässigem und abschüssigem Boden als unter der in flachen undurchlässigen Ebenen.

d) In dieser Untersuchung hat sich überall ein Zusammenhang zwischen den Bodenverhältnissen und der Schwindsucht ergeben und zwar:

aa) Durch das Vorhandensein einer allgemeinen Uebereinstimmung der Schwindsuchtssterblichkeit zwischen Distrikten, welche von gleichartiger geologischer und topographischer Beschaffenheit sind, wo daher auch die Bodenfeuchtigkeit dieselbe ist.

bb) Durch das Vorhandensein einer durchgängigen Verschiedenheit zwischen Distrikten, welche in den erwähnten Beziehungen von einander abweichen, und

cc) Durch die Entdeckung einer ziemlich regelmässigen Gleichartigkeit in der Fluktuation jener beiden Bedingungen, sowohl hinsichtlich einer Zunahme der Krankheit bei grösserer Bodenfeuchtigkeit, als auch hinsichtlich eines geringen Vorkommens derselben bei weniger Bodenfeuchtigkeit.

e) Alle diese aufgeführten Schlussfolgerungen lassen sich in eine einzige zusammenfassen, nämlich dass die Bodenfeuchtigkeit eine hervorragende Ursache der Schwindsucht unter jener Bevölkerung ist, welche auf solchem feuchten Boden lebt."

Es ist eine interessante Wahrnehmung, dass diese neue Entdeckung in der Aetiologie der Krankheiten, welche in England an Dr. Buchanan's Namen geknüpft ist, auch bereits durch einen Dr. Bowditch in Amerika zur Kenntniss der dortigen ärztlichen Kreise gebracht worden ist. Wie es scheint sind jedoch Dr. Bowditch's Untersuchungen bei uns nicht eher bekannt geworden, als bis Dr. Buchanan die seinigen schon beendet hatte, und obgleich daher die Priorität dem ersteren Herren zugesprochen werden muss, so bleibt doch auch dem Dr. Buchanan das

Verdienst, in einer von früheren Forschungen ganz unabhängigen Weise den Zusammenhang der Schwindsucht mit der Feuchtigkeit des Erdbodens als eine allgemeine Regel aufgestellt zu haben[19]).

Doch wir wollen hier Dr. Bowditch's eigene Bemerkungen anzuführen nicht vergessen. In einem sehr klaren Bericht an die „Massachusetts Medical Society" vom Jahre 1862 stellte er die folgenden zwei Behauptungen auf, welche die wesentlichsten Resultate der ausgedehnten Untersuchungen enthalten:

„1. Ein Wohnort in einer feuchten Gegend, sei es, dass die Feuchtigkeit in dem Erdboden selbst oder durch Sickerung von benachbarten Teichen, Flüssen, Wiesen, Marschen oder quelligem Boden ihre Ursache findet, ist in Massachussetts eine der hauptsächlichsten Veranlassungen der Schwindsucht; wahrscheinlich auch in New-York und möglicherweise auch in anderen Theilen des Erdballs.

2. Die Schwindsucht kann nicht nur in ihrem Wege aufgehalten, sondern auch in einigen Fällen beinahe mit Bestimmtheit vollständig vermieden werden, wenn man die eben erwähnte Thatsache immer im Auge behält und danach handelt."

Weiterhin, und vielleicht um nicht zu dogmatisch zu erscheinen, führt er diese Behauptungen noch eingehender aus:

„Unter den Aerzten in Massachussets herrscht, wie aus den schriftlichen Aeusserungen der Aerzte von 183 Städten hervorgeht, allgemein die bestimmte Ansicht, dass die Feuchtigkeit des Erdbodens allerorten als Ursache der etwa herrschenden Schwindsucht angesehen werden muss, und man fast mit Sicherheit die Existenz eines diesbezüglichen, wenn auch bisher noch erst wenig bekannten und beobachteten, Naturgesetzes annehmen kann."

Aber ausser der Schwindsucht sind es auch noch andere Krankheiten, deren Vorkommen grossentheils von der Feuchtigkeit des Erdbodens abhängig ist. So finden sich in nassen Gegenden vorzugsweise Rheumatismus, Herzkrankheiten, katarrhalische Affectionen und Wechselfieber und es existirt wohl für die sanitären Vortheile der Drainage kein besserer Beweis, als das vollständige Verschwinden der letztgenannten Krankheit (Wechselfieber) in Gegenden, für welche sie früher eine wahre Geissel war, und überdies ist es zur Evidenz erwiesen, dass in Ortschaften, welche auf feuchtem, porösem Boden liegen, die Gefahr fortwährend sehr nahe liegt, dass Kloakenstoffe vermittelst Durchsickerung in die Brunnen gelangen oder dass, wie schon vorher erwähnt, der Erdboden eventuell so von Excrementen gesättigt werden kann, dass nicht nur das Brunnenwasser, sondern auch die Luft dadurch vergiftet wird. Und in dieser Hinsicht erhalten die Ansichten Pettenkofers, in Bezug auf die Verbreitung der Cholera und des Abdominaltyphus, ihre Berechtigung und ihren Nachdruck, denn er ist der festen Ueberzeugung, dass bei jedem lokalisirten Ausbruch dieser Seuchen der feuchte Erdboden als ein wesentlicher Faktor angesehen werden muss. Es steht mithin fest, dass ein undrainirter und feuchter Boden, besonders an bewohnten Orten, ein gefährlicher Feind der Gesundheit ist, und es ist die Pflicht der Sanitätsbehörden, dafür Sorge zu tragen, dass durch geeignete Drainageeineinrichtungen diesem Uebelstande abgeholfen wird und dass auf alle Fälle der Grund dieser Bodenfeuchtigkeit nicht in einer Vernachlässigung von Seiten der Behörden gefunden werden darf.

II. Die Entfernung der Excremente durch das Spülsystem.

Ueber die Schädlichkeiten der Ansammlung excrementitieller Stoffe in Städten ist bereits so viel gesagt worden, dass anscheinend ein jedes System, welches solche Ansammlungen verhindert, gutgeheissen werden müsste.

Leider jedoch ist das Canalisationssystem keineswegs frei von ernstlichen Gefahren. Es sind diese letzteren vielmehr zu Zeiten so verderblich aufgetreten, dass das ganze System von vielen Seiten als unzulässig verurtheilt worden ist. Aber die Untersuchung einiger der bedeutendsten Krankeitsausbrüche, welche auf Rechnung des Canalisationssystems geschrieben wurden, zeigt, dass eine solche Verurtheilung grundlos ist, und dass in der That solche Ausbrüche nur die Folge von Fehlern in der Anlage des Systems, nicht aber des Systems selbst genannt werden dürfen. So fand man z. B., nach dem bereits erwähnten ersten Berichte des Dr. Buchanan, „Ninth Report of the Medical Officer to the Privy Council", dass zu Chelmsford seit Einführung der Canalisation die Typhussterblichkeit um 5 pCt., zu Worthing hingegen um 23 pCt. zugenommen hatte. An diesen beiden Orten jedoch war eine Verstopfung der Canalisationsröhren eingetreten, die Kloakenstoffe wurden in die Leitungen zurückgedrängt und auf diese Weise gelangten die schädlichen Gase in die Häuser. Zu Chelmsford floss das Kloakenwasser in einen Tank oder unterirdischen Brunnen; zu Zeiten, wenn die Pumpmaschine nicht arbeitete, füllte sich dieser Tank, verschloss dadurch die Röhrenmündungen, und dann drang das Kloakenwasser in die Keller der Häuser. Zu Worthing hinwiederum, wo allerdings kein Zurückfliessen der Kloakenstoffe stattfand, waren keine Ventilationsvorrichtungen vorhanden, und aus diesem Grunde wurden in der Epidemie von 1865 beinahe ausschliesslich nur die wohlhabenden Bewohner der besseren Häuser befallen, wo sich die Waterclosets innerhalb der Wohnung befanden, wogegen die ärmeren Stadttheile, welche niedriger lagen, und wo auch die Closets ausserhalb der Häuser angebracht waren, fast gänzlich verschont blieben. In den Zeiten der Mistgruben war dies anders. Damals waren diese niedrig gelegenen Wohnungen der Aermeren dem Typhus immer weit mehr ausgesetzt als die der Reicheren. Auch in Morpeth wurden zu Zeiten des Hochwassers Typhusausbrüche beobachtet, die ihre Ursache darin fanden, dass die Mündungen der Canalisationsrohre unter Wasser gesetzt und mithin verstopft waren.

Aehnliche Beispiele könnten noch in grosser Anzahl angeführt werden, die obigen aber reichen hin und bezeugen, dass alle solche Krankheitsausbrüche entweder in falscher Construktion, mangelhafter Ventilation, oder in ungenügender Spülung der Canäle, oder aber in der Rückstauung des Kloakenwassers ihre Ursache finden. Während Typhusepidemien gelegentlich allerdings durch Canalisationsanlagen vermittelt werden, wie z. B. 1875 in Croydon, so ist keines der von Dr. Buchanan erzielten Resultate klarer und in die Augen fallender, als die beträchtliche Abnahme der Typhussterbefälle in allen denjenigen Städten, wo das Canalisationssystem rationell und genügend zur Anwendung gekommen ist. So stellte sich in 9 von den 25 untersuchten Ortschaften die Verminderung der Todesfälle auf mehr als 50 pCt.; in 10 anderen variirte sie zwischen 30 bis 50, so dass sie im Durchschnitt 45 pCt. betrug. Dasselbe ergiebt sich aus dem im Jahre 1868 von Dr. Trench erstatteten Bericht über die Gesundheitsverhältnisse Liverpools; er sagt: „Im Jahre 1868 wüthete eine weit verbreitete Typhusepidemie, sowohl in der Stadt, wie in ihren ländlichen Umgebungen. Während die Krankheit die Familien der Reichen in ihren kostbaren Landhäusern decimirte, und zwar weil sich in ihrer unmittelbaren Nähe schlecht drainirte Mistgruben und andere Ansammlungen von Unrath oder von in Zersetzung begriffenen organischen Stoffen befanden, blieben die in Liverpool sonst unter dem Namen „Fieberbezirke" berüchtigten Stadttheile, wo auf Befehl der Behörden sämmtliche Mistgruben etc. verändert resp. verbessert worden waren, während der ganzen Dauer der Epidemie in bemerkenswerthem Grade verschont."

Was andere Krankheiten anbetrifft, so scheint es, das Cholera-Epidemien in den von Dr. Buchanan untersuchten 25 Ortschaften thatsächlich harmlos verliefen und dass auch die Sterbefälle an Diarrhoe ganz bedeutend abnahmen. In einigen Städten wurde überdies die allgemeine Sterblichkeit um 20 pCt. herabgesetzt, und ebenso auffällig wie die Fortschritte, welche die Einwohner selbst in Reinlichkeit, Decenz und

Selbstachtung machten, war auch die allgemeine Aufbesserung ihrer Gesundheitsverhältnisse. Ohne Zweifel trug auch die Beschaffenheit eines besseren Wassers für die Wasserleitungen ganz bedeutend zu dieser segensreichen Veränderung bei. Aber es ist ausser Frage, dass die Einführung des Canalisationssystems mit dem Princip der Wasserspülung den Hauptantheil hieran hatte.

III. Das Berieselungssystem.

Im vorigen Capitel ist bereits gezeigt worden, dass die Berieselung die einzige Methode der Beseitigung des Canalisationswassers ist, durch welche letzteres hinreichend gereinigt und zugleich ein nennenswerther wirthschaftlicher Gewinn erzielt wird. Es bleibt nur noch übrig zu erwägen, ob die Ausführung dieses Systems mit Gefahren für die öffentliche Gesundheit verbunden ist. Vorausgeschickt muss werden, dass man hier auf dieselbe Schwierigkeit stösst, welche sich gegen die ganze Canalisationsfrage erhoben hat, nämlich die, dass man gegen allgemeine Vorurtheile anzukämpfen hat, welche sich an ganz vereinzelte Fälle mit grosser Zähigkeit anklammern. Denn während einerseits Dr. Letheby und Andere alle Rieselfelder als pestilenzialische Sümpfe verdammen, gehen Dr. Carpenter in Croydon und andere Anhänger des Systems so weit, dasselbe nicht nur als in jeder Weise durchaus ungefährlich für die Gesundheit darzustellen, sondern auch zu behaupten, dass das allgemeine Wohlbefinden der Anwohner thatsächlich durch die Rieselfelder noch gehoben wird. Man geht auf beiden Seiten hierin zu weit. Ohne Zweifel entsprechen einige Rieselfelder der Beschreibung des Dr. Letheby, namentlich solche, welche ohne gehörige Drainage auf sehr niedrigem Lande angelegt sind, und solche, die man nach dem sogenannten Wasserfangsystem organisirt hat. Es liegt auf der Hand, dass dieses letztere System nothwendig eine Versumpfung des Grund und Bodens herbeiführen muss, wenn derselbe nicht sehr porös und gut drainirt ist, insofern nämlich, als das Canalisationswasser über eine Reihe von Aeckern hinfliesst und sich bei jedem in einem sogenannten Wasserfang ansammelt, der es an den nächsten Acker abgiebt. Wenn das Canalisationswasser nicht in frischem Zustande oder wenigstens gehörig durchgeseiet auf das Land gelangt, oder wenn es nicht vorher durch einen Niederschlagsprocess desinficirt worden ist, so müssen sich allerdings faulige Effluvien entwickeln, besonders wenn die Rinnen nicht rein gehalten werden. Aber obgleich alles dieses nicht zu bestreiten ist, so kann es doch nicht als ein Argument gegen das gehörig ausgeführte System gelten, es sei denn, dass direkte Beweise dafür beigebracht werden, dass trotz vollkommenster technischer Anlage und Durchführung gesundheitsgefährliche Einflüsse nicht nur möglich, sondern auch thatsächlich vorhanden sind. Wie es scheint, sind solche Beweise jedoch nicht erbracht, und selbst bei mangelhaften Rieselfeldern haben die Behauptungen, welche sich auf die Schädlichkeiten derselben beziehen nur einen negativen Charakter. So äussert sich Sir Robert Christison bezüglich der Craigentinny Meadows wie folgt: „Ich habe gefunden, dass weder Typhus, Dysenterie oder Cholera, weder in epidemischen noch in nicht epidemischen Jahreszeiten auf oder bei denselben häufiger vorkommen, als in irgend einem anderen ländlichen Distrikte.“ Desgleichen constatirt Dr. Cresswell, dass die Anwohner der Rieselfarm zu Norwood in keiner Weise durch die Nähe derselben zu leiden haben, und dasselbe muss nach dem Neunten Bericht des Gesundheitsbeamten des Privy Council von den Rieselfeldern zu Northing gesagt werden. So weit also wäre die Erzeugung von Krankheiten durch die Verpestung von Luft oder Wasser durch Fäcalstoffe bei einem angemessen betriebenen Berieselungssystem nicht erwiesen. Man fürchtete jedoch eine Zeit lang, dass die entozootischen Krankheiten bedeutenden Vorschub dadurch erhalten würden, wie fehlerlos der Betrieb des Systems auch immer sei, und die gewichtige Autorität des Dr. Cobbold gab dieser Ansicht Nachdruck und Verbreitung. Seitdem aber hat Dr. Cobbold nach sorgfältigen Untersuchungen und mit einer seltenen wissenschaftlichen Offenherzigkeit bekannt, dass seine anfänglichen Befürchtungen nichtig gewesen seien. Es hätten weder die Thiere, welche mit den Producten der Rieselfelder genährt wurden, parasitische Erkrankungen gezeigt, noch sei irgend ein Fall von Parasitismus beim Menschen bekannt geworden, welcher auf die Wirkungen des Berieselungssystems zurückzuführen sei. Es fehlt nicht an Leuten, welche die Behauptung aufrecht erhalten, dass die Milch der auf Rieselfeldern weidenden Kühe von nur geringer Qualität sei, sich schnell zersetze und sich überhaupt zum Gebrauche nicht eigne. Dies ist aber vollständig falsch; Beweise des Gegentheils liegen in überwiegender Menge vor, und ich führe hier unter anderen nur die Aussage des Dr. Brushfield, vom Brookwood-Asyl an, welcher mir mittheilt, dass, nach seinen Experimenten, Kühe, welche man mit dem Grase von Rieselfeldern fütterte, mehr und bessere Milch gaben, als solche, die auf gewöhnliches Weideland getrieben wurden, und dieselbe Erfahrung hat auch Mr. Tough, der Leiter von Lord Warwick's Rieselfarm, gemacht. Ferner sind von Dr. Hill in Birmingham und Dr. Swete in Leamington zahlreiche Analysen sowohl von Milch als auch von Butter angestellt worden, welche die zufriedenstellendsten Ergebnisse lieferten. Es versteht sich von selbst, dass auf einer rationell betriebenen Rieselfarm schon mehrere Tage vor dem Mähen des Grases kein Kloakenwasser mehr auf die Wiese geleitet wird, damit das Gras nicht verunreinigt werden kann.

Allgemeine Schlussfolgerungen. In Bezug sowohl auf die praktische wie auf die sanitäre Seite dieses Gegenstandes mag hier noch Folgendes hervorgehoben werden.

1. Alle Städte und Dörfer, welche auf einem undurchlässigen oder feuchten Boden liegen, müssen drainirt werden.

2. Wo das Gefälle des Bodens genügt, und der Beseitigung des Kloakenwassers keine Hindernisse entgegenstehen, ist die Verwendung von gemauerten Abflusskanälen sowohl für die Drainage als auch für die Entfernung des Kloakenwassers hinreichend.

3. In niedrig gelegenen Ortschaften, und da wo das Kloakenwasser durch Pumpwerke fortgetrieben werden muss, sind Röhrenleitungen zu verwenden.

4. Städte, welche mit solchen Röhrenleitungen

versehen sind, müssen neben denselben auch noch eine besondere Röhrenlage zur Beseitigung des Regen- und des Grundwassers haben.

5. Wo es angängig ist, muss das Kloakenwasser durch das Berieselungssystem gereinigt und verwerthet werden. Wo das hierzu erforderliche Land nicht beschafft werden kann, kommt das intermittirende Filtrationssystem zur Anwendung. Die durch jeden dieser Processe sich vollziehende Reinigung wird beträchtlich gefördert werden, wenn man das Kloakenwasser vorher einem oder dem anderen der bewährtesten Niederschlagsprocesse unterwirft[20]).

Capitel XIV.

Präventivmittel. — Desinfection.

Der in diesem Capitel zur Besprechung gelangende Gegenstand betrifft die Verhinderung der ansteckenden Krankheiten und die Anwendung der Mittel, welche am besten geeignet sind, das Umsichgreifen derselben aufzuhalten, wenn dieselben entweder bereits einen epidemischen Charakter angenommen haben oder aber einen solchen anzunehmen drohen. Unter ansteckenden Krankheiten sind alle solche zu verstehen, welche sich von einer Person auf eine oder mehrere andere übertragen können, und zwar entweder durch wirkliche Berührung oder durch die Vermittelung gewisser Medien, wie z. B. Luft oder Wasser. Viele derselben jedoch sind von verhältnissmässig so geringer hygienischer Bedeutung, dass sie einer weiteren Erwähnung nicht bedürfen, wie z. B. einige parasitische Hautkrankheiten und solche, welche bisher niemals in Communen epidemisch aufgetreten sind. Aus diesem Grunde beziehen sich die hier zur Betrachtung kommenden Präventiv- oder Schutzmittel hauptsächlich auf die Klasse der sogenannten zymotischen Krankheiten, wie Pocken, Cholera, Flecktyphus, Abdominaltyphus, Scharlachfieber, Wechselfieber, Masern und dergleichen. Obgleich der Verbreitungsmodus verschiedener dieser Krankheiten bereits mehr oder weniger vollständig detaillirt wurde, so ist es doch nothwendig, die Aetiologie derselben auch hier noch kurz zu berühren. Nach der sogenannten parasitischen oder Keim-Theorie der ansteckenden Krankheiten ist das Entstehen eines Fiebergiftes de novo ebenso unmöglich wie die spontane Entstehung von Pflanzen oder Thieren; es ist bewiesen, das z. B. Flecktyphus sich nur aus dem specifischen Contagium dieses Fiebers entwickeln kann[21]), gerade so wie eine Pockenerkrankung ihren Ursprung nur in einem bereits vorhandenen Pockenfalle haben kann. Es mag indessen hiergegen erwidert werden, dass die Gifte aller acuten specifischen Krankheiten im Anfang doch einmal ohne vorhergehende Krankheitsfälle entstanden sein müssen und dass daher kein Grund zu der Annahme vorliegt, dass jene Ursachen, welche die erste Entwickelung der Krankheiten veranlassten, nicht auch jetzt noch wirksam sein könnten.

Thatsache ist, dass, wie Dr. Murchison gezeigt hat, diese Frage auf einer zu kleinen Basis diskutirt worden ist, und dass man die Möglichkeit einer grossen

Differenz zwischen den verschiedenen zymotischen Krankheiten zu sehr ausser Acht gelassen hat. Denn weil dieselben alle ansteckend sind, hat man argumentirt, dass keine von ihnen ohne ein specifisches Contagium entstehen könne. Aber eben gerade in Bezug auf ihre Uebertragbarkeit sind dieselben unter sich überaus verschieden, denn während wir einerseits finden, dass Pocken und Scharlachfieber ausserordentlich leicht von Individuum zu Individuum übergehen, so wissen wir auch andererseits, dass Typhus, Diphtherie und Erysipelas sich nur unter besonderen Bedingungen fortpflanzen können, es sei denn, dass die allgemeinen sanitären Verhältnisse so schlecht sind, dass sie die Entwickelung und Verbreitung jener Krankheiten ganz besonders begünstigen. Während ausserdem die Pocken auf keine andere Entstehungsart als auf Ansteckung zurückgeführt werden können, ist bei einem ersten Erkrankungsfalle an Diphtherie eine gleiche Möglichkeit verhältnissmässig selten; ebenso ist es oft unmöglich, bei sporadischen Erkrankungsfällen oder beschränkten Epidemien von Abdominaltyphus, namentlich wenn dieselben in ländlichen Distrikten vorkommen, eine Ansteckung aufzuspüren. Ausserdem kann man beinahe täglich beobachten, dass Pyämie und Puerperalfieber nicht allein de novo entstehen, vielmehr haben Untersuchungen, besonders die des Dr. Sanderson, ergeben, dass dieselben willkürlich zu erzeugen sind und unter gewissen Umständen sich als sehr ansteckend erweisen. Es darf daher nicht behauptet werden, dass eine Krankheit nicht de novo entstehen kann, weil sie ansteckend ist, und die anders lautenden Argumente verlieren immer mehr

Boden, wenn man sich erinnert, das verschiedene dieser Krankheiten weder selbständig entstehen noch einen bestimmten Verlauf nehmen. Auf diese Weise finden wir, dass Erysipelas und Pyämie sich mit einander vermischen und das jede einzelne dieser Krankheiten, ebenso wie das Scharlachfieber in seinen verschiedenen Formen, bei Wöchnerinnen Puerperalfieber zu erzeugen im Stande ist. Ohne mich indessen in weitere Muthmaassungen über diese Frage zu vertiefen, will ich hier die Ansichten des hocherfahrenen Mr. Simon über diese Sache anführen. Derselbe fährt, nachdem er sich eingehend über den Einfluss, welchen Unrath und speciell Excremente auf die Entwicklung und Verbreitung von Krankheiten, wie Cholera und Typhus, deren Hauptsymptom Diarrhoe ist, ausgelassen, folgendermassen fort:

„Aber obgleich ich bisher nur speciell den Einfluss der menschlichen Excremente auf die specifische Uebertragung von Mensch zu Mensch hingewiesen habe, als ob der menschliche Körper der einzige Entstehungsherd der verschiedenen Contagien sei, welche ein Geschlecht decimiren, so ist dennoch dieser vermittelnde Einfluss nur ein sehr untergeordneter Theil der krankheiterzeugenden Fähigkeit des Unrathes. Denn während es mit Bezug auf einige Contagien nicht geleugnet werden kann, dass wir dieselben heute nur als an dem menschlichen Körper haftend kennen, in welchem sich die verschiedenen Arten resp. Typen derselben so folgerichtig vermehren, wie dies die höchsten Klassen des animalischen sowohl wie des vegetabilischen Lebens thun, und während es heute in Bezug auf Pocken oder Syphilis für eine Thatsache gilt, dass

Fälle, welche unabhängig von einem vorhergehenden entstehen, uns in unserer Praxis ebenso unbekannt sind, als die elternlose Erzeugung eines Hundes oder einer Katze, so ist doch unsere Kenntniss von anderen höchst wichtigen Contagien sehr beträchtlich erweitert worden. Ich möchte es als eine der hoffnungsreichsten Errungenschaften der modernen prophylaktischen Medicin bezeichnen, dass einige Krankheiten, welche sich bei ihrer Fähigheit, von einem Individuum auf ein anderes überzugehen, dem Anscheine nach als „specifisch" zeigen, wie die von mir oben erwähnten, sich bereits als Erzeugnisse von ausserhalb des menschlichen Körpers befindlichen Umständen erweisen, von Umständen, welche in unserer Umgebung obwalten und verhältnissmässig leicht zu überwachen sind und die sich aus den bekannten fauligen Zersetzungen abgestorbener organischer Stoffe ergeben. Die pathologischen Studien der jüngsten Zeiten, in Verbindung mit den sehr lehrreichen Untersuchungen, welche Professor Sanderson angestellt hat, haben klar erwiesen, dass in dem „gewöhnlichen" septischen Ferment, oder in einem Ferment oder in Fermenten, bisher von demselben noch nicht unterschieden, ebenso positive krankheiterzeugende Kräfte obwalten wie in den variolosen und syphilitischen Contagien. Auf experimentellem Wege haben wir gelernt, dass dieses Ferment, wenn es durch künstliche Inoculation in den animalischen Körper gebracht wird, sich als eines der entsetzlichsten zymotischen Gifte erweist. Mit grosser Schnelligkeit entwickelt es daselbst die Krankheit, welche dann übertragbar auf Andere ist. Eine febrile Krankheit mit zahlreichen und intensiven Entzündungen, begleitet von den acutesten unter den bekannten Erscheinungen der Eingeweide-Inflammation; eine Krankheit ganz ähnlich jenen so höchst fatalen und unglücklicherweise nicht seltenen Ansteckungen, denen Wöchnerinnen und andere Personen, welche entweder an acquirirten Wunden oder aber an solchen wie sie chirurgische Operationen zurückgelassen, leiden, so leicht befallen werden, die aber auch zuweilen ohne solche Ausnahmezustände entstehen können; Ansteckungen, welche hauptsächlich unter dem Namen Erysipelas, Pyämie, Septikämie oder Puerperalfieber bekannt sind; Ansteckungen, welche wir zuweilen de novo aus Unrath entstehen sehen, von denen aber einige, wenn sie enstanden sind, ohne Frage zu denen gerechnet werden müssen, die sich am leichtesten verbreiten. Und eine weitere und noch interessantere, aus der künstlichen Ansteckung sich ergebende Lehre ist diese: Dass das „gewöhnliche" Ferment, welches in seiner bösartigen Thätigkeit das Leben sehr schnell durch Septikämie zu zerstören im Stande ist, bei seinem gelinderen Auftreten chronische Processe in dem inficirten Körper erzeugt, welche sich in allgemeiner tuberkuloser Erkrankung documentiren. Ich brauche kaum hervorzuheben, dass diese Thatsachen, wenngleich sehr bedeutungsvoll, allerdings nur mit einer gewissen Reserve in die Hauptfrage mit hineingezogen werden dürfen; dass die thatsächlichen Verhältnisse der physiologischen Experimente sich im gewöhnlichen Leben nicht wiederholen, und dass der menschliche Körper in seinem normalen Zustande dem „gewöhnlichen" septischen Ferment, wie es in einer fauligen Atmosphäre oder in fauligem Trinkwasser vorhanden ist, einen ganz bedeutenden Widerstand (der indessen auch seine Grenzen hat) entgegenzustellen vermag. Bei aller solcher Reserve aber bleibt die Wahrheit bestehen, dass wir, bei genauer Berücksichtigung der Pathologie eines in fauliger Luft existirenden Menschenlebens, immer wieder auf die Resultate dieser physiologischen Experimente hingewiesen werden. Wir sehen, wie sich Schwindsucht und andere ähnliche tuberkulose Krankheiten nach und nach entwickeln, gleichsam als ob das septische Ferment die normale Widerstandsfähigkeit allmälich überwältige; oder wir sehen, und zwar speciell da, wo ein ausnahmsweiser körperlicher Zustand (verwundet oder puerperal) hierzu Gelegenheit bietet, das plötzliche Auftreten von Erysipelas oder anderer septischer Ansteckung, und zwar nicht in Folge von Uebertragung, sondern augenscheinlich als eine Inoculation von Fäulnissstoffen aus der Luft. Die aus dieser Wahrnehmung resultirende Kette der Ideenverbindungen kann hier nicht weiter verfolgt werden, ohne Zweifel aber ist das praktische Interesse hieran ein ausserordentlich grosses. Denn während die übermässige Production verderblicher Krankheiten an schmutzigen Orten eine Thatsache ist, die nicht angezweifelt werden kann, und deren unmittelbare Folgen so beklagenswerth sind, so drängt sich einem doch hauptsächlich und zunächst der Gedanke auf: dass, soweit einerseits die Unreinlichkeit solche Krankheiten wie Erysipelas oder Puerperalfieber, andererseits aber Schwindsucht und andere tuberkulose Krankheiten neu zu produciren im Stande ist, die Möglichkeit einer weiteren Ausdehnung derselben sicher nicht ausgeschlossen ist und zwar sowohl durch zufällige Ansteckung, wie auch durch hereditäre Uebertragung." (Siehe Mr. Simon's Report. New Series, II.)

Aber abgesehen sowohl von dem Einfluss sanitärer Mängel auf die Entwickelung und Verbreitung ansteckender Krankheiten, als auch von der persönlichen Empfänglichkeit, welche in einigen Fällen sehr bedeutend ist, existiren noch andere sogenannte epidemische Einflüsse, welche als prädisponirende Ursachen zu wirken scheinen, unter allen Umständen aber schon vorhandenen Ursachen eine vergrösserte Wirksamkeit verleihen können. Ein solcher sogenannter epidemischer Einfluss jedoch ist weiter nichts als ein Ausdruck für die Thatsache, dass wir uns nicht erklären können, warum gewisse Krankheiten gerade an bestimmten Orten und zu bestimmten Zeiten mit so schrecklicher Heftigkeit auftreten; oder warum der Charakter der Krankheit einmal ein milder und dann wieder ein strenger ist; oder aber aus welchem Grunde eine Krankheit wie die Cholera, periodisch eine pandemische Verbreitung annimmt. Alles dieses sind Fragen, welche der Forschung noch ein weites Gebiet offen lassen. Inzwischen ist es für die sanitären Bestrebungen eine Ermuthigung, zu beobachten, wie in demselben Verhältniss, in dem die Civilisation fortschreitet, die epidemischen Krankheiten immer seltener und gelinder auftreten, und dass nichts so sehr die Gewalt und die Ausbreitung derselben zu beschränken vermag, als eine freie Cirkulation der Luft an bewohnten Orten, ein hinreichende Zufuhr reinen, frischen Wassers und eine genügende und gesunde Nahrung. — In den vorhergehenden Capiteln ist gezeigt worden, dass aller Grund zu der Annahme vorhanden ist, dass die Contagien der Cholera und des Abdominaltyphus in den Eingeweideentleerungen enthalten sind, welche das Wasser verpesten, oder aber in der ausgeathmeten Luft; wir haben gesehen, dass typhöses Fieber eine Krankheit ist, die im Wesentlichen auf Uebervölkerung zurückgeführt werden kann, und dass wiederum das Wechselfieber Hand in Hand geht mit einer unzureichenden Ernährung. Wir haben ebenfalls gesehen, dass mit der Verbesserung der lokalen Verhältnisse, welche vorher die Verbreitung dieser Krankheiten begünstigten, auch das weitere Umsichgreifen derselben aufhörte. Hieraus erhellt, dass die Verbesserung der lokalen Verhältnisse ein sehr wichtiger, ja vielleicht der allerwichtigste Theil der Krankheitsverhinderung ist. Es existiren aber noch andere Maassnahmen, welche in dieser Beziehung vorzügliche Dienste leisten, wie z. B. die Isolirung der Kranken, der Gebrauch von Desinfectionsmitteln und die Zerstörung der Contagien durch verschiedene andere wirksame Methoden. Um indessen diese Mittel sachgemäss anwenden zu können ist es nöthig, die Art der Verbreitung der verschiedenen epidemischen Krankheiten kennen zu lernen. Folgendes soll eine Anleitung dazu sein:

I. Verbreitungsmodus der epidemischen Krankheiten und die Verhinderungsmaassregeln hiergegen.

1. Cholera. Die Grundlage, auf der die Vorsichtsmaassregeln gegen diese Krankheit beruhen, giebt Mr. Simon wie folgt wieder: „Personen, welche von

einem Orte, wo die Cholera etwa epidemisch geworden ist, sich entfernen, nachdem dieselben bereits einige Vorläufer der Krankheit, vielleicht eine leichte Diarrhöe acquirirt haben, können leicht an anderen Orten die Ansteckung in ausserordentlich heftiger Weise verbreiten; die Ansteckungsstoffe rühren fast ausschliesslich von den sowohl durch Erbrechen wie auch durch Purgation bewirkten Entleerungen aus dem Innern des Patienten her; dieselben sind in dem Momente ihrer Entleerung verhältnissmässig wenig ansteckungsfähig, sie erlangen das Maximum dieser verderblichen Kraft erst nach dem Beginn der mit ihnen vorgehenden Zersetzung; Cholera-Entleerungen theilen, wenn sie ohne vorhergegangene Desinfection beseitigt werden, ihre ansteckenden Eigenschaften auch denjenigen excrementitiellen Stoffen mit, mit denen sie sich in Abzugskanälen oder in Mistgruben oder an anderen Orten vermischen, ebenso auch den Effluvien, welche solchem Unrath entsteigen; wenn das Cholera-Contagium vermittelst undichter Stellen in den Abflussrohren oder vermittelst Durchsickerung aus Mistgruben oder auf andere Weise, wenn auch nur in ganz kleinen Quantitäten, zu Brunnenkesseln oder anderen Trinkwasserbehältern Zutritt erhält, so inficirt es in höchst gefährlicher Weise ausserordentlich grosse Quantitäten des Wassers; in dieser Weise vermag selbst ein einzelner, mit einer leichten Cholera-Diarrhoe behafteter Patient einen gewaltigen ansteckenden Einfluss auf die Bevölkerungsmassen auszuüben, unter welchen er sich ganz unverdächtig aufhält; Gegenstände, welche von Cholera-Entleerungen befleckt oder durchnässt wurden, wie Betten und Kleidungsstücke, und die man später nicht vollständig desinficirte, behalten ihre ansteckenden Eigenschaften auf sehr lange Zeit und können überall da Choleraausbrüche vermitteln, wo man sie behufs ihrer Reinigung oder zu anderen Zwecken handhabt.“ (Eight Report of the Medical Officer of the Privy Council.)

Aus dem Gesagten ergiebt sich für die Praxis, dass man die Eingeweide-Ausleerungen und die erbrochenen Stoffe sowohl, wie alle verunreinigten Betten und Kleider sorgfältig desinficirt, und dass, wenn diese Regel stets genau beobachtet wird, die directe Berührung mit Cholerakranken nur wenig Gefahr mit sich bringt.

Es ist hier nicht der Ort, die verschiedenen widersprechenden Doctrinen, welche in Bezug auf die Verbreitung dieser Krankheit entstanden sind, einer längeren Besprechung zu unterziehen. Es möge die Erwähnung hier hinreichen, dass, während Mr. Simon's Ansichten mit den Erfahrungen derer, welche die Aetiologie dieser Krankheit auf das Eingehendste untersucht haben, genau übereinstimmen, die Meinungen anderer, ganz besonders die des Dr. Cunningham, des sanitären Commissars der Regierung von Indien, so vollständig entgegengesetzt lauten, dass es den Anschein haben könnte, als seien die so sorgfältig geführten Untersuchungen durchaus werthlos, und als ob die früheren Forscher sich auf einer ganz falschen Fährte befunden hätten. In dem neunten sanitären Jahresbericht der englischen Regierung erklärt er thatsächlich, und zwar gestützt auf 108 Ausbrüche, dass die Verschleppung der Cholera durch Personen ein Irrthum dass die Verbreitung derselben durch

Wasser unmöglich sei und dass der Einfluss der verunreinigten Luft gegenwärtig noch gar nicht festgestellt werden könne. Seiner Meinung nach ist über die Art der epidemischen Ausbreitung der Krankheit so wenig bekannt, dass Präventivmittel hier so gut wie gar keinen Werth haben. — Es ist jedoch mit Befriedigung zu constatiren, dass diese Ansichten sogar in Indien schon auf nachhaltigen Widerspruch stossen; so ergiebt sich aus dem Bericht des Gesundheitsbeamten für Calcutta, Dr. Payne, (II. Quartal 1876) dass die Anlage einer öffentlichen Wasserleitung im Jahre 1870 eine sehr bemerkenswerthe und andauernde Verringerung der Cholerausbreitung im Gefolge hatte, obgleich im Uebrigen die ungesunden Verhältnisse in den von den Eingeborenen bewohnten Stadttheilen dieselben geblieben sind. In den Capiteln VIII. und XIII. sind Pettenkofer's Ansichten bereits hervorgehoben worden und diejenigen, welche die europäischen Verhältnisse der Krankheit zu studiren wünschen, werden auf den vortrefflichen Bericht des Dr. Netten Radcliffe und den Auszug des Dr. Seaton aus den Verhandlungen des 1874 zu Wien tagenden internationalen Congresses verwiesen; beide sind in No. V. der neuen Folge von Mr. Simon's Berichten enthalten.

2. Abdominaltyphus. Die Thatsache, dass diese Krankheit im Wesentlichen eine sogenannte „Unrathskrankheit“ ist, wird sowohl von den Anhängern v. Gietl's und Dr. Budd's, als auch von denen, welche, wie Dr. Murchison und Sir William Jenner, behaupten, dass dieselbe auch de novo entstehen kann, zugegeben. Nach meinen eigenen Erfahrungen in

ländlichen Bezirken und in kleinen Städten bin ich zu der Ueberzeugung gekommen, dass die grosse Mehrzahl der zerstreuten Krankheitsfälle, sowie auch die ersten Erkrankungen bei isolirten Epidemien stets auf eine Vergiftung der Luft oder des Trinkwassers durch in Zersetzung begriffene Unrathsstoffe zurückzuführen sind. Sehr häufig findet man auch, dass das Brunnenwasser vermittelst Durchsickerung von Kloakenstoffen aus Abflusskanälen, Mistgruben oder von Misthaufen vergiftet wurde, und in einigen Fällen hat es den Anschein, als ob undeutliche Formen des typhösen Fiebers, die man obenhin als schleichendes Fieber, gastrisches Fieber, febricula und dergleichen bezeichnet, auch sehr wohl durch sich zersetzende organische Stoffe von keineswegs fäkaler Natur erzeugt werden können. Aber die Krankheit sei nun durch faulige Luft oder durch verunreinigtes Wasser entstanden, eine sich fortwährend mehrende Zahl von Beweisen spricht dafür, dass weder Luft noch Wasser zur Verbreitung derselben unerlässlich sind. Auch existirt in der prophylaktischen Medicin keine klarere Thatsache als diese, dass überall, wo die Krankheit sich entwickelt, die Eingeweideentleerungen eine ansteckende Kraft besitzen, welche unter gewissen lokalen Bedingungen auf das Allerverderblichste wirken kann und selbst noch in bedeutender Entfernung von dem Patienten. Es kann in der That, mit Ausnahme des epidemischen Einflusses, Alles was von der Ansteckungsgewalt und von dem Verbreitungsmodus der Cholera gesagt worden ist, auch auf den Abdominaltyphus angewendet werden, und so sind auch in der Hauptsache die gleichen Vorsichtsmaassregeln indicirt (siehe

Anhang). Die Ausleerungen und alle von denselben befleckten Kleidungsstücke sind sorgfältig zu desinficiren. Die Wasserzufuhr muss untersucht werden und da, wo das Kanalisationssystem eingeführt worden ist, müssen die Beschaffenheit der Waterclosets, die Ventilations- und Abzugsvorrichtungen derselben, auf das Eingehendste nachgesehen werden. In einer kanalisirten Stadt ist ein jeder epidemische Typhusausbruch ein Beweis für mangelhafte Ventilation, unzureichende Spülung oder für irgend einen anderen Construktionsfehler im Röhrensystem, oder aber auch für eine Verunreinigung der Wasserzufuhr, wie bei den Ausbrüchen zu Sherbourne, Over Darwen und Lewes, (s. Cap. VIII.), oder aber für eine Vergiftung der Milch durch Kloakenstoffe, wie bei den Ausbrüchen zu Marylebone, East Moseley und Eagley (s. Cap. II.). In Dörfern und Landbezirken ist ein solcher einer Brunnenverunreinigung, schlechten Drainirung oder dem gesundheitswidrigen Zustande der Abtritte zuzuschreiben; alle diese Uebelstände vermögen die Krankheit sowohl de novo zu erzeugen, als auch das specifische Contagium derselben nach seiner Einschleppung zu verbreiten.

Bei gehöriger Vorsicht haben Personen, welche mit Typhuskranken umgehen oder dieselben pflegen, keine Ansteckung zu fürchten.

3. Flecktyphus. Die Bedingungen zur Verbreitung desselben sind hauptsächlich: Ueberfüllung der Wohnungen bei mangelhafter Ventilation; eine Kleidung, welche mit den Körperausdünstungen gesättigt ist; Mangel und Elend; ein heruntergekommener Körperzustand, gleichviel aus welchen Ursachen;

eine unzulängliche Temperatur. Die Krankheit ist sehr ansteckend, indem sie das Contagium sowohl durch die Exhalationen der Haut, wie der Lungen verbreitet. Die Luft des Krankenzimmers wird daher vergiftet, das Contagium setzt sich an die Wände, an das Bettzeug und die Kleidungsstücke und vermag, wenn kein genügender Zutritt frischer Luft stattfindet, seine verderbliche Wirksamkeit lange zu bewahren. Es ist nicht selten vorgekommen, dass Leute, welche die vorher von den Kranken innegehabten Orte zu reinigen hatten, die Krankheit acquirirten, selbst wenn bereits eine beträchtliche Zeit seit der Entfernung der Patienten verstrichen war.

Weitere Luftreisen zu unternehmen ist aber das Contagium nicht im Stande, denn aus Dr. Murchison's Beobachtungen ergiebt sich, dass in einem gut ventilirten Raume die Wärter eines Patienten nur wenig, die übrigen Bewohner des Hauses aber gar keine Gefahr laufen. Dr. Russel, der Gesundheitsbeamte von Glasgow, hat in demselben Sinne berichtet und ausserdem aus seinen eigenen Erfahrungen noch andere Punkte von praktischer Wichtigkeit hinzugefügt. So sagt er in seinem Bericht über die Fieberspitäler von 1870: „Durch alle diese Thatsachen wird bewiesen: 1) dass da, wo sowohl die persönliche, als auch die allgemeine Reinlichkeit aufrecht erhalten wird, der Typhus vermittelst der Atmosphäre sich nicht weiter verbreiten kann; 2) dass aber der nähere Umgang und die Berührung mit dem angesteckten Individuum und seinem beschmutzten Zubehör, selbst unter den besten sanitären Verhältnissen und auch bei gesunden und wohlgenährten Leuten mit ziemlicher

Sicherheit eine Ansteckung, und zwar im Allgemeinen ungefähr nach vier Wochen, nicht selten aber auch erst nach einigen Monaten, herbeiführt; 3) dass eine individuelle Empfänglichkeit nicht existirt, ausgenommen die, welche von einem vorhergegangenen Anfalle zurückgeblieben ist.“

Was nun das Stadium der Krankheit betrifft, in welchem das Contagium seine höchste Wirksamkeit hat, so gehen darüber die Meinungen auseinander. Dr. Murchison glaubt, dass sich die Krankheit von dem Ende der ersten Woche bis zur Genesung am leichtesten überträgt, d. h. also innerhalb jener Periode, in welcher der eigenthümliche, von Haut und Lungen entsendete Typhusgeruch am wahrnehmbarsten ist.

Die praktischen Folgerungen aus diesen Beobachtungen sind folgende: Die Kranken müssen so viel als möglich isolirt werden; zu Wärtern sind solche Personen auszusuchen, welche die Krankheit bereits überstanden haben und daher gegen dieselbe einigermaassen geschützt sind; etwaige Besucher des Kranken müssen eine Berührung desselben vermeiden; das Zimmer muss durch offene Fenster und eventuell durch Feuer gut ventilirt werden; Teppiche und Vorhänge sind zu entfernen und zu desinficiren; Desinfectionsmittel müssen immer bei der Hand und im Gebrauch sein; die Betten und Kleidungsstücke müssen entweder desinficirt oder vernichtet, und nach der Genesung muss das ganze Zimmer und jedes Stück der Möbel einer durchgreifenden Reinigung unterzogen werden.

4. Wechselfieber. Wir übergehen hier die bei einer Wechselfieber-Epidemie nothwendigen öffentlichen Maassnahmen und führen nur an, dass die

Hygiene des Krankenzimmers dieselbe ist, wie bei dem typhösen Fieber. Die Krankheit ist jedoch viel weniger häufig, als Typhus und dabei in derselben Weise, aber nicht in derselben Ausdehnung ansteckend. Sie sucht sich ihre Opfer unter dem armen und schlecht genährten Volke, welches zusammengedrängt und in unventilirten Gebäuden wohnt, während sie die wohlhabenderen Klassen verschont.

5. Pocken. „Kein Contagium", schreibt Sir Thomas Watson, „wirkt so heftig und sicher und auf eine so grosse Entfernung wie das der Pocken." Es zieht quer über die Strasse von einem Hause zum andern und es ist sogar bei Aufwendung aller sanitären Vorsichtsmaassregeln sehr schwierig, in grossen Hospitälern die Verbreitung desselben von einem Krankensaal in den andern zu verhindern. Die Giftstoffe werden von der Haut- und Schleimhautoberfläche und aus den Lungen des Kranken abgesondert und sind in den Excrementen und anderen Ausscheidungen, in den Bläschen und Pusteln und in dem Hautschorfe enthalten. Das Pockengift erfüllt die Luft des Krankenzimmers und hängt sich an alles im Zimmer Befindliche. Es ist ausserdem von grosser Lebenszähigkeit und kann, wenn es vor der Luft geschützt wird, eine lange Reihe von Jahren activ bleiben. (Aitken.)

Das Stadium der Krankheit, in welchem sich das Gift zuerst in der Person des Erkrankten entwickelt, ist noch nicht genau festgestellt, es unterliegt aber keinem Zweifel, dass, sobald ein Pockenfall als solcher erkannt worden, sofort alle Vorsichtsmaassregeln zu treffen sind. Wird der Patient nicht auf der Stelle in ein Hospital geschafft, so muss er sorgfältig isolirt werden; seine Pfleger sollten entweder durch eine frühere Pockenerkrankung oder aber durch Revaccination gegen Ansteckung geschützt sein, und in Bezug auf die Hygiene des Krankenzimmers, auf Desinfection etc. finden die bereits beim Typhus erwähnten Maassnahmen Anwendung. Bezüglich des Pockenschutzes durch Vaccination und Revaccination, sowie auch anderer Punkte von öffentlichem Interesse s. Nachtrag.

6. Scharlachfieber. Obgleich Personen aller Altersklassen von dieser Krankheit befallen werden können, so richten sich doch die Angriffe derselben speciell auf Kinder von drei bis vier Jahren; nach dem fünften Jahre nimmt die Empfänglichkeit für die Ansteckung schnell ab. Das Contagium ist, wie das der Pocken, ausserordentlich kräftig und flüchtig, so dass keine für die Krankheit empfängliche Person längere Zeit mit dem Kranken in einem Zimmer, ja, nicht einmal in einem Hause verweilen kann, ohne in die dringendste Gefahr zu gerathen, es sei denn, dass der Patient sorgfältig isolirt ist; überdies haftet das Contagium an Allem, was von dem Kranken kommt, ganz besonders aber an den Hauttheilchen, welche sich bei der allgemeinen Abschuppung des Körpers loslösen. Diese mit dem specifischen Gifte beladenen Schüppchen finden ihren Weg durch die verschiedenen Luftströmungen in alle Theile des Zimmers und heften sich leicht an Kleidungsstücke, Betten, Möbel und Wände. Auch sie bewahren ihre giftigen Eigenschaften für eine Zeit, deren Dauer unbekannt ist, und sind fortwährend im Stande, die Krankheit von Neuem

zu erzeugen. So liegen mehrere Beispiele vor, dass Leute durch Schlafen in einem Zimmer, in welchem vor vielen Wochen ein Scharlachkranker gelegen hatte, das Fieber acquirirten; und die Annahme, dass das Gift sich an die Kleider heftet, wird dadurch bestätigt, dass Schüler die Krankheit aus der Schule mit nach Hause gebracht und weiter verbreitet haben. Die bereits in dem Capitel über die Wasserverunreinigung erwähnten Fälle sind ebenfalls insofern von grossem Interesse, als sie darthun, wie nothwendig die äusserste Sorgfalt und Reinlichkeit unter allen Umständen ist, der Anfall sei ein heftiger oder ein schwacher. Es kann fast als Regel gelten, dass ein früherer Anfall den Betreffenden für spätere Zeiten gegen eine Wiederholung der Krankheit schützt.

Die durch diese Schilderung indicirten Vorsichtsmaassregeln sind leicht erkennbar, wenngleich zugegeben werden muss, dass es ganz unmöglich ist, dieselben in den überfüllten Wohnungen der ärmeren Classen wirksam auszuführen. Aber sogar in Wohnungen, wo derartige Schwierigkeiten nicht obwalten, werden die nothwendige Isolation und Desinfection nur zu oft vernachlässigt, entweder ihrer Beschwerlichkeit wegen, oder aber, weil man sie, wenn der Anfall nur leicht ist, für unnöthig hält. Näheres über die speciellen Vorsichtsmaassregeln findet sich im Anhang.

7. Masern. Diese Krankheit ist, wie das Scharlachfieber, sehr leicht übertragbar. Das Contagium kann entweder von Person zu Person oder vermittelst der verdorbenen Luft des Krankenzimmers verbreitet werden. Die Krankheit befällt Personen jeden Alters

und Geschlechts, wird aber am häufigsten bei Kindern angetroffen. Die Ansteckungsgefahr beginnt mit dem primären Fieber und ist am grössten, wenn die specifische Eruption in voller Entwicklung ist. Auch hier gilt die Regel, dass Jemand, der die Masern bereits gehabt, von einem wiederholten Anfalle derselben befreit ist.

8. Keuchhusten. Die Empfänglichkeit für diese Krankheit ist so stark, dass es nur wenige Personen giebt, die in ihrer Kindheit nicht daran gelitten hätten. Ausserdem scheint auch das Ansteckungsgebiet des Contagiums sehr umfangreich zu sein, da eine häusliche Isolirung sehr oft nur von geringer Wirkung ist und andere Familienglieder nicht vor der Krankheit schützen kann, sofern dieselben nicht durch einen früheren Anfall bereits eine Immunität gegen das Uebel erlangt haben. Durch viele Fälle ist erwiesen, dass auch dieses Contagium vermittelst der Kleidung weitergeschleppt werden kann.

Nachdem der Verbreitungsmodus der Masern und des Keuchhustens in dieser Weise festgestellt ist, sind die gebotenen Vorsichtsmaassregeln: Isolirung der Patienten, wenn die übrigen Familienglieder noch nicht des Schutzes eines früheren Unfalles geniessen; sorgfältige Beobachtung der Hygiene des Krankenzimmers; Desinfection der Kleidungsstücke, Betten etc.

An dieser Stelle sei darauf hingewiesen, dass das häufige Vorkommen dieser beiden Krankheiten vorwiegend seinen Grund findet in der strafbaren, aus dem allgemeinen Aberglauben entstehenden Nachlässigkeit, die häufig fast Fatalismus genannt werden kann, dass die Kinder diesen Krankheiten doch nicht entgehen können, und dass daher alle Vorkehrungen gegen dieselben vollständig überflüssig sind. Die Folge hiervon ist, dass die Epidemie sich so lange ausbreitet, als noch empfängliche Opfer in dem Bezirke vorhanden sind, und nicht eher aufhört, als bis die meisten derselben ergriffen wurden. Es ist hier schwer zu sagen, in wie weit den ärztlichen Stand der Vorwurf trifft, diesen volksthümlichen Aberglauben gewähren zu lassen, so lange aber die Aerzte sich nicht vereinigen, um diesen apathischen Fatalismus auszurotten, so lange werden auch solche epidemische Krankheiten nicht aufhören, eine Schmach für die sanitäre Wissenschaft zu sein. Auch darf man nicht vergessen, dass häufig die Aerzte selbst, in der Eile der Berufsausübung, die Contagien von einem Patienten zum andern schleppen. So ist z. B. die Verpflanzung des Scharlachfiebers auf diesem Wege gar keine ungewöhnliche, und die Berichte über das Puerperalfieber enthalten die Geschichte manch eines traurigen Falles, der niemals stattgefunden haben könnte, wenn man mehr auf der Hut vor solchen unglücklichen Zufällen gewesen wäre.

Von anderen ansteckenden Krankheiten, welche weniger leicht eine epidemische Form annehmen, braucht hier nicht viel gesagt zu werden. Bei der Diphtherie ist es erforderlich, sowohl den Auswurf, als auch die Taschentücher oder sonstigen zum Abwischen des Mundes des Patienten gebrauchten Lappen zu zerstören resp. zu desinficiren, auch sollten die Wärter angewiesen werden, sich nicht so über den Patienten zu beugen, dass sie Gefahr laufen, die Ausathmungen desselben einzuathmen. Und da ferner genügende Gründe für die Annahme vorhanden sind, dass die Krankheit zuweilen durch unreines Wasser oder schadhafte Canalisationsröhren entsteht, so sollte man beides stets gehörig untersuchen.

Bei diesen Bemerkungen über den Verbreitungsmodus der ansteckenden Krankheiten ist überall der Gesichtspunkt festgehalten worden, dass der Körper des erkrankten Individuums gewissermaassen der Boden ist, in welchem sich die Krankheitskeime oder Ansteckungspartikelchen vermehren; dass diese Keime wiederum von dem Patienten ausgehen und sowohl die Luft und das Trinkwasser verunreinigen, als sich auch an Kleidungsstücke, Betten, Möbel oder Zimmerwände festsetzen können; dass dieselben entweder sofort oder nach einer längeren Zeit der Ruhe andere Personen anstecken, und dass sie durch Anwendung geeigneter Mittel entweder vollständig oder theilweise zerstört werden können. Diese Thatsachen finden eine specielle Anwendung auf jene Vorsichtsmaassregeln, welche einen Theil der persönlichen und häuslichen Hygiene ausmachen, und gehören unter die Controle des betreffenden Hausarztes. Die allgemeinen Maassnahmen, welche in von Epidemien bedrohten oder befallenen Städten unter der Leitung des Gesundheitsbeamten auszuführen sind, hat Mr. Simon in dem folgenden Memorandum zusammengestellt:

1. An Orten, wo Cholera, Pocken, Diphtherie, Typhus oder andere ansteckende Krankheiten aufzutreten drohen oder schon aufgetreten sind, ist es von höchster Wichtigkeit, dass die Befugnisse, welche durch die „Nuisance Removal Act" und durch verschiedene andere, zum Schutze der öffentlichen Gesundheit

erlassene Gesetze den Gesundheitsbeamten verliehen worden sind, in nachdrücklicher und umsichtiger Weise von ihnen ausgeübt werden; und dass, so weit es die Armee betrifft, die in den Regulativen enthaltenen Instructionen des Medical Officer nach dem Principe zur Ausführung gelangen, dass jede Maassnahme einen autoritativen Nachdruck erhält, damit die Wirksamkeit derselben gesichert werde.

2. Wenn die Gefahr bedeutend ist, so haben sich sowohl die Civil- als auch die Militärbehörden so schnell als möglich bei dem nächsten Gesundheitsbeamten Rath zu holen über die Maassregeln, welche zur Verhütung oder aber gegen die Verbreitung der epidemischen Krankheiten geeignet sind.

3. Wenn der Gebrauch solcher Präventivmittel auch in allen Gesellschaftsschichten, civilen sowohl wie militärischen, sehr am Platze ist, so haben die betreffenden Behörden doch hauptsächlich ihr Augenmerk auf die ärmeren Classen der Civilbevölkerung zu richten, welche in engen Gassen, dunklen Höfen oder aber in elenden Hütten leben, und denselben mit Rath und Beistand zur Seite zu stehen. Die grossen Miethshäuser, welche in zahlreiche kleine Wohnungen getheilt sind, erfordern eine ganz besondere Ueberwachung.

4. Gestank verbreitende Ansammlungen von Koth oder sonstigem Unrath oder von in Zersetzung begriffenen animalischen und vegetabilischen Stoffen müssen schleunigst entfernt werden. Besonders aber müssen alle Klagen über mangelhaften oder gestörten Abfluss der Kloakenstoffe, über faulige Spülwassertümpel oder über vernachlässigte Strassenreinigung aufmerksam an-

gehört und ihre Ursachen beseitigt werden. Ebenso sind die Ventile und Verschlüsse der Abzugsröhren und Sammelbassins innerhalb der Häuser, sowie die Mist- und Senkgruben, stets im besten Zustande zu erhalten. In Schlachthäusern und an anderen Orten, wo Thiere gehalten werden, ist die grösste Reinlichkeit unbedingt nothwendig.

5. Um den Unzuträglichkeiten vorzubeugen, welche durch das Umrühren und Wegschaffen von Unrathhaufen entstehen, ist es oft nöthig, die Massen erst zu desinficiren; sollte eine Entfernung des Unrathes nicht angängig sein, so muss derselbe stets an Ort und Stelle in einem desinficirten Zustande gehalten werden. Ungepflasterter und aufgeweichter Boden ist, sofern er mit Spülwasser und anderen Abgängen aus in der Nähe liegenden Wohnungen gesättigt ist, ebenfalls zu desinficiren. Ein Gleiches hat mit den Abtritten und Closets eines Hauses, Hospitals etc. zu geschehen, wenn Cholera oder Typhus in den Gebäuden vorhanden sind.

6. Wasserleitungen und Brunnen sind stets sorgfältigst zu überwachen. Diejenigen, welche in irgend einer Weise durch animalische oder vegetabilische Abfälle verunreinigt worden sind, namentlich aber die, in welche die unreine Flüssigkeit aus Abfuhrkanälen, Drainröhren, Senkgruben oder fauligen Gräben Zutritt gefunden, müssen sofort von allem Trinkgebrauch ausgeschlossen werden. Dies gilt besonders in Zeiten, in denen Cholera, Diarrhoe oder Typhus grassiren.

7. Die Wände unsauberer Räumlichkeiten (in Häusern, Hütten, Hospitälern, Kasernen, Wachtstuben etc.), besonders von solchen, welche bis zur

Ueberfüllung bewohnt sind, müssen unverzüglich abgekratzt und mit einem neuen Kalkanstrich versehen werden.

8. Jede Ueberfüllung muss vermieden werden. Wo Krankheitsfälle eingetreten sind, sind alle Personen, deren Gegenwart dem Patienten nichts nützen kann, dem Krankenzimmer fern zu halten.

9. Es muss eine ausreichende Ventilation vorhanden sein; dieselbe wird am besten vermittelst der Fenster bewirkt. Bei Krankheiten, deren Contagien sich durch die Luft verbreiten, ist sowohl für den Patienten, wie auch für die Umgebung desselben ein fortwährendes Durchströmen frischer Luft durch das Krankenzimmer von grosser Wichtigkeit. Diese Luftzufuhr hat besonders des Nachts zu geschehen, selbst wenn dadurch eine oder die andere eingebildete oder wirkliche Bequemlichkeit Einbusse erleidet.

10. Ueberall in Häusern und Wohnungen muss die strengste Reinlichkeit herrschen. Eine Ansammlung von Abfallstoffen darf weder innerhalb der Wohnung, noch innerhalb des Krankenhauses oder der Kaserne geduldet werden. Die Abfälle müssen stets sofort entfernt oder in den zu ihrer Aufnahme bestimmten Behälter geworfen werden. Sind diese oder jene Geräthe zu reinigen oder zu desinficiren, so muss dies ohne Aufschub geschehen.

11. Alle Ausleerungen und sonstigen Ausscheidungen aus dem Körper der Kranken erfordern ganz besondere Vorsichts- und Desinfectionsmaassregeln. Die Ausleerungen oder Substanzen, welche als Krankheitsträger angesehen werden müssen, sind bei Pockenkranken die sich ablösenden Hauttheilchen; bei Cholera

und Typhus die Darmentleerungen; bei Diphtherie und scarlatina maligna die Absonderungen in Nase und Schlund und die Exhalationen der Haut und der Lungen; bei eruptiven Fiebern, Masern, Scharlach, Rötheln und dergleichen die allgemeinen Ausdünstungen der Kranken, besonders der Reconvalescenten, (Hautabschuppung der Letzteren). Die Vorsichtsmaassregeln haben sich auch auf sämmtliche Gegenstände in der Umgebung des Kranken zu erstrecken, damit Betten, Kleidungsstücke, Handtücher und andere von ihnen gebrauchte Artikel nicht die Quellen zu neuen Krankheiten werden etc.

12. Jeder Verkehr zwischen gesunden und erkrankten Personen oder auch zwischen solchen, die an verschiedenen Krankheiten leiden, ist unstatthaft, und dies gilt nicht nur in Bezug auf Krankenhäuser, sondern auch in Bezug auf Kasernen, Schiffe, Schulen, öffentliche Vergnügungsorte, Gerichtshöfe und andere Orte, wo sich die Mitglieder vieler verschiedener Haushaltungen zusammenzufinden pflegen.

13. Können gefährliche Mängel in den Wohnungen nicht beseitigt werden, so ist es gerathen, dass die von der Krankheit nicht befallenen Familienglieder gänzlich evacuiren. Tritt die Krankheit in Häusern auf, in denen eine gehörige Abwartung der Patienten unmöglich ist, so hat der Arzt über die eventuelle Ueberführung derselben in ein Krankenhaus zu entscheiden. Es können auch Fälle eintreten, in denen specielle Zufluchtsorte sowohl für die Kranken als auch für die bedrohten Gesunden neu hergerichtet werden müssen.

14. Quarantainefragen sind stets mit besonderer Berücksichtigung des vorliegenden Specialfalles

zu entscheiden, wobei allerdings bestehende Principien im Auge zu behalten sind.

15. Mangel und Elend bedürfen als Krankheitsbegünstiger specieller Abhülfe.

16. Gewisse Fälle erfordern specielle ärztliche Maassnahmen; so gilt es z. B. in England als Regel, dass eine Choleraepidemie durch häufigere Erkrankungen an Diarrhoe gewissermaassen eingeführt wird; es ist daher, besonders zu gewissen Zeiten, nothwendig, allen Durchfallssymptomen, auch den leichtesten, ernste Aufmerksamkeit zuzuwenden. Sind irgendwo die Pocken aufgetreten, so müssen alle ungeimpften Personen, mit Ausnahme derer, die kürzlich die Pocken überstanden, ohne Verzug geimpft werden, ebenso sollten sich sowohl Erwachsene, wie auch Kinder, deren Impfnarben undeutlich geworden sind, einer Revaccination nicht entziehen.

17. Es ist sehr wünschenswerth, dass Jedermann genau über die Vorsichtsmaassregeln und Präventivmittel gegen die drohenden ansteckenden Krankheiten informirt ist, und dass sowohl die ersten Symptome derselben, als auch die in dem betreffenden Districte getroffenen ärztlichen Vorkehrungen allgemein bekannt sind. Bei Cholera- oder Pockenepidemien sollte das Volk durch öffentliche Plakate über alles Nothwendige verständigt werden. Bei grosser und dringender Gefahr empfiehlt es sich, Vertrauenspersonen von Haus zu Haus zu senden, um die unnöthige Aufregung zu beseitigen und dem unwissenderen Theil der Bevölkerung die rechte Anleitung zu geben.

18. Diese Memoranda beziehen sich auf unvorhergesehene Fälle. Die empfohlenen Maassnahmen

sind extemporärer Art und können nur zum Theil für die permanente Aufrechterhaltung der öffentlichen Gesundheit verwendet werden. Je bessere Vorkehkehrungen für einen Distrikt, eine Commune oder für eine gewisse Anzahl von Individuen, z. B. für einen Truppentheil, getroffen sind, desto weniger ist ein plötzlicher und unvorhergesehener Ausbruch von epidemischen Krankheiten zu befürchten.

II. Desinfectionsmittel.

Unter Desinfectionsmittel ist ein jedes Agens zu verstehen, durch welches in Zersetzung begriffene organische Stoffe und faulige Gase oxydirt und unschädlich gemacht werden, durch welches die Zersetzung aufgehalten wird oder welches die Ausbreitung ansteckender Krankheiten verhindert, indem es die specifischen Contagien derselben zerstört.

Ohne auf eine allgemeinere Besprechung des modus operandi der Desinfectionsmittel einzugehen (es existiren noch viele Meinungsverschiedenheiten über diesen Gegenstand), wird es für praktische Zwecke hinreichen, die brauchbarsten derselben seriatim und und ohne besondere Classification zu beschreiben.

1. Hitze und Kälte. Während grosse Kälte die Fäulnissprocesse verhindert und auf diese Weise antiseptisch wirkt, werden durch grosse Hitze alle organischen Stoffe zerstört, und in dieser Beziehung ist letztere nicht nur das wirksamste, sondern auch das älteste aller Desinfectionsmittel. Auch eine Temperatur, welche die Brennhitze noch nicht erreicht, hat sich als hinreichend erwiesen, animalische oder vegetabilische Keime, welche eine Zeit lang ihrer Wir-

kung ausgesetzt sind, zu tödten und so alle contagiösen Stoffe unschädlich zu machen. Der verstorbene Dr. Henry hat durch Experimente bewiesen, dass das Pockengift seine Ansteckungskraft verlor, nachdem es drei Stunden lang einer Temperatur von 140° Fahr. ausgesetzt worden war, während eine Temperatur von 120° diese Wirkung nicht erzielte. Nach diesen Resultaten war er der Erste, welcher die Desinfection von Betten, Kleidern und dergleichen durch heisse Luft empfahl, und die Erfahrung hat gelehrt, dass diese Methode eine sehr erfolgreiche ist.

2. Kohle, und besonders animalische Kohle, ist ein vortreffliches geruchlosmachendes Mittel; es ist aber kein Beweis dafür vorhanden, dass auch specifische Krankheitskeime durch sie zerstört werden. Sie oxydirt faulige organische Effluvien und kommt daher gegen Kloakengase etc. sehr erfolgreich zur Anwendung.

3. Chlor zersetzt Schwefelwasserstoff und Schwefelammonium wirksamer, als jedes andere Gas und ist ein energisches Zerstörungsmittel für alle organischen Verwesungsstoffe. Es eignet sich besonders zur Reinigung der Zimmer, in welchen sich mit ansteckenden Krankheiten behaftete Personen befunden haben; ob es aber in der Hygiene des Krankenzimmers selbst anwendbar ist, muss bezweifelt werden, da es selbst in grosser Verdünnung die Lungen sehr belästigt. Es entwickelt sich in kleinen Quantitäten aus angefeuchtetem Chlorkalk, oder auch bei Anwendung desselben zur Fussbodenreinigung, und kann auch erzeugt werden, indem man zu einem Weinglas Condy'scher Flüssigkeit nach und nach ein wenig Salzsäure

zusetzt. Bedarf man grösserer Quantitäten zur Desinficirung leerer Räume, so kann es leicht auf folgende Weise hergestellt werden:

a) Man mischt Kochsalz und Mangan superoxyd zu gleichen Theilen und setzt zwei Theile Wasser und ungefähr dieselbe Quantität concentrirter Schwefelsäure zu.

b) Man vermischt einen Theil pulverisirten Mangan superoxyd mit vier Gewichtstheilen concentrirter Salzsäure.

c) Man mischt drei Theile Chlorkalk mit einem Theile concentrirter Schwefelsäure. Die Quantitäten müssen sich natürlich nach der Grösse des betreffenden Raumes richten.

4. Salpetrige Säure. Man erzeugt salpetrige Dämpfe, indem man concentrirter Salpetersäure Kupferfeilspäne zusetzt. Die Oxydationskraft, welche salpetrige Säure auf organische Stoffe ausübt, ist eine sehr bedeutende, und aus diesem Grunde ist sie das wirksamste Mittel zur Entfernung der Verwesungsgerüche aus Leichenhallen. Die Dämpfe jedoch sind so ausserordentlich gefährlich, dass dieser Desinfectionsprocess sich nur für leere Räume eignet und stets unter strenger Ueberwachung vorgenommen werden sollte.

5. Jod ist von Dr. Richardson als ein Ersatzmittel für Chlor in Vorschlag gebracht worden. Dasselbe ist, wenngleich weniger wirksam als letzteres, ein kräftiges Antisepticum; man verbreitet es durch die Zimmerluft, indem man ein kleines Quantum davon auf eine erhitzte Platte bringt; für das Krankenzimmer empfiehlt sich seine Anwendung nicht.

6. Brom. Bromdämpfe erlangt man, indem man eine Bromlösung in Bromkalium in offenen Gefässen

aufstellt. Während des amerikanischen Krieges verwendete man dasselbe allgemein als Luftreinigungsmittel, in England jedoch hat es als solches keinen Beifall gefunden.

7. Schwefel-dioxyd oder Schwefligsäure-Gas. Dasselbe ist für die Desinfection leerer Räume sehr geeignet. Man erhält es, indem man Schwefel in einem irdenen Gefäss verbrennt. Es zersetzt Schwefelwasserstoff, und da es sich mit Ammoniak verbindet, zerstört es stinkende Alcaloide und, aller Wahrscheinlichkeit nach, auch Krankheitskeime. Gewöhnlich wird die Räucherung bewirkt, indem man ungefähr 1 Pfd. Schwefel auf jedes Tausend Kubikfuss Raum in einer eisernen Schüssel oder auf dem Deckel einer eisernen Casserolle verbrennt; man setzt dies Gefäss am besten auf eine Feuerzange, die man über einen gefüllten Wassereimer gelegt hat. Ist der Raum sehr lang, so zündet man den Schwefel an verschiedenen Orten an, um eine vollständige Desinfection zu bewirken.

8. Carbolsäure. Dieselbe ist ein wegen ihrer stark antiseptischen Eigenschaften sehr gebräuchliches Desinfectionsmittel. Sie ist im reinen Zustande ein fester, weisser, krystallinischer Körper, und in aufgelöster Form hat sie sich von ausserordentlichem Nutzen bei der chirurgischen Wundbehandlung bewiesen. Im Handel erscheint sie als eine dünne. theerige, etwas übelriechende Flüssigkeit. Sie ist sehr giftig und hat schon oft Schaden angerichtet, indem man sie mit irgend einem geniessbaren Stoffe verwechselte; aus diesem Grunde ist zur häuslichen Verwendung das Carbolsäurepulver zu empfehlen. Man

kann den Fussboden damit reinigen, inficirte Kleidungsstücke in einer Lösung desselben einweichen und es ebenfalls Excrementen beimischen. Sie eignet sich auch vortrefflich zur Desinfection von Pissoirs, Latrinen, Waterclosets, Ställen, Misthaufen u. s. w. Die Säure zerstört in jeder Form die niederen animalischen und vegetabilischen Gebilde und verhütet alle Arten von Fäulnissprocessen. Im Krankenzimmer ist sie wegen ihres unangenehmen Geruches weniger anwendbar.

9. Terpentin. Dieses Desinfectionsmittel, welches in neuerer Zeit von Dr. Bond in Gloucester empfohlen worden ist, wird aus Terpentinspiritus bereitet. Es hat einen wohlriechenden, dem Tannenholz ähnlichen Duft und wirkt in hohem Grade antiseptisch. Professor Maclean vom Royal Victoria-Hospital zu Netley hat dasselbe mit gutem Erfolge bei Dysenterie-Entleerungen und auch bei Eiterungen, wie sie sich bei Leber-Abscessen und Empyem zeigen, verwendet, während sich zu gleicher Zeit die Luft in den Krankensälen durch den eigenthümlichen Tannenduft in angenehmer Weise verbesserte. Dieses Mittel eignet sich besonders für Waterclosets und für die Desinficirung von Eingeweideentleerungen bei ansteckenden Krankheiten. Im Wasser ist es schwer löslich, vermischt sich aber leicht mit Oel oder mit dem bei chirurgischen Verbänden angewendeten Benzolin. Die über seine Wirkungen zu Netley gesammelten Erfahrungen stellen es als besonders geeignet für den Hospitalgebrauch dar.

10. Cupralum oder Terpentinpulver ist eine Verbindung von Terpentin mit Kupfersulphat

und doppelt chromsauren Kali und besitzt denselben angenehmen Geruch wie jenes. Es neutralisirt Ammoniak und Schwefelwasserstoff und bewirkt die Coagulation der Eiweisstoffe. Es eignet sich zur Desinfection von Fäcalstoffen, Waterclosets, Pissoirs und Abflussröhren.

11. Die Condy'sche Flüssigkeit, roth sowohl wie grün, ist eine Lösung von hypermangansaurem Kali. Sie wirkt wesentlich oxydirend und ist wegen ihrer Geruchlosigkeit für den Gebrauch in Krankenzimmern besonders geeignet.

12. Salzsaure Thonerde ist ein sehr wirksames Desinfectionsmittel und besonders vortheilhaft dadurch, dass es nicht giftig, dabei geruchlos und sehr billig ist. Professor Wanklyn sagt, dass er kein Mittel kenne, welches für die Beseitigung von Fäulnissgerüchen besser geeignet wäre, als dieses. Es stehe in dieser Hinsicht weit über dem Chlorkalk. Dr. Dougall behauptet gleichfalls, dass es sowohl Zersetzungsprocesse hemmt, als auch das Entstehen niederer animalischer Bildungen wirksamer verhindert, als alle übrigen Desinfectionsmittel. Da es nicht flüchtig ist, kann es als Luftreiniger nicht betrachtet werden; es erweist sich aber sehr brauchbar beim Waschen inficirter Kleidungsstücke etc.

13. Chlorkalk ist, wie schon gesagt, ein geeigneter Ersatz für Chlor und auch zur Desinfection von Cloakenstoffen brauchbar.

14. M'Dougall-Pulver besteht aus Kalkcarbonat und Magnesiumsulphid. Wie Calvert's Carbolsäurepulver ist es vortheilhaft für Reinigungszwecke

und für die Desinfection von verwesenden Massen, Kanalisationsstoffen etc. zu verwenden.

15. Kupfersulphat besitzt dieselben Eigenschaften wie das Chloral, ist aber giftig und theuer und daher weniger zu empfehlen.

16. Chlorzink. „Burnett's Lösung" zerstört ammoniakalische Zusammensetzungen und organische Stoffe. Sie besteht aus 25 Gran Chlorzink auf eine Drachme Wasser. Beim Gebrauch ist sie mit dem achtfachen Wasserquantum zu verdünnen.

17. Eisensulphat oder grünes Vitriol findet bei der Desinfection von Kanalisations- und Dungstoffen ausgedehnte Verwendung. Pettenkofer empfahl, dasselbe den Choleraentleerungen beizumischen, um das Contagium zu vernichten; man scheint aber zu keinen befriedigenden Resultaten damit gekommen zu sein.

Andere Desinfectionsmittel für Kloakenstoffe sind bereits in dem Capitel über die Reinigung der letzteren beschrieben worden.

18. Kupfersalze, welche aus einer Mischung von Calcium, Natron und Magnesiumchlorid bestehen, hat man ebenfalls verschiedentlich empfohlen.

19. Doppelt chromsaures Kali ist von Dr. Angus Smith, ebenso wie Chromsäure von Dr. Dougall, als stark antiseptisch wirkendes Mittel lobend hervorgehoben worden; der hohe Preis derselben aber dürfte ihre allgemeinere Anwendung verhindern.

Obgleich dieser Aufzählung die Namen noch anderer Mittel hinzugefügt werden könnten, so sind doch die gebräuchlichsten namhaft gemacht, ebenso auch einige, welche, wenn auch noch nicht sehr bekannt, doch sehr empfehlenswerth sind. Die zuverlässigsten unter ihnen sind unzweifelhaft: Hitze, Schwefelsäure, Carbolsäure, Condy's Hypermanganlösung, salzsaure Thonerde, Eisensulphat, Chlorzink, Chlorkalk, M'Dougall's sowie Calvert's Pulver, Terpentin, Cupralum und Kohle.

Die folgende Anführung der Resultate sorgfältiger Experimente mit einigen der obengenannten Desinfectionsmittel ist Dr. Baxter's vortrefflicher Abhandlung in Mr. Simon's Reports, New Series, No. VI., entnommen:

„1. Es sind Beweise dafür beigebracht worden, ass Carbolsäure, Schwefel-dioxyd, hypermangansaures Kali und Chlor die zur Desinfection nöthigen Eigenschaften vollständig, wenn auch in sehr verschiedenen Graden, besitzen.

2. Man darf nicht vergessen, dass eine antiseptische Eigenschaft nicht zugleich auch eine desinficirende ist, obgleich mit Bezug auf die oben angegebenen vier Mittel beide Eigenschaften in gewissem Sinne zusammenfallen.

3. Die wirkliche Desinfectionsoperation des Chlors und des hypermangansauren Kali's scheint weit mehr von der Beschaffenheit des Mediums, durch welches die Ansteckungsstoffe sich verbreiten, als von dem specifischen Charakter dieser Stoffe abzuhängen.

4. Bei der Verwendung eines dieser Mittel zur Desinficirung einer giftigen Flüssigkeit, welche entweder viele organische Stoffe oder Materien enthält, die Chlorverbindungen eingehen oder das hypermangansaure Salz zersetzen können, besteht keine Bürgschaft für die Ausführung der Desinfection.

5. Eine giftige Flüssigkeit ist keineswegs als durch Schwefel-dioxyd vollständig desinficirt anzusehen, wenn dieselbe nicht dauernd und kräftig sauer reagirt. Dieses Mittel eignet sich wegen seiner leichten Lösbarkeit besser, als Chlor und Carbolsäure für die Desinfection flüssiger Stoffe.

6. Keine giftige Flüssigkeit ist durch Carbolsäure hinreichend desinficirt, wenn sie nicht wenigstens 2 % (Gewicht) von der reinen Säure aufgenommen hat.

7. Bei der Desinfection von Flüssigkeiten müssen die Desinfectionsmittel vollständig mit denselben vermischt werden, auch darf man etwa vorhandene feste Stoffe, welche die Contagien zu schützen vermöchten, nicht unbeachtet lassen.

8. Die Desinfection der Luft, wie sie in Krankenzimmern üblich ist, beweist sich stets als unnütz, wenn nicht gar als verwerflich. Es ist ein vollständig zweckloses Verfahren, die Luft durch Umherstreuen von Carbolpulver mit einem Carbolsäuregeruch zu erfüllen, ebenso zwecklos ist das Aufstellen von Chlorkalk, denn durch beides wird kein einziges Contagium zerstört.

9. Wenn eine Desinfection der Luft stattfinden soll, so muss man stets in Erwägung ziehen, dass die giftigen Keime möglicher Weise durch eine trockene Eiweissstoffumhüllung geschützt sein können. Hier sind Chlor und Schwefel-dioxyd geeignete Mittel, besonders scheint das letztere sehr wirksam zu sein. Carboldämpfe sind wegen ihrer schwachen und ungewissen Wirkung nicht zu empfehlen. Bei der Verwendung von Chlor oder Schwefel-dioxyd muss der

zu desinficirende Raum eine bestimmte Zeit lang, keineswegs aber unter einer Stunde, mit dem Gas gesättigt werden, wobei anderweite Gasarten, welche sich mit dem Desinfectionsmittel verbinden oder dasselbe zersetzen könnten, vorher entfernt werden mussten.

10. Kann eine feste oder flüssige Masse, welche mit Contagien erfüllt ist, nicht gehörig desinficirt werden, so muss man sich hüten, durch unzureichende Desinfectionsversuche die betreffende Umgebung in eine trügerische Sicherheit zu wiegen. Es ist sehr möglich, dass alle Contagien durch den Einfluss von Luft und Feuchtigkeit früher oder später von selbst verschwinden, dass aber der Mangel solcher Einflüsse als Präservativmittel für die Contagien gelten muss. Wenn wir daher den natürlichen Zersetzungsprocess nur unvollständig zu beeinflussen vermögen, so dürfen wir denselben nicht durch eine unvernünftige Anwendung von antiseptischen Mitteln aufhalten.

11. Wo eine trockene Hitze gehörig zur Anwendung kommen kann, wird sich dieselbe stets als das allerwirksamste Desinfectionsmittel erweisen. Hierbei muss in erster Linie darauf gesehen werden, dass die zu desinficirende Masse in allen ihren Theilen gleichmässig von der Hitze erreicht wird, wobei die Dauer und der Grad der Erhitzung innerhalb gewisser Grenzen als zwei sich gegenseitig ergänzende Factoren anzusehen sind."

„Obige Anführungen sind keineswegs so entmuthigend, als sie unserem Vertrauen auf die künstliche Desinfection anfänglich erscheinen mögen. Wenn wir der Ueberzeugung sind, dass alle Contagien einzig und allein in dem angesteckten Organismus ausgebrütet werden, wie bei Scharlachfieber und Pocken, dann kann uns unsere Zuversicht nicht genommen werden. Dann dürfen wir sogar hoffen, dass die künstliche Desinfection einst eine ganz vollkommene werden kann, indem alle Gegenstände und Stoffe unmittelbar nach ihrer Entfernung von der angesteckten Person, und noch ehe sie irgendwie vermischt oder verdünnt wurden, schleunigst dem ganzen Einfluss eines der uns bekannten Desinfectionsmittel ausgesetzt werden. Andererseits allerdings ist den Contagien, welche ausserhalb des angesteckten Körpers de novo erzeugt werden können (pythogene Erzeugung des Abdominaltyphus, Entstehung des Fleck-Typhus in Folge Uebervölkerung), durch künstliche Desinfection kaum beizukommen. Für solche Fälle geben die Anfangsworte des bereits erwähnten Memorandums den besten Rath:

„Nur aus Reinlichkeit, Ventilation, Drainage, und aus dem Gebrauche vollständig reinen Trinkwassers erwächst den Bevölkerungen ein zuverlässiger Schutz gegen Ansteckung. Künstliche Desinfectionsmittel können die Vernachlässigung dieser Grundbedingungen niemals ausgleichen, sind doch dieselben nur in verschwindend kleinem Maasse und auch nur in verschwindend wenigen Fällen von nennenswerthem Erfolge.“

III. Practische Desinfection.

1. Die Hygiene des Krankenzimmers. Wenn ein an ansteckender Krankheit darniederliegender Patient nicht in ein Krankenhaus befördert werden kann, so ist es die erste Pflicht seiner Umgebung, ihn durch eine stricte häusliche Quarantaine

so vollständig wie möglich zu isoliren; das Krankenzimmer ist vermittelst der Fenster hell zu erhalten und ausreichend zu ventiliren; alle überflüssigen Möbel, darunter auch Teppiche, Vorhänge, sind zu entfernen. Dem Wärter des Kranken sind in Bezug auf die Krankenpflege, sowie auf die Durchführung der äussersten Reinlichkeit im Krankenzimmer, auf die Desinfection der Excremente, der beschmutzten Wäsche etc. und auf andere, von dem Charakter der Krankheit abhängige Details ganz präcise Instructionen zu ertheilen.

Obgleich die Desinfection der Luft des Krankenzimmers nur von zweifelhaften Erfolgen begleitet ist, so wird sie doch von Vielen für nützlich gehalten; im Allgemeinen kann dieselbe, wenn rationell betrieben, schlimmsten Falles als harmlos angesehen werden. Der grösste Nachtheil derselben ist, dass durch sie die Anzeichen einer schlechten Ventilation verdeckt werden und dass auf diese Weise diesem so wichtigen Punkte die nöthige Beachtung entzogen wird. Auch darf der Kranke durch die Anwendung derselben nicht gestört werden. Von Vielen sind langsam entwickelte Chlorgase oder Carbolsäuredämpfe eifrigst empfohlen worden; da aber dieselben nur von indifferenter Wirkung und dabei oft die Ursache von Belästigungen und sogar von Nachtheilen für den Kranken sind, sollte man sie nur mit Vorsicht anwenden. Wenn die Desinfection der Luft für nöthig erachtet wird, empfiehlt sich der Gebrauch von Terpentin, sowohl wegen des angenehmen Aromas dieses Mittels, als auch wegen seiner kräftigen Eigenschaften. Um die Isolirung des Patienten vollständig zu machen, empfiehlt es sich, ein mit einer starken Lösung von salzsaurer Thonerde, Cupralum oder hypermangansaurem Kali getränktes Laken ausserhalb der Thür des Zimmers, und zwar quer vor derselben, aufzuhängen. Die inficirten Kleider etc. sind in ein Gefäss zu bringen, in welchem salzsaure Thonerde oder Carbolsäure enthalten ist, und die Excremente etc. müssen sofort mit Terpentinöl, oder einer Lösung von grünem Vitriol, Carbolsäure, Cupralum oder salzsaurer Thonerde vermischt werden. Werden verschiedene Desinfectionsmittel gebraucht, so muss man darauf sehen, dass eines durch das andere nicht wirkungslos gemacht wird; so zersetzt z. B. Carbolsäure die Condy'sche Flüssigkeit. Man hat ferner sehr gute Erfolge dadurch erzielt, dass man bei gewissen ansteckenden Krankheiten, wie z. B. beim Scharlachfieber, den Körper des Patienten mit Campheröl oder mit einer Mischung von Terpentin und Oel, oder mit einer Verdünnung von Glycerin resp. Carbolsäure einrieb, und denselben auch während der Genesung desinficirende Bäder nehmen liess.

2. Desinfection leerer Räume und unbewohnter Orte. Nach einem jeden Falle von ansteckender Krankheit muss das betreffende Zimmer vollständig gereinigt und desinficirt werden. Die Möbel sind mit einer starken Lösung von salzsaurer Thonerde (50 Gramm auf 4 Liter Wasser) oder mit Carbolsäure oder aber mit Terpentinseife zu waschen. Sodann ist der Fussboden gründlich mit Carbolsäureseife zu reinigen, auch sind die etwa vorhandenen Tapeten abzureissen. Darauf werden Thüren und Fenster und alle übrigen Oeffnungen dicht verschlossen,

und man entwickelt nun in der bereits angegebenen Weise Gase von Chlor, Schwefelsäure oder Salpetersäure, die während einiger Stunden in dem Zimmer zurückgehalten werden. Einige Tage später wird die Zimmerdecke frisch geweisst und das Zimmer im Uebrigen neu tapezirt.

3. Desinfection von Kleidungsstücken, Betten etc. Alle Gegenstände, die durch das Auswaschen keinen Schaden leiden, werden entweder in eine Lösung von salzsaurer Thonerde oder in Carbolsäure getaucht und hierauf gekocht. Bedient man sich der Condy'schen Flüssigkeit, so darf man die Gegenstände nach dem Eintauchen nur in kaltem Wasser ausspülen, weil sonst Flecke zurückbleiben. Die beste Art der Desinfection von Kleidern, Betten u. s. w. ist die durch Hitze bewirkte; es sind hierzu 240° oder 250° Fahr. nöthig und zu diesem Zwecke sollte sich in jeder Stadt ein heisser Desinfectionsraum für den öffentlichen Gebrauch befinden. Ein derartiger Raum wird in Ziegelbau aufgeführt und durch Luftheizung erwärmt. Das in Dublin befindliche Desinfectionszimmer kostet £ 400. Dr. Ransome in Nottingham hat ein Desinfectionszimmer construirt, welches eine hinreichende Hitze ergiebt und dabei auch die Gegenstände vor dem Versengen schützt. Zu einer solchen Anstalt gehört auch ein verschlossenes Fuhrwerk für den Transport der inficirten Gegenstände; während dieses Transports sind die Gegenstände ausserdem noch in Tücher einzuschlagen, die vorher in starke Lösungen von Desinfectionsmitteln getaucht wurden. Auch für Landbezirke ist eine kleine ambulante Desinfectionskammer sehr zu empfehlen.

Wenn inficirte Matrazen nicht in einem heissen Luftzimmer desinficirt werden können, so ist die Füllung derselben aufzulockern, zu räuchern und dann der frischen Luft auszusetzen. Lappen und andere Artikel, die man leicht entbehren kann, sollte man ohne Weiteres verbrennen. Können Kleider nicht auf diese Weise desinficirt werden, so schlägt Dr. Ransome vor, dieselben in eine Kiste zu packen, auf deren Boden sich eine Schicht heissen Sandes oder heisser Mauersteine befindet, und dann Carbolsäure darüber zu träufeln.

4. Desinfection von Waterclosets, Pissoirs, Ausgüssen etc. Bei dem Herannahen einer Epidemie muss die Desinfection aller solchen Orte eine der allerersten Maassnahmen sein. Man verwendet hierzu Lösungen von salzsaurer Thonerde, Cupralum, Carbolsäure oder Burnett's Flüssigkeit. In Strassen, Gassen oder Höfen bedient man sich der Kupfersalze. Dunghaufen oder andere Unrathansammlungen, welche nicht zu beseitigen sind, bedeckt man mit pulverisirter vegetabilischer Kohle in einer mindestens zwei Zoll dicken Schicht, und wo Kohle nicht erlangt werden kann, thut trockene Erde oder frisch gebrannter Kalk auch gute Dienste. Senkgruben und Misthaufen desinficirt man mit Vitriollösungen (1 Pfd. auf 4 Liter Wasser) oder mit Cupralum oder salzsaurer Thonerde (1 Pfd. auf 4 Liter Wasser). Es ist selbstverständlich, dass in einer Stadt, wo die Sanitätsbehörden ihre Pflicht thun, solche Unrathansammlungen überhaupt unmöglich sind.

5. Desinfection von Leichen. Stirbt ein Patient an einer gefährlichen ansteckenden Krankheit,

wie an Pocken oder scarlatina maligna, so muss der Leichnam mit einer starken Lösung von Carbolsäure oder Chloralum gewaschen werden; noch besser ist es, wenn man denselben in ein mit dieser Lösung getränktes Laken wickelt und dann unter reichlichem Gebrauch von Desinfectionsmitteln in den Sarg schafft und diesen verschliesst. Die Beerdigung muss so schleunig wie möglich stattfinden, oder aber da, wo Leichenhallen vorhanden sind, ist der Verstorbene sogleich nach seinem Ableben dorthin zu schaffen. Die zuletzt von ihm getragene Wäsche ist zu vernichten; ebenso müssen die Betten mit Kalk getränkt und dann vergraben werden. Man mag hiergegen einwenden, dass viele dieser Vorschriften ganz unnöthig minutiös sind, und dass dieselben nur in den allerwenigsten Fällen zur Ausführung kommen könnten. Hierauf sei ein für alle Mal erwidert, dass keine der Mühen und Arbeiten vergeblich genannt werden kann, die den Zweck hat, die Ausbreitung gefährlicher Krankheiten zu verhindern. Wenn solche Arbeiten auch oft nur Misserfolge aufweisen, so ist es doch die Pflicht eines Jeden, mit allen Kräften gegen diese Uebel ankämpfen zu helfen, und jeder errungene Erfolg, sei derselbe auch noch so unbedeutend, muss mit Freude und Aufmunterung begrüsst werden.

Obgleich hier eine ganze Anzahl von Desinfectionsmitteln aufgeführt worden ist, so ist es dennoch rathsam, dass davon nur wenige, und zwar die wirksamsten, zur Verwendung kommen. So scheint sich z. B. Terpentin für die Verwendung in Krankenzimmern besonders zu empfehlen, ebenso Carbolsäure zur

Reinigung von Kleidungsstücken; zur Desinfection von Abflussrohren, Closets u. s. w. empfiehlt sich Cupralum oder Carbolsäurepulver und für Räucherungen schweflige Säure. Betreffs weiterer specieller Anweisungen siehe den Anhang.

Capitel XV.

Die Obliegenheiten des Gesundheitsbeamten.

Laut §§. 189 und 190 der „Public Health Act“ von 1875 ist es die Pflicht einer jeden Sanitätsbehörde, ländlichen sowohl wie städtischen, in ganz England und Wales, von Zeit zu Zeit einen oder mehrere gesetzlich qualificirte Gesundheitsbeamte (Medical Officer of Health) zu ernennen, welche für die wirksame Ausführung der Zwecke jenes Gesundheitsgesetzes Sorge zu tragen haben. In Landdistricten eignen sich zu solchen Aemtern am besten die Aerzte von Armenverbänden (Unions), welche sich in gewisser Hinsicht unter der Controle des „Local Government Board“ befinden; in städtischen Distrikten aber sind nur diejenigen Gesundheitsbeamten der Controle des „Local Government Board“ unterstellt, deren Gehälter zum Theil aus Geldern, die vom Parlament bewilligt wurden, bestritten werden. Es können daher Gesundheitsbehörden, denen an einer solchen Unterstützung aus öffentlichen Mitteln, hinsichtlich der Gehälter der Gesundheitsbeamten, nichts gelegen ist, die Letzteren ohne den Consens des „Local Government Board“ sowohl anstellen, wie entlassen, dieselben auch mit solchen Instructionen versehen, wie sie ihnen nothwendig erscheinen. In der Hauptsache jedoch sind die Pflichten der Gesundheitsbeamten überall von gleicher Art, und es können daher die folgenden Vorschriften, welche Seitens des „Local Government Board“ für diejenigen Gesundheitsbeamten erlassen sind, deren Anstellung von dem Board bestätigt wird, auch mehr oder weniger für alle anderen Gesundheisbeamten maassgebend erscheinen. Durch einen Erlass vom 11. November 1872, der heute noch in Kraft besteht, sind die Obliegenheiten folgendermaassen specificirt:

„Nachstehendes sind die Obliegenheiten des Gesundheitsbeamten in Bezug auf den ihm zugetheilten Distrikt, oder in Bezug auf jeden einzelnen seiner Distrikte, sofern er über mehrere gesetzt ist:

1. Er hat sich, so weit dies angängig ist, über alle Einflüsse, welche auf die Gesundheitsverhältnisse seines Distriktes schädlich einwirken oder einzuwirken drohen, zu informiren.

2. Er hat mit allen ihm zu Gebote stehenden Mitteln die Ursachen und die Verbreitung der innerhalb seines Distriktes vorkommenden Krankheiten zu erforschen, und ganz besonders auch festzustellen, in welcher Ausdehnung diese Krankheiten von solchen Ursachen abhängig waren, welche beseitigt, resp. vermindert werden konnten.

3. Er soll sich sowohl systematisch und zu bestimmten Zeiten, als auch bei anderen Gelegenheiten durch genaue Inspection seines Bezirkes über alle in demselben vorhandenen und der Gesundheit nachtheiligen Verhältnisse Kenntniss verschaffen.

4. Er soll im Stande sein, der Sanitätsbehörde stets über alle Gesundheitsverhältnisse seines Bezirkes und über alle, auf das Vorgehen dieser Behörde oder Behörden bezughabenden Punkte Auskunft zu geben; er soll, wo es sich um die Information von Sanitätsbehörden oder Gerichten handelt, und wo das Certificat eines

Gesundheitsbeamten oder eines practischen Arztes als Grundlage zu dienen hat, ein solches Certificat ausstellen.

5. Er soll der Sanitätsbehörde auf alle Fragen, welche dieselbe in Bezng auf den Erlass von Baugesetzen und auf die spätere Ausführung derselben an ihn stellen mag, Auskunft zu geben verpflichtet sein.

6. Wird ihm der Ausbruch einer contagiösen, ansteckenden, oder epidemischen Krankheit innerhalb seines Bezirkes bekannt, so hat er sich ohne Zögern an Ort und Stelle zu verfügen, daselbst die Ursachen und näheren Umstände des Ausbruchs zu untersuchen, geeignete Persönlichkeiten mit solchen Maassnahmen zu beauftragen, welche ihm zur Verhütung der weiteren Ausbreitung der Krankheit angezeigt erscheinen, und, soweit er hierzu gesetzlich autorisirt ist, die Ausführung dieser Maassnahmen fördern zu helfen.

7. Wenn er von dem Uebelstands-Inspektor (Inspector of Nuisances) die Nachricht erhält, dass seine Intervention in Bezug auf die Existenz gesundheitsgefährlicher Verhältnisse, oder in Bezug auf die Uebervölkerung eines Hauses nothwendig wird, so soll er so schnell wie möglich diejenigen Maassregeln ergreifen, wie sie in Voraussicht solcher Umstände statutarisch vorgeschrieben sind.

8. Wenn es ihm nothwendig oder gerathen erscheint, oder wenn er von der Gesundheitsbehörde hierzu aufgefordert wird, so soll er persönlich alle zu Markte gebrachten, oder zum Verkauf vorbereiteten und für die menschliche Nahrung bestimmten Thiere, Cadaver, Fleisch, Geflügel, Wild, Früchte, Vegetabilien, Getreide, Brod oder Mehl, welche krank oder verdorben oder ungeeignet für die menschliche Nahrung erfunden werden, untersuchen, und wenn er findet, dass die erwähnten Gegenstände ungesund, verdorben und daher, wenn genossen, der Gesundheit nachtheilig sind, so soll er solche Maassregeln treffen, wie sie zur Beschlagnahme und Beseitigung der betreffenden Gegenstände und zur Ueberantwortung des Falles an den Richter statutarisch erforderlich sind.

9. Er soll alle jene Aufträge ausführen, welche ihm von Seiten der Gesundheitsbehörden in Bezug auf die Bebauungsgesetze ertheilt werden, und deren Ausführung für die öffentliche Gesundheit von Wichtigkeit ist.

10. Jeder in seinem Bezirk vorkommende Geschäfts- resp. Fabrikbetrieb, welcher schädliche Einflüsse auf die Anwohner etc. auszuüben im Stande ist, soll von ihm sorgfältig und eingehend

untersucht werden, und hat er die Ergebnisse, mit Angabe der Maassnahmen zur Abhülfe der Missstände, seiner Behörde zu berichten.

11. Er hat sich auf Wunsch der Gesundheitsbehörde jederzeit in dem Büreau derselben einzufinden.

12. Von Zeit zu Zeit hat er derselben einen schriftlichen Bericht sowohl über seine Thätigkeit, als auch über die in seinem Bezirke vorkommenden Krankheits- und Sterbefälle zu erstatten, soweit er im Stande ist letztere in Erfahrung zu bringen.

13. Et hat die ihm von der Sanitätsbehörde übergebenen Bücher zu führen, in dieselben seine Besuche und Reisen, seine Beobachtungen und ertheilten Instruktionen, ebenso Datum und Gegenstand der an ihn ergangenen Anfragen, Datum und Resultat der auf dieselben getroffenen Maassnahmen etc. einzutragen, und diese Bücher auf Verlangen der qu. Behörde jederzeit vorzulegen.

14. Zu Ende December jeden Jahres ist ein Jahresbericht anzufertigen. Derselbe soll enthalten tabellarische Uebersichten der Krankheiten und der Sterblichkeit im Distrikt, classificirt nach Art der Krankheiten, nach den Altersstufen und Oertlichkeiten, und eine Zusammenstellung der in dem Jahre getroffenen Maassregeln zur Verhütung der Ausbreitung von Krankheiten. Der Bericht soll ausserdem enthalten einen Nachweis aller jener Maassnahmen, die er, gestützt auf das Gesundheitsgesetz, im Laufe des Jahres zur Beseitigung gesundheitsgefährlicher Uebelstände getroffen hat, mit Angabe der Resultate derselben. Auch sind die Erfolge seiner Thätigkeit in Bezug auf gesundheitsgefährliche Handwerke etc. anzugeben.

15. Jeder Ausbruch einer gefährlichen Epidemie ist sofort von ihm dem „Local Government Board" zu melden; demselben ist ferner ein vierteljährlicher Nachweis der Krankheits- und Todesfälle, sowie eine Abschrift des Jahresberichtes und auch eines jeden Specialreports einzureichen.

16. In Fällen, die hier nicht speciell vorgesehen sind, hat er sich nach den vom „Local Government Board" für die Gesundheitsbeamten erlassenen Instruktionen, sowie nach den gesetzmässigen Anordnungen der Sanitätsbehörde zu richten.

17. Wenn das Krankheits-Verhinderungs-Gesetz (Diseases Prevention Act) von 1855 innerhalb des Distriktes zu Kraft besteht, so hat er die mit Bezug auf dieses Gesetz vom „Local Government

Board" erlassenen Instruktionen, soweit sie sein Amt betreffen, genau zu beachten."

Es ist einleuchtend, dass ein Gesundheitsbeamter, welcher alle diese Obliegenheiten gewissenhaft und auch wirksam erfüllen will, sich mit den Grundprincipien der öffentlichen und praktischen Hygiene, mit den allgemeinen, sowie lokalen Verhältnissen, von denen der Gesundheitszustand seines Bezirkes abhängt, sowie mit den verschiedenen Paragraphen der Gesundheits- und anderer Gesetze, von denen sein Amt berührt wird, genau bekannt zu machen hat. Es bleibt dabei seiner eigenen Erwägung und Initiative noch so viel überlassen, dass er die auf ihm ruhende schwere Verantwortlichkeit nicht unterschätzen kann, besonders wenn der Fall eintritt, dass einerseits durch Unwissenheit oder Nachlässigkeit, andererseits durch falschen Eifer und Unverstand die Erfolge seiner Bestrebungen vereitelt werden.

Da kein Zweifel darüber obwalten kann, dass die meisten Gesundheitsbeamten anfänglich auf bedeutende Schwierigkeiten bei der Ausübung ihrer Obliegenheiten stossen werden, so gebe ich die folgenden practischen Details und Anweisungen in der Hoffnung, dass sich dieselben als ebenso zweckdienlich erweisen mögen, als sie zuverlässig sind:

I. In der Natur begründete Verhältnisse, von denen die Gesundheit einer Distriktsbevölkerung abhängig ist.

Hierher gehören die geologischen und topographischen Eigenthümlichkeiten des Distriktes, die Wasserzufuhr und das Klima.

1. Geologische Verhältnisse. Officielle Informationen hierüber sind aus den Karten der betreffenden Behörden zu erlangen, während eingehendere Details an Ort und Stelle ergründet werden müssen. Man wird fast in allen Distrikten Jemand finden, der die Geologie der Gegend zu seinem speciellen Studium gemacht hat.

2. Topographische Verhältnisse. Dieselben beziehen sich auf die Lage der verschiedenen Stadttheile oder Bezirke, die entweder eine niedrige, oder eine hohe, oder aber eine geneigte ist.

3. Wasserzufuhr. Die Quantität und die Qualität der Wasserzufuhr eines Distriktes ist grösstentheils von den eben angegebenen Verhältnissen abhängig. Ein Gleiches kann von der Beschaffenheit des Untergrundes und von der leichteren oder schwierigeren Ausführung der Canalisation und der Drainage gesagt werden (s. Cap. VI., VIII. u. XIII.).

Die Krankheiten, welche von den Boden- und Luftverhältnissen unseres Landes vorzugsweise hervorgebracht werden, sind Schwindsucht, Fieber, Krebs, Rheumatismus, Herzkrankheiten und Kropf. Mr. Haviland's Schriften über die geographische Verbreitung der Krankheiten erweisen sich in dieser Beziehung von grossem Nutzen.

4. Klima. Hierunter verstehen wir die meteorologischen Verhältnisse des Bezirkes, die Temperatur, den Regenfall, die Stärke und die Richtung des Windes, den Barometerdruck, die Feuchtigkeit und den Ozongehalt der Luft. In den meisten grossen Städten finden sich hierüber bereits sorgfältige und genaue Erhebungen, und wo dies der Fall ist, muss sich der

Gesundheitsbeamte durch Vermittelung der Sanitätsbehörde in den Besitz der wöchentlichen Berichte zu setzen suchen. In Bezirken, wo solche Beobachtungen nicht angestellt werden, gehört die Beschaffung der erwähnten Informationen zwar nicht zu seinen Obliegenheiten, trotzdem aber ist es nöthig, dass er sich in Betreff der meteorologischen Fluctuationen auf dem Laufenden erhält, weil dieselben den Gesundheits- resp. den Krankheitszustand einer Gegend wesentlich beeinflussen.

II. Künstliche Beeinflussungen der Gesundheit einer Distriktsbevölkerung.

1. Wohnung. Soweit dies angängig ist, sollte man sich um die gesundheitlichen Verhältnisse eines jeden einzelnen Hauses im Bezirke kümmern. Natürlich kann der Gesundheitsbeamte selbst sich auf dergleichen zeitraubende Untersuchungen in der Regel nicht einlassen, dieselben sollen vielmehr durch eine oder mehrere Vertrauenspersonen, welche die Sanitätsbehörde bezahlt und der Gesundheitsbeamte anleitet, angestellt werden; in den kleinen Städten oder in ländlichen Bezirken kann der Sanitätsinspector dieselben ausführen. In Bezug auf diesen Gegenstand verdienen die Bemerkungen des Mr. Dyke hier angeführt zu werden: „Eine solche Untersuchung wurde im Herbst 1866 zu Merthyr angestellt; beinahe 10,000 Häuser wurden von vier intelligenten Leuten inspicirt; Untersuchung und Berichterstattung nahmen fünf Wochen in Anspruch, und die Kosten beliefen sich auf £ 25. Die Untersuchung erstreckte sich auf folgende Gegenstände: Name der Strasse, Hausnummer,

Name des Eigenthümers und der Miether, Kopfzahl der Familien und der sonstigen im Hause lebenden Personen; Ventilation, Art derselben; Zahl der Abtritte und Waterclosets und Zustand derselben; Wasserzufuhr, Quelle derselben; Zustand der Höfe etc., unter Berücksichtigung der in denselben eventuell gehaltenen Thiere. Diese Berichte wurden von dem Gesundheitsbeamten tabellirt (distrikts- und strassenweise) und die Resultate summirt. Diese Aufzeichnungen haben sich von dauerndem Nutzen erwiesen. Dieselben sind jetzt Ausgangspunkte, nach welchen die nöthigen Verbesserungen bemessen werden und neu entstehende Verhältnisse zu beurtheilen sind; aus diesem „Dictionary of Habitations“ ist der Zustand eines jeden Hauses sofort ersichtlich, und bei dem Ausbruch von Krankheiten, wie Typhus oder Schwindsucht, findet man dort grösstentheils die Ursachen, wie excrementitielle Effluvien oder Bodenfeuchtigkeit, bereits angegeben.“ (Brit. Med. Journal. Nov. 16. 1872.)

Bei der Ausführung solcher Untersuchungen in ländlichen Distrikten ist es rathsam, dass der Inspector die Untersuchung einer oder mehrerer Communen oder Dörfer erst vollendet, ehe er seine Erhebungen dem Gesundheitsbeamten vorlegt, der dann einen Tag bestimmt, an welchem er dieselben mit dem Inspector durchgeht. Der ärztliche Gesundheitsbeamte hat sich von der Genauigkeit der Angaben zu überzeugen und sich dabei über die sanitären Verhältnisse aller Theile seines Bezirks genau zu informiren. Die zu einer solchen Untersuchung bestimmten Tabellenformulare zeigen, je nachdem sie für Stadt- oder Landbezirke bestimmt sind, einige Abweichungen. Die vom Dr. Bond aufgestellten sind, wenngleich etwas umfangreich, dennoch sehr praktisch eingerichtet, eignen sich vortrefflich für ländliche Bezirke und sind folgendermaassen eingetheilt: 1) laufende Nummer; 2) Nummer des Falles im „Nuisance Book“; 3) Datum der Untersuchung; 4) Beschreibung der Oertlichkeit; 5) Name der Eigenthümer und Miether; 6) Zahl der Wohnräume, Schlafzimmer und Insassen; 7) Beschaffenheit, Lage und Zustand der Closet-Einrichtungen; 8) Beschaffenheit der Wasserzufuhr; 9) Mängel in der Drainage, Ventilation oder in den allgemeinen örtlichen Verhältnissen; 10) Angabe thatsächlicher oder möglicher Schädlichkeiten; 11) Bemerkungen des Gesundheitsbeamten; 12) Zusatzbemerkungen. Der Inspector wird mit wenigen Ausnahmen niemals auf Opposition bei seinen Untersuchungen stossen, ebenso wenig der ärztliche Gesundheitsbeamte bei seinen Forschungen nach wünschenswerther Aufklärung. Weiteres über die sanitären Zustände der Oertlichkeiten in Abschnitt IV. dieses Capitels. Siehe auch Cap. IX.

2. Wasserzufuhr. Wo eine öffentliche Wasserleitung vorhanden ist, muss der ärztliche Gesundheitsbeamte die Qualität des Wassers untersuchen, sich über das pro Kopf entfallende Quantum, sowie über die Verunreinigungsgefahren, welche entweder schon bei dem Ursprung der Wasserleitung, (in den Reservoirs etc.) oder auf dem Wege des Wassers von dort in die Häuser vorhanden sind, unterrichten. Ferner sind alle bereits in dem Capitel über Wasserzufuhr erwähnten Details sorgfältig zu beobachten. In Dörfern, wo die Wasserzufuhr eine unzureichende ist, ist es Sache des Gesundheitsbeamten, die Mittel anzugeben, wie diesem

Mangel am Besten abzuhelfen ist, ob durch das Graben neuer Brunnen, ob durch Anlegung einer Wasserleitung, ob durch Ansammeln des Regenwassers oder ob durch eine Herbeischaffung des Wassers vermittelst Wasserwagen; die praktische Ausführung bleibt dem Ingenieur oder dem Inspector überlasen (s. Cap. VI. u. VII).

3. Drainage, Canalisation, Strassenreinigung etc. Ueber diese Verhältnisse ist der betreffende Oberingenieur oder Baumeister allein im Stande, die beste Auskunft zu geben. Besondere Aufmerksamkeit muss der Ventilation und der Spülung der Canalisationsrohre zugewendet werden, ebenso der Beschaffenheit der Abzugsrohre in den Häusern, der Waterclosets, überhaupt allen Verbindungen zwischen dem Innern des Hauses und den Canalisationsrohren. Auch der Strassenreinigungsbetrieb muss ein Gegenstand eingehender Beobachtung sein. In Landbezirken gehört es zu den Obliegenheiten des Gesundheitsbeamten, über die etwaige Mangelhaftigkeit der Drainage zu berichten, eventuell die Zuziehung eines competenten Ingenieurs zur Abhülfe anzuregen. In gewissen Fällen hat er auch darüber zu entscheiden, ob durch die Art der Strassenreinigung nicht auch zugleich eine erhöhte Reinlichkeit der Höfe etc. bedingt wird und auszuführen ist. (Siehe Cap. XI., XII. u. XIII.)

4. Fabriken, Werkstätten, Backhäuser, Schlachthäuser, öffentliche Institute etc. — Dieselben sind in Bezug auf Ueberfüllung, Luftverunreinigung und Production von Unrathstoffen zu untersuchen (s. Cap. III. u. Abschn. IV. dieses Cap.). Fabriken, welche bereits unter Aufsicht der Regierung stehen,

sind natürlich von der des Gesundheitsbeamten ausgeschlossen, es sei denn, dass durch dieselben die Anwohner belästigt oder geschädigt werden. In Landbezirken muss der Beschaffenheit der Dorfschulen eine besondere Ueberwachung zu Theil werden, ebenso den Zuständen der Kirchhöfe.

III. Bevölkerungsstatistik.

Ausser der Kenntniss der natürlichen und künstlichen Einflüsse auf die Gesundheit der Bevölkerung hat sich der Gesundheitsbeamte auch eine solche von den statistischen Verhältnissen seines Bezirkes zu verschaffen. Er wird, namentlich wenn er sich an bereits vorhandene statistische Berichte anlehnt, leicht alle Data erlangen können, welche sich beziehen auf die Anzahl der Bevölkerung, die fortschreitende Vermehrung derselben, die Geburten, die Eheschliessungen, die Sterblichkeit, das Vorkommen von Epidemien oder anderen speciellen Krankheiten, die Zahl der Todesfälle in den verschiedenen Altersklassen, den Pauperismus im Bezirke etc. Die Ergebnisse der letzten Volkszählung sind ebenfalls reich an Informationen über die Grundstücke und die Häuser der Bevölkerungen, ebenso wie über Alter, Beschäftigung und allgemeine Verhältnisse der letzteren. Dr. Farr's Report über die Sterblichkeit in England in der Zeit von 1861—1870 enthält eine Fülle von Informationen der verschiedensten Art und zeigt in musterhafter Weise das weite Gebiet logischer Deductionen, welches sich auf angemessen tabellirte und gewissenhaft durchgeführte Bevölkerungsstatistiken basiren lässt.

Solch ein Rückblick schafft eine gesunde Grundlage von lokalen statistischen Kenntnissen, und wenn der Gesundheitsbeamte auf dieser Bahn fortschreitet und nichts unbeachtet lässt, so wird er in der Lage sein, seiner vorgesetzten Behörde jederzeit über die Verhältnisse seines Bezirkes zuverlässige Auskunft geben zu können und zugleich auch, wenn nöthig, Abhülfsmittel vorzuschlagen. Da aber die Anzahl der Todesfälle nicht auch zugleich für die der Erkrankungen bestimmend ist, so hat er sich auch, und zwar nach jeder Sitzung der Armenvorsteher, die Listen über die Erkrankungen der Armen, ebenso wie die Listen der öffentlichen medicinischen Institute in seinem Bezirke zu verschaffen. Auch sollten die Sanitätsbehörden dafür Sorge tragen, dass die Armenärzte sofort jeden Fall von fieberhaften oder ansteckenden Krankheiten rapportiren und dass der „District Registrar“ jeden aus solchen Krankheiten resultirenden Todesfall sogleich meldet. Wenn ferner der ärztliche Gesundheitsbeamte eine ärztliche Praxis nicht ausüben kann, so werden seine in der Praxis befindlichen Collegen ihm gern jede gewünschte Auskunft ertheilen, vorausgesetzt, dass er ihnen gegenüber nicht mit allzuofficiellen Prätensionen auftritt. Ehe die einzelnen Haushaltungsvorstände nicht zur gewissenhaften Meldung aller in ihrer Familie vorkommenden ansteckenden Krankheiten gesetzlich verpflichtet sind, sind die einzigen derartigen Ausweise, wie sie vom „Local Government Board“ verlangt werden, die Berichte des „District Registrar“, die Armenkrankenberichte und diejenigen Notizen über ansteckende Krankheiten, welche sich der Gesundheitsinspector zu verschaffen im Stande ist.

Die „Distrikt Registrars" des ganzen Landes sind von dem „Registrar General" instruirt, die Geburts- und Todesfälle dem ärztlichen Gesundheitsbeamten anzuzeigen, und erhalten für jede Eintragung eine Remuneration von 2 d., welche die Sanitätsbehörde von Seiten des „Local Government Board" zu zahlen ermächtigt ist. Die Sanitätsbehörde liefert ebenfalls die Formulare und trägt die Portokosten. Todesfälle an Typhus oder anderen ansteckenden Krankheiten müssen sofort gemeldet werden, die übrigen Meldungen erhält der Gesundheitsbeamte am Ende jeder Woche.

Durch die vermittelst dieser wöchentlichen Meldungen erlangte Information wird der ärztliche Gesundheitsbeamte in den Stand gesetzt, die Mortalitätsstatistik so zu tabelliren, dass getrennt und übersichtlich zu erkennen sind: 1) die Geburten, 2) die Gesammtsumme der Todesfälle, 3) die Todesfälle in verschiedenen Altersklassen, 4) die Todesfälle an zymotischen Krankheiten, 5) der Zusammenhang zwischen den zymotischen Todesfällen oder der Sterblichkeit im frühesten Kindesalter mit den sanitären Verhältnissen in den verschiedenen Theilen seines Distrikts, 6) das Vorkommen bestimmter Krankheiten in bestimmten Gegenden u. dergl. m. — Ist der Distrikt ein grosser städtischer, so sind die Krankheiten nach Subdistrikten oder Strassen zu classificiren; ist es ein grosser ländlicher Bezirk, so geschieht die Eintheilung nach Subdistrikten oder Communen.

In grossen ländlichen Bezirken sollte die Classificirung entweder in der vom „Registrar General" angewendeten Weise oder nach dem System, wie es die „Society of Medical Officers of Health" empfiehlt, stattfinden. (Siehe Anhang.) In kleinen städtischen oder ländlichen Bezirken jedoch ist die Verwendung complicirter Tabellen keineswegs nothwendig und hier genügt die Classificirung, wie sie in den an das „Local Government Board" abgehenden Vierteljahrsberichten üblich ist. Hierbei ist es sehr zu bedauern, dass die Classificirung nicht vorschriftsmässig in allen Distrikten eine gleichartige ist, es könnte z. B. in kleineren Bezirken ein ganz einfaches, und in grösseren, von 25,000 Einwohnern und darüber, ein complicirteres System eingeführt werden.

Eine der ersten Fragen also, welche sich dem Gesundheitsbeamten zur Entscheidung aufdrängen, ist die Art der Classificirung, die er anzuwenden gedenkt; hat er sich hierüber schlüssig gemacht, so ist die Tabellirung, resp. die wöchentliche, monatliche oder vierteljährliche Summation, eine sehr einfache. Hat er monatliche Berichte einzureichen, so ist es in grossen Stadtbezirken gebräuchlich, auf die Monate März, Juni, September und December je fünf Wochen zu rechnen und auf die übrigen Monate je vier Wochen. In kleinen Bezirken genügt es, die Todesfälle je unter dem betreffenden Datum einzutragen, eine Rubricirung derselben nach Wochen ist dann unnöthig. Der einzige Uebelstand in diesem Modus ist der, dass sie in den Berichten des Registrars ab und zu erst Erwähnung finden, nachdem mehrere Wochen nach dem Ableben der betreffenden Persönlichkeit verstrichen sind, und aus diesem Grunde pflegt man die Todesfälle gewöhnlich wochenweise und ohne Rücksicht auf das Datum aufzuführen.

Wenn dieselben sorgfältig tabellirt und je nach

dem Geschlecht, dem Alter, dem Orte und der Krankheit eingetheilt sind, muss man häufig noch Unterabtheilungen machen für solche, die nicht in den Bezirk gehören, wie die in den Hospitälern, Arbeitshäusern oder Irrenhäusern vorkommenden. Man nehme zum Beispiel eine Stadt von 10,000 Einwohnern, gelegen in dem Mittelpunkte eines Bezirkes (Armenverbandes) von 25,000 Einwohnern. Die Stadt bildet einen separaten Gesundheitsdistrikt, enthält aber das Arbeitshaus für den ganzen Bezirk. Es ist evident, dass sich die Mortalität in der Stadt in diesem Falle grösser darstellen wird, als sie in der That ist, wenn man man die in dem Arbeitshause vorkommenden Todesfälle nicht noch besonders in Erwägung zieht; andererseits würde die Mortalität des umliegenden ländlichen Bezirkes geringer erscheinen, als sie thatsächlich ist, wenn man die Summe der in dem Arbeitshause stattfindenden und auf sie entfallenden Todesfälle nicht mit in Anrechnung bringt. In volkreichen Stadtbezirken jedoch kann man die Todesfälle unter den daselbst befindlichen Fremden in der Regel mit in die Mortalitätsangaben einschliessen; dieselben bilden dann das Aequivalent für diejenigen Todesfälle, welche unter den zum Bezirk gehörigen, aber auswärts befindlichen Personen eintreten.

Bei der Berechnung der Mortalität kommt in erster Linie die thatsächliche oder aber die angenommene Bevölkerungszahl des Bezirkes in Betracht. Die thatsächliche Bevölkerungszahl ist natürlich nur alle zehn Jahre, nach stattgehabter Volkszählung, zu bestimmen, oder aber auch, wenn man von Haus zu Haus gegangen ist und die Zahl der Insassen eines jeden festgestellt hat. Es ist daher die angenommene Bevölkerungszahl die Basis, auf welcher die Mortalität berechnet wird, und zwar geschieht das nach der Methode des „Registrar General“ auf folgende Weise: Man addirt zu der Bevölkerungszahl des Distriktes, wie sie die letzte Zählung ergab, ein Zehntel der Differenz zwischen jener Zahl und der bei der vorhergehenden Zählung erlangten, und dies für jedes Jahr, welches seit der letzten Zählung verstrichen ist. Angenommen nun, dass die Bevölkerungszunahme während der zehn Jahre in stetiger Progression stattfand, so erlangt man hierdurch die ungefähre Bevölkerungszahl, wie sie sich am Schlusse des ersten Quartals jeden Jahres darstellt, denn um diese Zeit pflegt die Volkszählung immer stattzufinden. Wenn aber die Mortalität berechnet wird nach Ablauf des zweiten Quartals, so ist es einleuchtend, dass ein Viertel des jährlichen Zuwachses oder ein Vierzigstel des zwischen zwei Volkszählungen stattfindenden Zuwachses noch addirt werden muss, um den Zuwachs für dieses weitere Quartal zu erlangen. Nehmen wir an, dass wir für das Jahr 1877 die angenommene Bevölkerungszahl einer Stadt zu finden haben, in welcher die Volkszählung von 1861 eine Einwohnerzahl von 62,341 Köpfen, und diejenige von 1871 eine solche von 63,487 Köpfen ergab. Hier stellt sich die Differenz zwischen den beiden Volkszählungsergebnissen auf 1146 und die durchschnittliche Jahreszunahme während des Decenniums auf 114,6. Es sind 1877 sechs Jahre seit der letzten Zählung vergangen, es stellt sich daher die angenommene Bevölkerungszahl am Ende des ersten Quartals dieses Jahres auf

63,487 + 687,6 und am Ende des zweiten Quartals wird dieselbe betragen: 64,487 + 687,6 + 28,6 = 64,203, und diese Zahl ergiebt die angenommene Höhe der Bevölkerung und nach ihr ist die Mortalität zu berechnen. Folgendes einfaches Exempel macht die Sache noch klarer:

		Bevölkerungszahl.
Volkszählung	1861	62,341
„	1871	63,487
	Differenz:	1,146

Durchschnittl. jährliche Zunahme (1861—71) = 114,6.
Daher angenommene Bevölkerungszahl

$$\text{für } 1877 = 63{,}487 + (114{,}6 \times 6) + \frac{114{,}6}{4} = 64{,}203.$$

In neuen Bezirken, in denen eine rapide Zunahme stattfindet, wird dieser Schätzungsmodus oft nicht ausreichen, und in solchen Fällen ist es wünschenswerth, alle Jahre die Anzahl der bewohnten Häuser aus den Grundbüchern zu ersehen. Es lässt sich sodann eine annähernd correcte Schätzung dadurch erzielen, dass man die ohne Schwierigkeit festzustellende Durchschnittseinwohnerzahl eines jeden Hauses mit der Gesammtzahl der bewohnten Häuser multiplicirt.

Nachdem die Bevölkerungszahl für das Jahr festgestellt ist, muss ein Gleiches mit der Mortalität geschehen. „The Sanitary Record“ beschreibt die von dem „Registrar General“ hierbei adoptirte Methode unterm 7. August 1875 wie folgt: „Es braucht kaum erst erwähnt zu werden, dass alle Veröffentlichungen des „Registrar General“, dieselben mögen sich auf ein Jahr, auf einen Monat oder auf eine Woche beziehen, stets das jährliche Verhältniss von 1000 Einwohnern als Basis haben, d. h. sie repräsentiren die Personenzahl, welche in einem Jahre von je 1000 einer Einwohnerschaft stirbt, wenn das Verhältniss der Mortalität zur Bevölkerung, wie es aus den wöchentlichen Berichten hervorging, während des ganzen Jahres dasselbe bliebe.

Nehmen wir die Sterblichkeit im Berichte über die letzte Woche des Juli als Beispiel. Nach Tabelle 1 und 2 belief sich die angenommene Bevölkerungszahl von Sheffield in der Mitte des Jahres 1875 auf 267,881 Köpfe; in der erwähnten Woche wurden 127 Todesfälle berichtet, entsprechend 24,7 pro 1000 der angenommenen Bevölkerungszahl. Wir kennen hier die Zahl der innerhalb einer Woche stattgefundenen Todesfälle, wir kennen auch die Bevölkerungszahl, in welcher sie eintraten; wir haben nun die Anzahl von Todesfällen zu finden, welche auf je 1000 der Bevölkerung entfällt, wenn über jede Woche während des ganzen Jahres ein gleiches Resultat berichtet wird. Wäre nun eine Woche genau der zweiundfünfzigste Theil eines Jahres, so hätte man einfach entweder die Zahl der Todesfälle mit 52 zu multipliciren, oder aber die Bevölkerung durch 52 zu dividiren, um das gewünschte Ergebniss zu erlangen. Da jedoch die correcte Zahl der Tage in einem Jahre 365,24226 ist, so giebt es in einem Jahre 52,17747 Wochen. Aus diesem Grunde dividirt der „Registrar General" zum Zwecke des Wochenberichts die angenommene Bevölkerungszahl einer jeden in Betracht kommenden Stadt mit 52,17747, wodurch man die „wöchentliche Bevölkerung" jeder Stadt erhält, wenn man sich so ausdrücken will. Dividirt man die Bevölkerung von

Sheffield mit 52,17747, so ergiebt sich eine wöchentliche Bevölkerung von 5134 Personen; dies ist für das Jahr 1875 die constante Zahl, durch welche die Mortalitätsziffer zu dividiren ist. Es ergiebt sich, wenn man die in der letzten Juliwoche zu Sheffield stattgefundenen 127 Todesfälle mit dieser sogenannten wöchentlichen Bevölkerungszahl dividirt, ein jährliches Verhältniss von 0,0247 pro Kopf der Bevölkerung; rückt man das Decimalzeichen drei Stellen nach rechts, d. h. multiplicirt man mit 1000, so erhält man 24,7 und dies ist das correcte jährliche Sterblichkeitsverhältniss pro 1000 der angenommenen Bevölkerungszahl von Sheffield während jener Woche. Ohne Zweifel würde es logischer sein, die Mortalitätsziffer mit 52,17747 zu multipliciren, man müsste dann aber diese Operationen in jeder Woche wiederholen.

Um die Mortalität eines Monats oder eines Vierteljahrs zu berechnen, zieht man die Anzahl der Tage in Betracht, und zwar empfiehlt es sich hier, die Bevölkerungsziffer in der bereits angegebenen Methode zu verwenden. Die genannte Ziffer wird durch 365,24226 dividirt und dann mit der Zahl der Tage eines Monats oder Vierteljahrs multiplicirt, um die Bevölkerungszahl zu erlangen, welche zur Zahl der Todesfälle in einem Monat oder Vierteljahr in Verhältniss steht; auf diese Weise erzielt man ein wissenschaftlich correctes Mortalitätsergebniss für die erwähnten Zeiträume. Ein annähernd zutreffendes Resultat erreicht man, wenn man ein Zwölftel resp. ein Viertel der Bevölkerungsziffer als Divisor für die Zahl der Todesfälle verwendet; da aber die Länge eines Monats zwischen 28 und 31 Tagen, die eines Vierteljahrs zwischen 90 und 92 Tagen schwankt, so ist es klar, dass ein genaues jährliches Mortalitätsverhältniss nur herausgerechnet werden kann, wenn man diese Schwankung in Betracht zieht.“

Obgleich die hier beschriebene Berechnungsart bei den statistischen Festellungen in allen grossen Städten und volkreichen Bezirken angewendet werden sollte, so ist für kleinere städtische und ländliche Bezirke ein weniger complicirter Modus in Bezug auf Genauigkeit der Resultate vollständig hinreichend. Nehmen wir hier beispielsweise an, dass in einem Bezirke von 11,342 Köpfen die Zahl der Todesfälle sich in einem Vierteljahr auf 56 beläuft, so lässt sich das jährliche Sterblichkeitsverhältniss pro 1000 annähernd wie folgt feststellen:

$$\frac{56 \times 4 \times 1000}{11{,}342} = 19{,}7.$$

Ausser dem erwähnten Sterblichkeitsnachweise enthalten die statistischen Berichte auch noch Nachweise über die Geburten, über die Sterblichkeit im frühesten Kindesalter und über die Sterblichkeit an zymotischen Krankheiten.

Das Verhältniss der Geburten wird in derselben Weise wie das der Sterblichkeit berechnet, und zwar pro 1000 und pro Jahr.

Die Kindersterblichkeit wird gewöhnlich nach dem Verhältniss der Todesfälle unter einem Jahr zu den Geburten bemessen und ebenfalls pro 1000 angegeben, z. B. es sterben in einem Vierteljahr 28 Kinder unter einem Jahr und während derselben Zeit werden 225 Kinder geboren; es ist demnach die Kindersterblichkeit:

$$225 : 1000 :: 28 : X$$

$$\text{oder } X = \frac{28 \times 1000}{225} = 124.$$

Oder man nimmt die Kindersterblichkeit als einen Procentsatz von der Gesammtsterblichkeit an. Wenn sich z. B. die Todesfälle innerhalb eines Vierteljahres auf 126 stellen, so ist der Procentsatz der Sterbefälle unter den noch nicht einjährigen Kindern:

$$\frac{28 \times 100}{126} = 22{,}2.$$

Die Sterblichkeit in Folge von zymotischen oder anderen Krankheiten wird ebenfalls in der bereits angegebenen Weise berechnet. Wenn sich z. B. in einer Bevölkerung von 22,438 Köpfen die Todesfälle in Folge der sieben hauptsächlichsten Krankheiten auf 48 stellen, so ist dieselbe pro 1000:

$$\frac{48 \times 1000}{22{,}438} = 2{,}1.$$

Soll die Mortalität einer gewissen Altersklasse berechnet werden, so ist es vorher nothwendig, die Kopfzahl derselben annähernd festzustellen. Man kann hierbei mit Sicherheit annehmen, dass die durchschnittliche Kopfzahl der verschiedenen Altersklassen seit der Zählung von 1871 ziemlich in demselben Verhältniss geblieben ist.

Um das mittlere Alter der in einem Bezirke Gestorbenen zu berechnen, addirt man die Lebensjahre sämmtlicher innerhalb einer bestimmten Zeit Abgeschiedenen und dividirt die Summe mit der Zahl der Todesfälle. Das mittlere Todesalter ist in England vierzig Jahre.

Wenn man sich solcher statistischer Angaben

bedienen will, so muss dies immerhin mit einiger Vorsicht geschehen, um Irrthümer zu vermeiden. So kann z. B. die Mortalität eines Bezirkes verhältnissmässig gering sein, weil das Alter der Bevölkerung vielleicht ein besonders günstiges ist, trotzdem aber können die sanitären Verhältnisse sich als höchst ungünstig erweisen; oder es erhebt sich die Gesammtmortalität nicht über das gewöhnliche Maass, während die Mortalität einzelner Unterbezirke ausserordentlich hoch ist. Was den speciellen Werth der Mortalität als ein maassgebendes Zeichen für die Gesundheitsverhältnisse betrifft, so haben sowohl der verstorbene Dr. Letheby, wie auch Dr. Tripe u. A. festgestellt, dass dieselbe aus verschiedenen Gründen durchaus unzuverlässig in dieser Beziehung ist; so kommen unter anderen Einflüssen auch in Betracht: die fluctuirenden Zahlenverhältnisse der verschiedenen Altersklassen, Heimathsveränderungen, Auswanderungen etc. — Besonders machen sich solche Einflüsse in kleinen Städten und kleinen Landbezirken sehr bemerkbar. So gehört z. B. zu meinem Bezirke ein kleiner Landstrich, dessen Bevölkerung im Jahre 1874 828 Köpfe aufwies; die Mortalität jenes Jahres belief sich nicht über 6,1 pro 1000, während sie sich im Jahre 1875 nicht höher als auf 12 pro 1000 stellte. Diese günstige Erscheinung muss auf das Vorwiegen jüngerer Leute in dem Bezirke zurückgeführt werden; es befanden sich während jener Zeit ausnehmend viel Dienstboten daselbst. In einem anderen Bezirke von ähnlichem Charakter und mit einer angenommenen Bevölkerungszahl von 2047 war das Sterblichkeitsverhältniss 1875 nur 8,4 pro 1000. Wenngleich nun in Bezug auf diese Bezirke die Gesundheitsverhältnisse zufriedenstellend waren, so ist es dennoch einleuchtend, dass im Vergleich mit anderen Bezirken die Mortalität keinen sicheren Maassstab dafür abgeben kann.

Im Allgemeinen äussern sich die Wirkungen sanitärer Verbesserungen am deutlichsten in der abnehmenden Sterblichkeit an ansteckenden Krankheiten, Typhus, Diarrhöe und Schwindsucht, besonders aber durch eine verminderte Sterblichkeit der Kinder unter fünf Jahren. Man kann in der That behaupten, dass diese letztere Kindersterblichkeit an vielen Orten ein viel zuverlässigerer Maassstab für die Gesundheitsverhältnisse einer Commune ist, als der Durchschnitt der Gesammtsterblichkeit, wenngleich mangelhafte und unzureichende Nahrung, schlechte Wohnung etc. mit in Betracht gezogen werden. Auch darf man, wenn man aus den Mortalitätsnachweisen Belehrung schöpfen will, niemals die Einflüsse der socialen Krankheitsursachen vergessen, als da sind: Unmässigkeit, Immoralität, leichtsinniges Heirathen, letzteres besonders in den unteren Classen unserer Grossstädte (siehe Cap. I.). Es steht in der That unumstösslich fest, dass unmoralischer Lebenswandel und Trunksucht einen ebenso grossen Antheil an der Sterblichkeit in dichtbevölkerten Städten haben, als die obwaltenden ungünstigen Lebensbedingungen.

Es ist hier nicht nöthig, die complicirteren Probleme der Statistik noch zu erwähnen. Der Gesundheitsbeamte hat weiter nichts zu thun, als seine Wahrnehmungen gewissenhaft zu rubriciren, ohne weiter daran zu denken, was mit Hülfe seiner Aufzeichnungen später erforscht und festgestellt werden soll; und wenn auch die Diagnose zuweilen eine irrige ist, so soll er dennoch die ihm gewordenen Mittheilungen so, wie er sie empfängt, eintragen, es sei denn, dass er sich durch Erkundigungen von der Unrichtigkeit der Sache überzeugt hat. Und sogar dann soll er als Statistiker die Berichte so weiterbefördern, wie er sie empfängt, und seinen etwaigen Zweifeln, nach Rücksprache mit seinem medicinischen Beistande, ehrlich Ausdruck geben. Dies ist allerdings stets eine heikle Sache, welche viel Tact und viel Gewissenhaftigkeit erfordert, besonders, wenn er neben seiner amtlichen Thätigkeit auch noch in der Praxis thätig ist. Dies mag nun der Fall sein, oder nicht, jedenfalls ist hier genug gesagt werden, um nicht nur die Nothwendigkeit einer immerwährenden und systematischen Aufmerksamkeit auf die Statistica seines Bezirkes zu zeigen, sondern auch die grosse Hülfe, welche ihm die logische Anwendung derselben in Bezug auf die Einflüsse der vermeidbaren Krankheitsursachen bietet.

IV. Obliegenheiten des ärztlichen Gesundheitsbeamten in Bezug auf die Gesundheitsgesetze.

Da der ärztliche Gesundheitsbeamte im Stande sein soll, den Gesundheitsbehörden über alle einschlägigen Punkte Rath und Auskunft zu ertheilen, so hat er sich sowohl mit der „Public Health Act“ von 1875 als auch mit anderen Gesetzen, resp. Gesetzesparagrahen, welche seine amtliche Thätigkeit berühren, bekannt zu machen. Ehe die verschiedenen Sanitätsgesetze in der „Public Health Act“ von 1875 consolidirt wurden, war die Aufgabe, sich aus diesen zahlreichen Erlassen und Verfügungen die nothwendige Auskunft herauszusuchen, keineswegs eine leichte. Heutzutage ist die Sache sehr einfach geworden, und die einzigen Gesetze, an welche sich der ärztliche Gesundheitsbeamte zu halten hat, sind mit wenigen Ausnahmen die erwähnte „Public Health Act" und die „Artizans' Dwellings' Act" ebenfalls von 1875; letztere bezieht sich allerdings nur auf grosse Städte. Es mag hier angeführt werden, dass, obgleich die „Public Health Act" dem ärztlichen Gesundheitsbeamten alle die Befugnisse ertheilt, welche einem „Inspector of Nuisances" verliehen sind, so gehört es dennoch nicht zu seinen Pflichten, auch den „Nuisances" (öffentlichen Schädlichkeiten) nachzuforschen. Trotzdem aber soll er sich nicht abhalten lassen, wo ihm dies nothwendig erscheint, persönlich zu inspiciren, besonders, wenn er annehmen muss, dass der Gesundheits-Inspector seine Pflicht nur mangelhaft erfüllt; natürlich muss ihn auch hier sein Taktgefühl das Richtige treffen lassen. Sehr wesentlich ist es allerdings, dass seine Kenntnisse und Erfahrungen ihn in den Stand setzen, jederzeit rathend und helfend einzuschreiten. Folgende Paragraphen der „Public Healt Act" sind besonders hervorznheben:

1. Kanalisation und Drainage. (§§. 13 bis 26). Die beiden wichtigsten Paragraphen in dieser Abtheilung sind §. 19, welcher den Ortsbehörden die Einrichtung und den ferneren sachgemässen Betrieb der Canalisation auferlegt, und §. 23, welcher die Ortsbehörden autorisirt, in Häusern, in welchen noch keine Drainage existirt, eine solche zu veranlassen, resp. zu erzwingen (Cap. XI.).

2. Abtritte und Waterclosets. (§§. 35—41.) Diese Paragraphen ermächtigen die Sanitätsbehörden zur zwangsweisen Einführung vorschriftsmässiger Closets, ferner zur Ueberwachung der Drainröhren, Waterclosets, Erdclosets, Abtritte, Aschgruben und Senkgruben in Bezug auf die Construktion derselben und auch auf die Reinerhaltung (Cap. XI.).

3. Strassenreinigung. (§§. 42—47.) Dieselben ermächtigen die Sanitätsbehörden, die Reinigung der Strassen und die Entfernung des Schmutzes zu veranlassen; an Orten, wo die Strassenreinigung von Seiten dieser Behörden selbst ausgeführt wird, ist jeder Grundbesitzer berechtigt, von der Behörde eine Strafsumme von nicht über fünf Schilling pro Tag zu beanspruchen, wenn dieselbe trotz rechtzeitiger Anmeldung unterlassen hat, die Closets oder Abtritte oder Aschgruben etc. des betreffenden Grundstückes reinigen zu lassen. In allen Fällen, wo der ärzliche Gesundheitsbeamte von der Nothwendigkeit einer öffentlichen Reinigung überzeugt ist, soll er darauf dringen, dass' die Sanitätsbehörde sich dieser Obliegenheit unterzieht, und im Weigerungsfalle sich direct an das „Local Government Board" wenden. An Orten, wo eine öffentliche Reinigung nicht besteht, kann die Ortsbehörde durch Bebauungsgesetze die Reinigung der Trottoirs und des Seitenpflasters, ebenso wie die Entfernung aller Schmutzansammlungen von dem betreffenden Grundeigenthümer fordern. Nach §. 46 kann der ärztliche Gesundheitsbeamte die Reinigung einzelner Häuser anordnen, und §. 47 bestimmt die Strafen für die verschiedenen Vernachlässigungen der städtischen Reinlichkeit (Cap. IX.).

4. Stinkende Pfützen und Unrathansammlungen (§§. 48—50). Diese Paragraphen betreffen die Maassregeln zur Beseitigung fauliger Wasseransammlungen in der Nähe bewohnter Orte oder die Entfernung von Unrath-Accumulationen auf Grund einer Anweisung von Seiten des Gesundheitsinspectors.

5. Wasserzufuhr (§§. 51—70). Dieselben beziehen sich auf die Autorisation der Gesundheitsbehörde zur Anlage von Wasserleitungen oder zur Herstellung neuer Brunnen; auf die Maassnahmen zur Verhinderung der Wasserverunreinigung und auf die Reinigung, Ausbesserung oder gänzliche Absperrung vergifteter Brunnen (s. Cap. VI. u. VII.)

6. Regulirung der Kellerwohnungen und Logirhäuser (§§. 71—90). Ausser den Vorschriften, welche das Bewohnen der Keller entweder absolut verbieten oder nur unter gewissen Bedingungen gestatten, beziehen sich diese Paragraphen auf die Ueberwachung der gewöhnlichen Logirhäuser und den Erlass von Baugesetzen zur Regulirung derselben; ausserdem ermächtigen sie den „Local Government Board", die Localbehörden zu dem Erlass solcher Baugesetze zu autorisiren, welche sich auch auf andere Häuser anwenden lassen, die ebenfalls Miether aufnehmen, aber keine Logirhäuser sind. In Bezug auf Badeorte etc. ist letzteres von grosser Wichtigkeit, insofern, als dadurch nicht nur alle gesundheitswidrigen Uebelstände aus den Häusern entfernt werden, in denen die Fremden ein Unterkommen finden, sondern auch weil die Vermiether dadurch angehalten werden, das Vorkommen ansteckender Krankheiten sofort der Gesundheitsbehörde anzuzeigen.

7. **Allgemeine Schädlichkeiten (Nuisances)** (§§. 91—111). Da dieser Abschnitt der „Public Health Act“ ein sehr wichtiger ist, so möge er hier eine ausführlichere Besprechung finden. Die verschiedenen Classen der „Nuisances“ sind die folgenden:

„a) Jeder Ort, der sich in solchem Zustande befindet, dass er eine „Nuisance“ oder gesundheitsgefährlich ist.“

Es liegt auf der Hand, dass diese ungenaue Defination eine grosse Menge gesundheitsgefährlicher Umstände umfassen kann; sie nimmt Gesundheitsschädigungen als die thatsächliche oder doch mögliche Consequenz der „Nuisance“ an. Hierdurch wird allen Kniffen und Hinterthüren des Gesetzes ein weiter Spielraum geschaffen, was jedoch die Obliegenheit des ärztlichen Gesundheitsbeamten betrifft, so wird derselbe bei der Ausführung der Intentionen der Acte gewöhnlich nicht auf allzuviel Schwierigkeiten stossen. Die in der Definition erwähnten sanitären Mängel betreffen meistentheils die Reinigung resp. den neuen Anstrich alter schmutziger Häuser; die Ausbesserung schadhafter Dächer, welche den Regen durchlassen, die Ausbesserung von Wänden und schadhaften Fussböden; die Beseitigung von Abtritten oder von Schweineställen, die sich an die Aussenwände des Hauses lehnen; die möglichste Verhinderung von Nässe und Feuchtigkeit; die Verbesserung der Höfe, besonders in ländlichen Distrikten. Wenn es nicht möglich ist, ein Haus wieder in bewohnbaren Zustand zu versetzen, oder wenn die nothwendigen Ausbesserungen nicht im Sinne der Anweisungen des Gesundheitsinspectors geschehen, so ist die Ortsbehörde laut §. 97

ermächtigt, ein solches Haus zu schliessen. Ueber fehlerhafte Häusereinrichtung siehe Cap. 9.

„b) Pfützen, Gossen, Gräben, Wasserläufe, Abtritte, Pissoirs, Senkgruben, Drains oder Aschgruben, die sich in einem solchen Zustande befinden, dass sie eine „Nuisance“ oder gesundheitsgefährlich sind.“

Diese Definition erfordert weiter keine Erklärung; sobald die angeführten Orte faulige Gerüche verbreiten, sie mögen nun in der Nähe von Wohnungen, von Strassen oder von Fusswegen liegen, so ist Beweis genug für die Existenz einer „Nuisance“ vorhanden, die beseitigt werden muss. Unter diese Rubrik fallen auch alle fauligen Abtritte, Senkgruben und Drains in Landbezirken.

„c) Jedes Thier, welches so gehalten wird, dass es eine „Nuisance“ oder gesundheitsgefährlich wird.“

Diese Definition bezieht sich auf Schweinekoben, Hühnerställe, Hundehütten, Kuhställe u. s. w. — Dieser Art von „Nuisance“ ist oft in verschiedener Weise abzuhelfen. Wenn sich z. B. in einem Schweinekoben jene Ursache findet, so mag sie beseitigt werden, indem man das Thier reinlich erhält, oder die Anzahl der Thiere herabsetzt, oder den Koben gehörig drainirt, ihn an eine entlegenere Stelle bringt, oder aber das Halten der Schweine gänzlich verbietet. Es kann als Regel aufgestellt werden, dass Schweinekoben, welche sich unter den Fenstern von Schlafzimmern oder überhaupt dicht bei Wohnungen befinden, stets mehr oder weniger gesundheitsgefährlich sind, wie reinlich das Vieh auch gehalten werden mag.

„d) Jede Aufhäufung oder Ansammlung, welche eine „Nuisance“ oder gesundheitsgefährlich wird.“

Eingeschlossen in diese Definition sind faulige Dunghaufen oder andere Unrathansammlungen, die in der Nähe von Wohnungen oder Landstrassen liegen; es gehören ferner hierher: faulige Ansammlungen von Abfällen jeder Art, mit Ausnahme solcher, welche für den Betrieb gewisser Geschäfte oder Fabriken nöthig sind; dieselben dürfen aber nicht länger als unumgänglich nothwendig aufgespeichert werden, wobei ausserdem keine Maassnahme zur Abwendung öffentlicher Schädlichkeiten und Belästigungen versäumt werden darf.

„e) Alle Gebäude oder Theile von Gebäuden, welche so übervölkert sind, dass sie gesundheitsgefährlich für die Insassen werden, dieselben seien Mitglieder einer und derselben Familie oder nicht.“

Es ist in diesem Werke schon früher die Nothwendigkeit eines ausreichenden Kubik-Raumes als Hauptbedingung für das Wohlbefinden eines jeden Individuums hingewiesen worden, wir haben auch erwähnt, dass es unter häufigen Umständen unmöglich ist, in den Wohnungen der ärmeren Klassen und in den gewöhnlichen Logirhäusern den nothwendigen kubischen Raum zu erzielen. Die Praxis hat erwiesen, dass man in den meisten grossen Städten allerhöchstens 300 Kubikfuss pro Kopf erreichen kann, und in vielen Fällen bleibt der pro Kopf entfallende kubische Raum in Wohnungen, welche von Mann, Frau und mehreren Kindern eingenommen sind, noch weit hinter diesem Satze zurück. In ländlichen Bezirken stösst man bei der Bekämpfung dieser Art von „Nuisance“ auf ebenso grosse, wenn nicht noch grössere Schwierigkeiten, wie in den Städten; es sei mir gestattet, als Beispiel hierfür den folgenden Passus aus einem meiner Berichte vom Jahre 1874 anzuführen: „An Orten, wo nur wenig Gebäude vorhanden sind, ist es ganz unmöglich, diesem Uebel in nennenswerthem Grade abzuhelfen, denn indem man die Ueberfüllung an einer Stelle beseitigt, ruft man sie an einer anderen hervor. In Mid-Warwickshire aber hat sich diese Schwierigkeit nicht gezeigt, einestheils weil der Bezirk hauptsächlich einen ackerbauenden Charakter trägt und nur eine geringe Anzahl der arbeitenden Klasse erhalten kann, und anderntheils, weil während dieser letzten zwei oder drei Jahre eine ganz bedeutende Auswanderung in Folge der Bewegung unter den ländlichen Arbeitern stattgefunden hat. Die Fälle von Uebervölkerung haben sich gewöhnlich bei einzelnen Familien gezeigt, deren Wohnungen immer nur je ein Schlafzimmer aufwiesen; bei der Beseitigung dieser Art von „Nuisance“ kamen verschiedene Punkte in Betracht. Erstens war es klar, dass, wenn man den pro Kopf entfallenden Minimal-Kubikraum zu hoch normirte, die in Folge dieser Norm sich ergebenden Fälle von Ueberfüllung so zahlreich werden würden, dass jeder Versuch zur Beseitigung derselben scheitern müsste; zweitens war das Alter der Kinder zu berücksichtigen und drittens entstand die Frage, ob man für ein Haus, welches man als zu klein für die Familie condemnirte, im Dorfe auch ein besseres finden würde. Nach sorgfältiger Feststellung des durchschnittlichen Raumes der Schlafzimmer kam ich zu der Einsicht, dass die Norm von 200 Kubikfuss pro Kopf schon das höchste war, was für aus Eltern und Kindern bestehende Familien gewährt werden konnte, obgleich ich allerdings gestehen muss, dass ein Minimalsatz von 300 Kubikfuss Raum, sogar unter guten Ventilationsverhältnissen, für die Anforderungen der Hygiene kaum hinreichte. In Fällen aber, wo es sich herausstellte, dass erwachsene Kinder beiderlei Geschlechts entweder für sich in einem Zimmer oder aber in demselben Zimmer mit den Eltern schliefen, stand die Frage des kubischen Raumes erst in zweiter Reihe, und die Ueberfüllung wurde hier geltend gemacht eben sowohl im Interesse der Sittlichkeit, als in dem der Gesundheitspflege. Hieraus kann ersehen werden, dass die erwähnten Fälle von Ueberfüllung weniger nach bestimmten Regeln, als nach den obwaltenden Umständen behandelt wurden, und obgleich der adoptirte Minimalsatz für den Kubik-Raum nur gering ist, so kommt hier in Betracht, dass der baufällige Zustand der meisten Wohnungen einen freieren Luftwechsel gestattet, als es in neuen und besser gebauten Häusern gewöhnlich erzielt werden kann. Allerdings ist hier nur von den hervorragendsten solcher Fälle die Rede gewesen; aber bei der Ueberzahl von Arbeiterwohnungen, die nur ein Schlafzimmer aufweisen können und deren Zimmer ausserdem so klein sind, ist es unmöglich, gegen das Uebel nach anderen Principien als den angegebenen zu verfahren. Vielen Fällen ist abgeholfen worden und die Angaben der Inspectoren sind im Allgemeinen so willig ausgeführt worden, dass nur wenige Fälle vor die Behörden kamen."

„f) Jede Fabrik, Werkstatt etc. (noch nicht unter einem allgemeinen Fabrik- etc. Gesetz stehend), die nicht reinlich gehalten oder nicht in solcher Weise ventilirt wird, dass alle aus dem Betriebe entstehenden

Gase, Dämpfe, Staub oder andere Unreinigkeiten, die eine Nuisance oder gesundheitsgefährlich sind, beseitigt werden; oder aber welche während der Arbeitszeit so überfüllt sind, dass es für alle darin beschäftigten Menschen gesundheitsgefährlich wird.“ (Siehe Cap. III.)

„g) Alle Feuerungsanlagen oder Essen, welche nicht, so weit dies möglich ist, den erzeugten Rauch verzehren und welche nicht im Dampfmaschinenbetriebe, oder in Mühlen, Fabriken, Färbereien, Brauereien, Bäckereien, Gasanstalten u. s. w. verwendet werden; und jeder Schornstein (Privatschornsteine nicht gerechnet), welcher schwarzen Rauch in solchen Massen von sich giebt, dass er die Umgegend belästigt ..... sollen als Nuisances angesehen und demgemäss behandelt werden, es sei denn, das nachweislich die besten Maassregeln getroffen sind, um den Rauch zu consumiren.

Um Nuisances dieser Art zu vermeiden, sollten alle Fabrikfeuer mit Schornsteinen von ausreichender Höhe und mit Rauchverzehrungsvorrichtungen versehen sein. Häufig hat das Uebel auch in der falschen Behandlung des Feuers selbst seine Ursache.

8. Ungesunde Beschäftigungen. (§§. 112 bis 115.) Diese Paragraphen ermächtigen die städtischen Gesundheitsbehörden, alle gesundheitsgefährlichen Handwerke und Fabrikationen, wie Knochenbrennereien, Seifensiedereien, Leimkochereien, Talgschmelzen u. s. w. in ihren Bezirken zu unterdrücken, sobald sie von dem Gesundheitsbeamten, oder von zwei praktischen Aerzten, oder von zehn Einwohnern des Bezirkes hierzu aufgefordert werden. Ehe die Behörden aber bezüglich bereits bestehender Fabriken

oder Werkstätten einen endgültigen Entschluss fassen, haben sie sich davon zu überzeugen, ob alle geeigneten Mittel zur Beseitigung der Schädlichkeit angewendet worden sind, und da auch der Gesundheitsbeamte in den meisten Fällen zur Abgabe seines Gutachtens veranlasst werden wird, so hat derselbe sich sowohl über das Wesen des fraglichen Fabrikbetriebes oder Handwerkes, als auch über die erzeugten Effluvien und über die Mittel, die letzteren unschädlich zu machen, genau zu unterrichten. Es ist selbstverständlich, dass er sich solche Kenntniss nur durch eigene Anschauung und mit Hülfe genügender Vorbildung in der praktischen Chemie aneignen kann. Wenn dem Gesundheitsbeamten die letztere fehlt, so ist der betreffende Fabrikant oder Handwerker anzuweisen, sich von kompetenter Seite über die geeigneten Schritte zur Abstellung der Missstände, welche sein Gewerbe hervorruft, belehren zu lassen.

Wenn die nöthigen Vorsichtsmaassregeln getroffen sind, so können derartige Fabriken etc. in den meisten Fällen ohne Belästigung der Nachbarschaft weiterbetrieben werden, und häufig erwächst ihnen durch den Verbrauch der schädlichen Abfälle etc. noch ein besonderer pekuniärer Vortheil. Alle fauligen Rohmaterialien müssen in hermetisch verschlossenen Behältern den Fabriken zugeführt werden. Zum Oelkochen, Talgschmelzen und anderen übelriechenden Processen sind verschlossene Kessel zu verwenden, und die erzeugten Effluvien sollten zunächst, behufs Niederschlagung des Wasserdampfes, in einen Condensator und sodann in die Feueresse geleitet werden. Die Schwefelwasserstoff- und Ammoniak-Verbindungen, welche sich bei der Ammoniak-Fabrikation aus der Gasflüssigkeit erzeugen, sollten ebenfalls zum Zweck ihrer Verbrennung in die Feueresse geleitet werden. Ueberhaupt ist es unerlässlich, alle erzeugten Gase und Dämpfe so viel wie möglich zu condensiren oder zu absorbiren.

9. Ungesunde, verdorbene Nahrungsmittel. (§§. 116—119.) Diese Paragraphen ermächtigen den Gesundheitsbeamten oder den Inspektor (Inspector of Nuisances) zu jeder beliebigen Zeit „Thiere, Cadaver, Fleisch, Geflügel, Wildpret, Fische, Obst, Vegetabilien, Getreide, Brot, Mehl oder Milch, auf dem Markte befindlich, oder zum Verkaufe vorbereitet und zur menschlichen Nahrung bestimmt“ zu untersuchen.

Wenn der Gesundheitsbeamte in die Lage kommt, einen der genannten Artikel für unzulässig zu erklären, so hat er den Inspektor oder aber einen Polizeibeamten herbeizurufen, damit der Artikel confiscirt und die Sache vor den Richter gebracht wird. Der Beweis dafür, das der confiscirte Artikel nicht zum Verkaufe gestellt und nicht für die menschliche Nahrung bestimmt war, ist von dem Beschuldigten zu erbringen. Bei schlechtem Fleische wird sehr oft die Ausrede versucht, dass dasselbe nicht für die menschliche Nahrung, sondern für Hundefutter bestimmt war, oder mit anderen Abfällen in eine Leimkocherei oder dergleichen wandern sollte. In solchen Fällen hat der Gesundheitsbeamte einfach festzustellen, ob der confiscirte Artikel für Menschen geniessbar ist oder nicht, alles Uebrige ist den betreffenden Zeugen zu überlassen. Im Capitel II. sind verschiedene praktische Fingerzeige für die Untersuchung von Nahrungsmitteln gegeben. Solche Gesundheitsbeamten aber, welche auf Grund der „Sale of Food and Drugs Act, 1875“ zugleich Analytiker sind, müssen noch eine besondere Qualification haben.

10. Ansteckende Krankheiten, Hospitäler, Leichenhäuser etc. (§§. 120—143.) Hierüber ist in den vorhergehenden Capiteln bereits so viel gesagt worden, dass nur wenig mehr noch zu erwähnen bleibt. Im Falle des Ausbruchs einer Epidemie hat der Gesundheitsbeamte für schleunigste Isolirungsmittel Sorge zu tragen. In einigen ländlichen Bezirken ist die Bevölkerung allerdings so spärlich, dass Hospitalverpflegung unnöthig wird, weil durch eine geeignete Quarantaine die einzelnen Häuser genügend isolirt werden können, und auch für die Pflege der Kranken finden sich nöthigenfalls Wärterinnen, welche entweder von der Sanitätsbehörde oder von der Armenverwaltung bezahlt werden. Nimmt die Epidemie einen ernstlichen Charakter an, so müssen alle befallenen Häuser streng bewacht und alle Ueberschreitungen der erlassenen Vorschriften unnachsichtlich zur Anzeige resp. zur Bestrafung gebracht werden. Damit sich Niemand mit Unwissenheit entschuldigen kann, muss der Gesundheitsinspektor an jedes angesteckte Haus ein Plakat anheften lassen, welches die nöthigen Vorschriften enthält. Bei der Erforschung des Ursprungs der Epidemie oder bei der Ertheilung von Rathschlägen zur Verhinderung der Verbreitung derselben darf der Gesundheitsbeamte natürlich niemals Schritte thun, ohne eventuell den betreffenden Hausarzt zu Rathe zu ziehen, auch darf er die Aussagen des Letzteren niemals in Frage stellen, es sei denn, dass er Grund

zu der Annahme hat, dass die Diagnose desselben eine irrige sei. Auch soll er die eventuelle Schliessung von Schulen in Erwägung ziehen.

In Bezug auf die speciellen Vorschriften dieser Abtheilung des erwähnten Gesetzes mag hier angeführt werden, dass alle Sanitätsbehörden verpflichtet sind, darauf zu halten, dass sämmtliche Häuser und Grundstücke sich stets in einem reinen und desinficirten Zustande befinden, dass sie ferner ermächtigt sind alle Betten, Kleidungsstücke u. s. w., welche nicht gehörig desinficirt werden können, vernichten zu lassen und den Werth derselben zu ersetzen; dass sie ferner die Desinfection, wenn nöthig, selbst in die Hand nehmen und dafür sorgen, dass Ambulanzen, Krankenhäuser und Leichenhallen in genügender Anzahl vorhanden sind. Sie sind berechtigt, solche Hospitäler etc. entweder neu zu erbauen oder aber zu miethen und sich zu letzterem Behufe mit der Direktion des betreffenden Hospitals in Verbindung zu setzen; auch können mehrere Behörden sich zum gemeinschaftlichen Gebrauch eines Hospitals vereinigen. In volkreichen Bezirken ist es stets am gerathensten, ein Hospital neu zu erbauen, während die Behörden kleinerer Bezirke sich am besten in den Gebrauch eines einzigen Hospitals gemeinschaftlich theilen. Den Umständen gemäss können sich auch Privathäuser, Baracken, Zelte, und in Hafenstädten auch Schiffshulken zur Krankenaufnahme vorzüglich eignen.

Der Paragraph 132 ermächtigt die Sanitätsbehörden zur Wiedereinziehung der Kosten für Hospitalverpflegung von bemittelten Kranken; da indessen die Aufnahme eines Patienten in ein Krankenhaus für das öffentliche Wohl von ebenso grossem Vortheil ist, wie für den Kranken selbst, so wäre die zwangsweise Einziehung der erwähnten Kosten nicht nur in vielen Fällen ungerecht, sondern es würde auch dadurch die Nützlichkeit solcher Hospitäler sehr verringert werden. Nach §. 124 können auf Grund eines ärztlichen Attestes und auf Befehl einer obrigkeitlichen Person in ein Hospital für ansteckende Krankheiten übergeführt werden:

1. Solche Personen, die von einer ansteckenden Krankheit befallen sind und entweder in ihrer Wohnung keine Pflege haben können oder aber mit mehreren Familien in einem Zimmer wohnen, oder aber sich am Bord eines Schiffes befinden.

2. Solche Personen, welche in einem der gewöhnlichen Logirhäuser oder Hotels wohnen.

Wo sich indessen der Gesundheitsbeamte sowohl mit dem Privatarzt als auch mit der Sanitätsbehörde in gutem Einvernehmen befindet, wird es stets ein Leichtes sein, die meisten Patienten zur Uebersiedelung in ein Hospital zu bewegen und auf diese Weise sowohl im Interesse dieser Letzteren als auch in dem des öffentlichen Wohles zu handeln.

Obgleich der Schutz, welchen Hospitäler, Leichenhallen, Desinfectionsmaassregeln etc. der öffentlichen Gesundheit gewähren, über alle Frage erhaben ist, pflegen dennoch die Sanitätsbehörden sich in der Regel sehr lässig in der Ausübung der ihnen in dieser Beziehung zustehenden Befugnisse zu zeigen, es sei denn, dass eine Epidemie sie in die Enge treibt, und auf diese Weise sind die vorbereitenden Arbeiten der Gesundheitsbeamten oft nur verlorene Zeit. Diese

Thatsache aber darf die Letzteren keineswegs entmuthigen. Es ist die Pflicht derselben, die Bedürfnisse ihres Bezirkes sorgfältig zu erforschen, ihre Ansichten hierüber so klar und kurz als möglich den Sanitätsbehörden zu unterbreiten und mit den besten Beweggründen zu unterstützen, alle Fragen bereitwilligst und treffend zu beantworten und jedweden Einwendungen gegenüber wohlgewappnet zu sein. Finden ihre Vorstellungen kein Gehör, so haben die Sanitätsbehörden, und nicht sie, die Verantwortung zu tragen. Dies darf aber Niemand hindern, dieselben Anliegen gelegentlich von Neuem vorzubringen, da der Sache durch Ausdauer immerhin vielleicht wenigstens etwas genützt werden kann.

Die Paragraphen 134—144 ermächtigen das „Local Government Board“ bei jedem bedeutenden Ausbruche epidemischer Krankheiten Maassregeln zu treffen für die schleunige Beerdigung der Gestorbenen, für die Controle der einzelnen Häuser, für die Ertheilung ärztlicher Hülfe und für alle andern Mittel und Wege, durch welche die Verbreitung der Epidemie zu verhindern ist; aber nur in Zeiten der ernstlichsten Gefahr soll sich der Gesundheitsbeamte veranlasst fühlen die zwangsweise Ausführung dieser Paragraphen zu urgiren.

Es muss stets darauf gesehen werden, dass die Anwendung von Desinfectionsmitteln in der richtigen Weise geschieht, und die Sanitätsbehörden werden gut thun, solche Mittel denen gratis zu verabfolgen, welche zu arm sind, sich dieselben käuflich zu erstehen. Da es die Pflicht der Sanitätsbehörden ist, auf eine wirksame Durchführung der Desinfection zu achten, so sollte der Gesundheitsinspektor unter Anleitung des „Medical Officer“ die Desinficirung von Häusern etc. persönlich beaufsichtigen; noch besser allerdings wäre es, wenn zu diesem Zwecke ein berufsmässiger Desinfector angestellt würde.

Näheres über Hospitäler, ansteckende Krankheiten etc. in Capitel X. und XIV. und im Anhang.

11. Die übrigen für den „Medical Officer“ besonders wichtigen Paragraphen der „Public Health Act“ sind die folgenden; sie beziehen sich lediglich auf städtische oder von städtischen Behörden abhängige Bezirke:

§. 157 ermächtigt zum Erlass von Baugesetzen etc.

§. 164 ermächtigt die städtischen Gesundheitsbehörden zur Anlage von Erholungsplätzen etc.

§. 166 ermächtigt zur Anlage von Märkten.

§§. 169 und 170 ermächtigt zur Anlage öffentlicher Schlachthäuser und zur Ueberwachung etc. von Privatschlächtereien.

12. In Städten von 25,000 Einwohnern und darüber ist es eine wichtige Pflicht des Gesundheitsbeamten, die Berücksichtigung der „Artisans' Dwellings' Act“ von 1875 dringend anzurathen, sobald einige von den in seinem Bezirk gelegenen Häuser, Höfe oder Gassen wegen ihrer ungesunden Verhältnisse für unbewohnbar anerkannt worden sind. Da die Ortsbehörde die Intentionen dieses Gesetzes ohne eine officielle Vorstellung von Seiten des Gesundheitsbeamten nicht zur Ausführung bringen kann, und da der Letztere verpflichtet ist, solche Vorstellungen zu machen sobald er Veranlassung hierzu findet, so liegt wohl auf der Hand, dass die hierdurch für ihn erwach-

sende Pflicht der äussersten Sorgfalt und Gewissenhaftigkeit bedarf.

13. Baugesetze. Der Gesundheitsbeamte wird in allen städtischen Bezirken schon längst bestehende Baugesetze und Verordnungen vorfinden; er hat sich ohne Verzug mit denselben bekannt zu machen, ganz speciell aber mit denjenigen, welche sich auf die Entfernung von Abfällen und die Verhinderung öffentlicher Belästigungen (Nuisances), auf die sanitären Anlagen neuer Gebäude, die Ueberwachung von Schlachthäusern, Bäckereien und Logirhäusern beziehen. Leider sind ländliche Sanitätsbehörden nicht ermächtigt in Bezug auf Neubauten Baugesetze zu emaniren, es sei denn, dass ihnen die Gewalt städtischer Behörden zustehe; seitdem ihnen jedoch die letztere von Seiten des „Local Government Board“ verliehen werden kann, ist es eine Obliegenheit des Gesundheitsbeamten, sobald das sanitäre Wohl des Bezirkes dies erfordert, einen diesbezüglichen Antrag an das „Local Government Board“ zu stellen.

14. Gesetzliche Maassregeln. Der Gesundheitsbeamte sollte nur unter ganz besonderen Verhältnissen etwaige Ueberschreitungen, Unterlassungen etc. persönlich vor die betreffende richterliche Instanz bringen. Gewöhnlich ist dies Sache des Sekretärs der Sanitätsbehörde, in Betreff öffentlicher Belästigungen (Nuisances) aber die des Gesundheits-Inspektors. Obgleich er oft in die Lage kommen wird ein Strafverfahren anzuregen, so besteht doch sein Antheil an der Ausführung derselben lediglich in der Ausfertigung des nöthigen Attestes oder in seiner Zeugenaussage. Ein gutgeschulter Inspektor wird auch letztere häufig

unnöthig machen, es sei denn, dass es sich um Ueberfüllung, um angesteckte Häuser etc., um ungesunde Beschäftigungen, schlechte Nahrungsmittel oder um „Nuisances" handelt.

15. Ausübung des Berufes. Die Art derselben hängt natürlich in hohem Grade von der Beschaffenheit und der Ausdehnung des Distriktes ab. Leider findet sehr häufig die Ernennung eines Gesundheitsbeamten unter der Voraussetzung statt, dass derselbe nur wenig zu thun habe, und auch dies Wenige nur dann, wenn er vom Inspektor zur Ausstellung eines Attestes oder zur Ablegung eines Zeugnisses aufgefordert wird. In allen gros en Bezirken ist es aber durchaus nothwendig, dass die Berufsgeschäfte so systematisch als möglich ausgeführt werden. Der Gesundheits-Inspektor hat unter Aufsicht des Gesundheitsbeamten (Medical Officer) zu handeln, und alle Verfügungen der Sanitätsbehörde, welche den Inspektor betreffen, müssen diesem durch den Gesundheitsbeamten zugehen, da Letzterer sonst für die gehörige Ausführung derselben nicht verantwortlich gemacht werden kann. Die Berufspflichten des Gesundheits-Inspektors sind Seitens des „Local Government Board" unterm 11. November 1872 folgendermaassen stipulirt worden:

„1. Der Gesundheitsinspektor (Inspector of Nuisances) ist gehalten, entweder unter specieller Aufsicht der Sanitätsbehörde, oder unter der des Gesundheitsbeamten (soweit derselbe die Autorisation der Behörde hat), oder aber, wo solche Aufsicht nicht nöthig ist, ohne dieselbe, alle diejenigen Pflichten zu erfüllen, welche ihm durch die „Sanitary Acts" oder durch Verfügungen des „Local Government Board" auferlegt worden sind.

2. Er soll auf Erfordern allen Sitzungen der Sanitätsbehörde beiwohnen.

3. Er soll sich sowohl durch regelmässige Rundreisen, als auch durch gelegentliche Besuche in seinem Bezirke, über alle in demselben vorhandenen oder vorkommenden Schädlichkeiten, welche auf Grund der Sanitätsgesetze Abhülfe erfordern, auf dem Laufenden erhalten.

4. Geht ihm über eine Schädlichkeit oder über eine Ueberschreitung der von der Sanitätsbehörde erlassenen Baugesetze etc. Bericht zu, so hat er sich ohne Verzug an Ort und Stelle zu begeben und Erhebungen anzustellen.

5. Er hat über alle gesundheitsgefährlichen Fabrik- oder Handwerksbetriebe und über alle sonstigen einschlägigen Gesetzesübertreten an die Sanitätsbehörde Bericht zu erstatten.

6. Desgleichen über alle zu seiner Kenntniss gelangenden Beschädigungen der öffentlichen Wasserwerke, sowie über jede muthwillige Wasserverschwendung und über alle Wasserverunreinigungen durch faulige Gase, Unrath etc.

7. Er hat von Zeit zu Zeit, stets aber jederzeit auf Verlangen, die Verkaufsstellen und Läden, in denen Fleisch, Geflügel, Fische, Obst, Vegetabilien, Getreide, Brot oder Mehl feilgehalten werden, sowie auch die Schlachthäuser zu inspiciren und die angeführten Waaren sorgfältig zu untersuchen; findet er verdorbene Nahrungsmittel, so hat er dieselben zu confisciren und die betreffenden Verkäufer vor Gericht verantwortlich zu machen. In zweifelhaften Fällen hat er den Rath des Gesundheitsbeamten einzuholen.

8. Er hat auf Weisung der Sanitätsbehörde Proben von solchen Nahrungsmitteln und Droguen zu beschaffen, welche der Verfälschung verdächtig sind, damit dieselben von dem bestellten Analytiker untersucht werden, eventuell auch auf Grund des von Letzterem erhaltenen Gutachtens die gesetzlichen Strafen gegen die Verfälscher herbeizuführen.

9. Von jeder in seinem Bezirk ausbrechenden contagiösen, infektiösen oder epidemischen Krankheit hat er sofort dem Gesundheitsbeamten Mittheilung zu machen, desgleichen, wenn ihm die Intervention desselben in Betreff irgend einer Schädlichkeit, einer Ueberfüllung eines Gebäudes etc., nothwendig erscheint.

10. Er soll, im Sinne der Vorschriften der Sanitätsbehörde, den Instruktionen des Gesundheitsbeamten in Bezug auf alle Maass-

regeln zur Verhinderung der Verbreitung contagiöser, infectiöser oder epidemischer Krankheiten Folge leisten.

11. Er soll täglich die Ergebnisse seiner Thätigkeit in ein ihm zu diesem Behufe von der Sanitätsbehörde übergebenes Buch eintragan. Er soll ferner ein Buch führen, aus welchem in fortlaufender Reihenfolge der Gesundheitszustand einer jeden Localität, welcher bereits ein Einschreiten nöthig machte, zu ersehen ist, und auch sonst noch zur Führung aller ihm von der Behörde aufgetragenen Nachweise etc. verpflichtet sein.

12. Er soll auf Verlangen dem Gesundheitsbeamten jederzeit seine Bücher vorlegen und ihm auch mit Bezug auf seine Pflichten als Inspector des Bezirkes jede gewünschte Auskunft ertheilen.

13. Er soll auf Anweisung der Sanitätsbehörde die Ausführung aller Arbeiten überwachen, welche von derselben zur Unterdrückung oder Beseitigung von Schädlichkeiten innerhalb des Bezirkes angeordnet worden sind.

14. In Fällen, welche in diesen Vorschriften nicht besonders vorgesehen sind, soll er allen gesetzmässigen Befehlen und Anweisungen der Sanitätsbehörde sowohl, wie den Befehlen des „Local Government Bord“, welche in der Folge noch erlassen werden können und auf seine Amtspflicht noch Bezug haben, entsprechen.“

In einigen sehr werthvollen Artikeln der „Medical Times and Gazette“ vom November 1872, über die Pflichten des „Medical Officer of Health“, ist die folgende Anleitung zu den täglichen Amtspflichten desselben in einem grossstädtischen Bezirke gegeben:

„Um 9 Uhr Vormittags finden sich die Subalternbeamten im Büreau ein. Dieselben bestehen aus einem Secretair, einem Boten, welcher zugleich Schreiber ist, den Gesundheitsinspectoren, von denen jeder einen bestimmten Bezirk hat, und einem Desinfector. Bald darauf erscheint der Gesundheitsbeamte, liest die eingelaufenen Briefe, conferirt mit dem Secretair, ertheilt seine Anweisungen bezüglich der Tagescorrespondenz, nimmt die mündlichen Berichte der Inspectoren über die Arbeiten des vorhergehenden Tages entgegen und verabredet mit denselben die Orte, wo er mit ihnen im Laufe des Tages zusammenzutreffen gedenkt, wenn seine Gegenwart in besonderen Fällen erforderlich werden sollte. Auf diese

Weise kann in kurzer Zeit ein grosser Theil der Geschäfte abgewickelt werden, während die Berichte an die Comités, die besondere Correspondenz, und die Prüfung der Bücher des Departements zu gelegener Zeit, vielleicht zwei oder drei Mal in der Woche, erledigt werden können.

Zwischen 9 und 10 Uhr Vormittags schreibt jeder Inspector einen kurzen Tagesbericht über seine jüngste Thätigkeit, zum Zwecke der Information des Gesundheitsbeamten, und instruirt den Desinfector über die Häuser, in denen eine Desinfection erforderlich ist. Um 10 Uhr beginnen die Inspectoren ihre täglichen Runden, nachdem sie sich vorher über die Orte informirt haben, die zunächst zu inspiciren sind. Nach ihrem Weggange extrahirt und summirt der Secretär die von ihnen hinterlassenen Tagesberichte und trägt die Resultate in die betreffenden Bücher ein. Die nothwendigen Bücher sind:

1. Das Diarium des Gesundheitsbeamten, in welches derselbe kurze Notizen über seine gemachten Besuche einträgt.

2. Ein Buch für die Beschwerden der Steuerzahler (Ratepayers) etc.

3. Ein Nachweis der Häuser, in welchem ansteckende Krankheiten aufgetreten sind.

4. Die Diarien der verschiedenen Gesundheitsinspectoren.

5. Ein Buch, in welchem die Fortschritte der Arbeiten vermerkt sind und aus welchem kurz und übersichtlich die verschiedenen Besuche und die in jedem Hause ausgeführten Arbeiten zu ersehen sind. Aus diesem Buche macht der Secretär die dem Gesundheitsbeamten wöchentlich vorzulegenden Extracte.

6. Eine Liste der rückständigen Arbeiten.

7. Ein Buch, in welchem der Gesundheitsbeamte seine Berichte an das Sanitätscomité über alle noch nicht erledigten Fälle von gewöhnlichen Schädlichkeiten, zugleich mit seinen Vorschlägen, niederschreibt.

Die Gesundheitsinspectoren erhalten ausserdem Bücher mit Formularen für ihre Notizen, welche, ähnlich wie die Chequebücher, mit Duplicaten versehen sind."

Diese Vorrichtungen mögen complicirt erscheinen, in der Praxis aber wird man dieselben einfach und zweckmässig finden. Wo kein Büreaupersonal gewährt wird, kommen einfacher eingerichtete und auch weniger Bücher zur Verwendung.

In kleinen städtischen oder ländlichen Bezirken oder in kombinirten Distrikten, wo eine Büreauhülfe nicht nöthig ist, ist neben statistischen Notizen, Berichten und anderen wichtigen officiellen Mittheilungen, nur ein Diarium zu führen. Dieses aber ist, wie gering die Thätigkeit auch sein mag, unter allen Umständen nöthig, weil häufig auf die in demselben enthaltenen Bemerkungen zurückgegriffen werden muss.

16. Berichte. Alle Berichte des Gesundheitsbeamten an die Sanitätsbehörde müssen kurz und treffend sein. Die festgesetzten wöchentlichen oder vierteljährlichen Berichte haben sich hauptsächlich mit den Statistiken der Bevölkerung, mit den eingeschlagenen Maassnahmen und mit den Vorschlägen zu beschäftigen, welche er von Zeit zu Zeit der Sanitätsbehörde zu unterbreiten hat. Die jährlichen Berichte sollen alle die bereits erwähnten Punkte zusammenfassen, welche in den Verordnungen des „Local Government Board“ vorgeschrieben sind.

Erscheinen seine Berichte in den Zeitungen des Bezirkes, wie es meistentheils der Fall sein wird, so muss er versuchen dieselben so lesbar und so belehrend wie möglich abzufassen. Hält er es für nöthig, in speciellen Fällen auf diesem Wege mit dem Publikum zu verkehren, so ist es rathsam, dass er seine Artikel zuerst der Sanitätsbehörde vorlegt. Wenngleich die Presse ein bedeutender Faktor in der sanitären Erziehung des Volkes ist, so ist dem Gesundheitsbeamten dennoch eine strikte Enthaltsamkeit in Bezug auf jede Polemik anzurathen, namentlich auch eine Vermeidung öffentlicher Namhaftmachung von Privatpersonen.

17. Officielles Benehmen. Der Gesundheitsbeamte soll in seinen Untergebenen einen esprit de corps zu erwecken suchen, er soll darauf achten, dass dieselben ihre Arbeiten gewissenhaft ausführen, er soll solche Arbeiten aber nicht selbst übernehmen. Er soll höflich allen etwaigen Bemerkungen oder Vorschlägen derselben sein Ohr leihen und, wenn er mit erfahrenen Beamten zu thun hat, denselben eine rechtzeitige Belobigung nicht versagen. Ernstliche Dienstvernachlässigungen müssen dagegen der Sanitätsbehörde angezeigt werden. Vor allem hat er auf Pünktlichkeit zu halten. Die Inspectoren sollten vor ihrer endgültigen Anstellung stets eine Probezeit absolviren.

Was seine Pflichten gegen die ihm zugetheilte Gemeinde betrifft, so soll er dieselben unter allen Umständen nach seinen besten Kräften erfüllen, selbst auf die Gefahr hin, seinen besten Patienten aus der Praxis zu verlieren. Seinen Berufsgenossen gegenüber soll er eifrigst auf die Beobachtung der Ethik seiner Profession bedacht sein. Er soll mit allen in möglichst gutem Einverständniss leben und, wenn nöthig, gern Rath und Beistand von ihnen annehmen. Dass auch er willig mit solchem bei der Hand sein muss, ist selbstverständlich. Wenn er noch praktisch beschäftigt ist, so soll er sich vor allem hüten, sich seiner Amtsthätigkeit als eines Mittels zu bedienen, die Zahl seiner Patienten zu vergrössern; es wäre dies eine schwere Verletzung der professionellen Etiquette, welche verdientermaassen Unwillen und Opposition von Seiten seiner Collegen hervorrufen würde.

Sein Verhältniss zur Sanitätsbehörde soll von gesundem Sinne und Pflichtgefühl regulirt werden. Er soll sich stets bewusst bleiben, dass er der medicinische Beirath, nicht der Diktator derselben ist, und bei den Zusammenkünften soll er sorgfältig vermeiden, sich an der Diskussion über seine Berichte zu betheiligen, es sei denn, dass er hierzu aufgefordert würde oder dass er Einwände zu widerlegen hat. Er soll sich zu allen Versammlungen, bei denen er erforderlich ist oder erwartet wird, einfinden und nöthigenfalls seine Ansichten mit Klarheit, Festigkeit, Höflichkeit und Takt aufrecht erhalten. Wenn seine Vorschläge abgelehnt werden, und wenn dieselben nicht innerhalb der statutarischen Vorschriften liegen, so soll er eine Opposition niemals zurückweisen, sondern bei späteren Gelegenheiten die Sache wiederum zur Sprache bringen. Handelt es sich um Verletzung des Gesundheitsgesetzes und wird dasselbe trotz seiner Vorstellungen hartnäckig ignorirt, so soll er rücksichtslos auf der Abhülfe bestehen und, wenn nöthig, schliesslich an das „Local Government Board" appelliren. Es ist jedoch zu hoffen, dass er nicht oft auf eine solche Opposition stossen wird. Unter allen Umständen soll er sich, so lange sich dies mit seinem Gewissen vereinbaren lässt, einer weisen Mässigung befleissigen, stets ein höfliches, würdiges und freundliches Benehmen gegen die Sanitätsbehörde hervorkehren und allezeit von dem Grundsatze ausgehen, dass Takt und guter Wille, ebenso wie gute Worte, viel werth sind und nur wenig kosten.

Anmerkungen und Zusätze des Herausgebers.

---

1. Die Vorschrift, dass Kinder bis zum vollendeten 9. Lebensjahre hauptsächlich mit Milch und Mehlspeisen ernährt werden sollen, wird nach unseren deutschen Erfahrungen schwerlich in scrupulöser Weise durchzuführen sein. Wenn auch zugegeben werden muss, dass mehr als dies z. Z. bei uns Sitte ist, dem kindlichen Alter alle irgendwie erregenden Nahrungsmittel und die meisten der üblichen Genussmittel fern zu halten sind, so können wir doch nicht für richtig halten, dass dasselbe der Fleischnahrung in dieser Ausdehnung so lange entbehren solle.

2. Was die Untersuchung des Fleisches auf Trichinen anbetrifft, so ist die Anwendung eines zusammengesetzten Mikroskops dafür keineswegs nothwendig vielmehr in den meisten Fällen zu verwerfen. Es genügt dazu eine Lupe mit 10—12facher Vergrösserung, und die verschiedenen Regierungsverordnungen speciell in Preussen, welche stärkere Vergrösserungen empfehlen, geben nur davon Zeugniss, dass ihre Urheber und Verfasser mit der mikroskopischen Untersuchung überhaupt wenig vertraut sind. Die beste Anleitung zur Untersuchung des Fleisches auf Trichineu ist übrigens unzweifelhaft die des Conservator Tiemann in Breslau, welche durchaus das uneingeschränkte Lob verdient, was u. A. Leukart und Virchow ihr gespendet haben.

3. Wir machen bei dieser Gelegenheit auf das von Herrn Heusner in Barmen construirte Galaktoskop aufmerksam, welches in ebenso bequemer als sicherer Weise die Verfälschung der Milch durch Verdünnung mit Wasser erkennen läst und in keinem Haushalte fehlen sollte.

4. Es ist interessant, dass man sich gerade in England angeblich in dem Lande absolutester Freiheit nicht scheut, die allererheblichsten Eingriffe des Staates für nothwendig zu halten, sobald es sich um sanitäre Forderungen handelt. Es unterliegt keinem Zweifel, dass die sorgsamste Ueberwachung der Molkereien und Milchwirthschaften nicht nur wegen der Verunreinigung der Milch mit inficirtem Wasser nothwendig, sondern dass sie auch erforderlich ist, um die Verfälschung der Milch durch Abrahmen wie der Verdünnung der Milch durch Wasser, und den Zusatz anderer Substanzen möglichst zu verhindern. Bei uns in Deutschland handelt es sich an erster Stelle immer noch um eine Aenderung der Gesetzgebung, welche gegenwärtig nicht einmal die Verfolgung einer Fälschung der Milch durch Abrahmen zu ermöglichen scheint.

5. Alle diese Mittheilungen über die Entstehung von zymotischen Krankheiten in Folge der Berieselung bedürfen doch sehr eines genauen Eingehens auf die kleinsten Details, ehe man in der Lage ist, ein Urtheil fällen und begründen zu können. Wenn man sich erinnert, wie oft überhaupt zymotische Krankheiten vorkommen, ohne dass man den Grund derselben feststellen kann, und wenn man zugeben muss, dass andererseits selbst in der Nähe von schlecht angelegten und geleiteten Rieselfeldern dieselben stets ausgeblieben sind, so wird man in der Beurtheilung solcher Angaben äusserst vorsichtig sein.

6. Eine vollständige Darlegung der Hauptmomente die bei der natürlichen Ventilation eine Rolle spielen, bringt Herr v. Pettenkofer in dem ersten Hefte seiner populären Vorträge. Mit grosser Klarheit sind in dieser Abhandlung die Forderungen der Hygiene für den Luftwechsel in den Wohnungen dargelegt und auch die Grundlagen der künstlichen Ventilation festgestellt worden.

7. Ueber den neuerlichst in Deutschland construirten Ventilationsoesen sind unserer Ansicht nach besonders die von Stäbe und Hagedorn hervorzuheben.

8. Es ist in der That zu bedauern, dass die Engländer auch darin conservativ sind, dass sie von ihrer Skala zu Gunsten Celsius nicht abgehen wollen und dadurch wissenschaftliche Vergleichungen ganz erheblich stören. Der Gebrauch der Skala Réaumurs ist weniger tadelnswerth, da die Reductton auf die des hunderttheiligen Thermometers sehr leicht auszuführen ist.

Bei der Centesimalscala wird der Raum zwischen dem Gefrierpunkt und dem Siedepunkt des Wassers, der sogenannte Fundamentalabstand, in 100 gleiche Theile getheilt; die Glasröhre des Instruments muss demnach in entsprechender Weise geäzt und neben den Gefrierpunkt 0°, neben den Siedepunkt 100° gesetzt werden. Natürlich haben nur dann, wenn die Röhre ihrer ganzen Länge nach von gleichförmiger Weite ist, die Abstände zwischen den die Grade bezeichnenden Strichen gleichen Werth. Gewöhnlich fängt die Gradeintheilung unterhalb des Gefrierpunktes an und reicht bis oberhalb des Siedepunktes, wobei die Grade untèr dem Gefrierpunkte als negativ gerechnet werden.

Auf der Fahrenheit'schen Skala ist der Gefrierpunkt des Wassers mit 32° und sein Siedepunkt mit 212° bezeichnet. Ein Centesimalgrad ist daher grösser als ein Fahrenheit'scher Grad, und zwar in dem Verhältniss von 9 zu 5. Auf dem Fahrenheit'schen Thermometer wird die 32° (der Fahrenheit'schen Skala) unter dem Gefrierpunkt liegende Temperatur als Nullpunkt angenommen, eine noch 42° tiefer liegende wird mit —10° bezeichnet und so weiter. Um Centesimalgrade auf Fahrenheit'sche zu reduciren, bedient man sich der Formel: $F = \frac{9C}{5} + 32$, während man mit Hilfe der Formel $C = (F - 32)\frac{5}{9}$ Fahrenheit'sche Grade in Centesimalgrade verwandelt.

Um Centesimalgrade auf Réaumurgrade zu reduciren, hat man die Formel: $R = \frac{4}{5}C$, während man vermittelst der Formel $C = \frac{5}{4}R$ Réaumurgrade in Centesimalgrade umrechnet.

9. Der Firniss von Dr. Angus Smith hat nichts Wesentliches vor den in Deutschland üblichen Firnissen voraus, ist aber in England sehr beliebt.

10. In neuster Zeit hat der Kreisphysikus des Niederbarnimschen Kreise Dr. Böhr ein Verfahren zur raschen und dabei doch sicheren Untersuchung des Trinkwassers angegeben, welches wir mit Erlaubniss des Herrn Dr. Böhr hier mittheilen:

Der Verfasser geht davon aus, dass der praktische Arzt die schwierigeren Methoden der Wasseruntersuchung nicht machen kann und soll und doch nicht davor zu verzweifeln hat, sich binnen $^1/_4$ Stunde ein Urtheil über die Punkte zu verschaffen, die er zu wissen nöthig hat. Damit will er nicht jede vollständig zu erschöpfende quantitative Analyse durch Fachchemiker überflüssig machen, meint aber mit Recht, der Arzt und Physikus, der mit eigenem Verständniss und eigener That in der Untersuchung, um ein gutes, grosses und wichtiges Stück weiter geht als die empirische Laiendiagnose eines Wassers es kann, werde die Fälle leicht erkennen, wo aus irgend einem praktischen Gesichtspunkte die Grenzen seiner, der ärztlichen und sanitätstechnischen Untersuchung nicht ausreichen, und die quantitativ erschöpfende Analyse des Chemikers an die Stelle treten muss.

Die Aufgabe der ärztlichen chemischen Diagnose präcisirt Herr Böhr dahin, es sei an Ort und Stelle zu entscheiden: 1) Ob ein Wasser chemische Substanzen enthält, welche in einem brauchbaren Trinkwasser überhaupt unzulässig sind, wie Ammoniak und salpetrige Säure. (Zersetzungsprodukte und unvollkommene Oxydationsstufen.) 2) Ob es von „organischen", mehr oder weniger stickstoffhaltigen Substanzen mehr als zulässige geringe Spuren enthält. (Leicht oxydirbare Substanzen.) 3) Ob das Wasser von den an sich ganz unschuldigen anorganischen Bestandtheilen, die in jedem guten Trinkwasser vorkommen, wie kohlensaurer Kalk (bezüglich Magnesia), ferner schwefelsaure Salze, Chloride, Nitrate der Erd- und Alkalimetalle, quantitativ mehr enthält, als die durch genaue quantitative Laboratoriumsanalysen für eine gegebene geologische Formation erwiesenen zulässigen Grenzwerthe dieser Stoffe, — denn auch ein übermässig hartes, an Kalksalzen und schwefelsauren Salzen ($Ca. S O_4$) zu reiches Wasser kann sanitätspolizeilich zu verwerfen sein, da es, auch wenn es sonst chemisch rein und tadellos ist, Verdauungsstörungen und Diarrhöen hervorruft.

Durch einfache qualitative Reaction hierüber ein Urtheil zu gewinnen, ist nicht schwer, schwieriger dagegen die verlangte quantitative Bestimmung, die nur durch Titrirvorrichtungen und wenigstens maassanalytische Arbeiten möglich scheint, die dem praktischen Arzte nicht zuzumuthen sind und am allerwenigsten auf Dörfern ausgeführt werden können. Es handelt sich aber gar nicht um eine Titrirmethode im Einzelfall, sondern nur um eine ganz bestimmte Controle, um eine Einzelprüfung des Ueberschreitens oder Unterschreitens zulässigen Grenzwerthe. — Der leitende Grundgedanke zur Ermöglichung einer solchen Controle in der Hand der praktischen Aerzte brachte Herrn Böhr auf die Herstellung von etwa 6—7 Controle-Flüssigkeiten, welche: 1) entweder minimale und doch durch scharfe Reactionen nachweisbare Quantitäten von unzulässigen Substanzen, wie Ammoniak und salpetrige Säure; 2) oder die je einzeln die zulässigen Grenzwerthe der organischen Substanzen, des Chlors, der Kalksalze, der schwefelsauren Verbindungen, der Salpetersäure gelöst enthalten, welche man ohne das Wasser für gefährlich zu erklären, passiren lassen kann. Hat man sich solche ganz bestimmte, also titrirte Lösungen, anfertigen lassen, so kann man sie leicht in einem Kästchen überall hin transportiren und kann durch Vergleich der Reactionen in je 2 Reagenzgläsern neben einander auf optischem Wege bestimmen, ob ein zu untersuchendes Brunnenwasser weniger oder nahezu ebensoviel, oder unzweifelhaft mehr von dieser oder jener Substanz enthält als die betreffende „Controle-Flüssigkeit". Mehr als diese annähernde Sicherheit oder Gewissheit der Ueberschreitung des zulässigen Grenzwerthes ist für ärztliche oder sanitätspolizeiliche Zwecke nicht nöthig. Bei diesem Verfahren ist Alles, was an exacter Genauigkeit eines Titrirverfahrens, d. h. zur Darstellung der Controle-Flüssigkeiten nothwendig ist, in die Vorarbeit eines zuverlässigen Apothekers gelegt, bei dem man sich die zu einer Reihe von Untersuchungen ausreichenden Controle-Flüssigkeiten vorher anfertigen läst. Der Arzt hat dann bei der Untersuchung an Ort und Stelle Nichts weiter zu thun als mit gleichfalls aus einer guten Apotheke bezogenen Reagentien einfach qualitativ zu reagiren und für die Einzelbestimmung der Grenzwerthe die qualitative Reaction in einem Reagenzglase mit der betreffen-Controleflüssigkeit calorimetrisch mit der Reaction einer gleichen Menge Brunnenwasser zu vergleichen, d. h. durch die augenscheinlich stärkere Trübung, Färbung, Fällung oder Niederschlag in dem einen oder andern der je 2 und 2 nebeneinander gehaltenen Reagenzgläser zu ermitteln, ob die Controleflüssigkeit oder das Wasser, das er untersucht, mehr von dem fraglichen Stoffe enthält. — Zu dem Verfahren sind nothwendig:

A. Controle-Flüssigkeiten.

1.	Ammoniak . . .	(0,002	im	Liter	Aq.	dest.)	150 Grm.
2.	Kali nitrosum .	(0,0045	„	„	„	„	150 „
3.	Oxalsäure	(0,56	„	„	„	„	150 „
4.	Kali nitricum . .	(0,024	„	„	„	„	150 „
5.	Chlorcalcium . .	(0,277	„	„	„	„	150 „
6.	*a*) Chlornatrium	(0,0329	„	„	„	„	150 „
	b) Kali sulphur.	(0,106	„	„	„	„	

B. Reagentien.

1. Nessler'sches Reagens . . . . 30 Grm.
2. Jodkaliumlösung (1 : 2) . . . . 30 „
3. Kali hypermanganicum-Lösung (1 : 2000) . 30 „
4. Brucinum sulphur.-Lösung (1 : 300) . . . 30 „
5. Acidum sulphur. rectificatum . . . . . . 30 „
6. Verdünnte Schwefelsäure (3 : 10) . . . . 30 „
7. Oxalsaures Ammoniak (1 : 24) . . . . . . 30 „
8. Kaustisches Ammoniak (von 0,960 spec. Gew.) 30 „
9. Acidum nitricum . . . . 30 „
10. Solutio argenti nitrici (1 : 20) . . . . . 30 „
11. Chlorbariumlösung (1 : 10) . . . . 30 „
12. Acidum hydrochloratum . . . . 30 „
13. Ein Gläschen mit gelben Blutlaugensalz-Krystallen.
14. Ein Gläschen mit Kali-chloricum-Krystallen.
15. Ein Fläschchen mit dünnem Chlorzink-Stärkekleister.
16. Etwas Fliesspapier mit neutraler essigsaurer Bleilösung getränkt.

C. Eine Flasche Aqua destillata 400 Grm.

a. Zur Untersuchung auf Ammoniak dient das Nessler'sche Reagenz, welches bekanntlich nach folgender Vorschrift bereitet wird: 2 Gramm Jodkalium löst man in 5 Gramm Aqua destillata, erwärmt und fügt 4 Gramm Hydrargyrum bijodat. rubrum allmälig hinzu oder soviel als sich lösen mag, verdünnt nach dem Erkalten mit 20 Gramm Aqua destillata, lässt einige Zeit stehen und ersetzt 20 Gramm des Filtrats mit 30 Gramm des officinellen Liq. kali caustici. Stellt sich hierdurch eine Trübung ein, so muss nochmals filtrirt werden. Das später in der Flasche sich bildende Quecksilberjodid darf man bei der Anwendung des Reagenz nicht umschütteln. — Bei dem Vorhandensein von 0,002 Ammoniak im Liter destillirten Wassers giebt dieses Reagenz eine deutliche gelbrothe Trübung von Jod-Merkur, eine Lösung von doppelter Stärke 0,004 im Liter giebt einen sehr deutlichen gelbrothen Niederschlag, bei einer Lösung von 0,001 im Liter entsteht noch eine deutliche gelbrothe Färbung des Wassers für die quantitative Bestimmung eines höhern Gehalts von als 0,004 im Liter. Indessen ist es für den Arzt und Sanitätsbeamten ausreichend, so unerhebliche ungefährliche Mengen von Ammoniak qualitativ als solche unzweifelhaft festzustellen. b. Zur Untersuchung auf salpetrige Säure dient Herrn Dr. Böhr als Controleflüssigkeit: aus Silbernitrit bereitetes Kali nitrosum 0,0045 auf 2 Liter Aqua destill. (entsprechend 0,002 salpetrige Säure im Liter). Versetzt man etwa 10 Cubikctm. dieser Flüssigkeit mit 1 Cubikctm. Jodkaliumstärkekleister, so entsteht auf Zusatz einiger Tropfen verdünnter $H S 0_4$ (3 : 10) eine anfänglich hellere, bald dunkler werdende violette Färbung, die nach 5 bis 10 Minuten indigoblau wird. Mit dieser positiven Reaction sind die geringsten Spuren salpetriger Säure nie zu verkennen. Mit Jodzinkstärkelösung ist die Reaction auf salpetrige Säure eine noch feinere, aber quantitativ begrenztere, da 0,001 im Liter noch eine violette Färbung 0,004 im Liter aber bereits eine tief dunkelblaue undurchsichtige Lösung angeben. — Das Vorkommen der salpetrigen Säure scheint in natürlichen Wässern eine ungleich seltenere zu sein als das des Ammoniaks, dennoch ist ihr auch nur qualitativer, aber sicherer Nachweis von hohem praktischem Werthe, da sie unzweifelhaft als ein intermediäres Fäulnissproduct anzusehen ist; die Untersuchung auf $H N 0_2$ sollte immer der auf „organische Substanzen" vorangehen, da auch durch ihre Anwesenheit eine Reduction und Entfärbung des Kalihypermanganicum eintritt. — c. Für Untersuchungen auf organische Substanzen schlägt der Verfasser vor: Oxalsäure in relativ starker Lösung (0,56 im Liter), weil die Oxalsäure zehn Mal so schwach reagirt wie reine Humussäure, als Controleflüssigkeit für organische Substanzen zu benutzen. Sie, selbst eine organische Säure ($C_2 H_2 O_4 + 2$ Aq.), ist wenigstens constant in ihrer Zusammensetzung, völlig haltbar im Dunkeln, nicht im Sonnenlicht, (daher in schwarzer Flasche aufzubewahren), und wird bekanntlich bei zahlreichen Titrirmethoden benutzt. Ein constantes Rechnungsverhältniss zur Entfärbung von Chamaeleonlösung ist um desswillen a priori nicht mit Sicherheit zu geben, weil diese in ihrem Lösungs- d. h. auch O-Gehalt wandelbar ist. Das quantitative Controleverfahren im Einzelfall würde also derart auszuführen sein, dass man 10 Cubikcentim. Oxalsäurelösung von 1 : 2000 (genauer 0,56 : 1000) angesäuert mit $H_2 S0_4$ und erwärmt mit Chamaeleonlösung (1 : 2000) im graduirten Reagenzglase allmälig versetzt, bis keine vollständige Entfärbung mehr eintritt. Es gehören dazu etwa 5 Kubikctm. Chamaeleon (0,5 im Liter). Nachdem man sich so selbst den Titer der jedesmaligen Beschaffenheit der Permanganatlösung gebildet, prüft man das zu untersuchende Wasser in derselben Weise und verwirft es, wenn es auch nur annähernd eben so viel, oder gar mehr Permanganat entfärbt, als die Oxalsäure. — Eine andere für praktische Aerzte leicht ausführbare qualitative Methode empfiehlt Dr. Burchardt zur Anwendung, nämlich das Erhitzen und Verdampfen eines Tropfens des zu untersuchenden Wassers auf einem Stückchen Platinblech über der Spirituslampe. Enthält das Wasser „organische Substanzen“, so bildet sich dann ein schwärzlicher Rückstand auf dem blanken Platinblech, der beim Glühen desselben wieder verschwindet. Kalksalze oder andere unorganische Salze bilden einen entschieden weiten Rückstand beim Verdampfen, der nicht im mindesten schwärzlich ist und beim Glühen verschwindet. — d. Für die Untersuchung des Trinkwassers auf Eisengehalt braucht man bei der Unschädlichkeit dieses Gehaltes keine eigene Controleflüssigkeit und der qualitative Nachweis genügt vollkommen, der bekanntlich sehr leicht durch einen Zusatz von gelbem Blutlaugensalz zu der salzsaueren Lösung von Eisenoxyd ermöglicht werden kann, die dann sofort eine hellere oder dunkelere blaue Färbung oder einen Niederschlag vom berliner Blau ergiebt. Ist statt Eisenoxyd eine Eisenoxydulverbindung in dem Wasser vorhanden, so muss man dieses erst in Oxyd überführen, indem man es mit etwas Salzsäure unter Zusatz von einigen Körnchen Kali chloricum kocht. Der Verfasser führt ein Gläschen mit trockenen Blutlaugensalzkrystallen und ein Gläschen mit trockenem Kali chloricum im Reagenzienkasten mit.

e. Bei der Untersuchung auf Salpetersäure kommt es dem Verfasser allein darauf an, schnell und entscheidend zu ermitteln, ob von dieser höchsten Oxydationsstufe stickstoffhaltiger organischer Körper erheblich mehr als zulässig (0,004 bis 0,006 im Liter) in einem Trinkwasser enthalten ist. Er empfiehlt für den praktischen Arzt lediglich die Reaction Prof. Reichardt's in Jena. Sie besteht darin, dass man in einem Porcellainschälchen einen Tropfen des zu untersuchenden Wassers mit zwei Tropfen einer wässrigen Lösung von Brucin, eventuell Brucinum sulphuricum, welches sich in 300 Theilen Wasser lösst, vermischt, und durch allmäliges Zutröpfeln mit einem Glasstabe 1—5—15 Tropfen concentrirte Schwefelsäure hinzufügt. Ist in dem Wasser $N_2 O_5$ enthalten, so entseht in dem Porzellanschälchen eine rosa, rothgelbe oder rothe Färbung.

Bei viel Salpetersäure, z. B. 0,2—0,4 im Liter, erscheint die rothe Farbe schon bei dem ersten Tropfen concentrirter Schwefelsäure äusserst lebhaft. Fünf Tropfen $H_2 S O_4$ genügen fast stets, und tritt dann keine Reaction ein, so ist weniger $N_2 O_5$ vorhanden, als 0,02—0,03 im Liter (Reichardt), wobei man freilich nicht vergessen darf, dass die concentrirte Schwefelsäure nicht selten selbst salpetersäurehaltig ist, und dann die Reaction mit jedem Wasser giebt. Man muss das Reagenz daher vorher noch selbst mit Brucinlösung prüfen. Herrn Dr. Böhr blieb indessen die Reaction aus, oder wurde wenigstens schwankend und unsicher, wenn er eine Controleflüssigkeit nahm, die nur den oben aufgeführten Grenzwerth von 0,006 im Liter enthielt. Er sah sich daher genöthigt, über den in der Literatur aufgeführten Grenzwerth hinauszugehen und eine Controleflüssigkeit von Kali nitricum von 0,024 im Liter (entsprechend 0,015 $H N O_3$) machen zu lassen. Diese ergiebt wenigstens immer prompt die Reaction bei 6 bis 10 Tropfen $H_2 S O_4$, der zugesetzt wird, in einer deutlich rosarothen Färbung.

f. Für die Abschätzung und ungefähre Bestimmung des Kalkgehaltes von Trinkwasser hält Herr Böhr nach dem Rathe des Herrn Professors Alexander Müller es für zweckmässig, französische Härtegrade (56 deutsches = 100 französische, 1° franz. = 10 Milliontel kohlensaurer Kalk = 1 Zehntel Molecül, 1 Molecül $Ca C O_3$ = 100 Atomgewicht) der Beurtheilung des Gehaltes an kohlensauren Kalksalzen zum Grunde zu legen, und zwar eine Lösung, die der durchschnittlichen Härte des berliner Normal-Brunnenwassers correspondirend ist: von 25 französischen Härtegraden (= 14 deutschen) zu wählen, wobei jedoch nicht zu übersehen ist, dass die Härte des Wassers bis zum dritten Theil der Gesammthärte, z. B. im Spreewasser, Wasserleitungswasser, durch Magnesia bedingt sein kann. Für die Untersuchung auf der Reise genügt die ungefähre Bestimmung des Härtegrades (Kalkgehaltes) durch Vergleich mit Chlorcaliumlösung von 14 deutschen Härtegraden vollkommen, zumal nur übermässiger Gypsgehalt von hygienischer Bedeutung sein würde.

g. Die Untersuchung auf Chloride hat nur dann eine hygienische Bedeutung, wenn sich bei Reaction mit Höllensteinlösung 1 : 20 ein sehr mächtiger Niederschlag von Chlorsilber bildet, der einen übermässigen Gehalt von Chloriden anzeigt. Als Controleflüssigkeit benutzte der Verfasser eine Lösung von Chlornatrium

0,0329 im Liter Aqua destillata (entsprechend 0,02 Chlor im Liter). Diese giebt mit einigen Tropfen der Argentum-nitricum-Lösung eine milchige Trübung, die sofort bei Ammoniakzusatz verschwindet, niemals aber einen starken Niederschlag. Hiernach beurtheilt man durch Vergleich das zu prüfende Wasser. Ein grösserer Kochsalzgehalt würde ja an sich gar nicht schädlich sein, da wir das Salz täglich grammweise geniessen, aber hoher Gehalt an Chloriden bei nicht salzhaltigem Boden deutet auf animalische Zersetzungsproducte, und ist in der Regel mit „organischen Substanzen" vergesellschaftet.

h. Für die Untersuchung auf Schwefelsäure benutzt Herr Böhr eine Lösung von Kali sulphuricum 0,106 im Liter Aqua destill. (entsprechend 0,06 H_2SO_4 oder 0,05 SO_3 im Liter). Ist der Niederschlag von schwefelsaurem Baryt in dem zu prüfenden Wasser nicht stärker als angegeben, so bleibt der H_2SO_4 Gehalt unter dem zulässigen Grenzwerthe.

NB. Es empfiehlt sich zur Vereinfachung des Apparates die Kochsalzlösung und Kalisulphuricumlösung beide in dieselbe Controleflüssigkeit zu vereinigen. Dies kann ohne Schaden geschehen, da sich die betreffenden Reactionen, einzeln und nach einander gemacht, gegenseitig nicht stören.

i. Für die Untersuchung auf Schwefelwasserstoffe ist die menschliche Nase und der unverkennbar abscheuliche Geschmack das feinste Reagenz und weisen die Sinne eines unbefangenen und gebildeten Beobachters selbst minimale Quantitäten nach, die mit directen chemikalen Reagentien noch nicht oder kaum mit solcher Sicherheit nachgewiesen werden können. Was die zulässigen Grenzen der Güte des Wassers anbetrifft, so wird von Kubel und Tiemann und von Reichard, sowie von Eulenberg Folgendes angegeben:

	im Liter
Organische Substanzen . . .	0,010—0,050
Salpetersäure	0,004—0,006
Kaliumoxyd	0,180—0,200
Chlor	0,020—0,080
Schwefelsäure	0,002—0,060
Summa der festen Rückstände .	0,100—0,500

Ammoniak und salpetrige Säuren dürfen natürlich als intermediäre Fäulnissproducte in einem guten Wasser nicht einmal in

Spuren vorhanden sein. Für die Herstellung von Controle-Flüssigkeiten empfehlen sich sehr schwache Lösungen:

	im Liter
für Ammoniak	0,001—0,002—0,004
für salpetrige Säure . .	0,001—0,004

welche noch sehr scharfe Reactionen ergeben.

11. Das analytische Verfahren Frankland ist, ohne dass wir dem berühmten Chemiker zu nahe treten wollen, allerdings ein viel zu complicirtes um auch da, wo solche Untersuchungen ebenfalls nothwendig sind, nämlich ausserhalb der Grossstädte leicht Anwendung zu finden. Der deutsche Verein für öffentliche Gesundheitspflege hat daher in richtiger Erkenntniss des hier vorliegenden Bedürfnisses die Sache ebenfalls in die Hand genommen und eine Commission beauftragt, über eine Methode zu berathen, welche den Bedürfnissen der Praxis besser entspricht, und dürfen wir dem Berichte derselben sowie den weiteren Verhandlungen demnächst entgegensehen. Man darf freilich nicht erwarten, dass eine schnelle Erledigung der Frage stattfinden kann.

12. Es unterliegt wohl keinem Zweifel, dass die Entstehung des Kropfes auf Wasserverunreinigung durch unorganische Substanzen nicht allein zurückgeführt werden kann. Es handelt sich vielmehr um eine Reihe anderer zum Theil complicirter Ursachen.

13. Die Untersuchungen des Herrn Falk haben neuerlichst gelehrt, dass die desinficirende Kraft des Bodens eine viel grössere ist als man bisher anzunehmen geneigt war. Diese Resultate dienen einerseits der Methode der Canalisation mit Berieselung als eine nicht wohl unanfechtbare Stütze, während sie andererseits für bestimmte locale Verhältnisse die Anwendung des Erd-Closets von Neuem als zulässig darlegen.

14. Die Ansichten über die Entstehung des Abdominaltyphus gehen noch immer weit auseinander. In England hat in neuerer Zeit die Trinkwassertheorie durch eine Reihe von Erfahrungen besonders bezüglich der Entstehung des Typhus durch, mit inficirtem Wasser verunreinigte Milch bei weitem die meisten Anhänger gefunden. Professor v. Pettenkofer hält dagegen an seiner früheren Anschauung fest, der zufolge das Trinkwasser als die typische Ursache nicht anzuklagen ist, es sich vielmehr auch hier um Infection des Bodens handelt, und ein bestimmtes Verhältniss zwischen den

Grundwasserschwankungen und dem Typhus stets vorhanden ist. Dass die Curve des Typhus der des Grundwassers entgegengesetzt verläuft, hat auch Professor Virchow für Berlin und Hamburg nachgewiesen, wie das Professor v. Pettenkofer und Seidel für München früher gethan hatten. Die neusten Untersuchungen des Herrn Albu scheinen nicht geeignet zu sein, diese Feststellungen zu erschüttern.

15. Es ist bezüglich des Schutzes der Wände gegen die Aussennässe doch darauf andererseits aufmerksam zu machen, dass dieser Schutz niemals so weit gehen soll, dass er die natürliche Ventilation, welche durch den Wechsel der Luft zwischen Innen und Aussen ermöglicht wird, hindert. Man vergleiche auch in dieser Beziehung die oben erwähnte Vorlesung Professor v. Pettenkofers.

16. Diese selbstverständliche Vorschrift ist bei der in einer Reihe von Krankenhäusern, so z. B. in dem neuen Hôtel Dieu in Paris aber auch in den deutschen durchaus nicht so genügend wie sie es verdient, berücksichtigt worden.

17. Ueberall, wo eine gutdurchgeführte Canalisation besteht und vor Allem, wo eine reichliche Wasserzufuhr vorhanden ist, werden diese Erfahrungen unzweifelhaft ausbleiben. Es ist übrigens im höchsten Grade bedauernswerth, wie wenig Werth sogar in den berühmtesten Krankenhäusern auf diese Verhältnisse gelegt zu werden scheint.

18. Was die Drainage bei der Berieselung anbetrifft, so ist in der neusten Zeit bei Gelegenheit der Anlage zu Gennevilliers dieselbe vielfach gerade in Deutschland ventilirt worden. Man hat auch bei uns die Ansicht vertreten, es müsse bei jeder Berieselung gleichzeitig eine Drainage stattfinden. Diese Ansicht geht unzweifelhaft zu weit, wenn man sie so verallgemeinert. Man wird vielmehr immer nur sagen können, dass die Drainage in sehr vielen Fällen nothwendig ist, aber keineswegs immer. In den Rieselfeldern bei Berlin zu Osdorf ist daher vorläufig, und ganz mit Recht, von ihr Abstand genommen worden, und es behält sich der leitende Ingenieur, Herr Hobrecht vor, später je nach Bedürfniss sie partiell einzuführen. Dass letzteres möglich ist, wurde von den absoluten Anhängern der Drainage allerdings auch, aber mit Unrecht bestritten.

19. Was den Zusammenhang der Schwindsucht mit der Feuchtigkeit des Erdbodens anbetrifft, so sind die Erfahrungen Bucha-

nan's auch bei uns und zwar speciell bezüglich der Kellerwohnungen bestätigt worden, selbst wenn man, was ja durchaus nothwendig ist, andere hier in Frage kommende Momente auszuschliessen vermag.

20. Den Niederschlagsprocessen möchten wir einen besonderen Werth z. Z. nicht einräumen. Man kann von ihnen im Allgemeinen aussagen, dass sie keineswegs den vorausgesetzen Schutz gewähren und dadurch zu einem falschen Sicherheitsgefühle Veranlassung geben können. Die desinficirende Kraft des Bodens ist so gross, dass bei der Berieselung eine vorherige Anwendung des Niederschlagsprocesses nicht nothwendig zu sein scheint.

21. Wir müssen bemerken, dass die Beobachter des Flecktyphus in Deutschland hiermit nicht übereinstimmen. Es wurde mit Bestimmtheit von einem Theil derselben bei Gelegenheit der Flecktyphusepidemie des oberschlesischen Industriebezirks erklärt, dass der Nachweis einer spontanen Entstehung des Flecktyphus in einigen Fällen vorhanden sei, und in der That ist es bei der genauesten Erforschung aller Verhältnisse hin und wieder nicht möglich gewesen, eine Ansteckung resp. eine Einschleppung zu constatiren. Dass letzterer Weg allerdings aber die fast ausnahmslose Regel ist, ist gewiss richtig.

(Siehe Deutsche Med. Wochenschrift 1877 Nr. 1 f. f.)

22. Vergleichung der metrischen Maasse mit den gebräuchlichen englischen. Von Warren de la Rue.

Raummaasse.	in Kubikzollen.	in Kubikfussen = 1728 Kubikzollen.	in Pints = 34.65923 Kubikzollen.
Milliliter (= 1 Gramm)	0.061027	0.0000353	0.001761
Centiliter	0.610271	0.0003532	0.017608
Deciliter	6.102705	0.0035173	0.176077
Liter	61.027052	0.0353166	1.760773
Decaliter	610.270515	0.3531658	17.607734
Hectoliter	6102.705152	3.5316581	176.077341
Kiloliter.	61027.051519	35.3165807	1760.775314
Myrioliter	610270.515194	353.1658074	17607.734140

Gewichte.	in englischen Granen.	in Unzen =480 Gran.	in Avoir du pris Pfunden =7000 Gran.
Milligramm	0.015432	0.000032	0.0000022
Centigramm	0.154323	0.000322	0.0000220
Decigramm	1.543235	0.003215	0.0002205
Gramm	15.432349	0.032151	0.0022046
Decagramm	154.323488	0.321507	0.0220462
Hectogramm	1543.234880	3.215073	0.2204621
Kilogramm.	15432.348800	32.150727	2.2046213
Myriogramm	154323.488000	321.507267	22.0462126

1 Kubikzoll = 19,3861759 Cubiccentimeter.
1 Kubikfuss = 28,3153119 Cubicdecimeter.
1 Fluid ounce = 28,4 CC. 1 Gallon = 8 Pinten ca. 4 Liter.
1 Gran = 0,064798950 Gran. — 1 Unze = 31,103496 Gramm.
1 Pfund Avoir du pris = 0,45359265 Kilogramm.
1 Centner Englisch 50,80237689 Kilogramm.

Anhang.

Das öffentliche Sanitätswesen in Deutschland und in den Einzelstaaten desselben.

Es kann sich an dieser Stelle nicht darum handeln, eine ausführliche und kritische Darstellung des Sanitätswesens in Deutschland und in den Einzelstaaten zu geben, es muss vielmehr genügen, über die wesentlichsten Bestimmungen zu referiren, resp. diejenigen Verordnungen und Gesetze wiederzugeben, welche theils wegen ihrer räumlichen Wirksamkeit auf grosse Strecken hin, eine Bedeutung haben, theils durch ihren innern Gehalt gewissermassen als Programm für die Zukunft dienen können.

Was die öffentliche Gesundheitspflege im Reiche selbst anbetrifft, so ist es zur Genüge bekannt, wie lange die Bestrebungen der Hygieniker, sei es, sie befanden sich in offizieller Stellung, sei es, sie wirkten in mehr privater Weise für die Erreichung ihrer Ziele, seit Jahren dahin gingen, eine Centralbehörde für das Deutsche Reich gegründet zu sehen, welcher einerseits die Initiative für die hygienische Reform und Gesetzgebung zustehe, andererseits aber vor allem die Aufsicht über die Ausführung der Gesetze und Verordnungen. Nach der Reichsverfassung, wie sie aus dem Norddeutschen Bunde in das Deutsche Reich übernommen worden ist, unterstehen der Beaufsichtigung seitens des Reiches und der Gesetzgebung desselben nach Art. IV. Al. 1 die Bestimmungen über den Gewerbebetrieb und dann Al. 15 die Massregeln der Medizinal- und Vetrinär-Polizei. Man hat hierauf die Ansicht gegründet, dass die Gesundheitspflege keineswegs zum Ressort des Deutschen Reiches gehöre, indem man sich speziell auf den Namen „Polizei“ stützte; es dürfte aber nicht leicht sein, eine bestimmte Grenze zwischen der öffentlichen Gesundheitspflege und der Medizinal-Polizei zu statuiren. Schwerlich wird man leugnen können, dass z. B. der Kampf gegen die Epidemien ebenso zu der Medizinal-Polizei gehört, wie der gegen die Epizootomie, was bezüglich der letzteren ja auch allgemein anerkannt wird. Es handelt sich ja nicht allein um Massregeln, die das Eindringen der Seuchen verhindern sollen, sondern ebensosehr darum, die örtliche und individuelle Disposition für die Epidemien zu tilgen; und da es absolut unmöglich ist, die letztere Aufgabe ohne die weitreichendsten Massregeln der öffentlichen Gesundheitspflege durchzuführen, so ergiebt sich schon aus diesem einen Beispiel, dass die Gesundheits-Polizei wesentlich auch Gesundheitspflege ist und dass das Reich der Competenz über die letztere nicht entbehren kann.

Das einzige Reichsgesetz über öffentliche Gesundheitspflege, welches bis jetzt erlassen worden ist, ist das Impfgesetz, dessen hauptsächlichste Bestimmungen wir hier folgen lassen:

§ 1. Der Impfung mit Schutzpocken soll unterzogen werden: 1) jedes Kind vor dem Ablauf des auf sein Geburtsjahr folgenden Kalenderjahres, sofern es nicht nach ärztlichem Zeugniss (§ 10) die natürlichen Blattern überstanden hat; 2) jeder Zögling einer öffentlichen Lehranstalt oder einer Privatschule, mit Ausnahme der Sonntags- und Abendschulen, innerhalb des Jahres, in welchem der Zögling das zwölfte Lebensjahr zurückgelegt, sofern er nicht nach ärztlichem Zeugniss in den letzten fünf Jahren die natürlichen Blattern überstanden hat oder mit Erfolg geimpft worden ist.

§ 2. Ein Impfpflichtiger (§ 1), welcher nach ärztlichem Zeugniss ohne Gefahr für sein Leben oder für seine Gesundheit nicht geimpft werden kann, ist binnen Jahresfrist nach Aufhören des diese Gefahr begründenden Zustandes der Impfung zu unterziehen. — Ob diese Gefahr noch fortbesteht, hat in zweifelhaften Fällen der zuständige Impfarzt (§ 6) endgiltig zu entscheiden.

§ 8. Ausser den Impfärzten sind ausschliesslich Aerzte befugt, Impfungen vorzunehmen.

§ 9. Die Landes-Regierungen haben nach näherer Anordnung des Bundesraths dafür zu sorgen, dass eine angemessene Anzahl von Impf-Instituten zur Beschaffung und Erzeugung von Schutzpocken-Lymphe eingerichtet werde. Die Impf-Institute geben die Schutzpocken-Lymphe an die öffentlichen Impfärzte unentgeltlich ab und haben über Herkunft und Abgabe derselben Listen zu führen.

§ 13. Die Vorsteher derjenigen Schulanstalten, deren Zöglinge dem Impfzwang unterliegen (§ 1 Ziffer 2), haben bei der Aufnahme von Schülern durch Einfordern der vorgeschriebenen Bescheinigungen festzustellen, ob die gesetzliche Impfung erfolgt ist. Sie haben dafür zu sorgen, dass Zöglinge, welche während des Besuches der Anstalt nach § 1 Ziffer 2 impfpflichtig werden, dieser Verpflichtung genügen.

Der gleichlautende § 13 des Gesetzentwurfs enthielt noch am Schlusse folgende Bestimmung:

„Zöglingen, welche der gesetzlichen Impfung entzogen geblieben sind, darf, so lange die nachträgliche Vornahme nicht dargethan wird, ein Abgangszeugniss nicht ertheilt werden."

Dieser Satz wurde gestrichen, „weil darin ein willkürlich gegriffenes Disciplinarmittel, das mit dem Geiste des Gesetzes nicht in Uebereinstimmung noch im Zusammenhang stehe, gefunden wurde".

In der Regierungsvorlage folgten die nachstehenden Paragraphen:

§ 14. Bei einem Ausbruche der Blattern-Krankheit kann die zuständige Behörde anordnen, dass die Einwohnerschaft jedes von der Krankheit befallenen Ortes oder ein Theil derselben, ohne Rücksicht auf frühere Impfungen, binnen bestimmter Frist der Impfung sich zu unterziehen habe.

Die Motive erläuterten den § 14 folgendermassen:

„Die Blatternepidemien der letzten Jahre haben mehrfache Beispiele davon geliefert, mit welcher Heftigkeit die Krankheit selbst an Orten auftreten kann, wo regelmässige Impfeinrichtungen bestehen. Die Wiederkehr solcher Erscheinungen ist nicht abzustreiten; sie werden, wenn sie eintreten, das Bedürfniss nach ausserordentlichen Schutzmassregeln wachrufen, und diese Schutzmassregeln werden häufig in einer vermehrten Anwendung der Impfung bestehen müssen.

Es war zu verhüten, dass für solche Fälle aus den Bestimmungen des Entwurfs den Landesbehörden Beschränkungen in der Freiheit des Handelns erwachsen.“

§ 15. Wenn ein Impfpflichtiger ohne gesetzlichen Grund der Impfung entzogen geblieben ist, und eine amtliche Aufforderung zu deren Nachholung sich fruchtlos erweist, so kann die Impfung mittelst Zuführung zur Impfstelle erzwungen werden.

Die freie Commission schlug vor, dem § 14 als Absatz 2 hinzuzufügen:

„Wird diese Frist ohne gesetzlichen Grund versäumt und eine amtliche Aufforderung zur Nachholung der Impfung nicht befolgt, so kann die letztere mittelst Vorführung vor den öffentlichen Impfarzt erzwungen werden.“

Die Debatte hierüber ist sehr interessant, und sie ist besonders durch die Rede eines der einflussreichsten Abgeordneten auch für die Zukunft der öffentlichen Gesundheitspflege in Deutschland noch heute von Bedeutung. Der Abgeordnete Lasker sprach sowohl gegen die Intentionen der Regierung, wie auch gegen die der freien Commission. Allenfalls will er ein solches Verordnungsrecht aufrecht erhalten wissen für die Zeit der Epidemien. „Wir können aber niemals — fuhr er fort — einen solchen Rechtszustand aufrecht erhalten, dass in einem Kreise die erwachsenen Personen zwangsweise zum Arzt gebracht und zur Impfung gestellt werden. Wenn wir die Vorführung gestatten bei minderjährigen Personen, so ist dies eben blos deswegen gerechtfertigt, weil wir annehmen, dass diejenigen, denen sie zur Pflege empfohlen sind, nicht ihrer Pflicht genügen, und der Staat tritt an die Stelle der Väter und Pfleger, und wir setzen voraus, dass die Unmündigen freiwillig die Impfung an sich vornehmen lassen. Aber erwachsene Personen, die nicht freiwillig zur Impfung erscheinen wollen, etwa gebunden vor den Arzt zu bringen, um dann an ihnen die Operationen vorzunehmen, das liegt gewiss nicht im Geiste unserer Gesetzgebung; eine Bestimmung zu erlassen, von der wir alle im Voraus wissen, dass sie nicht durchführbar sei, scheint mir nicht angemessen zu sein. Das einzige Mittel, um Erwachsene zu veranlassen, dass sie den Vorschriften, die von den Sachverständigen für nothwendig erachtet werden, Folge geben werden, besteht in der Strafe, und ich habe mir deswegen erlaubt, Ihnen auch eine solche Strafe vorzuschlagen."

Selbstverständlich war die Auffassung Laskers in letzterer Beziehung eine irrige und wurde er hierin auch von den Abgeordneten Löwe und Zinn widerlegt. Der Letztere drang darauf, das Prinzip der Regierungsvorlage und des Amendements der freien Commission festzuhalten und sagte mit Recht: dass die Worte „die ganze Bevölkerung oder ein Theil etc." doch nur den Sinn hätten, dass es den Impfärzten, den Sachverständigen, anheimgestellt ist, zu erwägen:

1. ob die Impfnarben vorhanden sind;
2. wie lange es her ist, dass der Betreffende revaccinirt worden und
3. wie gross die Gefahr der Ansteckung für die betreffende Häusergruppe zur Zeit einer Blatternepidemie ist.

Es wurde darauf der erste Absatz des § 14 der Regierungsvorlage angenommen, der zweite aber in folgender Fassung:

„Wer diese Frist ohne gesetzlichen Grund versäumt und eine amtliche Aufforderung zur Nachholung der Impfung nicht befolgt, wird mit Gefängnissstrafe bis 150 Mark oder mit Haft bis zu 14 Tagen bestraft.“

Bei der dritten Berathung war die Discussion über den § 14 wieder ausserordentlich lebhaft. In dieselbe griff der Präsident des Reichskanzleramtes, Herr Delbrück, ein, besonders durch den Hinweis auf die Medizinalpolizei-Verordnung vom Jahre 1835, die durch eine königliche Kabinetsordre vom 8. August 1836 genehmigt sei, und zwar, wie es in der Kabinetsordre heisst: „mit dem Befehl, dass dieses Regulativ von Jedermann im ganzen Umfang Meiner Monarchie“ — also auch in der Rheinprovinz — „bei Vermeidung der angedrohten Freiheits- und Geldstrafen befolgt und von sämmtlichen dabei betheiligten Behörden danach verfahren werde“.

Diese königliche Ordre und das Regulativ, fuhr Herr Delbrück fort, stehen in der preussischen Gesetzsammlung. In diesem Regulativ, welches sich auch des Breiteren mit der Schutzpockenimpfung beschäftigt, befindet sich ein § 5, welcher lautet:

„Brechen in einem Hause die Pocken aus, so ist genau zu untersuchen, ob in demselben noch ansteckungsfähige Individuen vorhanden sind, deren Vaccination alsdann in der kürzesten Zeit vorgenommen werden muss.

Bei weiterer Verbreitung der Krankheit sind

zugleich sämmtliche übrige Einwohner auf die drohende Gefahr aufmerksam zu machen und aufzufordern, ihre noch ansteckungsfähigen Angehörigen schleunigst vacciniren zu lassen; zu welchem Ende von Seiten der Medizinalpolizei die nöthigen Veranstaltungen getroffen und erforderlichen Falls Zwangsimpfungen bewirkt werden müssen."

Es war aber auch diese Intervention vergeblich. Der § 14 wurde mit 141 gegen 140 Stimmen abgelehnt, während § 15 schon in zweiter Lesung gefallen war. § 14 des Impfgesetzes lautet nun:

„Aeltern, Pflegeältern und Vormünder, welche den nach § 12 ihnen obliegenden Nachweis zu führen unterlassen, werden mit einer Geldstrafe bis zu 20 Mark bestraft. — Aeltern, Pflegeältern und Vormünder, deren Kinder und Pflegebefohlene ohne gesetzlichen Grund und trotz erfolgter amtlicher Aufforderung der Impfung oder der ihr folgenden Gestellung entzogen geblieben sind, werden mit Geldstrafe bis zu funfzig Mark oder mit Haft bis zu drei Tagen bestraft."

§ 17:

„Wer bei der Ausführung einer Impfung fahrlässig handelt, wird mit Geldstrafe bis zu fünfhundert Mark oder mit Gefängnissstrafe bis zu drei Monaten bestraft, sofern nicht nach dem Strafgesetzbuche eine härtere Strafe eintritt."

Während die Regierungsvorlage wohl richtiger gesagt hatte:

„Aerzte, welche bei Ausführung einer Impfung gegen die Regeln ihrer Kunst handeln, werden mit Geldstrafe bis zu fünfhundert Mark oder mit Gefängnissstrafe bis zu drei Monaten bestraft."

Diejenigen Abgeordneten, welche, wie Herr Lasker gegen die Mittel sich ausgesprochen und gestimmt hatten, welche in den §§ 14 und 15 der Regierungsvorlage enthalten waren, hatten sich inzwischen doch wohl überzeugt, dass das Gesetz dadurch beim Ausbruch von Pockenepidemien ziemlich illusorisch werde, und nahmen noch folgende Bestimmungen im § 18 an:

„Die in den einzelnen Bundesstaaten bestehenden Bestimmungen über Zwangsimpfungen bei dem Ausbruch einer Pockenepidemie werden durch dieses Gesetz nicht berührt."

Also auch was das Impfgesetz anbetrifft, tritt nur allzudeutlich hervor, dass die Gesundheitspflege im Deutschen Reiche nicht nach einem festen Plan bearbeitet wird, sondern nach augenblicklichen Stimmungen und Strömungen. Ueberall fürchtet man sich ausserdem, in Conflicte mit den sogenannten Rechten der Einzelstaaten zu kommen, und daher ist es denn geschehen, dass die Ausführungsbestimmungen des Impfgesetzes eine wahrhafte Musterkarte bilden, da bei ihnen jeder einzelne Staat seine Souverainetät nach Kräften bewahren konnte. Es ist dringend nothwendig, dass das Reich sich gerade dieser Ausführungsbestimmungen annehme, da die Zwecke, die das Impfgesetz mit Recht verfolgt, ohne eine solche Fortbildung desselben vollständig unerfüllt bleiben müssen.

Schon jetzt hat sich dies vollkommen bestätigt. Das kaiserlich deutsche Gesundheitsamt war in der Lage, über die ihm zugekommenen Impfberichte des Jahres 1875 zu erklären, dass dieselben für eine Impfstatistik gänzlich unbrauchbar seien. Man wird unter derartigen Umständen mit Sicherheit erwarten dürfen, dass das Amt nunmehr selbst die Initiative ergreift, um hier eine Reform eintreten zu lassen. Wir fürchten nur, dass es an den nöthigen personellen Kräften in dieser Beziehung fehlen wird. Bedenkt man, dass das Impfwesen in England einer besonderen Abtheilung des Ortsverwaltungsamts übergeben worden ist, so wird man hier gewiss nicht annehmen können, dass die geringe Zahl der Räthe des kaiserlich deutschen Gesundheitsamtes genügt, um den Erfordernissen, die hier vorliegen, gerecht zu werden.

Das Impfgesetz ist indessen die directe und nächste Ursache gewesen, dass ein centrales Gesundheitsamt in Deutschland geschaffen wurde. Bis jetzt fehlt es freilich an irgend einem organisatorischen Gesetz dafür und nur durch die Aufnahme eines Postens in das Budget ist das Reichsgesundheitsamt entstanden. Demungeachtet unterliegt es keinem Zweifel, dass es aus dem Rahmen der Reichsverwaltung nicht mehr herausgenommen werden kann.

Hier liegt nicht die Aufgabe vor, auf die Mängel der jetzigen Institution einzugehen. Man muss hoffen und erwarten, dass diese sich mehr und mehr ausgleichen, und dass das Reichsgesundheitsamt Deutschlands dem Bilde sich immer nähern werde, welches diejenigen im Sinne hatten, die zuerst dafür agitirt haben, dass es ins Leben trete. Um dies zu erreichen, ist es einerseits nothwendig, wie wir schon bei Gelegenheit des Impfgesetzes hervorhoben, dass eine beträchtliche Vermehrung des Beamtenpersonals eintritt, andererseits aber, dass das kaiserlich deutsche Gesundheitsamt sich über seine Ziele und die dahin führenden

Wege recht klar werde. Es handelt sich ja nicht darum, nur das mit Vorliebe zu treiben, was augenblicklich populär ist, sondern sich denjenigen Aufgaben zu widmen, die, organisatorischer und legislativer Natur, immer an erster Stelle stehen müssen.

Was die Einzelstaaten anbetrifft, so steht natürlich Preussen in vorderster Linie, nicht nur, weil es der grösste der deutschen Staaten ist, sondern auch, weil es früher als jeder andere mit Geschick und Consequenz versucht hat, sein Sanitätswesen zu ordnen. Wir können es uns nicht versagen, zuvörderst auf die Darstellung zurückzugehen, die das jetzige Mitglied des kaiserlich deutschen Gesundheitsamtes, Herr Finkelnburg, im Jahre 1873, allerdings mit unerbittlicher Kritik, aber andererseits mit grosser Klarheit und Sachkenntniss über Preussen gegeben hat. „Als Besitzerin" — sagte Herr Finkelnburg — „einer der ältesten Sanitätsordnungen in Deutschland, welche lange Zeit hindurch gegenüber derjenigen der meisten anderen deutschen Staaten als Muster gelten durfte, und mit dem ganzen straff-büreaukratischen Verwaltungssysteme des Landes innig verwachsen ist, scheint unsere Staatsregierung sich nicht berufen gefühlt zu haben, den neuen Strömungen durch Versuche entgegenzukommen, bevor die berechtigten Anforderungen und die Wege zu deren Befriedigung sich völlig geklärt, welche an eine neu zu schaffende Organisation zu stellen seien." Herr Finkelnburg fährt dann fort, dass dazu die unerledigte Alternative gekommen sei, wieweit die Neugestaltung der öffentlichen Gesundheitspflege und deren Nothwendigkeit eine allgemein empfundene, sowohl von der Staatsregierung, wie von der Volksvertretung unbestrittene Thatsache sei, und ob sie fernerhin als Aufgabe des Einzelstaates, oder zugleich des Deutschen Reiches aufzufassen und in Angriff zu nehmen sei. Diese Frage ist, trotzdem inzwischen das Reichsgesundheitsamt ins Leben gerufen wurde, doch noch nicht erledigt. Noch immer liegen dieselben Aufgaben vor, und sind die Competenzen des Reiches und der Einzelstaaten in keiner Weise entschieden. Herr Finkelnburg ist der Ueberzeugung, dass die Sanitätsverwaltung Preussens im vorigen Jahrhundert richtiger organisirt war, als sie es gegenwärtig sei, und belegt diese Anschauung mit nicht zu verachtenden Gründen. Seine Schlussansicht über die preussische Sanitätsverwaltung fasst er dahin zusammen, dass in derselben eine Abstufung von 4 (oder bei Mitberücksichtigung der Sanitätscommissionen von 5) Instanzen sachverständiger, aber lediglich referirender Behörden bestehe, deren jede ein Anhängsel an die entsprechende Instanz der Polizeiverwaltung bilde und die nur mit dieser sich in directer amtlicher Beziehung halten dürfe. Eine unmittelbare Controle von Sachverständigen zu Sachverständigen kann dabei nicht stattfinden, und die Thätigkeit eines unmittelbar praktischen Gesundheitsbeamten würde durch jenen complicirten über ihm schwebenden Central-Organismus — besonders beim Mangel einer materiellen Gesundheitsgesetzgebung — beständig gehemmt werden, — wenn überhaupt ein wirklicher Gesundheitsbeamter vorhanden wäre. Es ist aber thatsächlich kein solcher vorhanden, — weil alle Medizinalbeamte, mit alleiniger Ausnahme des Einen der beiden berliner Stadtphysiker den Schwerpunkt ihrer Amtsthätigkeit in den Verrichtungen der gerichtlichen Medicin angewiesen erhalten, — weil ihnen ferner die Befugnisse zu einer verantwortlichen Sorge für die öffentliche Gesundheit gesetzlich abgehen, — und endlich weil sie alle (ganz besonders die Physiker, auf welche es am meisten ankommt) vermöge ihrer überaus mangelhaften Gehaltsstellung darauf angewiesen sind, ihren Unterhalt durch Privatpraxis zu erwerben und ihnen daher weder Zeit noch Kräfte zu einer irgendwie eingehenden hygieinischen Wirksamkeit zur Verfügung bleiben. Er tadelt dann auf das Aeusserste, dass die ärztliche Statistik Preussens auf einer so niedrigen Stufe stehe, wie in nur wenigen civilisirten Ländern, dass es an amtlichen Veröffentlichungen über die Gesundheitslage der Bevölkerung fast gänzlich fehlt (— aus dem natürlichen Grunde, weil es an den Mitteln zur Sammlung des erforderlichen Materials gebricht —), dass ferner eine systematische Verwerthung der privatärztlichen Erfahrungen durch Vermittelung der ärztlichen Vereine, wie solches in Sachsen, Bayern und Baden geschieht, in Preussen gänzlich abgeht, — und erinnert endlich an den bisherigen Mangel jeglicher Einrichtungen zum hygieinischen Unterrichte an sämmtlichen Landesuniversitäten einschliesslich der Hauptstadt, — so dass die Nothwendigkeit einer recht baldigen Reform wohl keiner näheren Erörterung bedürfe. Er giebt aber, und wohl nicht mit Unrecht, seiner Ueberzeugung dahin Ausdruck, dass in Preussen unter Anknüpfung an die vorhandene Medizinal-Organisation Grosses geleistet werden könnte, wenn das sachverständige Element berufen würde, sowohl die möglichst breite Basis (— Vertretung der berufsmässigen Gesammterfahrungen durch die ärztlichen, vollständig zu organisirenden Vereine und verantwortliche selbständige Wirksamkeit der Physiker als ausreichend besoldeter ärztlicher Gesundheitsbeamten in den einzelnen Kreisen —) wie zugleich die einheitliche Spitze des Gebäudes (in einem Reichsgesundheitsamte mit den bereits vom Bundeskanzler skizzirten Befugnissen und Pflichten) zu bilden. Dabei würde eine Zwischeninstanz für jede Provinz genügen (Sanitätscollegium an Stelle des oder neben dem jetzigen Medizinalcollegium) und könnte dann um so ausreichender mit ärztlichen, chemischen und technischen Sachverständigen ersten Ranges ausgestattet werden, so dass ihren Gutachten das volle Gewicht einer höheren wissenschaftlich-technischen Autorität zur Seite stände, an deren reicheren Wissens- und Erfahrungsschatz der Gesundheitsbeamte bei schwierigen praktischen Fragen gern appelliren würde. Der communalen Selbstthätigkeit könnte dabei immerhin durch die Bildung von Gesundheitsausschüssen seitens der Communal- oder Kreisvertretungen (vergl. weiter unten die neue Organisation in Elsass-Lothringen) Gelegenheit zur Mitwirkung bei allen Massnahmen von administrativer und finanzieller Bedeutung gesichert bleiben: — Aber es hiesse doch über den heutigen Stand der Volksbildung in hygieinischen Fragen sich gefährlichen Illusionen hingeben, wenn man von einer Initiative oder auch nur von einer entscheidenden Mitwirkung der Communal-Vertretungen in kleineren Städten und auf dem Lande irgend welche consequente und wirksame Verbesserungen der öffentlichen Gesundheitsverhältnisse erwarten wollte. Wenn selbst in England unter verhältnissmässig viel günstigeren Vorbedingungen eine solche Erwartung zu grossen Enttäuschungen geführt hat, und man ungeachtet des Widerstandes, welchen die Traditionen des freien Selfgovernements entgegensetzen mussten, die Anstellung eines von der sachverständigen Centralbehörde unmittelbar controlirten, nur mit ihrer Genehmigung anstellbaren und absetzbaren ärztlichen Beamten für die örtliche Gesundheitspflege mehr und mehr als Nothwendigkeit erkannt hat, so wäre es in der That ein seltsames Unternehmen, bei uns unter weit ungünstigeren Verhältnissen dieselben Enttäuschungen durchkosten zu wollen. Für grössere Städte liegt die Sache in dieser wie in mancher anderen Hinsicht verschieden, und würde den berechtigten Ansprüchen der erfahrungsgemäss in der Vertretung derselben sich geltend machenden grösseren intellectuellen Kräfte in Betreff der Gesundheitspflege ebensowohl wie anderer öffentlicher Angelegenheiten ein selbstständigerer Spielraum bereits jetzt nicht verwehrt werden dürfen. Nach Massgabe der fortschreitenden Erfahrungen könnte diese communale Selbstständigkeit allmälig auch den mittleren und kleineren Städten zugemuthet werden; — immer aber würde ebenso wie in England eine Verschiedenheit der ländlichen von der städtischen Organisation nothwendig bleiben.

Die Frage über das öffentliche Sanitätswesen, wie sie jetzt in Preussen besteht und über das, was dasselbe zu leisten im Stande sei, ist auch von anderer Seite neuerlichst sehr eingehend verhandelt worden. Es geschah das besonders auf der letzten Naturforscherversammlung zu Hamburg und zwar in der ersten Sitzung der hygieinischen Section derselben, in welcher Herr Sachs den Standpunkt einnahm, dass es schon jetzt möglich sei, auf Grund der bestehenden Gesetze und Verordnungen Vieles zu leisten, und dass nur die nöthige Energie und nöthige Umsicht dazu gehöre. Seine Darlegung, die wir hier mit seiner besonderen Erlaubniss wiedergeben, war folgende.

Die allgemein gesetzliche Befugniss für jede Vollmacht der Polizei, gleichviel auf welchem Gebiete, worauf alle späteren Verordnungen und Gesetze recurriren, beruht auf dem Allgemeinen Landrecht § 10, II., 17.

„Die nöthigen Anstalten zur Erhaltung der öffentlichen Ruhe, Sicherheit und Ordnung und zur Abwendung der dem Publico oder einzelnen Mitgliedern desselben bevorstehenden Gefahr zu treffen, ist das Amt der Polizei.“

Dass damit auch der Polizei die Verpflichtung auferlegt und die Befugniss gegeben ist, solche Anstalten für die öffentliche Gesundheitspflege zu treffen, ist zweifellos; auf diesen Paragraphen stützen sich alle anderen, später erlassenen Specialverordnungen.

Im Landrecht giebt es nun keine wesentlichen Bestimmungen für die Aufstellung hygieinischer Forderungen Seitens des Staats gegenüber dem Einzelnen. Dennoch sind noch einzelne gesunde Keime darin enthalten, welche auch jetzt entwickelungsfähig sind, etwa bei Erlass von Ortsstatuten etc. So bestimmt in Bezug auf Baurecht des Einzelnen Theil II. Titel 8, § 65 bis 73.

„In der Regel ist jeder Eigenthümer seinen Grund und Boden mit Gebäuden zu besetzen wohl befugt.

— Doch soll zum Schaden oder zur Unsicherheit des gemeinen Wesens oder zur Verunstaltung der Städte oder öffentlichen Plätze kein Bau und keine Veränderungen vorgenommen werden,"

und als hygieinische Einzelbestimmung finden wir weiter im § 185 Tit. 8 Th. I. die in alle Bauordnungen übergegangene, freilich oft genug vernachlässigte Bestimmung

„Schweineställe, Dünger- und Lohgruben und andere den Gebäuden schädliche Anlagen müssen drei Fuss von nachbarlichen Gebäuden und Bäumen entfernt sein."

Wie klar auch die Gesetzgeber des Landrechts in hygieinischer Beziehung waren, wenn man die damalige Zeit bedenkt, beweisen die Paragraphen, die über das Beerdigen darin enthalten sind. Zunächst gegenüber den herrschenden Gewohnheiten der § 184 Tit. 2. Th. II.: „In der Kirche sollten keine Leichen beerdigt werden", und weiter in demselben Paragraphen: „In bewohnten Gegenden der Städte sollen keine Leichen beerdigt werden."

Wie contrastirt damit das Rescript des Cultusministers vom 12. November 1855, der den Communen, welche die Kirchhöfe aus ihren Ringmauern entfernen wollen, der herrschenden Geistlichkeit zu Liebe verordnet: man solle doch zuvörderst in Erwägung nehmen: ob nicht durch die gehörige Tiefe und Entfernung der Gräber die Schäden der Kirchhöfe ausgeglichen werden, sowie durch das nicht zu frühe Benutzen", und dieses Rescript ist noch in einem vierjährigen Kampfe, den eine Commune um die Schliessung eines nahezu in Mitte der Stadt belegenen

Kirchhofs geführt hat, bis in unsere Tage angeführt worden. — Auf Grund des obigen Hauptparagraphen des allgemeinen Landrechts ist nun das hochwichtige Gesetz vom 11. März 1850: „Ueber die Polizeiverwaltung" erlassen, auf das noch heute jede polizeiliche Anordnung sich berufen muss und nach dessen Bestimmungen sie vom Richter beurtheilt wird. Nur wenige Bestimmungen mehr formaler Natur sind durch die neue Verwaltungsgesetzgebung verändert worden, die Prinzipien des Gesetzes sind in demselben ausdrücklich bestätigt. Für unsern Zweck genügt eine eingehende Besprechung der §§ 5 und 6 dieses Gesetzes.

§ 5. Die mit der örtlichen Polizeiverwaltung beauftragten Behörden sind befugt, nach Berathung mit dem Gemeindevorstande ortspolizeiliche, für den Umfang der Gemeinde gültige Vorschriften zu erlassen und gegen die Nichtbefolgung derselben Geldstrafen festzusetzen.

Und der wichtige § 6 führt unter den Gegenständen, über welche solche Ortspolizeivorschriften erlassen werden können, ausdrücklich an unter Position

e) den Marktverkehr und das öffentliche Feilhalten von Nahrungsmitteln;
d) Aufnahme und Beherbergen von Menschen etc.;
f) Sorge für Leben und Gesundheit; endlich zur allgemeinsten Fürsorge;
i) alles andere, was im besonderen Interesse der Gemeinden und ihrer Angehörigen polizeilich geordnet werden muss.

Hier ist also die wirkliche Vollmacht der Ortspolizeibehörde hygieinische Anordnungen durch ortspolizeiliche Vorschriften zu befehlen und deren Ausführung zu überwachen.

Wie für die Gemeinde, so war durch § 11 dem Regierungspräsidenten dieselbe Befugniss für das Gebiet seines Bezirks und dem Minister für den ganzen Staat übertragen, und jede obere Instanz (der Regierungspräsident nur mit Einwilligung des Bezirksraths) konnte nach freiem Belieben die Verordnung der unteren Instanz aufheben.

In dieser Stufenleiter der verordnungsberechtigten Behörden ist durch die Provinzialordnung insofern eine Aenderung eingetreten, als durch den § 76 dem Regierungspräsidenten die Befugniss Polizeiverordnungen zu erlassen, entzogen und dieselbe dem Oberpräsidenten mit Zustimmung des Provinzialraths für die ganze Provinz übertragen worden ist. Der Regierungspräsident kann jetzt nur noch mit Zustimmung des Bezirksraths in Fällen, welche keinen Aufschub zulassen, Verordnungen erlassen, die ausser Kraft gesetzt werden müssen, wenn sie nicht innerhalb sechs Monaten vom Provinzialrath bestätigt werden.

Zuständig für polizeiliche Verordnungen in Bezug auf das Gebiet der öffentlichen Gesundheitspflege sind somit:

Die Ortspolizeibehörden allgemein, nach § 5 und 6 des Gesetzes vom 11. März 1850, und zwar besonders noch festgestellt durch die neue Gesetzgebung. Der Amtsvorsteher für den Amtsbezirk, § 62 der Kreisordnung, unter Zustimmung des Amtsausschusses; der Landrath unter Zustimmung des Kreisausschusses für den Kreis, § 18 der Kreisordnung; die städtische Polizeibehörde nach Anhörung des Magistrats, nach der Städteordnung; der Oberpräsident mit Zustimmung des Provinzialraths für die Provinz § 76 der Provinzialordnung; der Minister des Innern für den Staat, § 16 des Ges. vom 11. März 1850 und § 84 und § 85 der Provinzialordnung.

Jede obere Instanz kann zudem nach eigenem Ermessen und ohne zu einer Motivirung genöthigt zu sein, die Anordnungen der unteren Behörden vernichten.

Die Beschwerden über den Erlass solcher Polizeiverordnung Seitens Einzelner oder juristischer Personen gehen an die vorgesetzte Instanz; die Beschwerden über eine Verurtheilung aus einer erlassenen Verordnung weist das Gesetz vom 11. März 1850 in § 17 dem Polizeirichter zu; der Paragraph besagt:

„Die Polizeirichter haben über alle Zuwiderhandlungen gegen polizeiliche Vorschriften zu erkennen und dabei nicht die Nothwendigkeit dieser Vorschriften nach §§ 5, 11 und 15 dieses Gesetzes in Erwägung zu ziehen.“ (§ 15 stellt an die Polizeiverordnungen den Anspruch, dass sie nicht mit den Gesetzen oder Verordnungen einer höheren Instanz in Widerspruch stehen dürfen.)

Die neuere Gesetzgebung hat nun dem Polizeirichter die Competenz der Entscheidung über Beschwerden gegen ortspolizeiliche Verfügungen entzogen und dieselbe durch das Gesetz über die Verwaltungsgerichte den letzteren übertragen.

Schon die Kreisordnung hatte bestimmt (§ 156), dass die Entscheidung über die Berufung gegen den

Kreisausschuss den Verwaltungsgerichten zustehe, und dabei im § 135, Tit. VI. enthaltenen Anordnungen über die zwangsweise Einführung sanitäter Einrichtungen nicht ausgeschlossen.

Der Kreisausschuss als Verwaltungsgericht erster Instanz (§ 8 des Gesetzes über die Verwaltungsgerichte) über die Berufung gegen ortspolizeiliche Verfügungen,

das Bezirksverwaltungsgericht über die Berufungen gegen den Kreisausschuss und

das Oberverwaltungsgericht über die Berufungen gegen die Bezirksverwaltungsgerichte (§ 1, 4 und 5 des Gesetzes über die Verwaltungsgerichte).

Aber auch diese richterlichen Instanzen haben über die Nothwendigkeit oder Zweckmässigkeit der angeordneten Massregel nicht zu entscheiden, sondern nur die formale Gesetzlichkeit derselben auf Grund der §§ 5, 11 und 15 des Gesetzes vom 11. März 1850; in gleichem Sinne verordnet das neu erlassene Competenzgesetz im § 30:

Die Klage kann und darf nur darauf gestützt werden, dass, 1. der angefochtene Bescheid auf der Nichtanwendung oder unrichtigen Anwendung des bestehenden Rechts, insbesondere auch der von den Behörden innerhalb ihrer Zuständigkeit erlassenen Verordnungen beruhe; 2. dass die thatsächlichen Voraussetzungen nicht vorhanden, welche die Polizeibehörden zum Erlass der Verfügung berechtigt haben würden.

Damit ist denn die Annahme ausgeschlossen, dass wie im Gebiete der civilprozessualischen und strafrechtlichen Urtheilsfällung das Obertribunal Präjudize erlässt, die für alle Beurtheilung künftiger Fälle bindend sind, so dass das Oberverwaltungsgericht in Bezug auf die rechtliche Gültigkeit sanitärer Anordnungen massgebende Urtheile erlassen würde, — man ist nach dieser Richtung viel mehr auf die Anschauung und das Experiment der Einzelbehörde angewiesen.

Dagegen überweist, wie heute noch die Befugniss des Ministers besteht, sanitätspolizeiliche Anordnungen zu erlassen, die von keinem Gerichtshofe auf Grund ihrer Zweckmässigkeit oder Nothwendigkeit geprüft werden dürfen, der § 82 des Competenzgesetzes dem Minister für Medizinalangelegenheiten ausdrücklich die letzte endgiltige Entscheidung über die zwangsweise Einführung sanitärer Einrichtungen, derselbe lautet:

§ 82. Ueber die zwangsweise Einführung sanitäts- oder veterinärpolizeilicher Einrichtungen beschliesst, soweit das Gesetz diese Befugniss den Aufsichtsbehörden einräumt:

1. in Betreff der Landgemeinden und selbstständigen Gutsbezirke die Kreisausschüsse,
2. in Betreff der zu Landkreisen gehörigen Stadtgemeinden der Bezirksrath,
3. in Betreff der Stadtkreise der Provinzialrath.

Die Beschwerde gegen die Beschlüsse des Kreisausschusses findet an den Provinzialrath statt.

Gegen die Beschlüsse des Provinzialraths findet die Beschwerde in sanitätspolizeilichen Angelegenheiten an den Minister für Medizinal-Angelegenheiten, in veterinärpolizeilichen Angelegenheiten an den Minister für die landwirthschaftlichen Angelegenheiten statt.

(Der erfahrene Kenner der neueren preussischen Organisationsgesetze, Geh. Rath v. Brauchitsch, bringt in seinem bekannten Werke über dieselben zu diesem § 82 folgende Anmerkungen:

„1. Dieser Paragraph tritt an Stelle des § 135. XI. der Kr.-Ordnung. Darnach war der Kreisausschuss befugt, über die zwangsweise Einführung von sanitätspolizeilichen Angelegenheiten zu entscheiden, „soweit nicht der Gegenstand durch Gesetz geregelt ist". Der Kreisausschuss konnte also derartige Einrichtungen zwar nicht gegen die Gesetze, wohl aber über dieselben hinaus, je nach Lage der Umstände anordnen. Diese diskretionäre Befugniss, welche schon bei Berathung der Kreisordnung mehrseitige Bedenken hervorgerufen hatte, sollte nach der Reg.-Vorl. jetzt auch auf veterinärpolizeiliche Einrichtungen und zugleich auf die Städte und Stadtkreise ausgedehnt werden. In der Commission des Abgeordnetenhauses traten jedoch die lebhaftesten Bedenken gegen ein solches unbegrenztes Anordnungsrecht, dessen Tragweite namentlich den grösseren Stadtgemeinden gegenüber sich gar nicht übersehen liesse, hervor. Diese Bedenken führten zu dem Beschlusse, die Befugniss zur zwangsweisen Einführung sanitäts- oder veterinär polizeilicher Einrichtungen auf diejenigen Fälle zu beschränken, wo das Gesetz diese Befugniss der Aufsichtsbehörde einräumt. Im Herrenhause wurde dieser Paragraph gestrichen, vom Abgeordnetenhause jedoch wieder hergestellt.

2. Die Anordnung sanitäts- und veterinärpolizeilicher Einrichtungen ist Sache der zur Wahrung der öffentlichen Wohlfahrt berufenen Verwal-

tungsbehörden, nicht der mit der Rechtsprechung über öffentliche Rechte und Pflichten betrauten Verwaltungsgerichte; sie ist daher den Ersteren übertragen worden, während nach § 135 XI. in Verbindung mit § 140 der Kreis-Ordnung die Angelegenheit zu den streitigen Verwaltungssachen gehörte. Es handelt sich übrigens in diesem Paragraph nur um dauernde Einrichtungen; die Befugnisse, welche das Gesetz, betreffend die Unterdrückung der Viehseuchen vom 25. Juni 1875 den Polizeibehörden eingeräumt hat, werden hierdurch weder formell noch materiell anders geordnet. Stenogr. Ber. d. Abg.-H. S. 2143.

3. Einer ausdrücklichen Bestimmung über die Verpflichtung zur Tragung der Kosten für die zwangsweise eingeführten Einrichtungen und über deren Vertheilung, wie sie § 135 XI. a. a. O. unter No. 2 enthielt, bedurfte es mit Rücksicht auf die Bestimmungen des § 49 dies. Ges. nicht.
4. Die Bestimmungen der verschiedenen Instanzen entsprechen im Wesentlichen den Vorschriften des § 17 des Gesetzes, betreffend die Anlegung und Veränderung von Strassen und Plätzen in Städten und ländlichen Ortschaften, vom 2. Juli 1875.)

Aus dieser ganzen Erörterung geht unzweifelhaft hervor, dass die Machtvollkommenheit, welche der Polizei auch auf dem Gebiete der Hygieine eingeräumt ist, nach dem jetzigen Stande der Gesetze eine vollständig unbegrenzte ist. Welche sanitären Anordnungen und wenn sie noch so einschneidender

Natur sind, lassen sich nicht basiren auf den § 6 des Gesetzes vom 11. März 1850 und besonders auf die Position i? Ja man kann sagen, der Polizei gestattet das Gesetz Alles anzuordnen, was ihr beliebt, und die Anordnungen werden zum bindenden Gesetz für jeden Bürger, vorausgesetzt, dass die verordnenden Behörden nicht mit den höheren Instanzen sich in Widerspruch setzen. Hat der Minister gesprochen so ist lex lata; er ist so wenig verpflichtet, wie die unter Aegide verordnenden Behörden in der ihnen fachlich fremden Materie Sachverständige über die Zweckmässigkeit und Richtigkeit der Verordnungen zu fragen. Nach eigenem Ermessen, nach subjectiver Anschauung kann somit die Polizei entscheiden über tief in das Privatrecht eingreifende Massregeln.

Wären wir nun somit unserer Ortspolizeibehörden vollkommen sicher, wir Hygieiniker brauchten für unsere Executivorgane keine stärkere Machtvollkommenheit zu wünschen, freilich bleibt der Mangel, dass in der Regel die Hygieine bei den Ortspolizeibehörden und auch höheren Orts nicht vertreten ist.

Man hat nun die Frage aufgeworfen, wie es denn, wenn die dargestellten Verhältnisse wirklich so, wie geschildert, lägen, wie es dann komme, dass dennoch bei dem immerhin anzunehmenden guten Willen der Polizei die schreiendsten Missstände noch vorhanden seien. Und man hat gemeint, dass theoretisch allerdings die Polizei Alles könne, dass sie aber nicht wolle, weil bei allen Eingriffen in die Privatrechte, die von hygieinischen Verbesserungen untrennbar seien, die Commune für die entstehenden Kosten und Entschädigungen haften müsse, diese aber die Geldbewilligung ablehne. Gerade in Preussen sei das Gesetz vom 11. Mai 1842, welches den Privaten gegen polizeiliche, ihr Eigenthum verletzende Anordnungen den Rechtsweg eröffne, das grösste Hinderniss für die praktische Verwirklichung hygieinischer Forderungen.

Von diesem Gesetz interessiren die §§ 1 bis 3 und § 4 Al. 2.

Dieselben lauten im Wesentlichen:

§ 1. Beschwerden über polizeiliche Verfügungen jeder Art gehören vor die vorgesetzte Dienstbehörde. Rechtsweg nur dann zulässig, wenn die Verletzung eines zum Privateigenthum gehörenden Rechts behauptet wird.

§ 2. Die richterliche Entscheidung ist alsdann sowohl über das Recht zur Befreiung von der Polizeiverfügung, als über die Wirkung derselben zulässig.

§ 3. Die Verfügung kann jedoch des Widerspruchs ungeachtet zur Ausführung gebracht werden, wenn solches nach dem Ermessen der Polizeibehörde ohne Nachtheil für das Allgemeine nicht ausgesetzt werden kann. Nach erlassenem Richterspruch muss die Polizei sich fügen.

§ 4 Al. 2. Eine Wiederherstellung in den früheren Zustand kann niemals verlangt werden, wenn dieselbe nach dem Urtheil der Polizei unzulässig ist.

Dass hierbei die Commune zur Tragung der Kosten verbunden, ist durch Erkenntnisse des obersten Gerichtshofes wiederholentlich festgestellt, so z. B. durch ein Erkenntniss des Rheinischen Senats vom 11. November 1856.

„Die Kosten derjenigen Einrichtungen, welche zur Abwehr schädlicher Einflüsse auf den örtlichen Gesundheitszustand nothwendig erscheinen, müssen von der Gemeinde getragen werden.“

Allein dieses Tragen der Kosten Seitens der Commune, resp. Seitens des Staates wird naturgemäss immer bleiben müssen und nach dieser Richtung werden wir selbst von einer gebesserten Sanitärgesetzgebung keine Aenderungen erwarten dürfen.

Aber die Meinung, die auch vielfach verbreitet ist, dass die Polizei ohne specielle gesetzliche Ermächtigung gar kein Recht habe, Verordnungen, welche das Privateigenthum beschränken, zu erlassen, ist vollkommen irrig.

Schon das obige Gesetz vom 11. Mai 1842 spricht der Polizei nicht im mindesten das Recht ab, in das Privateigenthum einzugreifen, es wahrt nur dem Bürger das Recht, vor dem ordentlichen Gericht auf Entschädigung zu klagen, aber selbst in diesem Gesetz wird gerade die Voraussetzung gemacht, dass der Polizei solche Eingriffe gesetzlich zustehen wie der § 3 und ebenso das Al. 2 des § 4 beweisen.

Mit dieser Auffassung harmoniren auch vielerlei Präjudize des Obertribunals. Beispielsweise lassen wir hier folgen:

Senat für Strafsachen, 2. Abthl. Erkenntniss vom 22. Januar 1862:

„Das verfassungsmässig garantirte Eigenthum schliesst die Statthaftigkeit einer auf die Ausübung desselben bezüglichen Beschränkung durch Polizeiverordnungen nicht aus. Die Benutzung des Eigenthums und das Realrecht kann vielmehr im Wege polizeilicher Verfügungen beschränkt werden, wenn dieselben die öffentliche Ordnung und Sicherheit, sowie das öffentliche Interesse überhaupt zu befördern bestimmt sind und sich auf eine durch ein Gesetz gegebene Ermächtigung (in unserem Falle das Gesetz vom 11. März 1850) stützen."

Ganz ähnliche Obertribunalserkenntnisse datiren vom 6. April, 2. November 1854, vom 8. Januar 1857, 1. Dezember 1859, 8. Dezember 1860.

Wie sehr aber gerade in neuester Zeit die Anschauungen unseres obersten Gerichtshofes nicht nur dieselben geblieben, sondern zu Gunsten der polizeilichen Machtvollkommenheiten auch auf hygieinischem Gebiete fester und entschiedener geworden, beweist das folgende Obertribunalserkenntniss vom 18. März 1875, welches wir bei dem speciell hygieinischen Interesse im Wortlaut citiren:

„Das Gesetz vom 11. März 1850 über die Polizeiverwaltung hat für den preussischen Staat den Umfang näher bestimmt, in welchem die durch dasselbe dazu berufenen Behörden zum Erlasse von Verordnungen mit allgemein verbindlicher Kraft befugt sind, und sonach von diesen Behörden nach Massgabe dieses Gesetzes erlassene, gehörig verkündete Verordnungen auch soweit sie im öffentlichen Interesse die Benutzung des Eigenthums gewissen allgemeinen Beschränkungen unterwerfen oder den Eigenthümer zu gewissen Leistungen oder Verpflichtungen bezüglich der Benutzung seines Eigenthums verpflichten, für die betreffenden Eigenthümer verbindlich sind. Dieses Gesetz hat den zum Erlass von polizeilichen Vorschriften für befugt erklärten Behörden nur im § 15 untersagt, solche Bestimmungen in dieselben aufzunehmen, welche mit Gesetzen oder Verordnungen einer höheren Instanz im Widerspruch stehen. Es verhindern weder daher auch in das Privateigenthum übergegangene Concessionen, durch welche unter polizeilicher Autorität die Bedingungen festgestellt sind, unter welchen den Eigenthümern gewerblicher Etablissements das Recht eingeräumt ist, aus diesen Etablissements gewisse Flüssigkeiten in einen städtischen Kanal einzuleiten, die Ortspolizeibehörde, noch können sie dieselbe von der Verpflichtung entbinden, bei hervortretendem Bedürfnisse zum Schutz der ihnen anvertrauten, öffentlichen Interessen (§ 6 des Gesetzes) solche Polizeivorschriften zu erlassen, durch welche die Einleitung von Flüssigkeiten in einen solchen Kanal allgemein von weiteren Beschränkungen und strengeren Bedingungen abhängig gemacht wird, als diejenigen, welche in den, einzelnen Interessenten früher ertheilten Concessionen enthalten sein mögen.

Solche Polizeiverordnungen erlangen alsdann für den ganzen Umfang der Gemeinde Gültigkeit und rechtliche Verbindlichkeit, sind also auch für die mit solchen bezüglich in der Gemeinde belegenen Etablissements versehenen Eigenthümern verbindlich. (Sachs.)

Man wird nicht leugnen können, dass in der Darlegung des Herrn Sachs sehr vieles richtig ist, und dass oft genug eine wohl erklärliche Trägheit hinter dem Vorwande verborgen war, dass man ja doch nichts thun könne, bis eine vollständige Reform ins Leben gerufen sei.

Wir haben indessen an technischen Behörden, nach Silberschlag, als Medizinalbehörden die Kreisphysici, als zweite Instanz bei jeder Regierung einen Medizinalrath und in jeder Provinz ein Medizinal-Collegium, als höchste Instanz das Ministerium des Cultus und der Medizinalangelegenheiten bei dem die wissenschaftliche Deputation für das Medizinalwesen sich befindet.

Wir haben endlich die durch das Gesetz vom 8. August 1835 eingesetzten Sanitätscommissionen. In Bezug auf diese schreibt das gedachte Gesetz §§ 1—7 wörtlich vor:

§ 1. „Behufs der Verhütung und Beschränkung ansteckender Krankheiten sollen Sanitätscommissionen errichtet werden.

§ 2. In Städten von 5000 und mehr Einwohnern sollen dieselben fortwährend bestehen, in kleineren Städten und auf dem Lande bleibt deren Errichtung den Regierungen überlassen.

§ 3. Dieselben sind zusammenzusetzen:

1. Aus dem zugleich den Vorsitz führenden Vorstande der Ortspolizeibehörde und, wo dieselbe nicht zugleich die Communalbehörde ist, auch aus dem Vorstande oder einem von demselben zu deputirenden Mitgliede der letzteren;
2. aus einem oder mehreren von der Ortspolizeibehörde zu bestimmenden Aerzten;
3. aus mindestens drei von den Vertretern der Commune — Stadtverordneten oder Gemeinderath — zu erwählenden geeigneten Einwohnern der Stadt;
4. in Garnisonorten ausserdem noch aus einem oder mehreren von den Militairbefehlshabern zu be-

stimmenden Offizieren und einem oberen Militairarzte.

§ 4. Ob in grösseren Städten ausser der Sanitätscommission noch besondere, derselben untergeordnete Special- (Schutz- oder Revier-) Commissionen zu bilden sind, hängt von der Ortspolizeibehörde ab. Zu jeder dieser Special-Commissionen muss wenigstens ein Arzt oder Wundarzt ein Polizei- oder Communalbeamter und mehrere von den Vertretern der Commune zu erwählenden Mitglieder derselben gehören.

§ 5. Die Sanitätscommissionen bilden theils Rath gebende, theils ausführende Behörden in der Art, dass die Ortspolizeibehörde dieselben in allen Fällen, wo sie ihrer Unterstützung oder Berathung bedarf, dazu berufen kann, zugleich aber auch ihre Vorschläge anzuhören und darüber zu entscheiden hat.

§ 6. Insbesondere liegt denselben ob:

1. Auf den Gesundheitszustand des Orts oder Bezirks, für welchen sie gebildet sind, zu wachen;
2. die Ursachen, welche zur Entstehung und Verbreitung ansteckender Krankheiten Veranlassung geben können, wohin z. B. Unreinlichkeit in jeder Beziehung, überfüllte und ungesunde Wohnungen, unreine Luft, schädliche Nahrungsmittel u. s. w. gehören, möglichst zu entfernen;
3. zur Belehrung des Publikums über die Erscheinungen der wichtigeren ansteckenden Krankheiten und das bei deren Ausbruche zu beobachtende Verfahren mit umsichtiger Schonung nach Anleitung beizutragen;
4. die für den Fall der Annäherung und des be-

fürchtenden Ausbruchs solcher Krankheiten etwa erforderlichen Heil- und Verpflegungsanstalten zu ermitteln und deren Einrichtung vorzubereiten und

5. die Polizeibehörde überhaupt in allen, die Verhütung des Ausbruches und der Verbreitung dieser Krankheiten betreffenden Angelegenheiten zu unterstützen.

§ 7. Die Beschaffung der hierzu erforderlichen Mittel liegt der Commune ob, und die Sanitätscommissionen haben sich deshalb mit der Communalbehörde zu verständigen. Sollte sich diese aber hierbei säumig bezeigen, so ist unverzüglich der vorgesetzten Behörde Anzeige zu machen und Remedur nachzusuchen.

Trotzdem aber auch in Preussen den Behörden zur Förderung der öffentlichen Gesundheitspflege also mehr Mittel zu Gebote stehen, als gemeinhin geglaubt wird, steht es doch fest, dass die Organisation des öffentlichen Sanitätswesens daselbst durch die in den Mittel- und selbst in den Kleinstaaten längst überflügelt worden ist. Ein sehr berechtigter Partikularismus hat sich hier geltend gemacht und es wird in der That einer weiteren Organisation des preussischen öffentlichen Sanitätswesens bedürfen, um diese Staaten auch nur wieder einzuholen.

Herr Finkelnburg, gewiss ein competenter Richter, sagt in dem Werke, welches wir schon mehrfach citirt haben, Folgendes, was wir wohl unterschreiben können:

„In Sachsen, Bayern und Baden ist seit 10 Jahren verhältnissmässig viel geschehen, um die Sanitätsverwaltung auf einen wirksameren Fuss zu bringen. Obgleich fortdauernd sich in demselben büreaukratischen Rahmen einer Anstellung technischer Hülfsbeamten zur blossen Verfügung der verschiedenen politischen Behörden — Instanzen sich bewegend — und obgleich mit der Einführung hinreichend autorisirter örtlicher Gesundheitsbehörden noch nirgends ein ernstlicher Anfang gemacht ist, — haben diese Staaten doch mehrere neue Grundsätze eingeführt, welche den Sanitätsbehörden auch bei übrigens noch zu gebundenen Händen nothwendig eine fortschreitend grössere Bedeutung im öffentlichen Leben verleihen müssen. Es sind dies:

1. Die jährlichen Veröffentlichungen alles dessen, was aus amtlichen oder sonstigen Quellen in Bezug auf die sanitären Zustände des Landes und auf die zu deren Verbesserung unternommenen Massregeln zusammengestellt zu werden vermag. Mit diesen Veröffentlichungen, deren erstes Beispiel in Deutschland gegeben zu haben die ehemalige freie Stadt Frankfurt das Verdienst hat, machten unter den Mittelstaaten Bayern den Anfang, und Sachsen und Baden haben sich mit rühmlichem Fleisse angeschlossen.

2. Die ärztliche Statistik ist in den genannten Ländern sowie gegenwärtig auch in Hessen-Darmstadt auf einem weit vollkommenerem Fusse organisirt als in Preussen. Dass freilich auch bei bester Einrichtung derselben in den Einzelstaaten bei Weitem nicht diejenigen Resultate für die Wissenschaft sowohl wie für unmittelbar praktische Gesichtspunkte erreichbar sind, welche von einer einheitlichen Leitung und genau übereinstimmender Detailführung der gesammten Mortalitätsstatistik im Deutschen Reiche in sicherer

Aussicht stehen würden, bedarf keiner näheren Begründung.

3. Der ärztlichen Berufsklasse ist gleichsam als sachverständiger Körperschaft ein bedeutsamer Gesammteinfluss auf die öffentlichen Sanitätsfragen gewährt worden durch die Creirung ärztlicher Repräsentanz-Kammern, welche dnrch die ärztlichen Bezirksvereine gewählt werden. Am vollständigsten organisirt scheinen dieselben gegenwärtig (im Jahre 1874) in Bayern, wo durch königliche Verordnung vom 10. August 1871 „um den ärztlichen Kreisen des Landes für die Vertretung ihrer Interessen geeignete Organe zu gewähren“, die Errichtung einer „Aerztekammer“ in jedem Regierungsbezirke verfügt wurde. Dieselbe soll aus Delegirten der Bezirksvereine (auf je 25 Mitglieder ein Delegirter) bestehen, und alljährlich am Sitze der Regierung in Berathung treten, „über Fragen und Angelegenheiten, welche entweder die ärztliche Wissenschaft als solche, oder das Interesse der öffentlichen Gesundheitspflege betreffen, oder auf die Wahrung und Vertretung der Standesinteressen der Aerzte sich beziehen“. Die Aerztekammer wählt aus ihrer Mitte einen Präsidenten, entwirft ihre eigene Geschäftsordnung, ist nicht auf Eingaben an die Kreisregierung beschränkt, sondern kann sich auch unmittelbar an das Staatsministerium des Innern wenden und ernennt einen Abgeordneten, welcher die Kammer für ein Jahr permanent beim „Obermedizinalausschuss“ vertritt. Dieser letztere ist das (gleichfalls im Jahre 1871 eingesetzte) dem Staatsministerium des Innern unmittelbar untergeordnete sachverständige Organ für die Berathung und Begutachtung in Angelegenheiten des

Medizinalwesens und der Medizinalpolizei; — er hat „insbesondere die Aufgabe, die Anwendung der theoretischen Grundsätze auf die praktische Medizinalverwaltung nach dem jeweiligen Stande der Wissenschaft zu vermitteln, und die Pflicht, aus eigener Initiative Anträge auf Verbesserung von Verhältnissen und Einrichtungen des Gesundheitswesens zu stellen“. Der Obermedizinalausschuss besteht aus den Medizinalreferenten des Staatsministeriums des Innern und einer unbestimmten Anzahl vom Könige in denselben berufener Mitglieder; — er verstärkt sich für bestimmte Fälle und Zwecke, und zwar alljährlich wenigstens einmal durch den Hinzutritt je eines Abgeordneten der einzelnen Aerztekammern und Apothekergremien. Den medizinischen Fakultäten der drei Landesuniversitäten steht es frei, sich an diesen Plenarsitzungen durch Absendung je eines Mitgliedes aus ihrer Mitte gleichfalls mit voller Stimmberechtigung zu betheiligen.

Eine ähnliche Stellung ist der ärztlichen Wahlrepräsentanz seit 1870 in Sachsen eingeräumt, und in Baden besteht schon seit 1864 ein „ärztlicher Ausschuss“, welcher von dem etwa 400 Mitglieder zählenden allgemeinen ärztlichen Landvereine gewählt wird, und einerseits die Aufgabe hat, die ärztlichen Standesinteressen der Regierung gegenüber zu vertreten, andererseits aber auch befugt ist, alle ihm wichtigen Missstände und Bedürfnisse der Staatsverwaltung darzulegen. Der Verkehr zwischen der Staatsverwaltung und dem ärztlichen Ausschusse ist ein sehr reger und besteht in gemeinschaftlichen Sitzungen oder in von dem Ausschusse eingeholten schriftlichen Gutachten.

Für die wissenschaftliche und materielle Beförderung der Hygieine haben von allen deutschen Staaten nur Bayern und Sachsen wirkliche Schöpfungen aufzuweisen. In Bayern besitzt jede Universität einen Lehrstuhl für Hygieine, diejenige der Hauptstadt aber in Verbindung mit demselben ein „chemisches Laboratorium für Hygieine“, welches als selbstständiges, unmittelbares Attribut der Universität unter der genialen Leitung von Pettenkofers fungirt und sowohl mit dem erforderlichen Hilfspersonale wie mit den Räumlichkeiten, Apparaten und Unterhaltungsmitteln zu hygieinischen Untersuchungen verschiedenster Art etatsmässig ausgestattet ist.

Sachsen besitzt zwar bei seiner sonst in Allem voranleuchtenden Hochschule bis jetzt kein ähnliches Institut, dagegen eine vorzüglich eingerichtete „chemische Centralstelle für öffentliche Gesundheitspflege“ unter der anerkannt trefflichen Leitung des durch seine inhaltreichen chemischen Jahresberichte bekannten Dr. Fleck, an welchen die sächsischen Behörden sich (vermittels der Kanzlei des Landes-Medizinal-Collegiums) in vorkommenden concreten Fällen behufs Untersuchung zweifelhafter hygieinischer Objecte, — Trinkwasser, Nahrungsmittel u. s. f. — zu wenden haben.

In Bayern ist durch Verordnung vom 11. April 1862 der „ärztliche Dienst bei den Verwaltungsbehörden“ (Sanitätspflege) von demjenigen bei den Gerichten facultativ getrennt, bei jenen sind Bezirksärzte I. und II. Klasse angestellt (Gehalt 800, resp. 600 fl.), bei diesen Bezirksgerichtsärzte (Gehalt 1000 fl.), beide Stellen können aber vereinigt werden.

Im Herzogthum Braunschweig beruht die Organisation des öffentlichen Sanitätswesens auf dem Medizinalgesetz vom 25. October 1865. Die Vertretung des ärztlichen Standes ist darin den Grundsätzen der Advokatenkammern nachgebildet. Die Mitgliedschaft zur Körperschaft der Aerzte und Apotheker ist obligatorisch; sie sind verpflichtet, Vertreter zu wählen, welche die sogenannte „ärztliche Kammer“ bilden, dieser Kammer zu gehorchen; und werden in allen diesen Hinsichten durch Strafen in Ordnung gehalten. Diese Kammer führt die Mitgliedsrollen, wahrt die Standesinteressen und den Standesgeist, hält Ordnung, verfügt Disciplinarstrafen, entscheidet Streitigkeiten und ertheilt auf Verlangen Gutachten an das Obersanitätscollegium, ohne mit demselben zusammen zu berathen. — Daneben besteht ein Disciplinarhof, zu dessen Mitgliedern zwei von der Regierung ernannt werden (ein Jurist und ein Medizinalrath) und einer von der Kammer der Aerzte und Apotheker auf fünf Jahre gewählt wird. Die Aerzte und Apotheker können Generalversammlungen abhalten, denen der Commissär der Regierung beizuwohnen das Recht hat.

Einen ausserordentlichen Aufschwung hat die Organisation bes öffentlichen Sanitätswesens in den vier alten Hansestädten genommen und es haben sich die guten Folgen, wie sich zahlenmässig nachweisen lässt, auch eingestellt.

Was zuvörderst Hamburg anbetrifft, so datirt die neueste Organisation vom 26. October 1870. Das betr. Gesetz verfügt im ersten Paragraphen, dass an die Stelle des Gesundheitsraths ein Medizinalcollegium tritt, welches zusammengesetzt ist aus zwei vom Senate aus seiner Mitte zu deputirenden Mitgliedern, aus vier Physicis, von denen einer als Medizinal-Inspector fungirt, aus drei praktischen Aerzten, aus einem Assessor für die Pharmacie, aus der Zahl der hiesigen Apothekenbesitzer, aus einem Assessor für die Chemie, aus der Zahl der hiesigen Apotheker oder der Chemiker vom Fach, aus einem Mitgliede des Armen-Collegiums und aus einem Mitgliede der Gefängniss-Deputation. — Die Physici werden vom Senate gewählt und beeidigt. Die Meldung geschieht beim Medizinalcollegium, welches dem Senate das Verzeichniss der Bewerber mit seinem Gutachten über dieselben vorlegt. — Die drei praktischen Aerzte werden vom Senate aus einem Aufsatze von drei Personen für eine jede der zu besetzenden Stellen gewählt und demnächst beeidigt. Zur Anfertigung des Aufsatzes treten die sämmtlichen admittirten praktischen Aerzte zusammen und sind diejenigen Aerzte auf den Aufsatz zu bringen, welche ein Drittheil der Stimmen der beim Wahlacte anwesenden Aerzte erhalten haben. Die Erwählten haben ihr Amt sechs Jahre zu verwalten. Alle zwei Jahre tritt das seiner Amtsdauer nach älteste Mitglied aus dem Collegium aus, kann jedoch wieder gewählt werden. — Das Collegium hat im Allgemeinen die Competenz des bisherigen Gesundheitsrathes. Es ist eine berathende und begutachtende Behörde. Es führt die Aufsicht über das gesammte Medizinalwesen des hamburgischen Staates und hat auch unaufgefordert Vorschläge zur Verbesserung derselben zu machen. Es liegt ihm die Verwaltung der bisher dem Gesundheitsrathe untergebenen Medizinal-Anstalten, sowie die Prüfung der Medizinalpersonen, soweit solche nicht den Bundes-Examinations-Commissionen zustehen, ob. Alljährlich hat es über alle Theile seines Wirkungskreises dem Senate einen Bericht zu übergeben, welcher, soweit es der Inhalt desselben gestattet, öffentlich bekannt zu machen ist. — Der Medizinal-Inspector hat die sanitäts- und medizinalpolizeiliche Aufsicht für den ganzen Umfang des hamburgischen Staatsgebietes zu führen. Zu diesem Zwecke sind ihm der Polizeiarzt sowie die Districtsärzte des Landgebiets insofern subordinirt, dass dieselben regelmässig über ihre Geschäftsthätigkeit, sowie über ihre Wahrnehmungen und Ermittelungen in Bezug auf sanitätspolizeiliche Verhältnisse an ihn zu berichten haben. Ihm liegen in Bezug auf die Hygieine alle grösseren Arbeiten und die Relationen im Medizinalcollegium ob. Er ist deshalb verpflichtet, dieses Fach zum Gegenstande seines speciellen Studiums nnd seiner unausgesetzten Beobachtung zu machen und seine Bestrebungen dahin zu richten, dass die auf diesem Felde gewonnenen Erfahrungen auch für die hiesigen Verhältnisse nutzbar gemacht werden. Ueber alle Gegenstände seiner Thätigkeit hat er die Versammlung der technischen Mitglieder des Collegiums in fortlaufender Kenntniss zu erhalten und derselben alle wichtigeren Angelegenheiten zur Berathung vorzulegen.

In Bremen lag, wie E. H. Richter sagt, das Medizinalwesen vor wenig Jahren noch sehr im Argen. Diesem Mangel ist durch eine vom Senat mit der Bürgerschaft vereinbarte und unterm 18. September

1871 veröffentlichte „Medizinalordnung" abgeholfen worden, während eine weitere Reform bevorsteht.

Jene bestimmt unter Anderem Folgendes:

§ 1. Zur Förderung des öffentlichen Gesundheitszustandes im Bremischen Staat besteht die Sanitätsbehörde. Ihre Aufgabe ist, auf alle vorhandene Zustände und Einrichtungen, welche in sanitätspolizeilicher Rücksicht insonderheit auch im Blick auf die Vorbeugung und Bewältigung epidemischer Krankheiten, der Abstellung und Verbesserung durch legislative oder allgemeine Verwaltungsmassregeln bedürftig sein möchten, ihr Augenmerk zu richten, über die zweckmässigen Mittel der Reform zu berathen, dieselben zuständigen Orts in Antrag zu bringen und das Publikum durch geeignete Veröffentlichungen zu belehren.

Sie hat zugleich bei der Herstellung statistischer Uebersichten der Gesundheits- und Sterblichkeitsverhältnisse des Bremischen Staats durch die Deputation für Bremische Statistik mitzuwirken und Jahresberichte über den öffentlichen Gesundheitszustand und über den Fortgang der Anstalten für die öffentliche Gesundheitspflege an Senat und Bürgerschaft zu erstatten.

§ 2. Die Sanitätsbehörde besteht aus der mit der obrigkeitlichen Beaufsichtigung des Medizinalwesens vom Senat beauftragten Commission derselben aus sechs bürgerlichen Mitgliedern und dem Gesundheitsrath.

Die Bau- und Medizinalbeamten sind behufs Untersuchungen und Begutachtungen ihr zugewiesen. Sie kann einzelne Geschäfte an Sektionen übertragen und auch andere Sachverständige nach ihrem Ermessen zu Rathe ziehen.

§ 4. Die Sanitätsbehörde tritt an die Stelle der bestehenden Deputation für die öffentliche Gesundheitspflege und hat zunächst die von derselben begonnenen Arbeiten zu übernehmen.

§ 5. Der Medizinalcommission des Senats, als obrigkeitlicher Aufsichtsbehörde in Medizinalsachen, ist für technische Fragen der Gesundheitsrath beigeordnet. Zu gemeinschaftlichen Berathungen mit demselben können von der Commission auch die Medizinalbeamten und andere Medizinalpersonen oder Sachverständige zugezogen werden.

§ 6. Der Gesundheitsrath besteht aus fünf Aerzten und einem Apotheker.

§ 11. Der Gesundheitsrath hat Alles, was der öffentlichen Gesundheit förderlich oder zur Verbesserung der bestehenden gesundheitspolizeilichen Anstalten, Einrichtungen und Vorschriften dienlich sein mag, fortwährend zu beachten und darüber geeigneten Falles auch unaufgefordert, der Medizinalcommission zu berichten.

Als ausübende Behörden fungiren die Medizinalämter in der Stadt selbst und im Landgebiet (Vegesack, Bremerhafen), aus Aerzten, Thierärzten und Polizeibeamten zusammengesetzt. Die Sanitätsbehörde berichtet über öffentliche Gesundheitspflege (Kanalisation, Liernur'sches System, Untersuchung der Brunnenwässer, Anlage von Schlachthöfen, Anstellung eines Medizinalchemikers, Todten- und Krankenstatistik etc. über Bekämpfung der Epidemien etc.). Der Gesundheitsrath insbesondere berichtet über den stattgehabten öffentlichen Gesundheitszustand (die Sterblichkeit, die Epidemieen u. s. w.) und über die öffentliche Gesundheitspflege (Impfwesen, Apotheken, sanit. Untersuchungen betreffs der Wohnungen und Strassen, der Gewerbebetriebe, des Wassers und der Nahrungsmittel etc., sanit. Massregeln zur Abwehr von Krankheiten). Beiden Behörden hat der „Verein für öffentliche Gesundheitspflege“, besonders zur Erforschung gesundheitswidriger Einrichtungen und Zustände, hilfreiche Hand geleistet.

Nach der Medizinalordnung Lübecks vom 1. Oktober 1867 besteht daselbst ein Medizinalcollegium aus dem Dirigenten des Polizeiamtes und einem anderen Mitgliede des Senates, dem Physikus und vier in Lübeck wohnhaften und zur Praxis zugelassenen Aerzten. Der Physikus gehört dem Medizinalcollegium kraft seines Amtes und für die Dauer derselben an. Die vier anderen ärztlichen Mitglieder des Collegiums werden von dem Senate, aus einem die doppelte Zahl der zu erwählenden Mitglieder enthaltenden Vorschlage des Bürgerausschusses auf je sechs Jahre erwählt. Das Medizinalcollegium hat bezüglich der öffentlichen Gesundheitspflege Alles, was diese und die Krankenpflege betrifft, zu beachten, zur Abhilfe hierin bestehender Mängel und Abwehr eingetretener oder drohender Gefahren dem Senate Vorschläge zum Erlass bezüglicher Verordnungen oder Verfügungen zu machen und das Publikum durch geeignete Veröffentlichungen zu belehren, über die öffentlichen Kranken- und Heilanstalten die Oberaufsicht zu führen und für die Sammlung und Bearbeitung statistischen Materials im Medizinalwesen Anordnung zu treffen. — Medizinalpolizeibehörde ist das Medizinalamt unter der Verwaltung des Dirigenten des Polizeiamts, dem als sachverständiger Beirath der Physikus beigeordnet ist. Beamte des Medizinalamtes sind der Polizeiarzt und der Polizeithierarzt. Das Medizinalamt ist ermächtigt, in geeigneten Fällen anderweitige Sachverständige zu besonderen Leistungen zuzuziehen. Das Medizinalamt ist ausführende Behörde für die von dem Senate in Medizinalangelegenheiten erlassenen Anordnungen und für die ihm zugehenden Requisitionen des Medizinalcollegiums. Wenn im Falle solcher Requisitionen bei dem Medizinalamte Zweifel über seine Zuständigkeit entstehen, hat es dem Senate Bericht zu erstatten und Instruction zu erbitten. Im Uebrigen verhandelt das Medizinalamt unmittelbar mit dem Medizinalcollegium.

Was Frankfurt a/M. anbetrifft, so bestand daselbst als es noch freie Stadt war eine oberste Medizinalbehörde mit dem Namen Sanitätsamt. Es gehörten ihr der jedesmalige jüngste Bürgermeister und die vier Physiker, letztere als Beisitzer, an. Die Competenz des Amtes erstreckte sich auf das gesammte Medizinal- und Sanitätswesen der Stadt und ihres Gebietes, so namentlich die Aufsicht über Kranken-, Versorgungs- und Waisenhäuser, einschliesslich der Anstalten für Jrre so wie für Epileptische, über Friedhöfe und Leichenhäuser, Apotheken und Materialhandlungen, die Mitwirkung in gesundheitspolizeilicher Hinsicht bei der Inspektion der Gefängnisse, so wie überhaupt bei der Anlegung öffentlicher Gebäude. „Alle die öffentliche Gesundheitspflege betreffenden Gegenstände“ waren „der Sorge des Sanitätsmtes anheimgegeben, so jedoch, dass es, wenn der Gegenstand in den Geschäftskreis einer anderen Administrativbehörde einschlug, dort die Anzeige zu machen und die erforderlichen Vorkehrungen zu veranlassen" hatte. Das Sanitätsamt besass auch eine polizeiliche Strafgewalt, wenn dieselbe auch der Regel nach auf eine Civilgefängnissstrafe von höchstens vier Wochen oder eine Geldstrafe von höchstens 50 Reichsthalern beschränkt war. — Das Physikat bestand aus vier Stadtphysikern, funktionirte als Collegium und war eine rein wissenschaftliche und technisch-rathgebende Behörde für Gerichte und städtische Verwaltungs-Aemter im Fache der gerichtlichen und polizeilichen Medizin. — Die Medizinalordnung vom Jahre 1841 enthält ausserdem eine Reihe von Einzelbestimmungen besonders bezüglich des Ausbruches von Epidemieen und Epizootieen, der Kuhpockenimpfung, der Baupolizei, der Behandlung der Gefangenen, des Säugammenwesens und der Kostkinder, die grösstentheils sehr zweckmässig sind. Seit Frankfurt a/M. 1866 preussisch wurde, ist diese Medizinalordnung allerdings vielfach verändert worden. Das „Sanitätsamt" ist aufgehoben und statt der vier Stadtphysiker existiren jetzt zwei Kreisphysiker und ein Kreiswundarzt unter dem königlichen Polizei-Präsidium, auf welches die Kompetenzen des Sanitätsamtes übergegangen sind. Einer der Polizeiräthe hat das Decernat über das Sanitätswesen und ein Collegium physicum giebt es nicht mehr. Im Uebrigen gelten neben der alten Medizinalordnung alle seit 1866 erlassenen Verfügungen des Ministeriums wie der Provinzial-Regierung. Ein etwas chaotischer Zustand! Wenn Frankfurt demungeachtet in sanitärer Beziehung einen hohen Rang unter den deutschen Städten einnimmt, so verdankt es diesen Vorzug jetzt lediglich einer Reihe daselbst ansässiger hervorragender Hygieiniker und der durch sie ins Leben gerufenen freien Vereinsthätigkeit. —

Auch in Württemberg ist am Schlusse des Jahres 1875 das öffentliche Sanitätswesen neu organisirt worden, und zwar speziell mit Rücksicht auf die dadurch bewilligte Forderung einer Standesvertretung der Aerzte und Pharmazeuten. Nach § 1 der Verfügung vom 30. Dezember 1875 sind die approbirten Aerzte, Thierärzte und Apotheker des Landes befugt, jede Berufsklasse für sich, zur Vertretung ihrer gemeinsamen Interessen einen Verein zu bilden, der, wenn und solange er den nachfolgenden Bestimmungen entspricht, von der Regierung als das Organ des betreffenden Standes anerkannt wird. Der ärztliche Landesverein gliedert sich in acht Bezirksvereine, welche vorbehaltlich späterer von den Betheiligten für wünschenswerth erachteten Aenderungen die einzelnen Ortsvereine in sich aufzunehmen haben. Wer Mitglied des ärztlichen Landesvereins werden will, hat einem Bezirksvereine und zwar in der Regel demjenigen, in dessen Umfang er sich niedergelassen hat, beizutreten. — Der Beitritt ist von der Befähigung zur Ausübung der bürgerlichen Ehrenrechte abhängig, bleibt aber dem Ermessen jedes Einzelnen anheimgestellt. — Der Austritt muss beim bleibenden oder zeitlichen Verlust der bürgerlichen Ehrenrechte erfolgen; im Uebrigen bleibt er unter der Bedingung der Erfüllung entstandener Verbindlichkeiten dem Belieben des einzelnen Mitgliedes jeder Zeit vorbehalten. — Die Bezirksvereine haben die Aufgabe, das wissenschaftliche Streben bei den Mitgliedern durch regelmässige Zusammenkünfte, Vorträge, Besprechungen, Einrichtung von Lesezirkeln, Bibliotheken etc. zu fördern, die Berufsinteressen zu wahren, sowie diejenigen Angelegenheiten, welche in dem Ausschusse des Landesvereins zur Berathung zu bringen sind, oder welche sie selbst in diesem Ausschusse zur Besprechung bringen wollen, zum Zweck der Instruction ihrer Ausschuss-Delegirten einer Vorberathung zu unterziehen. Auch können sie selbstständig Anträge an die betreffenden Unterbehörden des Landes bringen, sowie auf Veranlassung der letzteren sachverständige Gutachten an dieselben abgeben. — Die Auflösung eines Bezirksvereins erfolgt jedenfalls, wenn die Zahl seiner Mitglieder unter ein Drittel der Zahl der im Vereinsbezirke ansässigen Aerzte gesunken ist. — Es bleibt den Aerzten eines Bezirks, in welchem ein Verein nicht zu Stande gekommen ist oder sich wieder aufgelöst hat, überlassen, später die Constituirung eines Bezirksvereins zu beantragen, wenn mindestens ein Drittel der Aerzte des Bezirks sich zum Eintritt in den neu zu bildenden Verein bereit erklärt hat. — Ausserdem können sich die in einem Bezirke wohnenden Aerzte und Wundärzte erster Abtheilung, in welchem kein Verein besteht, demjenigen Bezirksvereine anschliessen, welcher nach der Lage ihres Wohnortes ihre Betheiligung an den Vereinszwecken am ehesten zulässt. — Die einzelnen Bezirksvereine haben je auf die Dauer von 3 Jahren Delegirte, und für jeden derselben einen Stellvertreter aus ihrer Mitte zu wählen, und diese Delegirten oder deren Stellvertreter bilden den Ausschuss des ärztlichen Landesvereins. Diesem Ausschuss liegt ob, sich mit Fragen und Angelegenheiten zu befassen und darüber in Berathung zu treten, welche entweder die ärztliche Wissenschaft und Kunst als solche, oder das Interesse der öffentlichen Gesundheitspflege betreffen, oder auf die Wahrung und Vertretung der bürgerlichen und Berufsinteressen der Aerzte sich beziehen. — Von dem Ministerium des Innern oder dem Medizinalcollegium wird dem Ausschusse Veranlassung gegeben werden, sich über beabsichtigte organisatorische oder sociale Massregeln, welche das Interesse des ärztlichen Standes berühren, sowie über Anordnungen in Betreff der öffentlichen Gesundheitspflege gutachtlich zu äussern. — Zur Berathung wichtigerer Gegenstände der bemerkten Art wird der Ausschuss, und zwar in der Regel alljährlich eingeladen werden, an den Verhandlungen hierüber im Ministerium des Innern oder im Medizinalcollegium theilzunehmen. Diese Einladung wird unter Bezeichnung der zu berathenden Gegenstände in der Regel so zeitig ergehen, dass sich die Ausschussmitglieder auf die Berathung vorbereiten können. — Dem Ausschusse steht übrigens auch zu, nach seinem pflichtmässigen Ermessen von sich aus und unaufgefordert in Sachen der Medizinalverfassung und Medizinalverwaltung Anträge zu stellen, auf vorhandene Mängel und Uebelstände aufmerksam zu machen und wünschenswerthe Verbesserungen in Vorschlag zu bringen.

In allerneuster Zeit hat sich das Grossherzogthum Hessen-Darmstadt durch seine Verordnung über die Reorganisation des öffentlichen Gesundheitswesens gewissermassen an die Spitze der Reformbewegung diesem Gebiete gestellt. Die Verordnung ist nicht allein ebenso tüchtig an und für sich, sondern wird auch, wie schon jetzt feststeht, indirect eine so bedeutende Wirksamkeit ausüben, dass wir es für angezeigt halten, sie auch hier zur Kenntniss der weitesten Kreise zu bringen.

Diese mit dem 1. Januar 1877 ins Leben getretene tief eingreifende Reform kann sowohl vermöge ihres allgemeinen Planes wie hinsichtlich der Einzelbestimmungen als ein epochemachender Schritt zur zeitgemässen Entwickelung der öffentlichen Gesundheitsverwaltung in den deutschen Einzelstaaten begrüsst werden.

Sie lautet:

Abschnitt I.

Von der obersten Leitung des Sanitätswesens.

§ 1. Die oberste Leitung des Sanitäts- und Medizinalwesens (der öffentlichen Gesundheitspflege) verbleibt dem Ressort des Ministeriums des Innern.

Abschnitt II.

Von der Ministerial-Abtheilung für öffentliche Gesundheitspflege (Medizinalwesen).

§ 2. Die Ober-Medizinal-Direction wird mit Wirkung vom 1. Januar 1877 aufgehoben.

§ 3. An Stelle derselben tritt eine besondere Abtheilung Unseres Ministeriums des Innern. Diese unter der unmittelbaren Leitung desselben stehende Abtheilung führt die amtliche Benennung:

Ministerium des Innern, Abtheilung für öffentliche Gesundheitspflege.

Dieselbe besteht:

1. aus dem Referenten für Medizinalangelegenheiten bei dem Ministerium des Innern als Vorsitzenden;
2. aus mehreren technischen Räthen, insbesondere aus mindestens zweien Aerzten, einem Veterinärarzt und einem chemisch-pharmaceutischen Sachverständigen.

§ 4. Die hiernach gebildete Ministerial-Abtheilung hat bei der oberen Verwaltung des Sanitäts- und Medizinalwesens theils durch Begutachtung oder Vortrag in dem Ministerium des Innern theils durch unmittelbare Thätigkeit mitzuwirken.

§ 5. In der Regel werden alle Angelegenheiten des Sanitäts- und Medizinalwesens der gedachten Ministerial-Abtheilung zur Begutachtung beziehungsweise vorläufigen Bearbeitung und zum Vortrag in dem Ministerium überwiesen werden.

§ 6. Unter der Aufsicht des Ministeriums des Innern ist der Ministerial-Abtheilung für öffentliche Gesundheitspflege zur unmittelbaren Erledigung übertragen:

1. Die Ueberwachung der Dienstführung des ärztlichen und veterinärärztlichen Beamtenpersonals mit der Befugniss der Verfügung von Ordnungsstrafen behufs der Erzwingung der Erledigung von amtlichen Aufträgen. Die Disciplinargewalt über die gedachten Beamten wird durch das Ministerium des Innern ausgeübt.
2. Die Ueberwachung der Befolgung der sanitäts-

polizeilichen Gesetze und Verordnungen von Seiten der praktischen Aerzte, der Veterinärärzte, Zahnärzte, Apotheker, geprüften Heilgehülfen und Hebammen. Bei wahrgenommenen Zuwiderhandlungen hat die Abtheilung, bei den zuständigen Behörden die geeigneten Anträge zu stellen, beziehungsweise zu veranlassen.

3. Die Leitung der verordnungsmässigen Staatsprüfungen des menschen- und veterinärheilkundigen Personals, welche an Stelle der seitherigen Ober-Medizinal-Direction fortan durch besondere Prüfungs-Commissionen vorgenommen werden sollen, deren Bestellung dem Ministerium des Innern übertragen ist.

4. Die Leitung bes Impfwesens, soweit dabei ärztliche Beamte thätig werden.

5. Die Aufsicht über die Apotheken und die Visitation derselben, sowie die Sammlung der erforderlichen Materialien und die Erstattung der Vorschläge behufs der Feststellung der Arzneimitteltaxe.

6. Die obere sanitätliche Ueberwachung der Gemeinde- und Privathospitäler, Privat-Entbindungsanstalten und Privat-Irrenanstalten und die Anregung der Abhülfe wahrgenommener Missstände bei den zuständigen Behörden.

7. Die Erstattung von medizinisch-technischen Gutachten an die Ministerien.

8. Abgabe von gerichtsärztlichen Obergutachten auf Ersuchen der Justitzbehörden, sowie von sonstigen technischen Obergutachten auf Ersuchen

der Verwaltungsbehörden. Für diese Zwecke wird der Vorsitzende der Abtheilung, wenn dieselbe weniger als drei in dem betreffenden Fall sachverständige Mitglieder besitzt, jeweilig andere Sachverständige zur Ergänzung zuziehen.

9. Die Prüfung und Festsetzung der aus öffentlichen Fonds zu zahlenden Rechnungen ärztlicher und veterinärärztlicher Beamten sowie die Oberrevision ärztlicher und veterinärärztlicher Deserviten und der Apothekerrechnungen, wenn über die erste Revision Anstände erhoben werden.

10. Die Verfügungen, welche lediglich zur Vorbereitung der innerhalb des Ministerium des Innern zu behandelnden Angelegenheiten dienen.

11. Die Vorbereitung der mit den Centralausschüssen (siehe § 8 ff.) zu berathenden Gegenstände und die Zusammenberufung der Centralausschüsse.

12. Die Ausarbeitung von durch den Druck zu veröffentlichenden Berichten über die Gesundheitsverhältnisse des Landes und über den Stand der öffentlichen Gesundheitspflege in den einzelnen Theilen desselben.

13. Die Verwaltung des Medizinalfonds.

§ 7. Die näheren Bestimmungen über den Geschäftskreis der Ministerial-Abtheilung für die öffentliche Gesundheitspflege und den Geschäftsgang bei derselben sowie über die Betheiligung der einzelnen Mitglieder an den sachlichen Geschäftszweigen werden von dem Ministerium des Innern getroffen.

Abschnitt III.

Von den Centralausschüssen.

§ 8. Für die Vorberathung der unten (§ 9.) bezeichneten Angelegenheiten des öffentlichen Gesundheitsdienstes sollen zeitweise andere Sachverständige, wie nachstehend näher bezeichnet, mit den Mitgliedern der Ministerial-Abtheilung für öffentliche Gesundheitspflege und unter dem Vorsitze des Vorsitzenden dieser Abtheilung zusammentreten.

Es soll in dieser Weise ein ärztlicher, ein veterinärärztlicher und ein pharmaceutischer Centralausschuss gebildet werden.

§ 9. Zur Zuständigkeit dieser Centralausschüsse, eines jeden innerhalb seines fachlichen Gebiets, gehört die Begutachtung oder Anregung von Bestimmungen allgemeiner Bedeutung, welche medizinische beziehungsweise veterinärärztliche oder pharmaceutische Angelegenheiten, Einrichtungen der öffentlichen Gesundheitspflege oder die Thätigkeit und die Interessen des Standes der praktischen Aerzte, praktischen Veterinärärzte und Apotheker insbesondere auch die Festsetzung ihrer Taxen sowie ihrer Pflichten in Sachen der öffentlichen Gesundheitspflege und der medizinischen Statistik betreffen; ferner die Berathung über Anträge bezüglich der Medizinalverwaltung, welche jedes Mitglied zu stellen berechtigt ist

Gehört der Gegenstand eines solchen Antrages nicht zur Zuständigkeit des Centralausschusses, so hat die Ministerial-Abtheilung davon behufs weiterer Behandlung Kenntniss zu nehmen.

Der pharmazeutische Centralausschuss wird auch über die Frage der Errichtung oder Verlegung von Apotheken gutachtlich gehört werden.

§ 10. Die Centralausschüsse werden auf Beschluss Unseres Ministeriums des Innern so oft zusammenberufen, als dies zur Erledigung ihrer vorbezeichneten Geschäfte erforderlich ist, der ärztliche Centralausschuss jedenfalls einmal in jedem Jahre.

A. Aerztlicher Centralausschuss.

§ 11. Der ärztliche Centralausschuss besteht aus

1. dem Vorsitzenden und den Mitgliedern der Ministerial-Abtheilung für öffentliche Gesundheitspflege;
2. einem Mitgliede der medizinischen Facultät der Landesuniversität, welches derselben zu bezeichnen gestattet ist;
3. aus Abgeordneten, welche zu entsenden den in Gemässheit der §§ 14 und 25 sich bildenden ärztlichen Kreisvereinen mit der Massgabe gestattet ist, dass die Kreisvereine einer jeden Provinz je zwei Abgeordnete auf jedesmal zwei Jahre erwählen dürfen;
4. aus einem von dem Ministerium des Innern jeweilig zu bezeichnenden Director einer der Landes-Irrenanstalten;
5. aus anderen Sachverständigen, insbesondere einzelnen beamteten Aerzten, Irrenanstaltsärzten oder nichtärztlichen Technikern, welche das Ministerium des Innern, sei es bleibend, sei es vorübergehend für bestimmte Fälle und Zwecke, etwa beizuziehen für gut findet.

B. Veterinärärztlicher Centralausschuss.

§ 12. Der veterinärärztliche Centralausschuss besteht aus:

1. dem Vorsitzenden und den Mitgliedern der Ministerial-Abtheilung für öffentliche Gesundheitspflege;
2. aus Abgeordneten der veterinärärztlichen Provinzialvereine, von denen jedem Provinzialverein je einen auf je zwei Jahre zu entsenden gestattet ist;
3. aus einem oder mehreren Sachverständigen, insbesondere auch aus der Zahl der Lehrer der Veterinärwissenschaft an der Landesuniversität oder der beamteten Veterinärärzte, welche das Ministerium des Innern bleibend oder vorübergehend zuzuziehen für geeignet erachten wird.

C. Pharmazeutischer Centralausschuss.

§ 13. Der pharmazeutische Centralausschuss besteht:

1. aus dem Vorsitzenden und den Mitgliedern der Ministerial-Abtheilung für öffentliche Gesundheitspflege;
2. aus Abgeordneten der pharmazeutischen Provinzialvereine, von denen jedem Provinzialverein je einen auf zwei Jahre zu entsenden gestattet ist;
3. aus solchen Sachverständigen, welche das Ministerium des Innern etwa zuzuziehen für gut findet.

Abschnitt IV.

Von den ärztlichen, veterinärärztlichen und pharmazeutischen Vereinen.

§ 14. Zum Behufe einer geordneten Mitwirkung bei dem öffentlichen Gesundheitsdienste nach Massgabe der näheren Bestimmungen dieser Verordnung können sich ärztliche Kreisvereine sowie veterinärärztliche und pharmazeutische Provinzialvereine bilden.

Die Organisation dieser Vereine bleibt ihnen, soweit darüber im Nachstehenden nichts bestimmt ist, selbst überlassen. Von derselben haben sie der Ministerial-Abtheilung für öffentliche Gesundheitspflege Kenntniss zu geben.

§ 15. In jedem Kreise kann sich ein ärztlicher Kreisverein bilden. Mitglieder desselben sind die ihm beitretenden (beamteten und praktischen) Aerzte, welche in dem Kreise wohnen. Im Falle des Bedürfnisses können auch die Aerzte zweier benachbarter Kreise zu einem Kreisverein zusammentreten.

§ 16. In jeder Provinz kann sich aus in derselben wohnenden Veterinärärzten ein veterinärärztlicher Provinzialverein und aus in der Provinz wohnenden Apothekenbesitzern und Apothekenverwaltern ein pharmazeutischer Provinzialverein bilden.

§ 17. Zur Zuständigkeit dieser Vereine gehört:

1. die Wahl und Entsendung der in den §§ 11, 12 und 13 bezeichneten Abgeordneten;
2. die Erstattung von Gutachten und Aeusserungen, welche die Ministerial-Abtheilung für öffentliche Gesundheitspflege oder die Kreisverwaltungsbehörden über medizinische, beziehungsweise

veterinärärztliche oder pharmazeutische Angelegenheiten oder Gegenstände der öffentlichen Gesundheitspflege von ihnen verlangen;

3. die Stellung von Anträgen über solche Angelegenheiten bei den gedachten Behörden.

Abschnitt V.

Von den Kreisärzten, Kreisassistenzärzten und Kreiswundärzten.

§ 18. Regelmässig bildet ein jeder Kreis des Grossherzogthums den Bezirk eines Kreisgesundheitsamtes, welchem ein Sanitätsbeamter unter Benennung „Kreisarzt“ vorsteht. Für den Fall des Bedürfnisses kann demselben ein Kreisassistenzarzt zur Unterstützung beigegeben werden.

§ 19. Die Ausübung der Gesundheitspolizei innerhalb jeden Kreises steht in oberer Instanz dem betreffenden Kreisamt und unter demselben den Localpolizeibehörden zu.

Der Kreisarzt hat — abgesehen von den im § 21 nachfolgenden Uebergangsbestimmungen — für den ganzen Bezirk des Kreisgesundheitsamtes dieselbe dienstliche Stellung und dieselben Funktionen, wie solche nach den seither erlassenen Bestimmungen für den Kreisarzt eines Medizinalbezirks, insbesondere in Gemässheit der Vorschriften des VII. Abschnitts der Medizinalordnung von 1861, der Instruction vom 25. April 1875 über das Impfwesen etc. geordnet waren, jedoch mit folgenden Modificationen:

1. an die Stelle der Ober-Medizinaldirection als seiner unmittelbar vorgesetzten Behörde, tritt überall die Ministerial-Abtheilung für öffentliche Gesundheitspflege;

2. das Unterordnungsverhältniss der praktischen Aerzte und Thierärzte, Zahnärzte und Apotheker unter die Kreisärzte ist aufgehoben. Der Kreisarzt bleibt jedoch in Angelegenheiten der Gesundheitspflege das ermittelnde Organ, dessen sich die Regierung und die Verwaltungsbehörden gegenüber jenem Sanitätspersonal in der Regel bedienen werden.

Er wird sich ferner insbesondere mit den praktischen Aerzten seines Dienstbezirks in möglichst umfassendem Verkehr erhalten um die gedeihliche Wirksamkeit der ärztlichen Kreisvereine, sowie der als Zweig der Kreisverwaltung etwa eingerichtet werdenden Kreis- oder Ortsgesundheitsräthe thunlichst zu fördern, ebenso bleiben die seitherigen Bestimmungen über Anzeichen und Mittheilungen, welche die praktischen Aerzte und Thierärzte, sowie die Apotheker dem Kreisarzte zu machen haben (insbesondere in den Fällen der §§ 8, 58, 59 und 62 der Medizinalordnung von 1861) in Kraft;
3. die geprüften Leichenbeschauer hat er zu beaufsichtigen und wahrgenommene Mängel in deren Dienstverrichtungen dem Kreisamte anzuzeigen;
4. bezüglich der Dienstobliegenheiten der Kreisärzte bleiben die in den §§ 18—20, 22—27, ferner in 28 I, II, III, VI—IX der Medizinalordnung gegebenen Vorschriften in Kraft und zwar die Vorschrift in § 28, IX mit der Massgabe, dass die ärztliche Behandlung von Gefangenen an seinem Wohnorte dem Kreisarzte als nicht zahlbares Pflichtgeschäft übertragen werden kann.

Zu den Funktionen der Kreisärzte gehören weiter:

a) die Beantragung und Begutachtung von Anordnungen und Massregeln zum sanitätlichen Schutz der Arbeiter in Fabriken und bei Eisenbahnen,

b) die sanitätliche Ueberwachung der Schulen, Gemeinden und Privathospitäler, Privatentbindungsanstalten und Privatirrenanstalten,

c) die Untersuchung der öffentlichen Dirnen;

5) die im § 20 der Medizinalordnung vorgesehene Verpflichtung der Kreisärzte, den Kreisämtern schriftlich und mündlich Gutachten zu erstatten und sachverständigen Beirath zu gewähren, haben dieselben auch den Kreisschulcommissionen, Kreisausschüssen und Provinzialausschüssen, sowie den Justiz- und Finanzverwaltungsbehörden gegenüber;

6. Die Kreisärzte bleiben verpflichtet (siehe § 21 und § 28, VII der Medizinalordnung) den Requisitionen der Gerichtsbehörden ihres Bezirkes in gerichtsärztlichen Fällen Folge zu leisten.

Wegen der Uebertragung von gerichtsärztlichen Geschäften an andere Aerzte, insbesondere in denjenigen Fällen, wo der Kreisarzt wegen allzu grosser Entfernung seines Wohnortes oder wegen Dringlichkeit des Falles nicht wohl zugezogen werden kann, werden von Unseren Ministerien des Innern und der Justiz die nöthigen Bestimmungen getroffen werden;

7. während die Verpflichtung der Kreisärzte zur Behandlung der Waisenkinder und der Gens-

darmen ihres Bezirks bestehen bleibt, kommt — in Abänderung des § 28 pos. IV der Medizinalordnung — ihre Verpflichtung zur Behandlung der armen Kranken in Wegfall. Nur in denjenigen Fällen, wo eine Gemeinde nicht im Stande ist, durch Vertrag mit einem praktischen Arzte für die ärztliche Behandlung ihrer Armen genügende Fürsorge zu treffen, kann der Kreisarzt von seiner vorgesetzten Behörde für verpflichtet erklärt werden, jene Behandlung gegen entsprechende Vergütung aus der Gemeindekasse zu übernehmen.

In gleicher Weise kann der Kreisarzt, wenn eine Gemeinde überhaupt privatärztlicher Hülfe entbehrt und solche auch nicht durch Vertrag mit einem praktischen Arzte herbeiziehen kann, auch zur ärztlichen Behandlung nichtarmer Kranken gegen entsprechende Vergütung aus Privatvereins- oder Gemeindemitteln für verpflichtet erklärt, beziehungsweise ermächtigt werden.

Ausserdem kann derselbe auch zur Uebernahme der ärztlichen Leitung und Behandlung in öffentlichen Civilkrankenanstalten seines Bezirks gegen entsprechende Vergütung ermächtigt und nöthigenfalls verpflichtet erklärt werden. Dagegen ist der durch § 28, V der Medizinalordnung gegebene vorzugsweise Anspruch des Kreisarztes auf die Leitung gewisser Hospitäler fortan aufgehoben.

Alle Verträge jener Art bedürfen aber der speciellen Genehmigung der vorgesetzten Behörde des Kreisarztes;

8. abgesehen von den vorbezeichneten Fällen darf der Kreisarzt nicht als praktischer Arzt im Dienst einer Gemeinde, einer Körperschaft oder eines Vereines stehen.

Die Ausübung der ärztlichen Privatpraxis bleibt demselben zwar vorerst gestattet, jedoch darf auf dieselbe bei den an ihn zu stellenden dienstlichen Ansprüchen keinerlei Rücksicht genommen werden und es soll die vorgesetzte Behörde befugt sein, wenn und soweit es nach ihrem Ermessen aus dienstlichen Gründen nothwendig erscheint, demselben die Einschränkung oder selbst das Aufgeben seiner ärztlichen Privatpraxis vorzuschreiben.

§ 20. Die Kreisassistenzärzte sind zweite Sanitätsbeamte im Bezirke des Kreisgesundheitsamtes, an dessen Geschäften sie unter der dienstlichen Leitung der Kreisärzte Theil nehmen. In Verhinderungsfällen der letzteren sind sie vorbehältlich der Bestimmung im 2. Absatz des § 21 deren Stellvertreter.

Die Kreisassistenzärzte werden entweder für den ganzen Kreis oder für einen abgegrenzten Bezirk desselben bestellt.

In disciplinärer Beziehung stehen sie unmittelbar unter dem Ministerium des Innern. Die Dienstverhältnisse der Kreisassistenzärzte richten sich im Allgemeinen nach den für die Kreisärzte gegebenen Vorschriften. Jedoch kann ihnen, sofern ein dienstliches Interesse nicht entgegensteht, der Anschluss von Verträgen über ärztliche Behandlung mit Gemeinden, Corporationen und Vereinen in weiterem Umfang gestattet werden, als dies im § 19 für die Kreisärzte vorgesehen ist.

§ 21. Insolange diejenigen gegenwärtig angestellten Kreisärzte, deren Dienststellen (Kreismedizinalämter) in Folge der Bestimmung des § 18 hinwegfallen, auf ihren dermaligen Amtssitzen in Activität belassen werden, sollen dieselben für den Bereich ihres seitherigen Dienstbezirks als Delegirte des Kreisgesundheitsamtes (beziehungsweise der einschlägigen Kreisgesundheitsämter) in der Weise fungiren, dass ihnen ein auszuscheidender Theil der kreisgesundheitsamtlichen Geschäfte innerhalb jenes Bezirks auch forthin zur selbstständigen Behandlung verbleibt, während sie in allen übrigen Dienstangelegenheiten den zuständigen Kreisarzt des Kreisgesundheitsamtes auf dessen Requisition oder auf Weisung der oberen Medizinalbehörde, innerhalb ihres seitherigen Dienstbezirks in jeder Weise zu unterstützen, und demselben insbesondere alle ihm erforderlichen Mittheilungen zu beschaffen und zu erstatten haben. Auch ist ihnen regelmässig für den Bereich ihres Delegationsbezirks die Stellvertretung des betreffenden Kreisgesundheitsbeamten bei kürzerer Verhinderung desselben oder in dringenden Fällen übertragen.

Diese Bestimmungen gelten in gleicher Weise auch in dem Falle, wenn ein solcher Kreisarzt an den Amtssitz eines anderen eingegangenen Kreismedizinalamtes versetzt und ihm der seitherige Bezirk des Letzteren als Delegationsbezirk übertragen wird.

Diese Kreisärzte stehen unmittelbar unter der Ministerialabtheilung für öffentliche Gesundheitspflege und führen den Amtstitel „Kreisarzt zu ....“ unter

Beifügung des Ortsnamens ihres Amtssitzes. Die Vorschriften des § 19 gelten auch für sie, insoweit solche nicht nach den vorstehenden Bestimmungen hier unanwendbar erscheinen. Jedoch kann auch ihnen, wie den Kreisassistenzärzten, der Abschluss von Verträgen über ärztliche Behandlung in weiterem Masse, als in § 19 Pos. 7 und 8 Absatz 1 vorgesehen gestattet werden. —

Von besonderer Wichtigkeit endlich ist die Reform des öffentlichen Gesundheitswesens in Elsass-Lothringen, die wir dem Oberpräsidenten v. Möller verdanken, der den besonderen Vorzug hatte, einen vortrefflichen Berather in dem Regierungsmedizinalrath Dr. Wasserfuhr zu besitzen, und sich der schönen Eigenschaft erfreut, einem solchen Beamten mit Vertrauen entgegenzukommen und zu folgen. Bei der grossen Wichtigkeit, welche das elsass-lothringische öffentliche Sanitätswesen für die Entwickelung desselben in ganz Deutschland hat, halten wir es für geboten, die hauptsächlichsten Bestimmungen hier zu geben, da dieselben zweifelsohne ihre fernere Wirkung auf die übrigen Einzelstaaten nicht verfehlen werden.

„Nachdem durch das elsass-lothringische Verwaltungsgesetz vom 30. December 1871 die Leitung der gesammten inneren Verwaltung und damit auch die des Medizinalwesens auf den Reichskanzler und durch Delegation auf den Oberpräsidenten übertragen war, ist dem Letzteren an Stelle der erwähnten Consultativcommissionen der französischen Minister ein ständiger ärztlicher Referent für die Medizinalangelegenheiten des Landes beigegeben, und die betreffende Stelle dem Regierungs- und Medizinalrath am Bezirkspräsidium des Unterelsass mit übertragen worden. Ein sogenanntes Medizinalcollegium giebt es nicht. Dagegen ist als begutachtendes Organ, welches dem Oberpräsidenten in einzelnen wissenschaftlichen Fragen als oberste Instanz dienen kann (aber für diesen Zweck bisher noch nicht benutzt worden ist), an Stelle der Pariser Académie de médecine die medicinische Facultät der Universität Strassburg in Aussicht genommen. Jedem der drei Bezirkspräsidenten, welche an die Stelle der früheren Präfecten getreten sind, und nach den Anweisungen des Oberpräsidenten ihre Verwaltung ihrer Bezirke führen, ist ein Regierungs- und Medizinalrath als ständiger Referent für die Medizinalangelegenheiten des Bezirkes zugetheilt, wobei dem Präsidenten anheimgestellt bleibt, in einzelnen hygieinischen Fragen, welche sich auf den ganzen Bezirk oder auf mehrere Kreise des letzteren beziehen, das als „Kreisgesundheitsrath“ wieder hergestellte conseil d'hygiène des Kreises, in welchem die Bezirkshauptstadt liegt, zu befragen. Endlich ist jedem Kreisdirector, welche Beamten jetzt an Stelle der französischen Unterpräfecten die Verwaltung der einzelnen Kreise nach den Anweisungen des Bezirkspräsidenten leiten, und ebenso den Polizeidirectoren in Strassburg und Metz — zunächst provisorisch — ein ständiger technisch-sanitätspolizeilicher Hilfsbeamter unter dem Titel „Kreisarzt“ beigegeben worden. Neben letzterem steht ihm der „Kreisgesundheitsrath“ — das frühere conseil d'hygiène d'arrondissement — als unterstützendes und berathendes Organ für die öffentliche Gesunheitspflege zur Verfügung.

Die Kreisärzte erhalten vorläufig eine Remuneration von 1200 Mark und als Entschädigung für Fahr- und Reisekosten innerhalb ihrer Kreise ein Pauschquantum von 300 Mark. Die kreisärztlichen Geschäfte für den Kreis Colmar und den Stadtkreis Metz werden von den dortigen Regierungsmedizinalräthen mit versehen. Der Amtsthätigkeit der Kreisärzte sind folgende Andeutungen zu einer Instruction zu Grunde gelegt:

1. Der Kreisarzt hat alle Medizinalangelegenheiten seines Kreises zu bearbeiten und alle auf dieselben sich beziehenden Aufträge zu erledigen, welche der Kreisdirector oder der Bezirkspräsident ihm überweist.
2. Er ist ständiges Mitglied des Kreisgesundheitsrathes, dessen Protokolle er zu führen hat, und mit dessen Vorsitze er vom Kreisdirector in Vertretung des Letzteren beauftragt werden kann.
3. Er überwacht in seinem Kreise die Befolgung der auf den Gewerbebetrieb der Medizinalpersonen bezüglichen gesetzlichen Vorschriften, bringt Zuwiederhandlungen zur Anzeige, und führt Verzeichnisse der im Kreise praktizirenden Aerzte und Hebammen.
4. Die unter Aufsicht des Kreisdirectors stehenden Schulen, Fabriken, Gefängnisse, Kranken-, Waisen-, Besserungs-, Zufluchtshäuser und ähnliche öffentliche Anstalten hat er in Bezug auf die gesundheitliche Beschaffenheit ihrer Einrichtung und den ärztlichen Dienst von Zeit zu Zeit zu besichtigen, Missstände in diesen Beziehungen zur Anzeige zu bringen und Verbesserungsvorschläge zu machen.

5. Ueber den Gesundheits- bezw. Krankheitszustand der Bevölkerung des Kreises, sowie über die Witterungsverhältnisse hat er sich unter Benutzung der von den Cantonalärzten, bezw. Armen- und Anstaltsärzten, dem Kreisdirector zugehenden Berichte in fortlaufender Kenntniss zu erhalten und seinerseits dem Kreisdirector darüber in bestimmten Zeiträumen zu berichten.
6. Er bearbeitet die Sterblichkeitsstatistik des Kreises nach Massgabe der hierüber zu erlassenden allgemeinen Vorschriften.
7. Stellt sich heraus, dass an bestimmten Orten oder in gewissen Bevölkerungsgruppen des Kreises ein ungewöhnlich schlechter Gesundheitszustand, bestimmte Krankheitsformen oder eine ungewöhnlich hohe Sterblichkeit herrschen, so hat er den Ursachen nachzuforschen und Vorschläge zur Abhülfe zu machen.
8. Er sorgt für Befolgung der sanitätspolizeilichen Verordnungen, besonders der zur Verhütung und und gegen die Verbreitung ansteckender oder epidemischer Krankheiten getroffenen, und leitet erforderlichen Falls im Auftrage des Kreisdirectors bei Epidemien die zur Bekämpfung der letzteren nöthigen Massregeln.
9. Die Gesuche um Genehmigung, Umänderung oder Widerruf von Bauanlagen, besonders von gefährlichen, ungesunden oder lästigen, sowie die Pläne und Anlagen von neuen öffentlichen Krankenhäusern, Schulen, Gefängnissen, Canälen, Wasserleitungen, Schlachthäusern, Märkten und Markthallen, Kirchhöfen und dergleichen, welche

zur Beurtheilung oder Entscheidung des Kreisdirectors gelangen, hat er vom gesundheitlichen Standpunkte aus zu prüfen und zu begutachten.

10. Er beaufsichtigt innerhalb seines Kreises die Befolgung der auf den Gewerbebetrieb der Apotheken, sowie den Verkauf von Apothekerwaaren bezüglichen Gesetze und Verordnungen, und hat bei den regelmässigen Apothekenvisitationen im Bezirke an denjenigen Theil zu nehmen, welche der Bezirkspräsident ihm bezeichnet.

11. Er überwacht das Impfwesen im Kreise, und stellt aus den Listen und Berichten der Impfärzte den zu erlassenden näheren Vorschriften gemäss alljährlich einen Gesammtbericht über das Impfgeschäft im Kreise zusammen.

12. Er führt die Aufsicht über die Hebammen des Kreises.

Bezüglich der Kreisgesundheitsräthe ist die französische Verordnung vom 18. December 1848 über die Conseils d'hygiène (vgl. Tardieu: Dictionnaire d'hygiène publique, Paris 1862, S. 575) mit den durch das elsass-lothringische Verwaltungsgesetz von 1871 nöthig gewordenen Modificationen massgebend. Zehn Mitglieder (7 bis 15) werden von den Bezirkspräsidenten ernannt. Letzteren ist jedoch anheimgestellt worden, wo sie es für zweckmässig halten, Vorschläge in den grossen Städten seitens der Gemeinderäthe, in den Landkreisen seitens Versammlungen der Bürgermeister entgegenzunehmen. Von dieser Befugniss ist bei der Neuerrichtung der Gesundheitsräthe mehrfach Gebrauch gemacht worden; so befinden sich unter den 14 Mitgliedern des Strassburger Gesundheitsrathes 6 vom Gemeinderath vorgeschlagene, und die Mitglieder der Gesundheitsräthe der Kreise Erstein und Hagenau sind mit Ausnahme der beiden Kreisärzte und Kreisthierärzte, sowie des Gefängnissarztes zu Hagenau, sämmtlich auf Grund der Vorschläge von Bürgermeisterversammlungen der betreffenden Kreise ernannt worden. Das Amt der Mitglieder ist ein unbesoldetes Ehrenamt. Sitzungen sollen vierteljährlich wenigstens einmal und ausserdem so oft, als die Behörde es für erforderlich hält, stattfinden. Wer ohne stichhaltige Entschuldigung dreimal hintereinander eine Sitzung versäumt hat, gilt für ausgetreten. Im Gesundheitsrathe der Bezirkshauptstadt führt der Bezirkspräsident oder — wie in Strassburg — in seinem Auftrage der Polizeidirector den Vorsitz. Jeder Gesundheitsrath wählt einen Vicepräsidenten und einen Sekretär. Im Unterelsass sind die Kreisdirectoren angewiesen worden, die Wahl zum Sekretär womöglich auf den Kreisarzt zu lenken, und denselben über jede Sitzung ein Protokoll aufnehmen zu lassen; die gesammten Protokolle werden alljährlich dem Bezirkspräsidenten vorgelegt. Unter Umständen können nach Anhörung des Kreisgesundheitsraths auch Cantonalgesundheitscommissionen in den Cantonshauptorten eingesetzt werden unter dem Vorsitze des betreffenden Bürgermeisters. Im Unterelsass ist für den im Gebirge gelegenen, früher zum Vogesen-Departement gehörigen Canton Schirmeck-Saales, dessen Bevölkerung grösstentheils nur der französischen Sprache mächtig ist, die Errichtung einer solchen Cantonalgesundheitscommission in Aussicht genommen.

Die Gesundheitsräthe sind mit der Prüfung derjenigen Fragen beauftragt, welche ihnen durch die Kreis- oder Polizeidirectoren, bezw. durch die Bezirkspräsidenten vorgelegt werden. Als solche Fragen sind in der Verordnung von 1848 speciell aufgeführt: 1) die gesundheitliche Verbesserung von Localitäten und Wohnungen; 2) Massregeln, um endemische, epidemische und ansteckende Krankheiten zu verhüten oder zu bekämpfen; 3) ansteckende Thierkrankheiten; 4) Impfwesen; 5) Armenkrankenpflege; 6) Mittel, die gesundheitlichen Verhältnisse der industriellen und ackerbautreibenden Klassen zu verbessern; 7) Salubrität der Werkstätten, Schulen, Krankenhäuser, Irrenanstalten, Wohlthätigkeitsanstalten, Gefängnisse, Armenhäuser, Asyle und dergleichen; 8) Findelhauswesen; 9) Beschaffenheit der Nahrungsmittel, Getränke, Gewürze und Arzneien; 10) Mineralquellen und die Mittel, sie dem Gebrauche von Armen zugänglich zu machen; 11) Gesuche um Genehmigung, Verlegung oder Aufhebung von gefährlichen, ungesunden oder belästigenden Bauanlagen; 12) die grossen Arbeiten des öffentlichen Nutzens, Erbauung von Schulen, Häusern, Gefängnissen, Häfen, Kanälen, Wasserleitungen, Brunnen, Hallen, Anlage von Kirchhöfen, Märkten, Abtritten, Kanälen u. dergl. unter dem Gesichtspunkte der öffentlichen Gesundheitspflege. Die Arrondissements-Gesundheitsräthe sollten ferner die Documente sammeln und ordnen, welche sich auf die Sterblichkeit und ihre Ursachen, auf die Topographie und medizinische Statistik beziehen, und dieselben an den Präfecten senden. Der Departemental-Gesundheitsrath sollte wieder die Arbeiten der Arrondissements-Gesundheitsräthe sammeln und ordnen und alljährlich einen Generalbericht an den Präfecten senden (welcher denselben sammt den Anlagen dem Ackerbauminister übermitteln sollte). Indessen hat nur eine sehr kleine Zahl der französischen conseils d'hygiène diese Anforderungen erfüllt und sind jene Conseils ihrer Organisation nach für die Anfertigung solcher regelmässig wiederkehrender umfassenden Arbeiten auch ganz ungeeignet.

Die gerichtsärztlichen Funktionen bleiben im Prinzip von den sanitätspolizeilichen getrennt. Den Gerichten ist, wie in Frankreich, die Wahl der Aerzte, welche sie in vorkommenden Fällen zu Sachverständigen requiriren wollen, überlassen; es steht ihnen jedoch nichts im Wege, die Kreisärzte in letzterer Eigenschaft zu verwenden. Eine wesentliche Verbesserung auf dem betreffenden Gebiete ist durch das Gesetz vom 13. Januar d. J., betreffend die Gebühren der Aerzte und Chemiker in Strafsachen, und das begleitende Regulativ herbeigeführt, durch welches den berechtigten Klagen der Gerichte wie der Aerzte über die früher giltige, materiell und formell sehr ungenügende französische Taxe abgeholfen worden ist.

Die Cantonalärzte hat man hauptsächlich in der Eigenschaft von Armenärzten und öffentlichen Impfärzten vorläufig fortbestehen lassen. Im Unterelsass werden sie ausserdem zu einer regelmässigen Einsendung der durch den Präfecturerlass von 1854 ihnen auferlegten, aber in Vergessenheit gerathenen halbjährigen Einsendung von Gesundheitsberichten, welche jetzt an die Kreisdirectoren, bezw. Polizeidirectoren, zu erfolgen hat, angehalten. Aus diesen Gesundheitsberichten stellt der Kreisarzt halbjährlich einen Kreisgesundheitsbericht, und aus letzterem der Regierungsmedizinalrath einen Gesammtbericht für ganz Unterelsass zusammen. —

Auf dem Grunde solcher Organisation des öffentlichen Sanitätswesens in den deutschen Einzelstaaten ist dann natürlich weiter gebaut worden und geben wir einige der wichtigsten der betreffenden Verordnungen und Entschliessungen mit dem lebhaftesten Bedauern freilich, dass der grösste deutsche Staat Preussen auch hierin wieder zurücksteht.

In der königlich bayerschen Ministerial-Entschliessung, die Aufstellung von Gesundheitscommissionen betreffend, vom 15. Juni 1875 heisst es unter Anderem:

3. Die Gemeinden sowohl in der Pfalz, als auch in den diesrheinischen Gebietstheilen können selbstverständlich auch ausserhalb des Rahmens der Gemeindeordnung Einrichtungen schaffen oder etwa schon bestehende Einrichtungen benutzen, um sich zur Lösung der hier in Frage stehenden Aufgaben die Unterstützung solcher Personen zu sichern, deren Mitwirkung wegen ihrer Fachkenntnisse oder wegen ihres Geschickes und ihres Eifers in Behandlung gemeinnütziger Angelegenheiten oder wegen ihres Einflusses auf ihre Mitbürger besonders wünschenswerth erscheint.

4. In welcher Weise solche Organe zur Unterstützung der Gemeinden zu schaffen seien, muss zunächst der Erwägung der letzteren anheimgegeben werden.

5. Für grössere Städte werden in dieser Beziehung vielfach andere Gesichtspunkte massgebend sein,

als für kleinere Orte; der Umstand, ob die Thätigkeit solcher Organe auf das Gebiet der öffentlichen Gesundheitspflege sich beschränken soll oder ob ihre Unterstützung auch bei Handhabung der Medizinalpolizei, insbesondere bei dem Auftreten von Epidemieen, als wünschenswerth erachtet wird, der Umstand ferner, ob ein ständiges Organ in mehr oder minder begrenztem Wirkungskreise oder ein unständiges Organ zur Besorgung einzelner bestimmter Angelegenheiten errichtet werden will; der Umstand endlich, in welcher Anzahl zur Mitwirkung bei Behandlung der mehr gedachten Angelegenheiten geeignete Personen vorhanden sind, wird für das weitere Vorgehen in dieser Sache von Einfluss sein.

6. In Landgemeinden wird die Schaffung eines Organes zur Behandlung von Fragen der öffentlichen Gesundheitspflege häufig wegen Mangels der hierzu erforderlichen Kräfte nicht ausführbar sein, diesem Mangel wird aber vielleicht dadurch abgeholfen werden können, dass ein solches Organ für mehrere Gemeinden, etwa für den geographischen Umfang des ärztlichen Bezirksvereins oder der Distriktsgemeinde oder auch des Bezirksamtes gebildet wird.

Die Anregung hierzu wird in solchen Fällen zweckmässig von den betheiligten Gemeinden oder von dem genannten Vereine oder von dem Districtsrathe ausgehen; es unterliegt aber auch keinem Bedenken, dass Private die Initiative ergreifen.

Wenn eine Anzahl Männer sich zu dem Zwecke verbindet, im Interesse der Gemeinden eines bestimmten Bezirks mit den Aufgaben der öffentlichen Gesundheitspflege sich zu befassen und in dieser Beziehung den Gemeinden und Behörden anregend, begutachtend und unterstützend zur Seite zu stehen, so kann es den betheiligten Gemeinden und Behörden nur erwünscht sein, dass eine solche Verbindung die Funktionen einer Gesundheitscommission oder eines Gesundheitsrathes für den betreffenden Bezirk übernimmt.

7. Die Aufgabe dieser Commisionen fällt im Allgemeinen mit den Forderungen der öffentlichen Gesundheitspflege zusammen und besteht sonach in der Erforschung aller sanitären Missstände der Gemeinde oder des Bezirks, sowie in der Berathung und Begutachtung der Mittel zu ihrer Beseitigung.

Nach welchen Richtungen die ständigen Commissionen ihre Thätigkeit entfalten wollen, muss ihrer Erwägung überlassen bleiben; im Allgemeinen dürfte es sich empfehlen, zunächst die dringendsten Aufgaben der öffentlichen Gesundheitspflege in Angriff zu nehmen und allmählig auf die minder dringenden überzugehen; überdies wird der Umfang der Thätigkeit dieser Commissionen zunächst von den hier in Betracht kommenden Bedürfnissen der Gemeinden und von der Menge der zur Verfügung stehenden Kräfte abhängig sein.

Für die Mitwirkung der Gesundheitscommissionen bei der Ausführung der von Seiten der Medizinalpolizei im Falle des Ausbruches von Epidemieen angeordneten Massregeln müssen jedoch immer die Directiven der zuständigen Polizeibehörde massgebend bleiben.

8. Für die Zusammensetzung der Gesundheitscommissionen wird entscheidend sein, ob sie ständige oder unständige sind, ob sie für eine grössere Stadt oder für einen kleineren Ort, ob sie nur ausschliesslich

für eine Gemeinde oder für eine grössere Zahl von Gemeinden, somit für einen Distrikt oder Bezirk, ob sie nur für Zwecke der öffentlichen Gesundheitspflege oder auch zur Unterstützung der Medizinalpolizei und ob sie im ersten Falle nur für einzelne bestimmte Aufgaben oder für das ganze Gebiet der öffentlichen Gesundheitspflege gebildet werden.

Unter allen Umständen wird es zweckmässig sein, dass Mitglieder der Gemeindevertretung, insbesondere die Bürgermeister und bei den für einen grösseren Bezirk gebildeten Commissionen Mitglieder des Districtsrathes auch Mitglieder dieser Commissionen sind.

Ausserdem werden Verwaltungsbeamte des Staates, amtliche und nichtamtliche approbirte Aerzte, Vertreter der ärztlichen Vereine, Baubeamte, Sachverständige an den Universitäten und technischen Schulen, Lehrer, Geistliche, Apotheker, Thierärzte, Ingenieure, Fabrikanten, Gewerbetreibende, Landwirthe, sowie andere intelligente und des allgemeinen Vertrauens sich erfreuende Persönlichkeiten aus den übrigen Schichten der Bevölkerung als solche Personen zu bezeichnen sein, deren Theilnahme an den hier in Frage stehenden Commissionen im Allgemeinen als wünschenswerth zu erachten sein wird.

9. Sobald eine solche Commission sich constituirt hat, wird sie die betreffenden Gemeinden beziehungsweise die Distriktsverwaltungsbehörde hiervon in Kenntniss setzen und gleichzeitig bekannt geben, in welchen Beziehungen sie zur Unterstützung der gemeindlichen oder amtlichen Thätigkeit bereit ist, damit sofort die für eine erspriessliche Wirksamkeit erforderliche Verständigung herbeigeführt wird.

10. Schliesslich wird darauf aufmerksam gemacht, dass die Zuständigkeit der amtlichen Aerzte durch die Bildung von Gesundheitscommissionen eine Aenderung nicht erleidet. —

Von grosser Bedeutung sind ferner einige Special-Verordnungen der Badischen Regierung. Wir geben bei der Wichtigkeit des Gegenstandes zuvörderst die über Leichenschau und Begräbnisswesen vollständig.

1. Leichenschau. § 1. Für jede Gemeinde sind je nach dem Bedarfe ein oder mehrere Leichenschauer aufzustellen.

§ 2. Der Leichenschauer wird vom Bezirksamte auf den Vorschlag des Gemeinderaths und das Gutachten des Bezirksarztes bestellt. Es ist der Antritt seines Dienstes auf die genaue Dienstweisung für die Leichenschauer zu verpflichten, nachdem er zuvor dargethan, dass er über deren Inhalt von dem Bezirksarzte unterrichtet und mit Erfolg geprüft worden ist; für öffentliche Krankenhäuser kann die Dienstverrichtung des Leichenschauers einem Angestellten der Anstalt überlassen werden.

§ 3. Jeder Todesfall muss unverzüglich nach dem Eintritt des Todes dem Leichenschauer angezeigt werden. Zu dieser Anzeige sind die nächsten Verwandten oder Verschwägerten des Verstorbenen, in deren Ermangelung oder Verhinderung die Hausgenossen, die Nachbarn, und wenn Jemand ausser seiner Wohnung verstorben ist, diejenige Person verpflichtet, bei welcher der Tod erfolgte. Dienstpflicht zur Anzeige erstreckt sich auch auf Todtgeburten. Vor Ankunft des Leichenschauers darf mit der Leiche keine Veränderung vorgenommen werden.

§ 4. Alsbald nach Empfang der Todesanzeige hat der Leichenschauer ohne Rücksicht auf die Tageszeit den Leichnam unter genauer Erkundigung der näheren Umstände des Todes seiner Dienstweisung gemäss zu besichtigen und wenn keinerlei Lebenszeichen mehr wahrzunehmen, auch keine Spur eines gewaltsamen Todes vorhanden ist, den Sterbeschein auszustellen. Der Sterbeschein muss die genaue Bezeichnung der Person des Verstorbenen, der Zeit, den Ort und die Ursache des Todes, sowie die Zeit der ersten Besichtigung und endlich die Erklärung enthalten, dass die Beerdigung vorbehaltlich anderer Anordnung aus Anlass der zweiten Besichtigung 48 Stunden nach dem Eintritt des Todes zulässig sei. Die nach den Bestimmungen des § 3 zur Anzeige des Todesfalls verpflichteten Personen müssen sodann innerhalb 24 Stunden nach dem Eintritt des Todes den Sterbefall dem bürgerlichen Standesbeamten unter Vorlage des Sterbescheines anzeigen.

§ 5. Sofort nach Vollendung des Eintrags in das Standesbuch und nach Prüfung des Sterbescheins ertheilt der Standesbeamte den Erschienenen die schriftliche Erlaubniss, die Beerdigung nach Massgabe der von dem Leichenschauer zu leistenden weiteren Anordnungen vorzunehmen. Der Sterbeschein wird von dem Standesbeamten in Verwahrung genommen.

In Fällen, in welchen wegen Verdachts eines gewalsamen Todes der Sterbeschein nicht ausgestellt wird (§ 4), ertheilt der Standesbeamte die Erlaubniss zur Beerdigung, nachdem ihm die Mittheilung über den Todesfall von der untersuchenden Behörde zugekommen und er den Eintrag in das Standesbuch gefertigt hat (§ 50 des Gesetzes vom 21. December 1869 über die Beurkundung des bürgerlichen Standes). Er bemerkt auf dem Erlaubnissscheine, dass die Beerdigung stattfinden kann, sobald jene Behörde die Erlaubniss zum Begräbniss ertheilt haben werde (§ 11).

§ 6. In der Regel mit dem Ablauf von 48 Stunden nach eingetretenem Tode hat der Leichenschauer die Leiche einer zweiten Besichtigung zu unterziehen, und wenn ihm der Erlaubnissschein des Standesbeamten vorgezeigt wird und er die sicheren Zeichen des Todes vorfindet, den Leichenschauschein auszustellen, sowie auf dem Erlaubnissschein die Zeit zu bezeichnen, mit deren Eintritt die Beerdigung vorgenommen werden darf. Der Erlaubnissschein ist sofort den Angehörigen, Hausgenossen u. s. w. (§ 3) zurückzugeben, der Leichenschauschein alsbald dem Standesbeamten zuzustellen.

§ 7. Ausnahmsweise kann die zweite Besichtigung der Leiche in nachgenannten Fällen zum Zwecke der früheren Beerdigung auch schon vor Ablauf der 48 Stunden vorgenommen werden.

1) Wenn die Leiche vom Arzte geöffnet ist; 2) wenn die Verwesung ungewöhnliche Schritte macht; 3) wenn eine ansteckende Krankheit insbesondere die Blattern, die Ursache des Todes gewesen; 4) wenn der Raum, in welchem die Leiche aufbewahrt wird, der Familie zum eigenen Wohngebrauch, insbesondere für Kranke unentbehrlich ist; 5) wenn die Betheiligten aus sonstigen erheblichen Gründen eine Abkürzung verlangen.

In den Fällen Ziffer 2, 3, 4 ist die Beerdigung nicht vor Ablauf von 30 Stunden und in dem Falle Ziffer 5 nicht vor Ablauf von 46 Stunden seit eingetretenem Tode statthaft. Ueberdies muss in den Fällen Ziffer 2, 3, 4 ein Arzt das Dasein eines sicheren Zeichens des Todes auf dem Leichenschauschein urkundlich bestätigen und in diesen, sowie in den Fällen Ziffer 1 den Erlaubnissschein mitunterzeichnen.

§ 8. Die zweite Besichtigung fällt weg.

1) Bei gewaltsamen, jede Wiederbelebung ihrer Natur nach ausschliessende Todesarten; 2) bei todtgeborenen Kindern, welche schon mit den Zeichen der Fäulniss zur Welt gekommen.

In den Fällen Ziffer 2 wird der Leichenschauschein zugleich mit dem Sterbeschein ausgefertigt, auf dem ersteren der Wegfall der zweiten Besichtigung und dessen Grund ausdrücklich erwähnt und werden beide Scheine den Angehörigen zur Ueberbringung an den Standesbeamten eingehändigt.

Der Standesbeamte bemerkt auf dem Erlaubnissschein (§ 5), dass die Beerdigung sofort vorgenommen werden dürfe.

§ 9. Der Leichenschauer hat für die Leichenschau und Ausstellung des Sterbe- und Leichenschauscheins, einschliesslich der dazu verwendeten Impressen, eine Gebühr von 38 kr. zu beziehen. In Gemeinden mit zerstreut liegenden Häusern oder Zinken kann das Bezirksamt diese Gebühr, falls die Leichenschau eine Viertelstunde und darüber vom Wohnhause des Leichenschauers entfernt vorzunehmen ist, bis auf 50 kr. erhöhen. Bei Zahlungsunfähigkeit haben diejenigen Kassen einzustehen, welchen auch die sonstigen Beerdigungskosten zur Last fallen.

In der Dienstanweisung der Leichenschauer heisst es:

§ 1. Die Aufgabe des Leichenschauers besteht im Wesentlichen darin, die Beerdigung Scheintodter zu verhindern und zur Entdeckung von gewaltsamen, rechtswidrigen Todesarten mitzuwirken. — Ueberdies sollen seine Erhebungen zur Herstellung genauer Sterbelisten dienen.

§ 2. Sofort nach erhaltener Anzeige oder was immer für eine Weise erlangten Nachricht von einem in seinem Bezirke vorgekommenen Todesfalle hat sich der Leichenschauer zur Vornahme der ersten Leichenschau in das Sterbehaus zu begeben.

Die unterlassene oder nicht rechtzeitig gemachte Todesanzeige Seitens der Angehörigen des Verstorbenen ist der Polizeibehörde zur Bestrafung anzuzeigen.

§ 3. Die erste Leichenschau hat sich zunächst mit der Untersuchung und Feststellung derjenigen Merkmale zu befassen, welche den Tod in den ersten Stunden nach dem Hinscheiden in der Regel begleiten. — Als solche Zeichen gelten:

1. Stillstand des Blutkreislaufs. In der Herzgegend und an den Schlagadern des Vorderarmes der Schläfe und des Halses ist keine Spur von Puls wahrzunehmen und zu fühlen. Legt man ein Band oberhalb des Ellenbogens fest um den Arm, so schwellen die Adern oberhalb dieser Stelle nicht an und dieser Theil wird nicht rother. 2. Aufhören des Athemholens. Eine nahe vor den Mund oder die Nase gehaltene Flaumfeder oder eine brennende Kerze wird nicht bewegt. Ein auf verschiedene Gegenden der Brust gestelltes und mit Wasser gefülltes Glas zeigt auf der Oberfläche keine Bewegung. 3. Er-

kalten des Körpers. Dieses tritt zuerst an den Händen, an dem Halse und Unterkiefer ein und später an den Ober- und Unterschenkeln, an der Brust, an dem Unterleib. 4. Veränderungen an den Augen. Zieht man die Augenlider auseinander, so bleiben sie geöffnet. Die Augen haben den Glanz verloren, sind matt, trübe, schmierig. Das Seheloch wird durch Reiben des Auges in seiner Grösse nicht verändert. 5. Herunterhängen der Kinnlade. Drückt man diese in die Höhe, so sinkt sie sogleich wieder herab.

§ 4. Wenn der Leichenschauer diese Zeichen vorfindet, so hat er sofort den Sterbeschein nach dem unter Ziffer 1 anliegenden Formular auszufertigen; die Notizen über die Krankheit und deren Dauer sind hierbei, wenn der Verstorbene von einem Arzte behandelt wurde, von diesem selbst die besonderen Notizen bezüglich der Todtgeburten und Kinder durch die geburtshelfende Hebamme oder den betr. Hebarzt persönlich beifügen zu lassen.

§ 5. Da die in § 3 erwähnten Merkmale den Tod nur als höchst wahrscheinlich darstellen, so hat der Leichenschauer die Angehörigen der Verstorbenen zu veranlassen, dass die Leiche nach 10—12 Stunden in einem gelind erwärmten Zimmer auf dem Bette oder einem sonstigen Lager, Kopf und Brust erhöht, Mund, Gesicht und Hände unverhüllt und unverbunden und alle Körpertheile frei von beengenden Kleidern belassen und von Zeit zu Zeit beobachtet werde.

§ 6. Lässt die erste Schau die Vermuthung eines Scheintodes entnehmen, so hat der Leichenschauer bis zum Eintreffen des schleunigst herbeizuholenden Arztes unverzüglich Belebungsversuche anzuordnen.

Zu diesem Zweck bringe man den Körper in eine halb sitzende, halb liegende Richtung, lege Senfteig auf Brust und Waden, halte eine stark riechende Flüssigkeit (Salmiakgeist, Branntwein oder Essig) unter die Nase, reibe verschiedene Körpertheile mit warmen wollenen Tüchern, entweder trocken oder mit Branntwein oder Essig befeuchtet, reize den Schlund mit einer in reines Oel getauchten Feder, gebe Klystiere von warmem Wasser mit $^1/_8$ Essig und reiche von Zeit zu Zeit mit Vorsicht einen Theelöffel voll Wein mit oder ohne Hofmannstropfen.

Dieses Verfahren wird wenigstens eine Stunde fortgesetzt. Kehrt das Leben wieder, so giebt man eine kräftige Brühe mit Wein. Sind diese Versuche aber fruchtlos, so muss der Körper noch mehrere Stunden lang im Bette liegen bleiben, und dann erst ist der Sterbeschein auszustellen.

Ist der Tod durch Ertrinken, Ersticken, Erhängen oder durch sonstige äussere Veranlassung herbeigeführt, so giebt über das einzuschlagende Verfahren die Rettungstafel näheren Aufschluss. — Es versteht sich von selbst, dass zugleich ärztliche Hülfe einzuholen ist.

§ 7. Ergiebt der Erfund der ersten Leichenschau den Verdacht einer gewaltsamen Todesart, so hat der Leichenschauer ungesäumt der Polizeibehörde (Bürgermeister) oder dem Gericht die Anzeige zu machen und zugleich die umsichtigste Vorsorge zu treffen, dass die zum Beweise des gewaltsamen Todes dienlichen Anzeichen und Merkmale möglichst unverändert bleiben.

§ 8. Als Anzeichen gewaltsamen Todes gelten und zwar:

1. von Tödtung durch äussere Verletzung, — wenn

Blutunterlaufungen, Geschwülste und Wunden oder besondere Beweglichkeit des Kopfes — bei Neugeborenen noch insbesondere, wenn ungewöhnliche Blässe, abgerissene oder ununterbundene Nabelschnur, fremde Körper in Mund oder Nase, feine Stiche in den Fontanellen, in Mund, Nase, Ohren und Genick, Achselhöhlen, After und Geschlechtstheilen beobachtet werden.

2. Von Tödtung durch gewaltsame Erstickung: — wenn Streifen und Flecken am Halse, blau gefärbtes, stark aufgedunsenes Gesicht, Hervorragen der Augen, blau geschwollene Zunge, Schaum vor dem Munde, ungewöhnliche Ausdehnung der Brust sich zeigen.

3. Von Tödtung durch Vergiftung: — wenn der Tod plötzlich unter heftigen Schmerzen, Angst, Erbrechen, Durchfall, Krämpfen, Raserei oder mit Betäubung und Bewusstlosigkeit erfolgte, wenn nach dem Tode besondere Verzerrung der Gesichtszüge und ungewöhnlich rasche Fäulniss eintritt, wenn der Körper, insbesondere der Unterleib, die Zunge und Geschlechtstheile aufgeschwollen, und mit schwarzen, rothen und blauen Flecken bedeckt erscheinen, wenn die Oberhaut leicht sich ablöst, die Nägel missfärbig und locker sind, die Haare in Büscheln ausfallen.

§ 9. Mit dem Ablauf von 48 Stunden nach erfolgtem Tode hat sich der Leichenschauer abermals in das Sterbehaus zur Vornahme der zweiten Leichenschau zu begeben. — Diese hat den Zweck, die nach Verlauf dieser Zeit in der Regel sich zeigenden sicheren Merkmale des Todes festzustellen.

§ 10. Als solche sind zu betrachten:

1) Der Todte verbreitet Leichengeruch; 2) die Wölbung der Augen hat sich verloren, die Hornhaut ist eingesunken und der mit dem Finger gemachte Eindruck verliert sich nicht wieder; 3) die Lippen sind blau oder schwärzlich, vor dem Munde oder der Nase befindet sich Schaum und es fliesst braune oder schwarze Flüssigkeit aus dem Munde; 4) der Körper ist kalt und steif, und an den Stellen, wo er aufliegt, platt gedrückt. — An verschiedenen Körperstellen, zumal am Rücken, dem Gesäss oder den hinteren Theilen der Schenkel zeigen sich blauröthliche Flecken und die Haut des Unterleibes ist blau und grün gefärbt.

§ 11. Bei Wahrnehmung dieser Zeichen stellt der Leichenschauer den Leichenschauschein (Formular II) aus und lässt solchen sofort dem bürgerlichen Standesbeamten zustellen.

§ 12. Finden sich bei der zweiten Leichenschau die oben erwähnten sicheren Merkmale des Todes nicht vor, so ist ungesäumt ein Arzt herbeizuholen, inzwischen Wiederbelebungsversuche zu machen und die Beerdigung jedenfalls bis zum Eintritt der Verwesung zu verschieben.

§ 13. Wünschen die Betheiligten, dass eine frühere Beerdigung stattfinde, jedoch nicht vor 46 Stunden, nach erfolgtem Verscheiden, so kann der Leichenschauer, vorausgesetzt, dass er dann schon die sicheren Zeichen des Todes wahrnimmt, die Zulässigkeit derselben allein und für sich unter ausdrücklicher Erwähnung der Gründe im Leichenschauscheine, aussprechen.

§ 14. Eine noch frühere Beerdigung darf nur

in einem der Fälle des § 6 Ziff. 1, 2, 3 und 4 der Verordnung vom 5. August d. J. zugelassen werden.

Ist die Leiche secirt worden, so steht der alsbaldigen Beerdigung kein Hinderniss entgegen. In den übrigen Fällen aber müssen wenigstens 30 Stunden seit dem Verscheiden verflossen sein und es muss das Dasein der sicheren Zeichen des Todes von einem Arzte auf dem Leichenschauscheine schriftlich bestätigt werden.

§ 15. Ueber alle vorgenommenen Besichtigungen hat der Leichenschauer ein genaues Register mit fortlaufenden Nummern zu führen, welche mit den Nummern des betreffenden Sterbescheins und Leichenschauscheins übereinstimmen müssen. Am Schlusse jeden Monats ist das Register dem Bezirksarzte zu übergeben. Kommen in einem Monate keine Sterbefälle vor, so ist dem Bezirksarzte hiervon die Anzeige zu machen.

§ 16. Für den Fall der Abwesenheit oder Erkrankung hat der Leichenschauer ein für alle Mal einen Stellvertreter zu bezeichnen, welcher der amtlichen Genehmigung bedarf.

§ 17. Zu den Sterb- und Leichenschauscheinen, sowie zu den Leichenschauregistern hat sich der Leichenschauer Impressen zu bedienen, welche von ihm selbst anzuschaffen sind.

§ 18. Der Leichenschauer ist verpflichtet, von ärztlichen Verrichtungen unbefugter Personen, sowie von ansteckenden oder seuchenhaften Krankheiten, die ihm bei Ausübung seines Dienstes zur Kenntniss kommen, unverzüglich dem Bezirksamte die Anzeige zu machen.

§ 19. Verletzungen dieser Dienstweisung werden vorbehaltlich der Bestrafung auf Grund des Polizeistrafgesetzes im Disciplinarwege geahndet.

Auch auf die Epidemieen erstreckt sich die anerkennenswerthe Fürsorge der badischen Ministerien.

Der Bezirksarzt hat sich an Ort und Stelle von dem Stand der Dinge zu überzeugen an das Ministerium des Innern zu berichten, mit dem Bezirksamt zu verkehren, etwa nöthige Besuche an ersteres zu melden, Tabelle zu führen und das Nöthige anzuordnen, später zu desinficiren und hierüber Belehrung zu geben. Die Kosten werden von der Amtskasse bezahlt, Kostenverzeichnisse gehen an den Verwaltungshof zur Beglaubigung. Belehrungen, Krankencommissionen u. s. f. sind in geeigneter Weise ins Leben zu rufen. Anwendung von Desinfectionsmitteln gegen die Ansteckungsstoffe (z. B. Excremente 4 Loth Eisenvitriol in 1 Maass Wasser), Waschen des Bettzeuges u. s. f. mit Chlorkalk (1 Pfd. auf 1 Ohm Wasser) sind anzuwenden; Absperrung, wo nöthig, streng durchzuführen. Leichenpässe zu verweigern, die Leichen bald zu begraben in doppeltem Sarge, in welchem Chlorkalk sich befindet. Chlorkalkräucherungen hypermangans. Kali, Carbolsäure.

Was endlich die Fleischschau anbetrifft, wird Folgendes verordnet:

§ 1. Jede Gemeinde hat zur Besichtigung des der Schau unterworfenen Schlachtviehs sowie der zum Verkauf ausgesetzten Fleischwaaren die nöthige Anzahl von Fleischschauern anzustellen.

§ 2. Als Fleischbeschauer kann ausser einem

Thierarzt nur derjenige aufgestellt werden, der sich durch ein Zeugniss des Bezirksthierarztes über den Besitz der zur Besorgung der Fleischschau erforderlichen Kenntnisse ausweist.

§ 3. Die Belohnung des Fleischbeschauers hat unmittelbar aus der Gemeindekasse zu geschehen. Der Gemeinde ist überlassen, für jedes der Beschau unterstellte Schlachtthier von dessen Besitzer eine Gebühr zu erheben. Die Bestimmung der Grösse derselben unterliegt der Genehmigung des Bezirksamtes.

§ 4. Nachgenannte Thiere, welche zum Verkauf ihres Fleisches als Nahrungsmittel für Menschen geschlachtet werden sollen, müssen sowohl vor als nach der Schlachtung der Besichtigung des Fleischbeschauers unterstellt werden:

1) Rindvieh über $^1/_2$ Jahr alt, 2) Pferde jeden Alters, 3) krankes Schlachtvieh jeder Art.

Zu diesem Zwecke muss die beabsichtigte Schlachtung einige Stunden vorher dem Fleischbeschauer angezeigt werden. Nur in Nothfällen darf die Stellung zur Schau vor der Schlachtung unterlassen werden.

§ 5. Durch ortspolizeiliche Vorschrift kann verfügt werden, dass auch andere als die im § 4 genannten Thiere der Beschau unterstellt werden müssen.

§ 6. Fleisch, welches von dem Beschauer als ungeniessbar bezeichnet wird, darf zum Genusse weder feilgeboten noch verkauft werden.

§ 7. Der Besitzer der vom Fleischbeschauer als ungeniessbar bezeichneten Fleisches kann, wenn er sich hierbei nicht beruhigen will, den endgiltigen Ausspruch des Bezirksthierarztes einholen. Im Falle dieser selbst die Fleischschau besorgt, kann der endgiltige Ausspruch des Bezirksarztes angerufen werden.

§ 8. Wer den Verkauf von Fleisch oder Fleischwaaren gewerbsmässig betreibt, ist verbunden dem Fleischbeschauer auf Verlangen jederzeit den gesammten Vorrath zur Beschau zu unterstellen.

§ 9. Findet der Fleischbeschauer verdorbenes oder der Gesundheit schädliches Fleisch oder dergleichen Fleischwaaren zum Verkaufe ausgesetzt (§ 94 Ziff. 2 des Polizeistrafgesetzes), so hat er der Ortspolizeibehörde zur Veranlassung des polizeilichen Strafverfahrens Anzeige zu machen. Als verdorben oder der Gesundheit schädlich namentlich zu behandeln 1) übelriechendes, bereits in Fäulniss übergegangenes Fleisch 2) Fleisch, welches von umgestandenen Thieren herrührt, 3. Fleisch von Thieren, die an einer für den Menschen gefährliehen Krankheit, wie Milzbrand, Wuth, Rotz, Wurm oder an einer in Entmischung und Zersetzung der Säfte bestehenden Krankheit gelitten haben.

§ 10. Die Ortspolizei hat dafür zu sorgen, dass Fleisch oder Fleischwaaren, die als ungeniessbar bezeichnet (§ 6) oder als verdorben oder der Gesundheit schädlich (§ 9) befunden worden sind, nicht fernerhin zum Verkauf als Genussmittel gebracht werden (§ 30 des Polizeistrafgesetzes).

§ 11. Pferdefleisch, welches zum Verkauf ausgesetzt wird, darf ausdrücklich nur als Pferdefleisch feilgeboten werden.

§ 12. Der Bestimmung der Ortspolizei ist überlassen, den Verkauf des Fleisches kranker Thiere, welches jedoch noch geniessbar ist, sowie überhaupt des sog. bankwürdigen Fleisches in Fleischbänken zu beschränken oder ganz zu verbieten. —

Aus der von uns gegebenen Darlegung, und vor allem aus den hier abgedruckten Documenten wird sich zweifelsohne leicht ergeben, auf welchem Standpunkt das öffentliche Sanitätswesen in Deutschland und in den Einzelstaaten sich befindet, und welche Mittel dem Gesundheitsbeamten zu Gebote stehen, um in einzelnen Fällen durchgreifen zu können. Wir können unsere Ansicht kurz dahin zusammenfassen: dass besonders in den grossen Staaten, und vor Allem im Reich und in Preussen — von Mecklenburg und einigen Kleinstaaten ganz abgesehen — das öffentliche Sanitätswesen einer sehr weitgehenden und dringenden Reform bedarf, dass aber selbst hier, wenn diejenigen Mittel benutzt werden, die zu Gebote stehen, demungeachtet vielmehr erreicht werden kann, als dies jetzt der Fall ist. Wir glauben daher durch diesen Anhang zu dem trefflichen Wilson'schen Handbuche den Behörden und den Gesundheitsbeamten Fingerzeige gegeben zu haben, deren Befolgung es ihnen vielfach ermöglichen wird, die Grundsätze, für die Herr Wilson eintritt, praktisch durchzuführen, ohne dass sie aus dem begrenzten Rahmen unserer jetzigen Gesetzgebung und Verordnungen herauszutreten nöthig haben.

FSC
www.fsc.org
MIX
Papier | Fördert gute Waldnutzung
FSC® C083411

Kolibri 360 GmbH
Ferdinand-Jühlke-Straße 7
99095 Erfurt, Deutschland
produktsicherheit@kolibri360.de